危重新生儿救治中心
能力建设系列教程
之三
危重新生儿护理

主 编／封志纯 王自珍

副主编／钟春霞 赵晓燕 蒙景雯

人民卫生出版社

图书在版编目（CIP）数据

危重新生儿护理 / 封志纯，王自珍主编 . —北京：
人民卫生出版社，2019

危重新生儿救治中心能力建设系列教程之三

ISBN 978-7-117-28813-2

Ⅰ.①危… Ⅱ.①封… ②王… Ⅲ.①新生儿疾病-
险症- 护理- 教材 Ⅳ.①R473.72

中国版本图书馆 CIP 数据核字（2019）第 170260 号

人卫智网	www.ipmph.com	医学教育、学术、考试、健康， 购书智慧智能综合服务平台
人卫官网	www.pmph.com	人卫官方资讯发布平台

危重新生儿救治中心能力建设系列教程之三

危重新生儿护理

主　　编：封志纯　　王自珍
出版发行：人民卫生出版社（中继线 010-59780011）
地　　址：北京市朝阳区潘家园南里 19 号
邮　　编：100021
E - mail：pmph @ pmph.com
购书热线：010-59787592　010-59787584　010-65264830
印　　刷：中农印务有限公司
经　　销：新华书店
开　　本：787×1092　1/16　　印张：22
字　　数：535 千字
版　　次：2019 年 10 月第 1 版　2019 年 10 月第 1 版第 1 次印刷
标准书号：ISBN 978-7-117-28813-2
定　　价：89.00 元

打击盗版举报电话：010-59787491　E-mail：WQ @ pmph.com
（凡属印装质量问题请与本社市场营销中心联系退换）

编　者（以姓氏笔画为序）

刁莉萍　南方医科大学珠江医院

于相玲　厦门市妇幼保健院 / 厦门大学附属妇女儿童医院

王自珍　中国人民解放军总医院第七医学中心八一儿童医院

方晓玲　南方医科大学珠江医院

史菀筠　北京大学第一医院

曲建楠　北京大学第一医院

杜雪燕　北京大学第一医院

李　变　北京大学第一医院

李　婷　中国人民解放军总医院第七医学中心八一儿童医院

李　磊　中国人民解放军总医院第七医学中心八一儿童医院

李春华　北京大学第一医院

李婷婷　厦门市妇幼保健院 / 厦门大学附属妇女儿童医院

宋金青　北京大学第一医院

宋霞梅　南方医科大学珠江医院

张　敏　中国人民解放军总医院第七医学中心八一儿童医院

张英娜　中国人民解放军总医院第七医学中心八一儿童医院

张翠兰　南方医科大学珠江医院

周燕霞　北京大学第一医院

封志纯　中国人民解放军总医院第七医学中心八一儿童医院

赵晓燕　厦门市妇幼保健院 / 厦门大学附属妇女儿童医院

钟以琳　北京大学第一医院

钟春霞　南方医科大学珠江医院

高锦华　厦门市妇幼保健院 / 厦门大学附属妇女儿童医院

黄美红　南方医科大学珠江医院

黄银英　厦门市妇幼保健院 / 厦门大学附属妇女儿童医院

程莉萍　中国人民解放军总医院第七医学中心八一儿童医院

翟晋慧　中国人民解放军总医院第七医学中心八一儿童医院

蒙景雯　北京大学第一医院

雷　娜　中国人民解放军总医院第七医学中心八一儿童医院

蔡　静　厦门市妇幼保健院 / 厦门大学附属妇女儿童医院

序

我国的新生儿科在近 20 年得到长足发展，2017 年全国新生儿死亡率已经降至 4.5‰，达到了发展中国家最好水平，但距离发达国家低于 1.0‰ 的最好水平尚有一定差距。国际同行的经验告诉我们：新生儿死亡率越是接近低位，难度越大，需要付出的努力也越大。审视我国新生儿科现状，主要问题是"发展不均衡"。从宏观来看，存在地域、城乡和医院级别之间的诸多不均衡；从微观来看，则主要存在技术能力的不均衡，技术能力的要素包含硬件即设施与设备、软件即人员与管理，其人员素质是最根本的因素。因此，进一步降低新生儿死亡率的攻坚战，成败取决于全国新生儿科医护人员达到高标准、均衡的技术能力水平即"同质化"。

党和政府对新生儿科同质化非常重视，按照国家卫生健康委员会（简称卫健委）的部署，中国医师协会新生儿科医师分会 2018 年确定了力推的三项重点工作：一是联合国与卫健委妇幼司联合项目《中国危重孕产妇和新生儿救治中心建设和评估》，分会承担危重新生儿救治中心部分的工作，制订的《危重新生儿救治中心建设和管理指南》，2018 年初已由卫健委正式颁布并督促落实。二是由卫健委主导，中国医师协会毕业后教育委员会执行的《中国专科医师规范化培训制度试点》工作，新生儿围产期医学专科已经列入第二批试点专科，相关工作顺利进展。三是卫健委医政医管局倡导的专科医联体项目，中国医师协会新生儿科医师分会组织的全国新生儿专科医联体已于 2018 年 3 月 29 日启动，以全国新生儿科专家为骨架，覆盖全国各级医疗机构的新生儿科诊疗、培训和转化网络已经形成。这三项工作相辅相成，目标一致，剑指新生儿科同质化，其核心是新生儿科医护技术能力同质化。

新生儿科医护技术能力水平的提高，不可替代的途径之一是培训；而培训工作需要适宜的教材。目前，我国新生儿科学领域的专著、译著较多，结构、内容各有千秋，但是尚无一套适用于危重新生儿救治中心医护人员培训使用的教程。因此，在卫健委妇幼司及其相关处室领导的支持和指导下，中国医师协会新生儿科医师分会组织部分专家编写了这套《危重新生儿救治中心能力建设系列教程》。本套教程分《危重新生儿诊治》《危重新生儿转运》《危重新生儿护理》三部分；内容以新生儿重症监护病房及其转运网络诊疗救护实际工作思路为主要脉络，注重危重新生儿救治基本理念、基础理论、基本知识、基本技能的介绍，突出危重新生儿救治中心技术能力建设的系统化属性与高技术属性，主要目标人群是具有一定普通儿科基础并有初步新生儿科医护技术体验的医护工作者；旨在通过按本丛书构建的理论和技术体系进行强化培训，使之达到系统掌握新生儿科诊疗救护、建设运作的要求，从而尽快为我国各级危重新生儿救治中心打造一支合格的技术骨干队伍。

为了实现这一初衷,我们遴选了我国省级以上医疗机构Ⅲ级B等以上新生儿病房的中青年现职主任和护理骨干担任本套丛书的编者。他们活跃在新生儿科临床、教学和科研第一线,既掌握国内外本领域最新进展,又拥有丰富的实际工作经验,加之他们对本丛书编写的工作热情和认真态度,是本丛书特色和品质的基本保证。而且,他们都是危重新生儿救治中心建设和管理、新生儿围产期医学专科医师规范化培训试点、全国新生儿专科医联体等三项行业重点工作的实践者和专家,是我国新生儿专科各类培训工作当然的骨干教员;可以预料,通过他们的努力,本套丛书出版后一定能起到快速推进我国新生儿科医护技术能力同质化的目的,为进一步降低我国新生儿死亡率作出贡献。

封志纯

2019 年 7 月

前言

随着全面两孩政策的实施,在一定时期内,我国人口出生率将进一步提高,而由于高龄产妇的增加,危重新生儿比例尤其是早产儿比例将进一步升高,给新生儿救治工作带来了巨大挑战。快速的新生儿分诊,精准的危重新生儿识别、评估和初步治疗,以及高效的转运网络,对于保证新生儿得到及时有效治疗,降低新生儿死亡率和致残率至关重要。本书旨在介绍县级危重新生儿救治中心和非危重新生儿救治中心的新生儿科护士应掌握的普适性护理知识和操作技术,以期提高其对危重新生儿症状的识别、处理和转诊能力。

全书共分十章,第一章总论部分主要介绍新生儿护理学的定义、发展、质量指标体系和持续质量改进以及新生儿保健等;第二章介绍了新生儿发育支持护理;第三章主要对新生儿产时的护理和转运,以及急诊、分诊、评估和治疗进行了介绍;第四章至第八章分别对新生儿呼吸、心血管、神经、消化和血液系统的常见疾病介绍了相关护理知识;第九章对新生儿感染性疾病的护理进行了阐述;第十章为相关护理技能介绍,每项技能从技术的定义、作用、用途以及执行此项操作的目的、意义、流程,决定操作成败与否的重点、难点内容,如何克服解决,并在这项操作中可能给患儿带来的损伤和出现并发症后的处理,进行了详细的阐述。此外,全书中每节节首设置了教学大纲,节尾设置了针对本节的复习题,便于读者更好地消化吸收。

此书的实用性很强,文字阐述时注重实际和细节,体现操作性、可读性;全书图文并茂,图片百余张,大多是生动、珍贵的临床照片,有助于达到理论联系实际的学习效果;相关的护理技能部分既结合了护理技术操作的具体流程,又对决定操作成败的细节进行了细致描述,使临床护理人员能较好地掌握整项护理操作。本书对县级危重新生儿救治中心和非危重新生儿救治中心新生儿护理专业的临床工作者都具有重要的参考价值。

本书结合项目地区危重孕产妇及新生儿救治网络和救治能力基线调查情况,以新的理论知识、规范的技术操作规程及实践经验为基础,参阅近年来国内外有关文献,在反映先进性、科学性和实用性方面做了努力。希望有助于提高新生儿科临床护理人员对危重症的识别和转诊能力,以保证每个新生儿均能获得适当的医疗与护理服务,从而降低新生儿死亡率。由于护理专业发展迅速,编者学识局限,加之时间仓促,因此本书难免有遗漏与错误之处,恳切希望广大读者在阅读过程中不吝赐教,欢迎发送邮件至邮箱 renweifuer@pmph.com,或扫描封底二维码,关注"人卫儿科学",对我们的工作予以批评指正,以期再版修订时进一步完善,更好地为大家服务。

编者
2019 年 7 月

目录

第一章

总论 1

第一节 新生儿的定义与分类

教学大纲

1. 掌握新生儿的定义。
2. 掌握新生儿的分类。

一、定义

1. **新生儿（newborn）** 是指从出生（婴儿娩出，脐带结扎）到生后 28 天内的婴儿。
2. **新生儿学（neonatology）** 是研究新生儿生理、病理、疾病防治及保健等方面的学科。
3. **围生期（perinatal period）** 是指产前、产时和产后的一个特定时期。

目前，围生期有 3 种定义：

（1）自妊娠 28 周（胎儿体重约 1 000g）至新生儿生后 7 天。

（2）自妊娠 28 周（胎儿体重约 1 000g）至新生儿生后 28 天。

（3）自妊娠 20 周（胎儿体重约 500g）至新生儿生后 28 天。

我国目前采用第一种定义。

二、新生儿分类

（一）根据出生时胎龄分类

胎龄（gestational age，GA）是指从最后一次正常月经第 1 天起至分娩时为止，通常以周表示。

1. **足月儿（full term infant）** 是指出生时 37 周≤GA<42 周（260~293 天）的新生儿。
2. **早产儿（preterm infant）** 是指出生时 GA<37 周（≤259 天）的新生儿，其中 GA<28 周者称极早早产儿或超未成熟儿。
3. **过期产儿（post-term infant）** 是指出生时 GA≥42 周（≥294 天）的新生儿。

（二）根据出生体重分类

出生体重（birth weight，BW）是指出生 1 小时内的体重。

1. 正常出生体重（normal birth weight，NBW）儿 是指 2 500g ≤ BW ≤ 4 000g 的新生儿。

2. 巨大儿（macrosomia） 是指 BW>4 000g 的新生儿。

3. 低出生体重（low birth weight，LBW）儿 是指 BW<2 500g 的新生儿，大多是早产儿，也有足月或过期小于胎龄儿。BW<1 500g 者称极低出生体重（very low birth weight，VLBW）儿。BW<1 000g 者称超低出生体重（extremely low birth weight，ELBW）儿。

（三）根据出生体重和胎龄的关系分类

1. 小于胎龄（small forgestational age，SGA）儿 是指婴儿的出生体重在同胎龄儿平均出生体重的第 10 个百分位以下。

2. 适于胎龄（appropriate forgestational age，AGA）儿 是指婴儿的出生体重在同胎龄儿平均出生体重的第 10~90 个百分位之间。

3. 大于胎龄（large forgestational age，LGA）儿 是指婴儿的出生体重在同胎儿龄平均出生体重的第 90 个百分位以上。

4. 足月小样儿 是指胎龄已足月且出生体重 <2 500g 的新生儿。

（四）根据生后周龄分类

1. 早期新生儿 是指生后 1 周，围生期以内的新生儿。

2. 晚期新生儿 是指出生第 2~4 周的新生儿。

（五）高危儿

高危儿（high risk infant）是指已发生或可能发生危重疾病而需密切观察和监护的新生儿。常见于以下情况：

1. 母亲方面的高危因素 年龄超过 40 岁或小于 16 岁；母亲有各种急、慢性疾病，如糖尿病、心脏病、高血压、慢性肾脏疾病、贫血、血小板减少等；羊水过多或过少；胎膜早破或感染；妊娠早期或晚期有出血；有吸烟、吸毒或酗酒史，过去有死胎、死产或性传播病史等。

2. 分娩史存在高危因素 如早产、过期产、急产或产程延长，剖宫产，胎儿胎位不正，臀位产、羊水被胎粪污染，脐带过长（>70cm）、过短（<30cm）或受压。分娩过程中使用镇静和止痛药物史等。

3. 胎儿和新生儿存在高危因素 窒息、多胎儿、早产儿、小于胎龄儿、巨大儿、胎儿心率或节律异常、宫内感染和先天畸形、低血压或出血等。

✏ **复习题**

1. 根据出生时胎龄分类的新生儿有哪些？
答案：（1）足月儿：是指出生时 37 周 ≤ GA<42 周（260~293 天）的新生儿。

（2）早产儿：是指出生时 GA<37 周（≤259 天）的新生儿。

（3）过期产儿：是指出生时 GA≥42 周（≥294 天）的新生儿。

2. 根据出生体重和胎龄的关系分类的新生儿有哪些?

答案：（1）小于胎龄儿：是指婴儿的出生体重在同胎龄儿平均出生体重的第 10 个百分位以下。

（2）适于胎龄儿：是指婴儿的出生体重在同胎龄儿平均出生体重的第 10~90 个百分位之间。

（3）大于胎龄儿：是指婴儿的出生体重在同胎儿龄平均出生体重的第 90 个百分位以上。

（4）足月小样儿：是指胎龄已足月且出生体重 <2 500g 的新生儿。

（周燕霞）

第二节　新生儿护理的发展状况

教 学 大 纲

1. 熟悉新生儿专业的发展状况。
2. 熟悉新生儿护理的发展趋势。

一、新生儿专业的建设和发展

从 20 世纪 50 年代开始,我国少数城市的个别医院儿科开设了新生儿病室;到了 70 年代,尤其是在改革开放后,多数发达省市都开设了新生儿病房。从我国儿童卫生健康指标的数据中可以反映出新生儿学科的发展及对国家卫生健康指标的贡献:据统计,我国新生儿死亡率已从 1991 年的 33.1‰下降为 2012 年的 6.9‰,在发达省份的城区,其指标已达到发达国家水平。新生儿死亡率的显著降低,为我国提前完成联合国新千年发展目标作出了很大的贡献。

（一）新生儿呼吸疾病诊治的发展

20 世纪 80 年代中期以后,随着新生儿重症监护病房（newborn intensive care unit, NICU）的建立,对早产儿呼吸窘迫综合征（respiratory distress syndrome, RDS）采用了以持续气道正压通气（CPAP）和机械通气为主的治疗,早产儿存活率显著提高。从对肺表面活性物质治疗 RDS 进行研究到 21 世纪初正式从国外引进猪肺磷脂表面活性物质,我国新生儿 RDS 治疗逐渐进入"肺表面活性物质时代"。结合保护性肺通气策略、肺表面活性物质应用后的 CPAP（INSURE 技术）,以及近年来推出的最小损伤性的表面活性物质应用（LISA 或 MIST

技术)等,无创通气模式被广泛接受,使我国极低和超低体重儿呼吸治疗成功率进一步提高。随着极低和超低体重儿存活率的增加,早产儿支气管肺发育不良(bronchopulmonary dysplasia, BPD)在我国逐渐受到重视,基础研究和临床多中心调查均有较多开展;在低氧性呼吸衰竭和肺动脉高压诊治方面,自 20 世纪 90 年代中后期,一氧化氮(NO)吸入治疗低氧性呼吸衰竭和肺动脉高压用于临床。作为呼吸衰竭治疗的最后手段,体外膜肺氧合(extracorporeal membrane oxygenation, ECMO)技术已经在国内有条件的 NICU 逐渐开展,并取得了经验。

(二)新生儿黄疸的诊治研究

汉族为新生儿高胆红素血症高发人群,国内对此进行了大量的临床研究。2000 年进行了高胆红素血症的流行病学调查,并在此基础上制订了干预方案,前后 3 次修订相关专家共识;对胆红素脑病进行了全国性流行病学调查,并组织了多中心干预研究。针对我国人群的黄疸特点,进行了相关的酶和基因研究。近年来国内专家设计基于小时胆红素对胆红素脑病的风险进行预测,在国际著名儿科期刊发表,产生了国际影响。

(三)新生儿感染的防治

新生儿感染在临床十分常见,在诊治方面,重庆医科大学附属儿童医院新生儿科做了大量工作,先后两次组织制订新生儿败血症诊疗常规。在早期诊断方面,自 20 世纪 90 年代中期起,一些非特异性的检查如 C- 反应蛋白(CRP)、前降钙素(PCT)、细胞因子等,在败血症的辅助诊断上也显示了重要作用。

(四)早产儿的综合治疗

据世界卫生组织资料,2015 年早产已成为 5 岁以下儿童死亡的第一原因。早产儿占 NICU 患儿死亡的比例逐年增高。2002—2003 年对我国 77 家较大型医院的新生儿进行流行病学调查,发现产科出生早产率高达 7.8%;我国总体的早产率在 2010 年已达到 7.1%。早产儿疾病诊治方面,2006 年制订了《早产儿救治指南》,对诸多早产儿问题的诊治,如 RDS、动脉导管未闭(PDA)、早产儿视网膜病(ROP)、新生儿坏死性小肠结肠炎(NEC)等进行了规范。国家卫生行政部门对早产儿问题也十分关注,2012 年开始了早产(儿)综合干预研究项目。

(五)新生儿缺氧缺血性脑损伤的防治

新生儿缺氧缺血性脑损伤的诊断与治疗问题一直很受国内学者的重视。关于脑损伤、脑梗死、脑白质损伤的影像诊断,国内学者进行了大量工作。诊断方面,在以往新生儿缺氧缺血性脑病(hypoxic-ischemic encephalopathy, HIE)诊断标准基础上,2011 年制订了 HIE 循证指南,使临床可操作性进一步提高。在 HIE 的治疗方面,近 30 年来进行了大量的探索,包括由复旦大学附属儿科医院组织的选择性头部亚低温治疗新生儿 HIE 的随机对照研究、郑州大学第三附属医院的促红细胞生成素对 HIE 的治疗研究等均在国际著名刊物上发表,有很大的临床指导意义和影响力。

（六）新生儿营养支持

极低体重儿存活率的提高与肠内、外营养支持技术的发展有密切关系。21世纪初,经外周静脉的中心置管(PICC)技术在NICU开展并逐渐普及;正规的肠道内营养、喂养方式的推广,经十二指肠喂养、肠外营养策略的改进和《中国新生儿营养支持临床应用指南》《早产、低出生体重儿出院后喂养建议》的形成等,促进了极低体重儿存活率的提高,降低了宫外生长滞缓的发生。母乳库的建立和推进、母乳喂养的大力提倡,对减少极低体重儿的重要并发症,如NEC、感染、神经发育问题等起到了十分关键的作用。

二、新生儿护理的发展趋势

随着新生儿医疗水平的不断提高,新生儿护理的发展取得了很大的进步,但是与发达国家相比,仍然存在一定的差距,需要新生儿护理人员继续坚持不懈地努力,引进国外的先进护理理念,开展以家庭为中心的护理,遵循实践原则,将新护理技术、护理方法应用于临床,从而使我国的新生儿护理真正进入国际先进行列。

（一）以家庭为中心的护理

高质量的儿科护理应当遵循以家庭为中心的护理(family centered care, FCC)模式。国外新生儿科医护人员已经认识到家庭在新生儿护理中的重要性,因此积极创造环境让新生儿父母直接参与护理,并有机会参与医师护士的查房、医疗护理计划的制订和实施,从而缓解新生儿父母的紧张、焦虑情绪,同时促进新生儿疾病康复和生长发育。目前,国内的新生儿病房,尤其是NICU大多仍采用的是封闭式管理,新生儿父母没有机会看望和照顾自己的孩子,焦虑和抑郁程度普遍较高,医患纠纷较多。实施"以家庭为中心"的护理模式是儿科护理发展的必然趋势。

（二）高危新生儿出院后随访

随着危重新生儿的抢救成功率与存活率明显提高,各种后遗症的发生率明显上升。通过随访可以早期发现体格发育或神经发育偏离正常的儿童,及早进行早期干预,减轻伤残程度。但随访是一项长期的系统工程,需要投入大量的人力、财力和物力。发达国家危重新生儿的随访工作已开展多年,积累了大量宝贵而丰富的资料。目前,国内随访体系尚不健全,缺乏全国统一的随访方案和评估指标,使得各单位之间的资料对比及交流受到一定的限制,同时由于客观条件如家长依从性低、家庭流动性大等问题,造成失访率较高。

对于高危新生儿来说,出院并不意味着治疗的结束,而是新的征程的开始,新生儿及其家庭很有可能要面对新的困难,如新生儿喂养困难、认知障碍、生长发育迟缓等。目前国内新生儿科护理的任务大多仅局限于患儿住院期间的护理,缺乏患儿出院后对其整个家庭的延续性照护,且护理人员在随访中扮演的角色尚不明确,缺乏专门的随访门诊护士。新生儿护士应该重视对患儿及其家庭出院后的照护和健康教育,与社区护士合作开展家庭访视工作,提高家长依从性,与新生儿医师一起进行新生儿门诊随访,同时注重随访资料的收集与整理,建立高危新生儿随访资料数据库,配合医师进行回顾性流行病学调查或者前瞻性临床试验,探索神经发育伤残的发病率、危险因素和发病机制等。

（三）循证护理实践

循证医学强调将研究证据、临床经验和患者三者有机结合,制订临床决策。随着循证医学的发展,循证也逐渐扩展到护理的领域。循证护理要求护理人员在临床实践基础上,以临床实践中的特定、具体化的问题为出发点,将来自科学研究的结论与临床知识和经验、患者需求审慎、明确、明智地结合,促进直接经验和间接经验在实践中的综合应用,并通过实施过程中,激发团队精神和协作气氛,改革工作程序和方法,提高照护水平和患者满意度。目前我国在循证护理方面的探索逐渐增加,但是专门针对新生儿人群的循证护理实践少之又少。新生儿护理管理者、护理研究者及临床护理工作者应该认识到循证护理在提高患儿质量和安全的重要性,积极进行新生儿循证护理实践,开展临床试验,形成科学有效的临床研究证据,注重终末评价和质量管理,有效提高护理质量,节约卫生资源。

（四）新生儿护理质量指标体系和持续质量改进

新生儿危重症医学是近年儿科医学领域中迅速发展的一个学科,NICU 作为新生儿重症医学的临床基地,集中了当地最危重的新生儿,在医疗实践中起着越来越重要的作用。护理作为医疗体系中不可忽视的重要元素之一,其质量对新生危重患儿救治效果及预后的影响举足轻重。新生儿护理质量是衡量医院儿科服务质量的重要标志之一。新生儿危重护理服务的对象为生理、心理、语言、行为发育不够完善的新生儿,护理对象的特殊性导致护理服务方式、技术与设备条件、患儿疾病类型和严重程度等与其他专科的差距过大,而且近年来护理学科不断发展、护理内涵不断延伸,早期制订的全国统一的护理质量评价标准在新生儿危重医学缺乏有效性、可比性,不能全面、真实地反映新生儿危重护理质量的全部情况。构建NICU 护理质量评价指标体系,不仅对 NICU 护理质量的提升具有显著的促进作用,还可为NICU 护理规范与实践指南的制订奠定基础。应借鉴国外丰富的研究经验,利用学科间的共性,结合国内 NICU 护理质量评价的现状,构建一套系统、有效和科学的 NCU 护理质量评价指标体系,并将该评价体系向国内所有新生儿危重症监护单元推广,以此促进 NICU 护理质量的持续改进,以期为将来建立全国范围内的新生儿危重症护理质量数据库奠定基础,并为其他专科领域护理质量评价体系的构建提供科学的实证依据。

三、新的机遇和挑战

我国新生儿科医务人员经过了半个多世纪的努力,在发达地区诊治技术已稳步接近世界较先进水平;尤其是在降低我国婴儿和新生儿死亡率方面做出了杰出贡献。但是,应该看到我国幅员辽阔、人口众多,且地区间、城乡间发展极不平衡,最发达地区与西部欠发达地区的 5 岁以下儿童死亡率(主要是新生儿死亡率)相差可达 10~20 倍。故在地区间的医疗资源配置、人员培训、学科发展仍需加强。随着全面两孩政策的实施,我国年出生新生儿将有显著增加,其中高龄产妇比例将会增多,可能对早产的发生率、围产期并发症发生率等产生一定的影响,这对新生儿学科无论在诊疗还是人员配置方面将是巨大的挑战。我国新生儿总体死亡率已有显著降低,但在极低或超低体重儿人群,其存活率与国际先进水平比较仍有较大差距;仅从近年来相对发达地区的资料分析,超低体重儿存活至出院的比例还不高,放弃率较高,系统的随访评估还有待加强。从发达国家的经验来看,十余年来新生儿的存活质量不断提高,相关的并发症进一步下降,但在此期间临床治疗方法并没有太多的新发明和突破,多数进步是基于现有的临床证据;近年来国内也引进了以循证为基础的质量改进,这种临床质量改进方式将会对新生儿医学产生深远的影响。在临床研究方面,我国虽然临床资源丰富,但高质量的大样本、前瞻性、多中心随机对照研究不多,尚需全国同道的继续努力。

复习题

1. 新生儿疾病的诊治在哪些方面发展迅速?

答案:新生儿呼吸系统疾病,尤其是早产儿呼吸窘迫综合征、早产儿支气管肺发育不良的治疗;新生儿黄疸的诊治;新生儿感染的防治;早产儿的综合治疗;新生儿缺氧缺血性脑损伤的防治;新生儿营养支持等方面不仅发展迅速,在国际上也有重要的影响。

2. 新生儿护理在哪些方面有更深远的发展?

答案:新生儿疾病诊治技术目前已稳步接近世界较先进水平,尤其是在降低我国婴儿和新生儿死亡率方面做出了杰出贡献,但有些高危新生儿、早产儿的相关并发症导致其存活质量不高,所以要求我们在以家庭为中心的护理、高危新生儿出院后随访、循证护理实践更加进一步发展,从而使我国的新生儿护理真正进入国际先进行列。

（周燕霞）

第三节 新生儿护理质量指标体系和持续质量改进

教学大纲

1. 了解新生儿护理持续质量改进的内容。
2. 熟悉新生儿护理质量指标体系及护理质量改进的相关概念。
3. 掌握新生儿护理质量指标体系的内容。

近年来护理学科不断发展、护理内涵不断延伸,我国早期制订的全国统一的护理质量评价标准在新生儿学科缺乏有效性、可比性,不能全面、真实地反映新生儿护理质量的全部情况。护理质量管理的第一步是科学地评价当前护理质量,构建新生儿护理质量评价指标体系,有助于促进新生儿护理质量的持续改进。

一、相关概念

1. 护理质量 指护理人员为患者提供护理技术服务和基础护理服务的效果及满足患

者对护理服务一切合理需要的综合,是在护理过程中形成的客观表现,直接反映了护理工作的职业特色与工作内涵。护理质量是实际护理服务质量与服务对象期望值的差值。

2. **护理质量评价** 指通过确定和描述护理服务结构特征、检查护理行为和程序来测量服务的效果,是护理品质保证的重要措施。护理质量评价是一个系统工程,包括护理质量评价组织、评价内容、评价标准、评价方法及评价过程等。

3. **护理质量评价指标** 是对护理质量的数量化测定,用作评价临床护理质量及其支持护理活动的工具。

4. **护理质量评价指标体系** 护理质量评价指标通常由一个名称和一个数据组合而成,不同来源和用途的护理质量评价指标有序地集合在一起,对护理质量发挥评价作用,就形成了护理质量评价指标体系。

二、新生儿护理质量评价指标

1. **护理人员要素** 护理人员要素包括床护比和新生儿病房护士工作年限,主要用于评价护理人力资源配置与人员结构。床护比是对医院护理人力资源配置的硬性指标,NICU床护比配置要求为1:(1.5~1.8),对新生儿病房的要求是其中医师人数与床位数之比应当为0.3:1以上,护士人数与床位数之比应当为0.6:1以上。原卫生部颁发的《新生儿病室建设与管理指南》中对新生儿病房的人员有如下要求:

(1)新生儿病室医师应当有1年以上儿科工作经验,并经过新生儿专业培训6个月以上,熟练掌握新生儿窒息复苏等基本技能和新生儿病室医院感染控制技术,具备独立处置新生儿常见疾病的基本能力。

(2)三级医院和妇幼保健院新生儿病室负责人应当由具有3年以上新生儿专业工作经验并具备儿科副高以上专业技术职务任职资格的医师担任;二级医院和妇幼保健院新生儿病室负责人应当由具有3年以上新生儿专业工作经验并具备儿科中级以上专业技术职务任职资格的医师担任。

(3)新生儿病室护士要相对固定,经过新生儿专业培训并考核合格,掌握新生儿常见疾病的护理技能、新生儿急救操作技术和新生儿病室医院感染控制技术。

(4)三级医院和妇幼保健院新生儿病室护理组负责人应当由具备主管护师以上专业技术职务任职资格且有2年以上新生儿护理工作经验的护士担任;二级医院和妇幼保健院新生儿病室护理组负责人应当由具备护师以上专业技术职务任职资格且有2年以上新生儿护理工作经验的护士担任。

2. **护理人员教育与培训** 包括专科知识培训时数和对新技术、新项目的培训时数,主要用于评价不同医院对护理人员的培训力度。护理人员只有掌握了丰富的专科知识,才能学会全面深刻观察问题;才能运用评判性思维重重把关,正确分析问题;才能为患者进行预见性护理,发现问题,及时解决问题。因此,应加强对新生儿护理人员的教育与培训,特别是专科知识和新技术、新项目的教育与培训。

3. **病房布局与环境** 新生儿科病房分医疗区和辅助区,医疗区包括普通病室、隔离病室和治疗室等,有条件的可设置早产儿病室。辅助区包括清洗消毒间、接待室、配奶间、新生儿洗澡间(区)等,有条件的可以设置哺乳室。新生儿病房布局与环境包括床间距、温湿度、声音、光线、隔离区域和配奶区域的环境设施,主要用于评价新生儿病房环境是否有利于新生儿的生长发育。《新生儿病室建设与管理指南》中对新生儿病房布局与环境有如下要求：

（1）新生儿病室床位数应当满足患儿医疗救治的需要，无陪护病室每床净使用面积不少于 $3m^2$，床间距不小于 1m。有陪护病室应当一患一房，净使用面积不低于 $12m^2$。

（2）配奶间环境设施应当符合国家相关规定。配奶间工作人员应当经过消毒技术培训且符合国家相关规定。

（3）新生儿病室应当保持空气清新与流通，每天通风不少于 2 次，每次 15~30 分钟。有条件者可使用空气净化设施、设备。

4. 药品及设备管理　包括急救药品及物品完备率和新生儿病房其他设备及其管理合格率，主要用于评价医院对新生儿药品及设备的管理是否合格。

5. 医疗资源利用　包括平均住新生儿病房时间和患儿危重度医疗资源利用，用于评价各医院新生儿医疗资源的利用是否合理。平均住院日是衡量医院医疗资源利用率及评价医院工作效率和管理水平的综合性指标。

6. 护理管理制度和实践指南　包括护理管理制度完整率和护理实践指南知晓率。护理管理制度为护理管理者有效落实患者安全目标提供了保障，为护理人员明确了在服务过程中应关注的关键环节及部位。

7. 护理操作技术　包括基础护理合格率，常用监测技术操作合格率，经胃、十二指肠管饲喂养合格率，静脉营养操作合格率，气道护理合格率，中心静脉导管护理合格率，造口护理合格率，暖箱护理合格率，新生儿复苏合格率，发育支持护理知晓率这十个指标。新生儿病房护理服务的对象为生理、心理、语言、行为发育不够完善的新生儿，护理对象的特殊性导致护理服务方式、技术与设备条件等与其他专科差距甚大，要提高新生儿护理质量，必须强调专科护理技术。

8. 护理评估及护理措施　包括护理风险评估、疼痛评估、对约束患儿的评估、护理文件书写合格率和健康教育执行率。护理评估是护理程序的第一步，也是其中最基本的一步，全面正确评估是保证护理质量的先决条件。新生儿护理对象的特殊性、护理活动的复杂性，导致护理工作难度高、强度大，护理风险也明显升高。因此，护理管理者应该加强新生儿护理风险管理，减少护理差错事故的发生，保证患儿安全。风险管理的核心是加强护理人员的风险防范意识和风险识别能力，通过护理风险评估，可提高护士对风险的预见性，避免护理风险的发生。

9. 环境卫生监测　环境卫生监测包括空气培养合格率、物品表面培养合格率和护理人员手卫生。虽然《新生儿病室建设与管理指南（试行）》规定新生儿床位使用面积不少于 $6m^2$，但是目前国内普遍达不到此要求，加上新生儿的皮肤和黏膜防御机能差、免疫功能低下，容易发生医院获得性感染。因此，应严格执行消毒隔离制度，加强新生儿病室内空气消毒、医疗器械和新生儿用品消毒，增加医护人员的医院感染防控意识。

10. 满意度　包括家庭对健康教育的满意度、护士工作满意度两个指标。

11. 患儿结果　患儿结果指标包括静脉炎发生率、红臀发生率、视网膜病变发生率、新生儿肺炎发生率、新生儿肺不张发生率、抢救成功率、再入院率。新生儿皮肤菲薄、缺少皮下脂肪，血管腔细、管壁薄，静脉留置针、外周、中心静脉导管对血管壁的摩擦等，导致新生儿外周静脉炎的发生率较高，护理人员应该积极预防。

12. 护理人员结果　包括主动离岗率、护士职业倦怠发生率、护士职业伤害发生率。

13. 医院获得性感染　医院获得性感染包括呼吸机相关肺炎发生率、中心静脉导管相关性血流感染发生率、导尿管相关性泌尿系统感染发生率、术后伤口感染发生率、特殊感染发生率。NICU 住院患儿大多数为早产儿、极低出生体重儿，患儿皮肤屏障功能和免疫系统均未发育完善，而较差的洗手依从性、抗生素的使用、胃肠外营养、中心静脉置管及气管插管等侵入性操作等则大大增加了患儿感染的风险。《新生儿病室建设与管理指南》中对新生儿病房医院感染防控有如下要求：

（1）新生儿病室应当对有感染高危因素的新生儿进行相关病原学检测，采取针对性措施，避免造成医院感染。

（2）对患具有传播可能的感染性疾病、有多重耐药菌感染的新生儿应当采取隔离措施并作标识。

（3）新生儿病室医护人员在进行诊疗、护理过程中应当严格执行查对制度，实施预防和控制感染的措施，确保医疗安全。

（4）新生儿病室应当严格限制非工作人员进入，患感染性疾病者严禁入室。

14. 护理安全质量管理　包括给药差错发生率、非计划性拔管率、坠床发生率、误吸发生率、静脉外渗发生率、医源性损伤发生率、几近差错发生率。

三、新生儿持续质量改进

各级卫生行政部门及相关机构应依据新生儿质量评价标准加强对辖区医疗机构新生儿病室管理的检查与指导，促进新生儿病室工作质量的持续改进。

1. 人力资源方面　应检查新生儿病室岗位护士的配置是否合理，新生儿病房与实际床位之比是否符合要求；新生儿病房医护人员的培训情况等。

2. 仪器设备方面　检查各仪器、设备和抢救物品的使用制度和流程是否完善，新生儿病房常用仪器、设备管理及定期维护记录，故障排除及意外情况的处理。

3. 管理制度方面　是否定期更新护理管理制度、护理常规、服务规范和标准等；有无分级护理制度、交接班制度、查对制度、输血制度等以及护士的知晓情况。

4. 环境管理方面　环境条件满足诊疗需要，工作区域（包括医疗区、接待区、配奶区）及母乳储存区或冰箱、沐浴区域等符合医院感染规范要求；治疗室、检查室、处置室、换药室等区域整洁，清洁区、污染区是否分区明确、标识清楚。

5. 医院感染防控方面　检查洗手设施是否齐全（洗手液、擦手纸或干手设施、洗手流程图），护理人员掌握手卫生时机及方法，有定期开展手卫生知识与技能的培训并有记录；对患具有传播可能的感染性疾病、有多重耐药菌感染的新生儿应当采取隔离措施并作标识；有医院感染的监控、分析及改进措施记录。

✎ **复习题**

1. 护理质量评价指标体系的概念。

答案：护理质量评价指标通常由一个名称和一个数据组合而成，不同来源和用途的护理质量评价指标有序地集合在一起，对护理质量发挥评价作用，就形成了护理质量评价指标体系。

2. 医院感染防控的措施有哪些?

答案:(1)新生儿病室应当对有感染高危因素的新生儿进行相关病原学检测,采取针对性措施,避免造成医院感染。

(2)对患具有传播可能的感染性疾病、有多重耐药菌感染的新生儿应当采取隔离措施并作标识。

(3)新生儿病室医护人员在进行诊疗、护理过程中应当严格执行查对制度,实施预防和控制感染的措施,确保医疗安全。

(4)新生儿病室应当严格限制非工作人员进入,患感染性疾病者严禁入室。

(蒙景雯)

第四节 新生儿院内感染的管理防控

教学大纲

1. 了解新生儿病房的环境与消毒和空气净化。
2. 熟悉新生儿病房的常见病原体及传播途径。
3. 掌握新生儿病房医院感染的标准预防与控制。

新生儿抵抗力差,是医院感染的高危人群,新生儿重症监护病房(NICU)又是医院感染的高危地带,感染来源广,易感因素多,新生儿病情进展快,易暴发流行,病死率高,社会影响大。据国外研究报道,NICU内的新生儿院内感染率高达22.13%。早产儿感染以及并发症是导致半数新生儿死亡的直接原因,低出生体重是重要的间接原因,尤其是极低出生体重儿(<1 500g),在发展中国家,极低出生体重儿的死亡率达到50%甚至更高,降低新生儿医院感染率显得尤为重要。控制与预防医院感染,提高医疗质量,保障患者安全,已经成为医疗领域关注的热点问题。

一、新生儿病房院内感染的常见病原体及传播途径

1. 常见细菌

(1)金黄色葡萄球菌:属革兰氏阳性球菌,广泛存在于自然界、人体的皮肤表面、人体与外界相通的腔道中,以新生儿和外科系统的感染多见。金黄色葡萄球菌主要通过被污染的手在人与人之间传播,从破损的皮肤黏膜侵入人体,或直接食用被金黄色葡萄球菌污染的食物及吸入菌尘导致感染。有活动性金黄色葡萄球菌感染或有大量该菌定植的患儿可排出大量细菌,是导致院内感染的主要感染源。新生儿感染该菌可引起剥脱性皮炎、脐带感染,甚至败血症的发生,凝固酶阳性的金黄色葡萄球菌是人感染的主要致病菌。

（2）铜绿假单胞菌：属革兰氏阳性杆菌，在自然界分布极其广泛，为土壤中存在的最常见的细菌之一，可定植在水、空气、正常人的皮肤、呼吸道和肠道等潮湿的地方。铜绿假单胞菌对外界环境的抵抗力较其他细菌更强，可引起泌尿道、伤口创面、皮肤与软组织等部位的感染，其中在外科系统的创面感染中，铜绿假单胞菌的检出率最高。其传播途径主要来自环境感染、医务人员的手以及患儿之间的交叉感染。

（3）大肠埃希菌：属革兰氏阴性杆菌，在人体及动物的肠道中大量定居，是体内正常菌群。但某些菌株能引起感染性腹泻甚至致死性并发症，是常见的条件致病菌。大肠埃希菌主要通过各种侵入性诊疗活动、患儿之间的交叉感染以及医务人员与患儿的接触进行传播，可以引起肠道感染及肠道外感染，如泌尿道感染、胆道感染等。

（4）肺炎克雷伯菌：又称肺炎杆菌，属革兰氏阴性杆菌，广泛存在于自然界的土壤中，也可定植在人和动物的肠道与呼吸道中，是引起呼吸道感染最常见的条件致病菌。肺炎克雷伯菌为呼吸道感染的重要病原体，常引起重症肺炎，还可引起泌尿道感染、胆道感染、败血症和化脓性脑膜炎等严重疾病。病原体往往从上呼吸道吸入，或通过污染的人工呼吸器、雾化器或各种导管侵入人体，医务人员的双手在交叉感染中亦起重要作用。肺炎杆菌已成为医院内感染的重要致病菌之一，在某些国家中占院内感染的首位。头孢菌素和庆大霉素等氨基糖苷类抗生素联合应用能控制克雷伯菌感染。因细菌常对多种抗生素耐药，故本病预后较差，病死率高。

（5）鲍曼不动杆菌：属革兰氏阴性杆菌，是医院感染重要的病原菌之一。鲍曼不动杆菌广泛分布于水体和土壤中，易在潮湿环境中生存，主要引起呼吸道感染、泌尿系感染以及继发性脑膜炎等，尤其对危重新生儿的威胁更大。感染源可以是患儿自身（内源性感染），也可以是不动杆菌感染者或带菌者，尤其是双手带菌的医务人员。传播途径有接触传播和空气传播。在医院里，污染的医疗器械及工作人员的手是重要的传播媒介。易感者为早产儿和新生儿，手术创伤、严重烧伤、气管切开或插管、使用人工呼吸机、静脉导管和腹膜透析、广谱抗菌药物或免疫抑制剂应用者等。

2. 常见病毒

（1）轮状病毒：是引起婴幼儿腹泻的主要病原体之一，其主要感染小肠上皮细胞，从而造成细胞损伤，引起腹泻。轮状病毒每年在夏、秋、冬季流行，感染途径为粪－口途径。借由与其接触污染的手、污染的表面以及污染的物体来传染，可能经由呼吸路径传播。轮状病毒在自然环境中是稳定的。

（2）呼吸道合胞病毒：病毒传播的方式主要是通过飞沫传播和密切接触传播，污染的手指直接将病毒接种到鼻黏膜和眼黏膜也是引起感染的重要传播途径。呼吸道合胞病毒下呼吸道感染的发病机制包括病毒与宿主受累细胞损伤、炎症、体液和局部免疫反应及高反应性之间的相互作用。新生儿感染性肺炎中呼吸道合胞病毒占 37.4%。新生儿呼吸道合胞病毒感染的传染性很强，直接或间接与患儿的分泌物或飞沫接触都可传播病毒，故应及时隔离。医务人员接触患儿前后应严格洗手，操作尽量集中。

（3）肠道病毒：肠道病毒通常寄生于肠道，仅于少数情况下进入血流或神经组织。正常的病毒携带者不多见，隐性感染甚为普遍，人受感染后出现临床症状的也是少数。人是肠道病毒的唯一自然寄主，病毒通过人与人之间的密切接触，通过手指、餐具和食物传播扩散。感染者的咽部和肠道中有病毒存在，从粪便中排出病毒的时间较长，可持续几周。粪－

口是肠道病毒主要的传播途径,偶有飞沫传播。病毒在污水中存活的时间甚长。患儿食入病毒后,经过 7~14 天,存在于咽部和肠道淋巴样组织的病毒经血流进入单核吞噬细胞中增殖,最后达到靶器官(如脊髓、脑、脑膜、心、肝、皮肤等),在不同的器官中引起相应的临床症状。

(4)巨细胞病毒:巨细胞病毒在人群中感染非常广泛,中国成人感染率达 95% 以上,通常呈隐性感染,多数感染者无临床症状,但在一定条件下侵袭多个器官和系统可产生严重疾病。病毒可侵入肺、肝、肾、唾液腺、乳腺,以及多核白细胞和淋巴细胞,可长期或间歇地自唾液、乳液、血液、尿液、精液、子宫分泌物多处排出病毒,通常经口腔、生殖道、胎盘、输血或器官移植等多途径传播。机体的细胞免疫功能对巨细胞病毒感染的发生和发展起重要作用,细胞免疫缺陷者可导致严重的和长期的巨细胞病毒感染,并使机体的细胞免疫进一步受到抑制。

(5)单纯疱疹病毒:单纯疱疹病毒(herpes simplex virus,HSV)分布广泛,人群中感染极为普遍,潜伏和复发感染者较多,患儿和携带者是该病的传染源。病毒可通过皮肤、黏膜的直接接触或性接触途径进入机体。新生儿疱疹是临床上常见且严重的感染,死亡率超过 50%,存活者约有 1/2 严重损伤。HSV-1、HSV-2 在分娩时均可通过产道感染新生儿,以 HSV-2 为多见,约占 75%,常发生在生后第 6 天,早期抗感染可减少死亡率。剖宫产是避免生殖道感染的有效方法。妊娠妇女感染 HSV-1,病毒有可能经胎盘感染胎儿,造成流产、死胎或先天性畸形。

(6)水痘 - 带状疱疹病毒:水痘 - 带状疱疹病毒没有动物储存宿主,人是唯一自然宿主,皮肤是病毒的主要靶器官。病毒借飞沫经呼吸道或接触感染进入机体,经两次病毒血症,病毒大量复制,扩散至全身,特别是皮肤、黏膜组织。约经 2~3 周潜伏期后全身皮肤广泛出现丘疹、水疱疹和脓疱疹,皮疹分布呈向心性,以躯干较多,可发展为疱疹。水痘 - 带状疱疹病毒感染人后有两种类型,即原发感染水痘(varicella)和复发感染带状疱(zoster)。

注射水痘 - 带状疱疹免疫球蛋白等抗体制品,能在一定程度上阻止新生儿、未免疫妊娠接触者或免疫低下接触者的感染和疾病的发展,可在医院、学校等地防止暴发,但没有治疗价值。

3. **常见真菌**　新生儿特别是早产儿和低出生体重儿,由于免疫系统发育未成熟,抗菌药物暴露,需要长时间静脉营养以及接受各种有创操作多,容易发生医院感染。由于 T 淋巴细胞数量减少,中性粒细胞数量及功能降低,当患有严重疾病时,也易发生侵袭性真菌感染。白假丝酵母菌是真菌感染最常见的病原菌。此类真菌通常寄生在口腔、上呼吸道、消化道、生殖道或皮肤黏膜,能快速形成较多的菌丝和芽管,不易被吞噬,容易黏附于气管黏膜上皮引起炎症反应,致病性强;还能产生磷脂酶 A 和溶血磷脂酶,使之容易进入机体繁殖,保护菌体自身并促进生长繁殖;白假丝酵母菌细胞壁上的甘露多糖及代谢产物可抑制机体的细胞免疫功能。国外研究报道,白假丝酵母菌是引起念珠菌血症的最常见的病原菌,占 62.9%,其次是近平滑假丝酵母菌,占 28.6%。真菌感染的部位以肺部多见,其次为肠道和泌尿道。念珠菌通常存在于正常人口腔、上呼吸道、肠道及阴道,一般在正常机体中数量少,不引起疾病,当机体免疫功能或一般防御力下降或正常菌群相互制约作用失调时,则大量繁殖并改变生长形式(芽生菌丝相)侵入细胞引起疾病。念珠菌对热的抵抗力不强,加热至60℃1小时后即可死亡,但对干燥、日光、紫外线及化学制剂等抵抗力较强。

真菌主要包括念珠菌和隐球菌。近年来,念珠菌属已成为新生儿病房发生院内感染的重要病原菌,新生儿病房医院感染病原中真菌占10%~15%。中心静脉导管真菌定植是新生儿病房患儿发生侵袭性真菌感染最重要的危险因素,近平滑念珠菌是导管上最常见的真菌定植种类。念珠菌感染多发生在长期应用广谱抗生素或免疫力低下的患儿身上,常导致深部感染。交叉感染或母婴传播是新生儿病房发生白念珠菌感染的重要原因。

二、新生儿病房环境与消毒

新生儿病房是集中收治患病新生儿的场所,新生儿全身各系统未发育成熟,对外界适应能力弱,抵抗力差,极易受到各种病原菌的侵袭,属于医院感染的高危人群。因此,对新生儿病房的环境及物品要严格消毒及管理。

(1)新生儿病房必须严格区分工作区域和休息区域,工作人员进入病房区域必须严格洗手、更换工作衣和工作鞋,外来人员进入病房必须穿隔离衣。

(2)新生儿病房设置有新生儿重症监护室、普通病房、隔离病房、操作室、配奶间、治疗室。各病室之间应装有大型玻璃窗以利于观察。病房入口处设缓冲区,内设非手触式洗手设施和更衣室。新生儿病室内应配备必要的清洁和消毒设施,每个房间至少设置一套洗手设施,洗手设施应当为非手触式。每个床旁配有免洗消毒液。

(3)新生儿病房应当设置在相对独立的区域,病房环境舒适,病室安静、整洁,注意通风、采光和向阳,保证空气清新和新生儿有足够的日光照射,温、湿度适宜,相对湿度保持在55%~65%。足月新生儿室适宜的温度为22~26℃,早产儿室适宜的温度为24~28℃。空气中的细菌总数≤200cfu/m³。

(4)新生儿病房床位数应当满足患儿医疗救治的需要,病床之间应保持一定的距离。无陪护病房每床净使用面积不少于3m²,床间距不小于1m;有陪护病房应当一患一房,净使用面积不低于12m²。

(5)走廊不得堆放任何物物品,保持走廊的整洁,空间便于人员活动,适合治疗及抢救需要。

(6)污染器械与清洁器械在物流路线上严禁交叉。病房内污物必须通过专门的污物梯进行运输。清洁物品和无菌物品的发放通过专门的清洁梯进行运输。

(7)污染的被服应该经专用污染梯送至洗衣房接收入口。洗净后由洁衣发放口经清洁通道送入病房。

(8)营养室餐车可与清洁被服共同使用同一条运输路线,其他非污染供应品也可通过此路线运送,但仍需遵守洁污分流的原则。

(9)医疗垃圾和尸体经污物电梯送往规定放置区域。

三、新生儿病房空气消毒净化

1. NICU 尽量采用空气洁净技术 在初、中、高3级过滤器可靠的情况下,送入NICU的空气是洁净的。决定NICU洁净度等级的是气流形式。不同的气流形式排送NICU内的气流效果不一样,从而造成NICU洁净等级也不一样。洁净NICU空气流的基本原则是最大限度地减少涡流,使射入的洁净气流经过最短的流程覆盖病区,并使气流的方向与尘埃重力沉降方向一致,使回流的气流有效地将室内灰尘排出室外。在洁净技术中,气流组织分为层流和乱流两种类型。层流表示空气中的质点以均匀的断面速度沿平行流线流动;乱流表示空气中的质点以不均匀的速度呈不平行流线流动。NICU 应采用层流形式,层流设备应定期维护,清洁初级滤网,及时更换中、高级滤网。病房定期做空气培养及回风口清洁后的表面培养,从而监测层流效果。病房的回风口前不得放置任何物品,以免影响层流效果。

2. 没有采用层流洁净技术的医院可开窗通风 凡能够开窗通风的环境应在保暖的前提下,每天定时通风,保持室内空气新鲜。

3. 新生儿病房需定期进行空气菌落卫生学监测 具体方法如下:

(1)空气采样方法:平板暴露法,暴露前先检查平板是否已污染,是否有气泡及霉点。

(2)采样时间:空气洁净后半小时内。

(3)室内面积≤ 30m^2 设内、中、外对角线 3 点,内、外布点位距墙壁 1m 处,高度 1.5m;室内面积≥ 30m^2 可设 5 点,设 4 角距墙壁 1m 处及中央 5 点,高度均在 1.5m。布点顺序先内后外,收点的顺序先外后内。

(4)采样方法:将普通琼脂平板(直径为 9cm)放在室内各采样点处,采样高度 1.5m。采样时将平板盖打开,斜扣于平板旁,暴露 5 分钟,在布、收平皿时,手不能在暴露平皿的正上方移动。

(5)检测方法:将送检的平板置 37℃温箱培养 48 小时,计数菌落数。

(6)若空气净化不能达标必须及时寻找原因,并作整改。

(7)新生儿病室需定期进行大扫除和消毒。

(8)层流进出风口每周消毒,并定期做细菌学监测。

四、新生儿病房医院感染的预防与控制

新生儿是一类特殊人群,易发生医院感染,由于没有主诉,临床表现不典型,不易早发现,病情变化快,稍有疏忽极易演变成医院感染暴发,且病死率高,给家属及医院都造成沉重打击。因此新生儿医院感染的防控是医院感染管理工作的重点之一。

1. 人员要求 新生儿病室应当根据床位数配备足够数量的医师和护士,医师与床位的比例不低于 0.3∶1,护士与床位的比例不低于 0.6∶1。人员梯队结构合理,定期参加新生儿专业知识的培训。

有下列情况的医护人员不适于在新生儿室工作:①患有急性呼吸道感染,包括咽炎、百日咳和结核等;②非特异性发热;③肠胃炎;④开放性或引流的皮肤病变;⑤活动性疱疹病毒感染;⑥健康带菌(如痢疾杆菌、伤寒杆菌、沙门氏菌)者。患有感染性疾病的工作人员在患病期间,应暂时调离新生儿病室,防止交叉感染。

2. 制度要求 新生儿病室应当加强医院感染管理,建立并落实医院感染预防与控制相关规章制度和工作规范,认真遵守"标准预防"的原则,并按照医院感染控制原则设置工作流程,降低医院感染风险。

3. 严格手卫生

(1)医务人员在实施诊疗过程中,严格执行《医务人员手卫生规范》,严格执行无菌技

术操作。任何人在接触患儿前后均应认真洗手或使用速干手消毒剂。接触血液、体液、分泌物、排泄物等可疑污染操作时应戴手套,操作结束后应立即脱掉手套并洗手。

（2）新生儿病室工作人员上班时要衣帽整齐、着工作服和工作鞋,工作服保持清洁,污染后及时更换。进入治疗室及进行各项操作时一律要求洗手,戴口罩、帽子,必要时戴手套。未穿工作服不能随意在病房走动。

4. 限制人员流动

（1）应严格限定探视时间和探视人员数,患感染性疾病者不得探视。

（2）应严格限制非工作人员进入,无陪护病区、医疗区非卫生专业技术人员不得进入。

5. 预防环境污染

（1）应通过采取有效的空气质量控制、环境清洁管理、医疗设备消毒等措施,减少发生感染的风险。

（2）应保持空气的清新与流通,每天通风不少于 2 次,每次 15~30 分钟。有条件者可使用动态空气消毒器。

（3）按照规定建立新生儿病室医院感染监控和报告制度,定期对空气、物体表面、医护人员手、使用中的消毒剂进行细菌学监测。监测结果不合格时,应分析原因并进行整改,如存在严重隐患,应当立即停止收治患儿,并将在院患儿转出。

（4）定期清洁与消毒,保持病房的清洁与干燥,如遇污染随时消毒。

（5）新生儿病室应制订并执行配奶制度及流程,配奶间工作人员应经过消毒技术培训,配奶室环境设施应符合国家相关规定。

（6）新生儿病室的医疗废物管理应当按照《医疗废物管理条例》及有关规定进行分类、处理。

6. 加强对医疗器械和设备的管理

（1）接触患儿皮肤、黏膜的器械、器具及物品应当一人一用一消毒,如雾化吸入器、面罩、氧气管、体温表、听诊器、浴巾、浴垫、爽身粉等。呼吸机湿化瓶、氧气湿化瓶、吸痰瓶每天更换清洗消毒;吸痰管一次性使用。

（2）患儿使用后的奶嘴、奶瓶用清水清洗干净,消毒,干燥保存;盛放奶嘴、奶瓶的容器每天必须清洁消毒;治疗室冰箱及奶制品存储箱要安排专人定期清洁与消毒。

（3）暖箱的湿化液每天更换,暖箱内外表面每天用 250mg/L 含氯消毒剂擦拭消毒,用毕终末消毒。

（4）一次性使用的医疗器械、器具应当符合国家有关规定,不得重复使用。

（5）新生儿使用的被服、衣物等应保持清洁,每天至少更换一次,污染后及时更换。患儿出院后床单位要进行终末消毒。

7. 新生儿沐浴的管理

（1）新生儿应每天沐浴（危重儿除外）,并制订新生儿沐浴操作流程,流程应符合医院感染管理的要求。

（2）新生儿沐浴方式应为淋浴,水温以 38~40℃为宜。沐浴时先洗脸部、头部、上半身,再洗下半身,并注意观察全身情况。注意保护眼睛、耳朵,勿将水灌入耳、鼻及口腔内,防止发生中耳炎及吸入性肺炎。新生儿沐浴用品应一用一消毒,或使用一次性用品,禁止交叉使用。

（3）夏天沐浴后在皮肤皱褶处，如臀部、腹股沟、腋下、颈下擦爽身粉，以保持皮肤干燥。冬天沐浴后可以涂润肤油，保持皮肤润滑。爽身粉和润肤油应专婴专用，使用时避免污染。

8. 合理使用抗菌药物

（1）制订本科室或病房的合理使用抗菌药物制度和使用原则，避免预防性使用抗菌药物。对新生儿尽量使用一种抗菌药物，减少联合用药，并要考虑药物对新生儿肝、肾的不良反应。

有感染的新生儿需进行细菌培养加药敏试验，根据药敏结果选择用药，避免滥用。慎用广谱抗菌药物，严禁滥用及频繁换药，应掌握给药的方法和用药的时间，感染控制后尽快停药，尽量缩短用药时间，避免造成细菌耐药、菌群失调的发生，增加内源性感染的风险。

（2）新生儿感染，得到药敏结果之前经验性使用抗菌药物有如下建议：原则上避免使用氨基糖苷类及喹诺酮类抗菌药物；出生后 3 天内发生的新生儿肺炎，首先考虑宫内感染，病原菌以 G⁻ 菌多见，宜选用氨苄青霉素或二、三代头孢菌素治疗，但若考虑病原菌为 B 族溶血性链球菌或李斯特菌感染，首选青霉素；出生 3 天后发生的新生儿肺炎，大多数由细菌感染引起，或在病毒感染后继发细菌感染，轻度肺炎一般先用青霉素类或二代头孢菌素，对青霉素类过敏者改用红霉素；严重的院内染性肺炎，考虑为金黄色葡萄球菌感染时选用苯唑西林，耐甲氧西林的葡萄球菌感染选用万古霉素，考虑为铜绿假单胞菌、流感嗜血杆菌感染者，宜选用三代头孢菌素、耐酶或含酶抑制剂的青霉素类、碳青霉烯类抗菌药物；婴儿腹泻的病因除喂养不当外，主要是通过粪便传播使其感染一种特殊的病毒——轮状病毒所致，确诊为轮状病毒性肠炎，不推荐使用抗菌药物，注意对症处理，必要时用免乳糖奶粉喂养及口服轮状病毒免疫球蛋白，抗菌药物仅适合于侵袭性肠道细菌感染，如志贺痢疾杆菌、空肠弯曲菌、沙门氏菌等，轻症患儿可选用黄连素口服，重者选用二、三代头孢菌素静滴，一旦出现肠道菌群紊乱或继发真菌性肠炎时，应停用抗菌药物，给予微生态制剂如双歧杆菌活菌制剂、乳酸杆菌制剂等；新生儿败血症一般选用三代头孢菌素，考虑有耐甲氧西林的葡萄球菌感染时选用万古霉素，铜绿假单胞菌选用头孢他啶，厌氧菌选用甲硝唑。

9. 严格隔离制度

（1）新生儿病室应积极采取措施，对有感染高危因素的新生儿进行相关病原学检测，避免造成医院感染。

（2）对高危新生儿采取保护性隔离措施，有条件的医院正压病室隔离。传染病或疑似传染病的新生儿、有多重耐药菌感染的新生儿应当采取隔离措施，标识明显。有条件的医院，经空气传播疾病的患儿需在负压病室隔离，如单间隔离、专人护理；没有条件的医院，可采取同类病原体感染的患儿置于一室，所用物品应专婴专用，不得交叉使用。

10. 预防医院感染暴发　新生儿感染的临床表现常不典型，而病情的进展、变化又非常快，一系列的高危因素易导致病原菌容易在新生儿之间传播。如果新生儿病房发生医院感染暴发，造成的后果可能不堪设想，因此对新生儿感染暴发的控制尤为重要。应该做到：

（1）医院领导和临床医务人员应重视新生儿医院感染。医院感染管理人员要与新生儿病房、产科、检验科微生物室等多科室的工作人员密切合作，加强对新生儿感染病例的主动监测，将医院感染暴发控制在萌芽阶段。

（2）加强临床医务人员医院感染防控知识的培训，提高对医院感染的甄别与诊断水平。患儿一旦发生医院感染，主管医师应按照《医院感染管理办法》的要求，于24小时内报告医院感染管理部门；做到早发现、早报告、早治疗和早采取控制措施。

（3）一旦暴发医院感染，即3例以上医院感染暴发或5例以上疑似医院感染暴发，医院应组织与协调有关部门开展调查，采取相应的控制措施；并按照《医院感染管理办法》和原卫生部《医院感染暴发报告及处置管理规范》的要求进行报告与控制。

复习题

1. 请说明巨细胞病毒的特点及传播途径。

答案：巨细胞病毒是新生儿发生感染的重要病原，10%的先天性感染患儿在出生时即会表现出症状，90%的患儿在出生时是无症状的，其中10%~15%会发生后遗症，诸如听力障碍、小头畸形、智力发育迟缓等。巨细胞病毒属于疱疹病毒，根据感染时间不同，可分为先天性、围产期和获得性感染三种。发病以多器官损伤为主要表现。当新生儿表现出如下症状时则提示可能感染：肝大、脾大、黄疸、周围血异形淋巴细胞增多、皮肤黏膜出现出血点。巨细胞病毒在人群中感染非常广泛，中国成人感染率达95%以上，通常呈隐性感染，多数感染者无临床症状，但在一定条件下侵袭多个器官和系统可产生严重疾病。病毒可侵入肺、肝、肾、唾液腺、乳腺，以及多核白细胞和淋巴细胞，可长期或间歇地自唾液、乳液、血液、尿液、精液、子宫分泌物多处排出病毒，通常经口腔、生殖道、胎盘、输血或器官移植等多途径传播。机体的细胞免疫功能对巨细胞病毒感染的发生和发展起重要作用，细胞免疫缺陷者，可导致严重的和长期的巨细胞病毒感染，并使机体的细胞免疫进一步受到抑制。

2. 如何预防医院感染暴发？

答案：新生儿感染暴发的控制应该做到：

（1）医院领导和临床医务人员应重视新生儿医院感染。医院感染管理人员要与新生儿病房、产科、检验科微生物室等多科室的工作人员密切合作，加强对新生儿感染病例的主动监测，将医院感染暴发控制在萌芽阶段。

（2）加强临床医务人员医院感染防控知识的培训，提高对医院感染的甄别与诊断水平。患儿一旦发生医院感染，主管医师应按照《医院感染管理办法》的要求，于24小时内报告医院感染管理部门；做到早发现、早报告、早治疗和早采取控制措施。

（3）一旦暴发医院感染，即3例以上医院感染暴发或5例以上疑似医院感染暴发，医院应组织与协调有关部门开展调查，采取相应的控制措施；并按照《医院感染管理办法》和原卫生部《医院感染暴发报告及处置管理规范》的要求进行报告与控制。

（周燕霞）

第五节 新生儿基本保健

教学大纲

1. 了解新生儿保健的意义。
2. 掌握新生儿生后 24 小时内的保健措施。
3. 掌握新生儿出院前及出院后的保健措施。

新生儿出生后经历解剖、生理上的巨大变化,才能适应宫外环境。新生儿自身各系统的功能发育尚不成熟,适应性差,抗感染的能力相对较弱,容易患各种疾病且病死率高,如果在分娩过程中和生后立即采取基本的、降低成本的新生儿保健措施,可降低新生儿病死率,降低新生儿低体温、新生儿窒息、新生儿感染、新生儿坏死性小肠结肠炎、颅内出血等病的发生率,提高纯母乳喂养率,降低新生儿住院率。做好新生儿的保健工作显得极其重要。

一、胎儿保健

1. 分娩室环境温度应在 26~28℃,关闭门窗,确保分娩区无对流空气。
2. 准备监护仪或血氧饱和度监测仪、助步车、分娩椅、分娩球、靠垫等;检查复苏设备、辐射保暖台、复苏气囊、面罩和吸引装置等复苏设备是否处于完好备用状态;产包及缝合包。
3. 准备药物预防产后出血,缩宫素;新生儿复苏用药,肾上腺素、生理盐水。

二、新生儿出生后的保健措施

1. **生后 1 分钟内的保健措施** 娩出后,助产士报告新生儿出生时间和性别。立即彻底擦干新生儿,在生后 5 秒开始,20~30 秒内完成擦干动作,彻底擦拭新生儿眼睛、面部、头、躯干、四肢和背部,擦拭过程中评估呼吸情况。擦干后撤掉湿毛巾快速评估新生儿的呼吸状况,如有哭声和呼吸,立即与母亲皮肤接触,如出现喘息或不能呼吸,立即启动新生儿复苏技术操作流程。生后 1 分钟内不建议常规进行口鼻吸引,除非有胎粪污染且新生儿无活力时才进行气管插管吸引胎粪。

2. **生后 1~3 分钟的保健措施**

(1)皮肤接触:如果新生儿出生后生命体征平稳、状态良好,不要将母婴分离,擦干新生儿后保持母婴皮肤接触;若新生儿出现严重胸廓凹陷、喘息样呼吸或呼吸暂停、严重畸形及母亲出现健康状况者,需要紧急处理。

(2)脐带处理:可在母婴接触时处理脐带。医护应戴无菌手套。严格无菌操作下接触和处理脐带。等待脐带搏动停止后(约生后 1~3 分钟),用 2 把止血钳分别在距离脐根部 2cm 和 5cm 处夹住脐带,并用无菌剪刀在距离脐带根部 2cm 处一次断脐。不包扎脐带,保持脐带断端暴露、清洁和干燥,更利于脐带脱落。

3. 生后 90 分钟内的保健措施 让母婴持续皮肤接触不少于 90 分钟,并指导母乳喂养,促进早开奶。母乳喂养可提高新生儿的免疫力,并可降低未来患慢性非传染病的风险。医护人员应及时进行指导,确保母亲正确的哺乳体位和新生儿正确的含接姿势。在此期间要有医护人员或家属照护,随时关注新生儿的呼吸和体温,若有疾病症状,则应及时处理。

4. 新生儿生后 90 分钟至 24 小时的保健措施

(1)新生儿体检:检查内容包括呼吸、活动和肌张力、皮肤颜色、脐带外观、有无产伤和畸形等。给新生儿带上有身份识别的腕带,测量体重和身长,测量完成后应告知母亲及家人。

(2)注意保暖:每 6 小时监测一次体温。新生儿正常腋下体温是 36.5~37.5℃,体温在 35.5~36.4℃ 则低于正常,需要改善保暖(提高环境温度或袋鼠式护理)。体温低于 35.5℃ 是危险体征,应避免低体温的发生,体温高于 37.5℃ 也是危险体征,应寻找原因并积极处理。使用水银体温计时,应将体温计的尖端夹在新生儿的腋窝下,握紧新生儿的上臂以夹紧体温计,持续 5 分钟后查看结果。测量新生儿体温时,体温计必须能够测量 35.5℃ 以下的体温,每次用后消毒体温计。

(3)眼部护理:常规进行新生儿眼部护理可预防眼部感染。推荐使用红霉素眼膏,1 次即可。使用红霉素软膏时,将长约 0.5cm 眼膏从下眼睑鼻侧一端开始涂抹,扩展至眼睑的另一端。另一只眼睛方法一样。如有感染征兆如眼睑发红、肿胀或分泌物多,需专科就诊。

(4)脐部护理:若无感染征,无需外敷任何药物或包裹。脐带断端应暴露在空气中并保持清洁和干燥,以促进脐带脱落。如果脐带断端红肿或流脓,每天用碘伏或 75% 乙醇进行脐带护理两次,必要时及时诊疗。

(5)常规使用维生素 K_1:建议常规使用维生素 K_1 预防出血,使用剂量为 1mg(<1 500g 的早产儿用 0.5mg)。给药方式为肌内注射,部位为大腿中部正面靠外侧。

(6)预防接种:正常新生儿出生第 2 天应注射卡介苗。

(7)实施新生儿疾病筛查:正常新生儿于出生 72 小时后至 1 周内,在充分哺乳后,采集足跟血制作血片,进行遗传代谢病筛查。正常新生儿于生后 48 小时后至出院前完成听力筛查的初筛,未通过者及漏筛者应在 42 天内完成筛查。

(8)新生儿出生缺陷上报:在每个监测医院,每一例新生儿出生,由一位受过培训的专业人员进行检查。如发现有缺陷,即将有关内容填入出生缺陷儿登记卡。为避免漏报、重报,医师应在在新生儿出生、查体、洗澡等关键时期,反复检查有无畸形漏诊,做好监测资料的自我审查工作,并于每季度第二个月 20 日前将上一季度的报表报给区县级妇幼保健机构。

(9)出生 24 小时内不要出院,在此期间严密观察新生儿是否有危险症状、黄疸,如果有则给予相应处理,如果没有则向家长提供新生儿保健的咨询。

三、出院前新生儿保健

1. 环境 保暖和洗澡室温应在 22~24℃,湿度以 55% 为宜,鼓励袋鼠式护理,回家仍可继续进行,在此期间应严密监测新生儿生命体征,避免窒息、坠落、感染等事件。洗澡时室温应在 26~28℃,避免空气对流。

2. **喂养** 母乳喂养提倡纯母乳喂养达 6 个月,纯母乳喂养是指除了喂母乳之外不添加任何食物和水。鼓励母乳喂养,并按需喂养。对于早产儿一旦生命体征平稳,应鼓励袋鼠式护理及母乳喂养。如喂养困难者,不能出院。

3. **疾病观察** 对新生儿进行全面体检,检查有无黄疸、感染体征等。主要包括吃奶差、惊厥、呼吸、四肢活动、体温等。如果出现任何危险症状,应及时给予检查及处理。不需要特别处理新生儿痤疮、"马牙"、"上皮珠"、乳房肿大、"假月经"、红斑、粟粒疹等。

4. **预防新生儿感染** 尽量减少过多的人接触新生儿,避免感染,室内要清洁,定期开窗通风,避免对流风。母亲或护理人员若患感冒应戴口罩,以免传染给新生儿。

5. **补充维生素 D** 正常新生儿出生几天内就应补充维生素 D 400IU/d,即在新生儿出院前就建议家长开始为新生儿补充维生素 D。

6. **出院指导** 向家长提供新生儿居家护理指导,如环境温、湿度、洗澡、母乳喂养、预防感染、补充维生素 D、促进感知觉及运动发育、疾病观察等。教会家长识别危险症状,如果有应及时就医。指导家长按照国家相关规范进行新生儿疾病筛查和免疫接种。筛查内容包括新生儿听力、遗传代谢疾病、内分泌疾病、先天性髋关节发育不良等。告知家长社区妇幼保健人员会对新生儿进行家庭访视,新生儿应按照要求接受保健及疫苗接种。

四、出院后新生儿保健

1. **首次随访** 首次随访时间为出院后 7 天内。新生儿家庭访视在新生儿出院后 1 周内,由妇幼医师到新生儿家中进行,按照规范要求进行询问、观察和体格检查;建立《婴幼儿保健手册》,根据新生儿的具体情况有针对性地对家长进行母乳喂养、护理和常见疾病预防指导,如发现问题应建议转诊。

2. **满月随访** 新生儿满月健康管理一般在新生儿满 28 天后结合乙肝疫苗第二针接种,在乡镇卫生院、社区卫生服务中心进行随访。重点询问和观察新生儿的喂养、睡眠、大小便、黄疸等情况,对其进行体重、身长测量和发育评估,如发现问题应建议转诊。

3. **目的性随访** 针对新生儿期疾病进行目的性随访,如听力异常、黄疸等,听从专业医务人员的随访建议。

✍ 复习题

1. 新生儿生后 1~3 分钟的保健措施是什么?

答案:(1)出生后生命体征平稳、状态良好的新生儿,不要将母婴分离,擦干新生儿后保持母婴皮肤接触,若出现严重胸廓凹陷、喘息样呼吸或呼吸暂停、严重畸形及母亲出现健康状况需要紧急处理。

(2)可在母婴接触时处理脐带。医护人员应在严格无菌操作下接触和处理脐带。等待脐带搏动停止后(约生后 1~3 分钟),用 2 把止血钳分别在距离脐根部 2cm 和 5cm 处夹住脐带,并用无菌剪刀在距离脐带根部 2cm 处一次断脐。不包扎脐带,保持脐带断端暴露、清洁和干燥,这样更利于脐带脱落。

2. 新生儿脐部如何护理？

答案：新生儿脐部若无感染征，无需外敷任何药物或包裹。脐带断端应暴露在空气中并保持清洁和干燥，以促进脐带脱落。如果脐带断端红肿或流脓，每天用碘伏或 75% 乙醇进行脐带护理两次，必要时及时诊疗。

（杜雪燕）

第六节 早产儿的特点与保健

教 学 大 纲

1. 掌握早产儿的特点。
2. 掌握早产儿住院期间的保健内容。
3. 了解早产儿出院后随访的保健内容。

早产儿是指胎龄小于 37 周出生的新生儿，因为胎龄小，机体内各组织器官功能还没有成熟，顺应外界环境能力差，易并发颅内出血、肺出血、黄疸、皮肤硬肿症、各类感染等多种严重的新生儿疾病，死亡率较高。早产儿死亡的主要原因依次为：围产期窒息、颅内出血、先天性畸形、早产儿呼吸窘迫综合征、肺出血、硬肿症、呼吸暂停、新生儿坏死性小肠结肠炎和各类感染。随着围产医学的发展，新生儿急救技术越来越受到重视，早产儿的存活率逐年上升，因此做好早产儿的保健工作显得尤为重要。

一、早产儿的定义

1. 低危早产儿 胎龄≥34 周且出生体重≥2 000g，无早期严重合并症及并发症、生后早期体重增加良好的早产儿。

2. 高危早产儿 胎龄 <34 周或出生体重 <2 000g，存在早期严重合并症或并发症、出生早期喂养困难、体重增加缓慢等任何一种异常情况的早产儿。

二、早产儿的生理特点

1. 外观特点

（1）头大，头长为身长的 1/3，囟门宽大，颅缝可分开，头发呈短绒样，耳壳软，缺乏软骨，耳周不清楚。

（2）皮肤呈鲜红薄嫩，水肿发亮，胎毛多，胎脂丰富，皮下脂肪少，指（趾）甲软，不超过指（趾）端。

（3）乳腺结节不能触到，36 周后可触到直径小于 3mm 的乳腺结节。

（4）胸廓呈圆筒形，肋骨软，肋间肌无力，吸气时胸壁薄弱，易有脐疝。

（5）足跖纹仅在足前部可见 1~2 条足纹,足跟光滑。

（6）生殖器官男性睾丸未降或未全降。女性大阴唇不可盖住小阴唇。

2. 体温调节功能 早产儿出生后其体温调节功能差,体表面积相对大,皮下脂肪比较薄,容易散失热量导致低体温,早产儿棕色脂肪量少,产能量低,又因汗腺发育不成熟,出汗功能不全,过度保暖容易出现发热。

3. 呼吸系统 早产儿呼吸快而浅,并且常有不规则呼吸或呼吸暂停。由于肺发育不成熟,肺泡表面活性物质少而发生肺透明膜病。

4. 消化系统 早产儿各类消化酶不足,胆酸分泌少,不能将脂肪乳化,故脂肪消化较差。由于酯类形成较少,肠蠕动功能弱,胎便排出持续时间长,所以生理性黄疸重且时间较足月儿长。

5. 抵抗力弱 对各种感染的抵抗力差,即使轻微感染也可能导致败血症等严重后果。

三、早产儿保健住院前管理

1. 产前 对有早产高危因素的孕妇及时评估,及时处理并发症和合并症,如预测到早产的发生,完成产前促肺成熟,及时与新生儿科联系,保障安全。评估母婴风险,按需分娩,儿科医生与早产高危孕妇及家属沟通并介绍说明早产儿可能出现的合并症及处理。

2. 早产儿复苏 所有早产儿出生时,都应有最少 1 名具备早产儿复苏能力的人员参与分娩现场。如果需要复苏,按照新生儿复苏流程进行复苏。

3. 早产儿住院指征

（1）出生体重 <2 000g 或胎龄 <34 周。

（2）存在以下任何一种情况

1）新生儿窒息、产伤。

2）体温异常。

3）皮肤发绀、苍白、黄染、出血、多血质貌、水肿表现。

4）呼吸暂停或呼吸困难,如呼吸急促、呻吟、三凹征。

5）心率或节律异常、血压异常、末梢循环差。

6）喂养困难、呕吐、腹胀、大便异常、肝脾大。

7）神经系统评估前囟饱满,意识、反应和肌张力异常,惊厥。

8）先天畸形,需要进一步诊治或排除的。

9）监测异常,如血糖、胆红素、血常规等异常。

10）母亲为高危产妇,如胎膜早破 >18 小时、产前或产时感染、药物滥用等。

4. 危重早产儿转诊

（1）宫内转诊:如分娩医院不具备救治早产儿的能力,应及早将早产高危孕妇转到有能力救治孕妇及婴儿的医疗机构分娩。

（2）生后转运:院内转运和院间转运。

1）转运前应充分评估转运风险,创造条件积极转运。转运前应将早产儿的病情、转运的必要性、潜在风险、转运和费用告知家属,获得同意后签知情同意书。转出机构医师应保持与转入机构的联系畅通,填写转运单,告知转运必要性及风险,获得家长同意后签字。在转运队伍到达前,应对早产儿积极进行新生儿初步复苏。转运人员到达后应尽快熟悉病情并进行危重评分,积极进行早产儿急救。

2)转运途中应确保患儿生命安全,注意预防转运过程中的潜在问题,如低体温、低血糖、低氧血症和低血压等,要严密监测患儿一般情况、生命体征并记录。

3)转运到达后,应由绿色通道直接进入 NICU,转运人员与 NICU 值班人员应全面交接患儿情况。

四、早产儿保健住院期间管理

1. 注意保暖 按照胎龄、日龄、体重和病情设置暖箱的温度和湿度,维持正常体温。

2. 严密监测生命体征 体温、呼吸、心率、血压、脉搏、血氧饱和度。

3. 发育支持性护理 做好环境管理,如温度、湿度、噪音等;早产儿体位管理,减少疼痛等不良刺激,集中操作,减少不必要的接触。适当进行发育护理的措施,如新生儿抚触、视听刺激等。生命体征平稳的早产儿推荐袋鼠式护理。

4. 预防院内感染 严格执行手卫生,严格遵守消毒隔离制度,严格执行操作规范,合理使用抗生素。

5. 呼吸支持 安全氧疗,保持动脉血氧分压在 50~80mmHg,脉搏血氧饱和度在 90%~95%,鼻导管吸氧应使用空氧混合仪控制吸氧浓度。机械通气患儿应尽量缩短机械通气时间。

6. 营养支持 首选母乳喂养,次选捐赠母乳。对体重、胎龄小或营养不良的早产儿可使用母乳强化剂或早产儿专用配方奶。如病情需要应及时给予肠外营养支持。

7. 疾病筛查 早产儿属于听力障碍高危人群,应在出院前进行快速听性脑干反应(AABR)检测。听力筛查未通过的早产儿,应在出生后 3 个月内转至儿童听力诊断中心进行听力综合评估,根据情况给予干预。早产儿视网膜病(retionopathy of prematurity, ROP)筛查,首次检查应在生后 4~6 周或矫正胎龄 32~34 周开始。

8. 出院前评估

(1)出院指征:体重≥2 000g,生命体征平稳,可经口完成喂养量,体重增长符合胎龄发育,体温可在室温下维持正常,无疾病或可进行家庭支持护理。

(2)出院指导

1)日常护理:出院后需要有专人护理,并具有高度责任心和耐心;室温 24~26℃,加强对早产儿的保暖护理,每天需要测量体温 4~6 次,正常体温为 36.5~37.5℃;每天称体重,早产儿恢复出生体重后每天增加体重 10~30g;脐带脱落前应保持清洁干燥,不可洗盆浴,尿布不能遮盖脐部,以免浸湿后感染,如有分泌物或发红,可用碘伏或 75% 乙醇每天擦拭两次。早产儿皮肤娇嫩,宜穿柔软宽松的衣服,大便后温水洗臀,避免红臀的发生。

2)喂养方面:由于早产儿出生后需要追赶性生长,正确足够喂养比足月儿更重要。出院前应进行喂养和生长的评估,根据评估结果选择喂养方案,指导家长出院后短期的喂养方案及注意事项。

3)观察方面:精神状况、体温、喂养、大小便、体重增长情况、皮肤是否黄染、视听障碍、肢体活动、有无惊厥等,如有异常及时就诊。

4)营养素方面:由于早产儿体内各种维生素及铁的储量小,生长发育快,容易导致缺乏,因此需要额外补充维生素、矿物质及铁剂。根据医嘱开始补充维生素 A、维生素 D、钙、磷等。定期复查血红蛋白含量了解贫血情况。

5）预防感染：早产儿抵抗力低下，预防感染是家庭护理的重要环节之一。家庭照护应注意卫生条件良好、通风、向阳，照护人员要有良好的卫生习惯，勤换衣物、勤洗手等。

6）随访计划：一般出院后两周进行第一次随访，并安排首次随访时间、地点、医师，随后根据早产儿随访计划进行。

五、早产儿保健出院后管理

1. 首次随访应询问早产儿家庭基本信息、母亲孕产情况、早产儿出生情况、诊疗经过、出院后家庭喂养及护理的情况等。应建立早产儿病历档案。

2. 每次随访应对早产儿随访期间的喂养、体重增长、睡眠、尿量、大便、健康状况、日常生活等情况进行询问、指导，并有记录。

3. 体格检查包括测量体重、身长（高）、头围，并记录在生长曲线图上。矫正胎龄40周以上的早产儿，使用儿童生长曲线图进行监测和评价，如有异常进行有针对性地指导与干预，并继续进行随访监测，直至改善。

4. 随访中对神经心理行为发育进行发育监测、筛查、评估。

5. 根据早产儿情况进行必要的临床检查，如听力评估、早产儿视网膜病变（ROP）筛查、贫血筛查、影像学检查、实验室检查等。

6. 每次随访根据早产儿情况调整下一阶段的喂养方案。

复习题

1. 简述早产儿的生理特点。

答案：（1）外观特点：①头大，头长为身长的1/3，囟门宽大，颅缝可分开，头发呈短绒样，耳壳软，缺乏软骨，耳周不清楚；②皮肤呈鲜红薄嫩，水肿发亮，胎毛多，胎脂丰富，皮下脂肪少，指（趾）甲软，不超过指（趾）端；③乳腺结节不能触到，36周后可触到直径小于3mm的乳腺结节；④胸廓呈圆筒形，肋骨软，肋间肌无力，吸气时胸壁薄弱，易有脐疝；⑤足跖纹仅在足前部可见1~2条足纹，足跟光滑；⑥生殖器官，男性睾丸未降或未全降，女性大阴唇不可盖住小阴唇。

（2）体温调节功能差，体表面积相对大，皮下脂肪比较薄，容易散失热量导致低体温，早产儿棕色脂肪量少，产能量低，又因汗腺发育不成熟，出汗功能不全，过度保暖容易出现发热。

（3）呼吸系统早产儿呼吸快而浅，并且常有不规则呼吸或呼吸暂停。由于肺发育不成熟，肺泡表面活性物质少而发生肺透明膜病。

（4）消化系统早产儿各类消化酶不足，胆酸分泌少，不能将脂肪乳化，故脂肪消化较差。由于酯类形成较少，肠蠕动功能弱，胎便排出持续时间长，所以生理性黄疸重并且时间较足月儿长。

（5）抵抗力弱对各种感染的抵抗力差，即使轻微感染也可能导致败血症等严重的后果。

2. 简述早产儿住院期间的管理内容。

答案:(1)注意保暖:按照胎龄、日龄、体重和病情设置暖箱的温度和湿度,维持正常体温。

(2)严密监测生命体征:体温、呼吸、心率、血压、脉搏、血氧饱和度。

(3)发育支持性护理:做好环境管理,如温湿度适宜、噪声;早产儿体位管理,减少疼痛等不良刺激,集中操作,减少不必要的接触。适当进行发育护理的措施,如新生儿抚触、视听刺激等。生命体征平稳的早产儿推荐袋鼠式护理。

(4)预防院内感染:严格执行手卫生,严格遵守消毒隔离制度,严格执行操作规范,合理使用抗生素。

(5)呼吸支持:安全氧疗,保持动脉血氧分压为50~80mmHg,脉搏血氧饱和度为90%~95%,鼻导管吸氧应使用空氧混合仪控制吸氧浓度。机械通气患儿应尽量缩短机械通气时间。

(6)营养支持:首选母乳喂养,次选捐赠母乳。对体重、胎龄小或营养不良的在早产儿可使用母乳强化剂或早产儿专用配方奶。如病情需要应及时给予肠外营养支持。

(7)疾病筛查:早产儿属于听力障碍高危人群,应在出院前进行快速听性脑干反应检测。听力筛查未通过的早产儿,应在出生后3个月内转至儿童听力诊断中心进行听力综合评估,根据情况给予干预。早产儿视网膜病筛查,首次检查应在生后4~6周或矫正胎龄32~34周开始。

(杜雪燕)

第七节　新生儿喂养与营养

教学大纲

1. 熟悉新生儿喂养的方式。
2. 熟悉肠外营养的相关并发症。
3. 掌握母乳喂养的护理。
4. 掌握管饲喂养的适应证。

一、肠内营养

通过胃肠道提供营养,无论是经口喂养还是管饲喂养都称为肠内营养。

1. 母乳喂养　尽可能早期母乳喂养,尤其是早产儿。母乳是婴儿出生数月内最好的天然食物,母乳喂养是全球范围内提倡的婴儿健康饮食的重要方式。母乳含87%的水分,余下的13%的物质是生长发育所必需的,其中免疫物质是任何配方乳无法替代的。一般健康的母亲可提供足月儿正常生长到4~6个月时所需的营养素、能量和液体量。

（1）产前准备：绝大部分孕妇是具有哺乳能力的，但要在产前做好身、心两方面的准备。孕妇应充分了解母乳喂养的优点，树立母乳喂养的信心；保证合理营养，使孕期体重增加适当（12~14kg），有足够的脂肪储备，供哺乳能量的消耗；保证充足的睡眠，防止各种有害因素的影响；做好乳头保健，即在妊娠后期每天用清水擦洗乳头，乳头内陷者用两手拇指从不同角度按乳头两侧并向周围牵拉，每天1次至数次。

（2）指导哺乳技巧

1）尽早开奶，按需哺乳：新生儿可在生后15分钟至2小时内尽早开奶，吸吮乳头的刺激可反射性地促进泌乳，且早开奶可减轻婴儿生理性黄疸，同时还可减轻生理性体重下降、减少低血糖的发生。

2）促进乳汁分泌：哺乳前让母亲先湿热敷乳房2~3分钟，从外侧边缘向乳晕方向轻拍或按摩乳房，促进乳房感觉神经的传导和泌乳。

3）每次哺乳时间不宜过长：每次哺乳时通常可在开始哺乳的2~3分钟内乳汁分泌极快（占乳汁的50%），4分钟时吸乳量约占全部乳量的80%~90%，以后乳汁渐少，因此每次哺乳时间15分钟左右即可。

4）掌握正确的喂哺技巧：喂哺时可采取不同姿势，使母亲全身肌肉放松，体位舒适，一方面利于乳汁排出，另一方面可刺激婴儿的口腔动力，便于吸吮。

5）保持心情愉快：因与泌乳有关的多种激素都直接或间接地受下丘脑的调节，故泌乳受情绪影响很大。乳母心情愉快，可促进泌乳。

6）保证合理的营养：乳母的膳食及营养状况是影响泌乳的重要因素。乳母的营养对乳量的影响较乳质更大。因此乳母膳食应富含蛋白质、维生素、矿物质及充足的能量。

7）社会及家庭的支持：乳母能心情愉快、营养充足地进行母乳喂养与社会及家庭的支持分不开。

2. 人工喂养　以配方奶或其他代乳品完全替代母乳喂养的方法，称为人工喂养。

（1）经口喂养：适用于胎龄≥32~34周以上，吸吮、吞咽和呼吸功能协调的新生儿。

（2）管饲喂养

1）适应证：①胎龄<32~34周的早产儿；②吸吮和吞咽功能不全、不能经口喂养者；③因疾病本身或治疗的因素不能经口喂养者；④作为经口喂养不足的补充。

2）管饲途径：①口/鼻胃管喂养：是管饲营养的首选方法。喂养管应选用内径小而柔软的硅胶或聚亚胺酯导管。②胃造瘘术/经皮穿刺胃造瘘术（PEG）：适用于长期管饲、食管气管瘘和食管闭锁等先天性畸形、食管损伤和生长迟缓者。③经幽门/幽门后喂养：包括鼻十二指肠、鼻空肠、胃空肠和空肠造瘘/经皮空肠造瘘，适用于上消化道畸形、胃动力不足、吸入高风险、严重胃食管反流者。

3）管饲方式：①推注法：适合于较成熟、胃肠道耐受性好、经口/鼻胃管喂养的新生儿，但不宜用于胃食管反流和胃排空延迟者。需注意推注速度。②间歇输注法：每次输注时间应持续0.5~2小时（建议应用输液泵），根据患儿肠道耐受情况间隔1~4小时输注。适用于胃食管反流、胃排空延迟和有肺吸入高危因素的患儿。③持续输注法：连续20~24小时用输液泵输注喂养法，输液泵中的配方奶应每3小时内进行更换。此方法仅建议用于上述两种管饲方法不能耐受的新生儿。

二、肠外营养

肠外营养是指当新生儿不能或不能完全耐受经肠道喂养时,完全或部分由静脉供给热量、液体、蛋白质、碳水化合物、脂肪、维生素和矿物质等来满足机体代谢及生长发育需要的营养支持方式。

(一)途径

肠外营养支持途径的选择主要取决于患儿的营养需求量以及预期的持续时间,还应考虑患儿的个体状况(血管条件、凝血功能等)。

1. **周围静脉** 适用于短期(<2周),且液体渗透压不超过 900mOsm/L。主要并发症为静脉炎。应注意:①无菌操作;②尽可能选择最小规格的输液管。

2. **中心静脉** 适用于液体渗透压高或使用时间长的情况。包括:

(1)经外周静脉导入中心静脉置管;

(2)中心静脉导管;

(3)脐静脉导管(仅适用于初生婴儿)。

并发症包括:血栓、栓塞、感染、异位、渗漏、心脏堵塞等。脐静脉置管还可能引起门静脉高压、肝脓肿、肝撕裂、肠管缺血坏死等。应注意:①由接受过专业培训的医务人员严格按照标准操作进行置管和护理。②中心静脉与周围静脉相比,可减少穿刺次数和导管使用数量。预计较长时间接受肠外营养的患儿,推荐使用中心静脉。

(二)输注方式

全合一(all-in-one)是指脂肪乳剂、氨基酸、葡萄糖、维生素、电解质和微量元素等各种营养素在无菌条件下混合于一个容器中经静脉途径输注。对符合适应证的新生儿,全合一营养液可作为安全、有效、低风险的静脉营养液。

(三)肠外营养相关并发症

1. **中心静脉导管相关血行性感染** 长期应用肠外营养比短期者更易发病。

2. **代谢紊乱** 如高血糖、低血糖、高甘油三酯血症、代谢性骨病。尤其应注意早产儿和长期应用者发生骨质减少。

3. **肝脏并发症** 如胆汁淤积、肝损害。与肠外营养持续时间、坏死性小肠结肠炎和败血症有关,而与静脉高剂量蛋白质无关。尽早建立肠内营养可以降低胆汁淤积发病率和严重程度。

✎复习题

1. 新生儿管饲喂养的适应证有哪些?

答案:(1)胎龄<32~34周早产儿。

(2)吸吮和吞咽功能不全、不能经口喂养者。

（3）因疾病本身或治疗的因素不能经口喂养者。

（4）作为经口喂养不足的补充。

2. 简述母乳喂养的护理。

答案：（1）尽早开奶，按需哺乳：新生儿可在生后 15 分钟至 2 小时内尽早开奶。

（2）促进乳汁分泌：哺乳前让母亲先湿热敷乳房 2~3 分钟后，从外侧边缘向乳晕方向轻拍或按摩乳房，促进乳房感觉神经的传导和泌乳。

（3）每次哺乳时间不宜过长，时间约 15 分钟左右即可。

（4）掌握正确的喂哺技巧：喂哺时可采取不同姿势，使母亲全身肌肉放松，体位舒适，一方面利于乳汁排出，另一方面可刺激婴儿的口腔动力，便于吸吮。

（5）保持心情愉快。

（6）保证合理的营养：乳母膳食应富含蛋白质、维生素、矿物质及充足的能量。

（7）社会及家庭的支持：乳母能心情愉快、营养充足地进行母乳喂养与社会及家庭的支持分不开。

（李春华）

第八节　新生儿疫苗接种

教 学 大 纲

1. 了解重组乙型肝炎疫苗、卡介苗种类；接种不良反应；接种禁忌证。

2. 熟悉疫苗、预防接种的定义。

3. 掌握重组乙型肝炎疫苗、卡介苗的预防疾病；接种程序；接种部位及接种途径；接种剂量以及补种原则。

预防接种是目前最有效、最经济的公共健康预防措施，使许多传染性疾病的发病率大幅度降低。根据《中华人民共和国传染病防治法》及《预防接种工作规范》要求，出生体重在 2 500g 及以上的健康新生儿在出生 24 小时内要接种卡介苗和乙肝疫苗以预防结核病和乙型肝炎。

一、疫苗及预防接种的定义

（一）疫苗

疫苗是用病原微生物或其某些成分及其代谢产物为原料，经过人工减毒、脱毒、灭活或以生物工程等方法制成，用于预防疾病的自动免疫制剂。疫苗具有抗原性，接种机体后可产生特异性免疫力，可抵御所针对传染病的发生或流行。

（二）预防接种

预防接种是指利用疫苗或免疫蛋白通过适宜的途径，对个体进行接种，使机体获得对某种传染病的特异性免疫力，在群体中建立相应的免疫屏障，以预防和控制传染病在人群中的流行。

二、重组乙型肝炎疫苗

（一）预防疾病

主要预防乙型病毒性肝炎。

（二）疫苗种类

包括重组乙肝疫苗（酿酒酵母）、重组乙肝疫苗（汉逊酵母）和重组乙肝疫苗（CHO 细胞）三种。

（三）接种对象

主要为新生儿。

（四）免疫程序

1. 共接种 3 剂次，分别在婴儿出生、1 个月龄、6 个月龄时接种。
2. 第一剂与第二剂间隔应≥28 天，第二剂与第三剂间隔应≥60 天。

（五）接种部位和接种途径

1. **乙肝疫苗**　右侧上臂三角肌，肌内注射。
2. **乙肝免疫球蛋白**　大腿前外侧中部，肌内注射。

（六）接种剂量

1. **重组（酵母）HepB**　每剂次 10μg。不论产妇 HBsAg 阳性或阴性，新生儿均接种 10μg 的 HepB。
2. **重组（CHO 细胞）HepB**　每剂次 10μg 或 20μg。HBsAg 阴性产妇的新生儿接种 10μg 的乙肝疫苗，HBsAg 阳性产妇的新生儿接种 20μg 的乙肝疫苗。

（七）接种时间

1. **母亲 HBsAg 阴性新生儿**
（1）健康足月新生儿乙肝疫苗接种：按 0、1、6 个月方案接种乙肝疫苗，出生体重≥2 500g 且胎龄 >37 周的健康新生儿，出生 24 小时内接种首针。
（2）早产儿
1）如果生命体征稳定，出生体重≥2 000g，即可按 0、1、6 个月 3 针方案接种；如果生命体征不稳定，应先处理相关疾病，待稳定后再按上述方案接种。

2）如果早产儿出生体重 <2 000g，待体重到达 2 000g 后接种首针（如出院前体重未达到 2 000g，在出院前接种首针）；1~2 个月后再重新按 0、1、6 个月 3 针方案进行接种。

2. 母亲 HBsAg 阳性新生儿

（1）健康足月新生儿：必须及时注射乙肝免疫球蛋白和全程接种乙肝疫苗（0、1、6 个月 3 针方案）。乙肝免疫球蛋白需在出生后 12 小时内（理论上越早越好）使用，剂量≥ 100IU。

（2）出生体重 <2 000g 的早产儿，建议无论出生后身体状况如何，在 12 小时内必须肌内注射 100IU 乙肝免疫球蛋白。如果生命体征平稳，无需考虑出生体重及胎龄，尽快在不同（肢体）部位接种第一针乙肝疫苗；如果生命体征不稳定，待稳定后尽早接种首针；1~2 个月后或体重达到 2 000g 后再重新按 0、1、6 个月 3 针方案进行接种。

3. 母亲 HBsAg 不详新生儿　先给新生儿注射乙肝免疫球蛋白，然后立即对母亲进行乙肝标志物快速检测，根据检测结果参照上述标准执行。

（八）补种原则

1. 若出生 24 小时内未及时接种，应尽早接种。

2. 对于未完成全程免疫程序者，需尽早补种，补齐未接种剂次即可。

3. 第一剂与第二剂间隔应≥ 28 天，第二剂与第三剂间隔应≥ 60 天。

4. 危重症新生儿，如极低出生体重儿、严重出生缺陷、重度窒息、呼吸窘迫综合征等，应在生命体征平稳后尽早接种第一剂乙肝疫苗。

（九）不良反应

1. 常见不良反应　接种后 24 小时内，在注射部位可能感到疼痛和触痛，多数情况下 2~3 天自行消失。

2. 罕见不良反应

（1）接种者在接种疫苗后 72 小时内，可能出现一过性发热反应，一般持续 1~2 天后可自行缓解。

（2）接种部位轻、中度的红肿、疼痛，一般持续 1~2 天后可自行缓解，不需处理。

3. 极罕见不良反应

（1）硬结：接种部位可出现硬结，一般 1~2 个月可自行吸收。

（2）局部无菌性化脓：一般要用无菌注射器反复抽出脓液，严重时（破溃）需扩创清除坏死组织，病时较长，最后可吸收愈合。

（3）过敏反应：过敏性皮疹、阿瑟反应。阿瑟反应一般出现在接种后 10 天左右，局部红肿出现时间长，可用固醇类药物进行全身和局部治疗。

（4）过敏性休克：一般在注射疫苗后 1 小时内发生，应及时注射肾上腺素等进行治疗，积极抢救。

（十）禁忌证

1. 已知对该疫苗的任何成分，包括辅料以及甲醛过敏者。

2. 患急性疾病、严重慢性疾病、慢性疾病的急性发作期和发热者。

3. 患未控制的癫痫和其他进行性神经系统疾病者。

三、皮内注射用卡介苗

（一）预防疾病

主要预防结核性脑膜炎和粟粒性结核。

（二）疫苗种类

冻干卡介苗。

（三）接种对象

主要为 ≤ 3 岁儿童。

（四）免疫程序

婴儿在出生时接种 1 剂。

（五）接种部位和接种途径

左上臂三角肌中部略下处，皮内注射。严禁皮下或肌内注射。

（六）接种剂量

接种剂量为 0.1ml。

（七）接种原则

1. 新生儿（胎龄 ≥ 37 周且出生体重 ≥ 2 500g）生后 24 小时内接种。

2. 出生体重 <2 500g 的新生儿，可待体重 ≥ 2 500g 后再接种。

（八）补种原则

1. 未接种卡介苗的 <3 个月龄儿童可直接补种。

2. 3 个月龄 ~3 岁儿童对结核菌素纯蛋白衍生物（TB-PPD）或卡介菌蛋白衍生物（BCG-PPD）试验阴性者，应予补种。

3. ≥ 4 岁儿童不予补种。

4. 已接种卡介苗的儿童，即使卡痕未形成也不再予以补种。

（九）不良反应

1. 相比其他疫苗，卡介苗接种后局部反应较重。接种卡介苗后 2 周左右，局部会出现红肿浸润，6~8 周会形成脓疱或溃烂，甚至流出一些分泌物，一般 8~12 周后结痂，痂皮脱落后留有一个瘢痕，这是卡介苗后的正常反应，一般不需要进行处理。

2. 接种卡介苗后局部有脓疱或溃烂时，不必用药或包扎。保持局部皮肤清洁、干燥，衣服不要穿太紧，如有脓液流出，可用无菌棉签拭净，不要挤压，2~3 个月会自愈结痂，痂皮自然脱落，不可提早将其抠掉。如局部淋巴结肿大软化、形成脓疱，应及时就医。

（十）禁忌证

1. 已知对该疫苗的任何成分过敏者。
2. 患急性疾病、严重慢性疾病、慢性疾病的急性发作期和发热者。
3. 免疫缺陷、免疫功能低下或正在接受免疫抑制剂治疗者。
4. 患脑病、未控制的癫痫和其他进行性神经系统疾病者。
5. 患湿疹或其他皮肤病者。

复习题

1. 简述疫苗和预防接种的定义。

答案:（1）疫苗:是用病原微生物或利用其某些成分及其代谢产物为原料,经过人工减毒、脱毒、灭活或以生物工程等方法制成,用于预防疾病的自动免疫制剂。疫苗具有抗原性,接种机体后可产生特异性免疫力,可抵御所针对传染病的发生或流行。

（2）预防接种:是指利用疫苗或免疫蛋白通过适宜的途径,对个体进行接种,使机体获得对某种传染病的特异性免疫力,在群体中建立相应的免疫屏障,以预防和控制传染病在人群中的流行。

2. 乙肝疫苗、卡介苗的接种部位及接种途径有哪些?

答案:（1）乙肝疫苗接种的部位和途径:右侧上臂三角肌,肌内注射。

（2）卡介苗接种的部位和途径:左上臂三角肌中部略下处,皮内注射。

（史菀筠）

第九节 新生儿遗传代谢病筛查

教学大纲

1. 了解什么是遗传代谢病。
2. 了解什么是新生儿遗传代谢病筛查。
3. 掌握新生儿遗传代谢病筛查的筛查时间和注意事项。

新生儿遗传代谢病筛查,简称新生儿筛查,是指医疗保健机构在新生儿群体中,用快速、简便、敏感的检验方法,对一些危及儿童生命、危害儿童生长发育、导致儿童智能障碍的一些先天性、遗传性疾病进行群体筛检,从而使患儿在尚未出现临床表现,而其体内代谢或者功能已有变化时就作出早期诊断,早期治疗,避免患儿重要脏器出现不可逆性的损害,保障儿童正常的体格发育和智能发育的系统服务,从而减轻家庭和社会经济的重大负担。新生儿遗传代谢病筛查对预防小儿智力障碍、提高人口素质、促进国民经济发展有重要意义,也是时代进步和科学技术发展的标志。

一、遗传代谢病及发病率

遗传代谢病又称先天性代谢异常,是指有异常生化代谢标志物的一大类疾病。包括氨基酸、糖、脂肪、激素等数百种先天性代谢缺陷。遗传代谢病临床表现缺乏特异性,绝大多数患儿出生时正常,在新生儿期至成年期发病时间不等,导致脑损害、肝损害、多脏器损害,严重时可致死。遗传代谢病种类繁多,常见有 500~600 种,总数可能达数千种。虽然单独看来,每一种疾患均属罕见病,发病率在几万分之一至几千万分之一,但总体发病率较高,有报道我国新生儿遗传代谢病的患病率在 0.5% 以上,且大多缺乏根治方法,可造成患儿的夭折或者终身残疾。

二、我国新生儿筛查的发展与现状

20 世纪 60 年代初,美国开创了新生儿苯丙酮尿症(phenylketonuria,PKU)的筛查,之后多数发达国家都逐步建立、完善了新生儿筛查体系。我国新生儿疾病筛查始于 1981 年,首先在上海、北京部分地区试运行。1982-1983 年在国际、国内首次报道了中国新生儿筛查初效。新生儿筛查的初效显示了我国开展新生儿筛查具有较好的社会和经济效益,也推动了我国政府出台相关法规。1994 年 10 月颁布的《中华人民共和国母婴保健法》中第二十四条明确提出了在全国逐步推广新生儿筛查。2001 年国务院颁布了《中华人民共和国母婴保健法实施办法》,第二十五条强调医疗保健机构应当按照国家有关规定开展新生儿疾病筛查,再次强调了必须推广新生儿疾病筛查的重要性。2004 年及 2010 年原卫生部颁布《新生儿疾病筛查技术规范》。总体上,政府的法律、法规、政策及规范举措促使全国新生儿筛查率逐步提高,全国筛查率从 1995 年的 2% 上升至 2014 年的 90%,筛查成效体现了预防领域的巨大成就。新生儿遗传代谢病筛查开展几十年来,已使成千上万例新生儿遗传代谢病患儿被筛查出来,经过早期干预,使他们重获了新生。

目前我国广泛开展的新生儿足跟血筛查包括苯丙酮尿症(PKU)和先天性甲状腺功能减退症(congenitalhypothyroidism,CH)。部分地区根据当地疾病特点开展了葡萄糖 –6– 磷酸脱氢酶缺乏症(G-6-PD)、镰刀细胞贫血症(SCD)、先天性肾上腺皮质增生症(CAH)等疾病筛查。国际上,20 世纪 90 年代初开始通过串联质谱技术(tandemmassspectrometry,MS/MS)进行新生儿遗传代谢病的筛查。由于串联质谱技术的应用使新生儿筛查的种类、实验灵敏度、特异度、检测速度等特性得到了较大发展,实现了单个标本可以在短时间内检测几十种氨基酸、有机酸、脂肪酸氧化缺陷等疾病,显著降低了筛查的假阳性率,串联质谱技术的应用对于新生儿筛查工作具有里程碑式的意义。我国于 2003 年开展串联质谱技术进行 40 余种遗传代谢病筛查,最新统计,全国约有 17 个省市 60~70 个实验室开展串联质谱分析,约 40 余个新生儿筛查中心开展串联质谱筛查。

三、新生儿筛查方法

(一)知情同意原则

我国的新生儿疾病筛查有法律约束,非强制性,遵循知情选择原则,通过新生儿疾病筛查宣传手册、医务人员宣教等方式让父母了解新生儿疾病筛查的意义及方法,书面签写知情同意书。

(二)筛查血标本采集

血标本采集是筛查至关重要的第一步,血标本采集必须由接受过新生儿疾病筛查知识和技能培训的专业护士来完成。严格掌握采血时间,对出生后 72 小时(哺乳至少 6~8 次)的新生儿进行采血,采血人员务必完整填写新生儿筛查采血卡片,包括新生儿姓名、性别、出生日期、孕周、出生体重、出生医院名称、病历号、采血日期、新生儿用药及疾病史、家庭联系电话或住址等。

(三)样本采集注意事项

传统新生儿筛查(国家规定的两种疾病 PKU、CH)方法与串联质谱新生儿筛查方法的样本采集相同。

1. **消毒** 新生儿足跟局部用 75% 乙醇或碘伏进行消毒,待局部消毒皮肤干燥后再进行针刺,以免消毒溶液混进血液样本成分从而影响检测结果。

2. **血量** 使用新生儿筛查专用采血卡片,取新生儿足跟血均匀滴在卡片上 1cm 的圆圈内,每个圆圈内一次性滴满血液,避免同一部位反复滴入,导致血量增多影响检测结果。检查滤纸两面的血液是否一次性滴透,避免没有滴透导致血量不够影响检测结果。最好四个圆圈都要滴满,如果采血实在困难,最少也要滴满 2 个圆圈。

3. **放置** ①采血后的卡片放在清洁的阴凉处阴干,避免加热、暴晒而导致蛋白变性影响检测结果;②不同样本的采血卡片分别放置,防止未干燥的血液互相抹蹭,样本交叉污染,影响检测结果;③待样本完全干燥后装入密封袋,放入 −20℃冰箱冷冻保存。

四、宣教

遗传代谢病种类繁多,目前已经发现有数千种。因新生儿筛查的检测技术有限,采用国际最先进的串联质谱技术能检测 40 余种遗传代谢病,不能涵盖所有的遗传代谢病。有的遗传代谢病需要进行头颅 MRI、染色体、基因、酶学等特殊方法的检测才能确诊。因此,即使新生儿筛查的检测结果为阴性,也不能判定此新生儿一定不患有所有的遗传代谢病,此次检测只是没有发现常见的这 40 余种遗传代谢病。

检测结果为阴性者,在喂养过程及生长发育过程中出现任何不适也应该立即就诊。检测结果数值边缘化者,应正常喂养 3 个月后复查,避免漏诊。检测结果为阳性者,应尽快到遗传代谢病专科门诊就诊,请专业医师进行更进一步的确诊检查、特殊饮食指导和药物治疗,每 3 个月复诊检测一次,密切监测数值变化。

✏️复习题

1. 新生儿筛查的时间是在什么时候?

答案:新生儿筛查的时间是在出生 72 小时(哺乳至少 6~8 次)后进行采血。

2. 新生儿筛查采血有哪些注意事项?

答案:

(1)消毒:新生儿足跟局部采用75%乙醇或碘伏进行消毒,待局部消毒皮肤干燥后再进行针刺。防止消毒溶液混进血液样本成分影响检测结果。

(2)血量:使用新生儿筛查专用采血卡片取新生儿足跟血均匀滴在卡片上1cm的圆圈内,每个圆圈内一次性滴满血液,避免同一部位反复滴入,导致血量增多影响检测结果。检查滤纸两面的血液是否一次性滴透,避免没有滴透导致血量不够影响检测结果。最好四个圆圈都要滴满,如果采血实在困难,最少也要滴2个圆圈。

(3)放置:①采血后的卡片放在清洁的阴凉处阴干,避免加热、暴晒导致蛋白变性影响检测结果;②不同样本的采血卡片分别放置,防止未干燥的血液互相抹蹭,样本交叉污染,影响检测结果;③待样本完全干燥后装入密封袋,放入 -20℃冰箱冷冻保存。

3. 案例分析: 患儿女,2岁6个月,主因"交流障碍、玩手半年余"就诊。家长说:我们生后3天做了血液新生儿代谢筛查,结果为阴性,肯定不会得遗传代谢病了吧? 我们应该找哪个科的医生检查?

答案:不一定。因为遗传代谢病种类繁多,目前发现数千种。因新生儿筛查检测技术有限,采用国际最先进的串联质谱技术只是检测40余种发病率相对比较高的最常见的遗传代谢病,不能涵盖所有的遗传代谢病。即使检测结果为阴性,也不能判定一定没有所有的遗传代谢病。该患儿应该找小儿神经科医生或者遗传代谢科医生就诊,除外特殊的染色体病和其他基因遗传病。

(宋金青)

第十节　新生儿安全的护理管理

教 学 大 纲

1. 了解新生儿病房安全隐患的原因。
2. 熟悉新生儿病房的安全管理。
3. 掌握新生儿病房常见的安全隐患及防范措施。

安全管理(safety management)是一切护理工作的基础,护士应该具备高度的安全管理意识。随着医疗体制的改革和法律知识的普及,患儿的维权意识也在增强,对医疗护理提出了更高的要求。患儿在接受医疗护理的同时,也面临着一定的不安全因素。患病新生儿病情重、进展快、无语言表达能力,同时由于新生儿免疫功能缺陷、血-脑脊液屏障功能不健全、器官功能发育未完善,尤其是低体重儿、早产儿生命更为脆弱,随时有可能发生病情变化,病死率高,加上病房内仪器复杂、护理操作繁多等安全隐患较多,较易引起医疗纠纷。新生儿病区工作人员应严格遵守各项管理规定,为新生儿提供安静、舒适、安全的治疗环境,保证新生儿的健康需求,保障新生儿住院期间的安全。

一、造成新生儿病房安全隐患的原因

1. **护理人力配置不足**　新生儿科护士除完成常规的治疗、护理工作外,还有繁重的生活护理(如沐浴、喂奶、更换尿布、更换床单等),工作任务繁重琐碎,突发事件多,再加上倒班频繁,导致护士身心疲劳,往往会感到紧张、注意力不集中,甚至产生厌烦心理,不能按常规完成护理工作,稍有不慎就容易发生安全事故。

2. **安全意识淡薄,责任心不强**　新生儿科的护士基本是在一个相对封闭的环境里工作,缺乏患儿家属的监督,一些护士缺乏慎独精神,遇到疑难问题不请示、不汇报,对一些可能发生的安全隐患认识不足;在护理工作中不严格执行护理制度(如交接班不仔细、不进行床边交接班、遗忘特殊危重患儿的特殊处理),违反护理操作常规,执行医嘱不严谨(如遗忘医嘱、错误执行医嘱、抢救过程中用药记录不详),药物摆放错误,导致误用,观察病情不仔细,导致一些差错事故的发生。如不严格执行查对制度,每次操作前未仔细核对床头卡、腕带等,就可能发生差错事故;如观察不及时,可导致患儿静脉输注刺激性药液外渗而发生表皮坏死;喂奶不当引起患儿呛奶、误吸,甚至导致窒息及吸入性疾病;奶温过高导致患儿口腔黏膜损伤;盖被或卧位不当造成患儿口、鼻呼吸受阻发生窒息;还有一些护士由于责任心不强,对病情相对稳定的患儿减少巡视次数,导致患儿的病情变化不能及时被发现,失去抢救时机。

3. **专业知识和技术因素**　护士缺乏业务知识、经验不足、协作能力不强等因素都可能对患儿的安全造成威胁。例如新生儿病房有很多精密的监护仪和治疗护理设备,作为一名新生儿科的护士,如果不会使用重要的仪器设备就可能导致安全事故;特别是随着新技术、新项目的大量引进与开发,护理工作中技术复杂程度越来越高,技术要求内容越来越多,从而影响护理安全。

4. **设备设施因素**　新生儿病房相关仪器繁多,很容易发生由于设备设施造成的安全问题。如使用开放式抢救台时未设置合适的温度或者感温探头未贴近皮肤,可能会造成患儿烫伤;暖箱温度过高或过低,可能会造成患儿体温的变化并带来一系列的不良后果;各种抢救仪器未定期维修保养,使用前未进行培训或者或不按操作规程等都会导致不安全问题的出现,对患儿造成一定的伤害;使用呼吸机但是未配备相应设备(如血气分析仪),可能会延误患儿的治疗。

5. **管理因素**　由于医院管理制度不健全、制度缺乏系统性和针对性、业务培训不到位、设备物资管理不善、职业道德教育不够、护理人员责权不清、管理监督不严等因素而影响护理安全组织的管理,是医疗事故发生的根本原因,也是对患儿安全最大的威胁。

6. **医院感染意识不强**　新生儿病房是患儿集中监护和治疗的地方,也是院内感染的高发区。由于新生儿免疫功能发育不全,特别是早产儿,未成熟的皮肤屏障是细菌进入体内导致感染的一个重要途径。新生儿病房内医护人员较多,再加上医疗设备多、侵入性操作多、输液输血多、医护人员皮肤与口咽部的细菌菌株种植机会多,致使患儿的免疫力进一步下降;由于医护人员和患儿接触密切,而医护人员的手被污染是造成医院感染的重要传播途径,如未严格执行一接触一洗手,或家属探视制度不完善、建筑布局不符合医院感染的要求、各项消毒隔离制度执行不严格,易发生医院感染。

二、新生儿病房的安全管理

1. 新生儿病房 应当建立健全严格的规章制度,并遵守执行各项规章制度、岗位职责、相关诊疗技术规范、操作流程,保证医疗服务质量和安全。同时,应当制订并完善各类突发事件的应急预案和处置流程,定期演练,以强化员工快速有效应对意外事件、提高防范风险的能力,确保医疗安全。如新生儿病房的所有工作人员每年需参加消防知识培训1~2次,人人掌握发生火灾或其他事故的应急程序。设备应当定期检查保养,保持良好性能。应建立新生儿病房质量管理制度,完善质量管理流程和关键环节的管理,加强对制度、质量管理流程和关键环节的管理,加强对新生儿诊疗不良事件的报告、调查、分析和改进,提高医疗护理质量。

2. 人员管理 护士长应参考国内外新生儿病房要求,确定适合本地区、本医院的培训目标,根据目标制订培训计划。组织护士学习新生儿评估、新生儿病理生理和急危重症有关基本知识,掌握新生儿窒息复苏技术,了解急危重症的发病机制、临床表现,以及急救药物的药理作用、用法。学会计算液体和电解质摄入量,识别异常心电图,使用各种抢救仪器,设置监护参数和报警范围等。新生儿病房应严格落实等级护理巡视制度,无陪人病房需实行全天24小时不间断巡视制度。巡视任务是及时发现和处理危及患儿生命或造成患儿损伤的意外事件,一旦发现溢奶、脱管等危险事件或呼吸、循环异常等病变征象,需立即采取相应急救措施,同时呼叫医师和责任护士予以及时救治。护士长应该对本科护士的年资、业务水平、工作能力、综合素质等充分了解,做到心中有数,合理调配,工作中根据护理工作量实行弹性排班。

3. 物品及器械的管理 新生儿病房尽量减少物品摆放,物品的摆放按照无菌、清洁、污染有序分开,进入无菌组织器官的医疗器械、器具及物品必须达到灭菌标准;一次性使用的医疗器械、器具应当符合国家有关规定,不得重复使用;气湿化瓶、吸痰瓶等应当每天更换清洗消毒;暖箱和蓝光箱应每天清洁,同一患儿长期连续使用暖箱和蓝光箱时,应每周更换消毒一次,用后终末消毒;接触患儿皮肤、黏膜的器械、器具及物品应当一人一用一消毒,如雾化吸入器、面罩、体温计、浴巾等;新生儿使用的被服衣物等应当保持清洁、干燥、不潮湿,每天更换,随时污染随时更换;患儿出院后床单位需严格进行终末消毒。

4. 环境管理

(1)病房内应设专职消毒员,每天负责室内的消毒工作,如室内的地面、家具、医疗设备、各种台面、治疗车、门把手、水龙头、病历夹、门窗等,每天用消毒后的拖布或抹布进行湿式擦拭。病区内严格限制非医疗物品与人员进入。及时处理医疗垃圾,患儿使用过的一次性卫生用品、敷料等按医疗废物处理规定进行分类收集,产生的垃圾病房内停留<24小时,严密封口,专人回收,并做记录。

(2)强化环境安全管理,NICU为封闭式管理,病区内除消防通道外所有门需要关闭上锁,有条件者应设置专用密码,本病区工作人员刷卡后门自动打开,非本病区人员需按呼叫器,经护士允许才能进入病区。病区应配备监控设备,一方面便于护士通过监控设备观察病区每个角落;另一方面遇有安全问题,可调阅录像资料佐证。

5. 消毒隔离管理 应加强医院感染管理,建立并落实医院感染预防与控制相关规章制度和工作规范,并按照医院感染控制原则设置工作流程,降低医院感染危险。建立新生儿病房医院感染监控和报告制度,定期对空气、物体表面、医护人员手、使用中的仪器设备进行细菌学监测。监测结果不合格时,应分析原因并进行整改,一旦发现有感染迹象,应及时采取有效的应对措施,防止感染蔓延;如存在严重隐患,应当立即停止收治患儿,并将在院患儿转出。发现特殊感染(如气性坏疽、破伤风、多重耐药菌等)或传染病患儿,要按传染病的有关规定实施单间隔离、专人护理,并采取相应消毒措施。医务人员在实施诊疗过程中,严格执行手卫生规范,严格执行无菌技术操作,实施标准预防。患有感染性疾病的工作人员应调离新生儿病房,防止交叉感染。新进新生儿病房工作的人员岗前需进行消毒隔离的培训,其他工作人员定期考核,包括消毒隔离制度、各项无菌技术操作以及正确的洗手方法等。

三、新生儿病房常见的安全隐患及防范措施

新生儿病房的工作性质要求在新生儿病房工作的护理人员要有高度的责任心和慎独精神,要有丰富的专业知识,严格按照特级护理的要求,严密观察患儿的病情变化,并善于从细微的异常的临床表现中,分析出可能的病情进展,做到准确及时地为医师提供患儿病情的信息,保证医疗安全。下面是新生儿病房几种常见的安全隐患及防范措施:

1. 身份错误 存在安全隐患的环节包括:①入院环节;②出院环节;③患儿外出检查环节等。防范措施也应该重点加强这几个环节:

(1)新生儿病房应建立和落实新生儿身份识别制度。无论患儿是急诊入院还是门诊入院,都应在急诊或门诊做好患儿的腕带,然后送入病房;病历应与患儿一起进病房,避免患儿先入病房,病历后办好,防止病历和患儿搞错。入院时当班护士应详细核对患儿腕带与病历并予佩戴双腕带。腕带上应写明患儿姓名、性别、床号、住院号、出生日期、入院日期等。严格执行班班交接,检查核对新生儿双腕带是否完整;如有脱落、字迹模糊等,应及时更换。

(2)对外出检查、转科、手术、治疗和出院的患儿,应有护士双人核对患儿腕带识别带和床头卡,内容包括姓名、性别、年龄、诊断、住院号、床号。

(3)患儿需外出检查时,责任护士应明确患儿检查的项目及时间,根据医嘱使用患儿检查所需的药物。通知检查护送人员并与其核对,核对患儿身份识别腕带和床头卡,核对患儿检查的项目名称及检查所需携带的药物。患儿检查完回病房后,再次由护送人员和护士双人核对,核对患儿身份识别腕带无误后,将患儿放至其床位上,继续治疗。

(4)患儿转入时,责任护士应与转入科室的责任护士双人检查患儿的全身皮肤及核对患儿身份识别腕带,包括姓名、性别、年龄、诊断、住院号、床号,并核对患儿所需携带的各类物品,包括胸片、CT片、门诊卡和患儿的药物,核对正确后,护士接收患儿。

(5)患儿出院时,责任护士接到出院医嘱后,与另一护士双人核对患儿身份识别腕带和床头卡,内容包括:姓名、性别、年龄、诊断、住院号、床号,核对正确后在护理记录单上签名。抱给家长时,做开放式提问,让家长说出患儿的姓名、性别,腕带核对准确无误后与家长检查患儿的皮肤,并作穿刺点的护理指导,将患儿交给家长,在家长面前剪下身份识别腕带后交予家长,必要时让家长出具身份证明,并做好记录。

（6）新生儿病区的工作人员不得私自将患儿抱出病区，医院监控部门应24小时监控新生儿病区的通道，防止有人私自抱走患儿。当有意外紧急情况发生时，病区医师和护士应在第一时间通知病区负责人或医院总值班，根据角色分工组织人员妥善将患儿撤离病区。患儿住院期间必须佩戴身份识别腕带，如在沐浴、检查、治疗时损坏，应及时补戴，新的身份识别腕带要双人（不包括护工和清洁员）核对患儿的信息，确认无误后制作。

2. 用药错误

（1）医师开具医嘱，护士需对医师开具的剂量进行把关，剂量过大需提出质疑，不可盲目执行医嘱。

（2）责任护士需与医嘱上的静脉药进行核对无误后方可使用，核对时需先看床头卡上床号；需要病房配制的药物，必须双人核对剂量以及药瓶；输入特殊液体如多巴胺、葡萄糖酸钙、脂肪乳剂等要特别慎重选择血管和部位，防止渗出血管外而引起局部损伤；静脉输液过程中应加强巡视，注意观察患儿输液部位，发现注射部位红肿、药液渗出等问题要及时对症处理，以免造成局部皮肤及肢体坏死。

（3）口服药必须看清是口服还是管饲，切忌将口服药注入血管内。

（4）奶制品的输入管道应该与静脉用药的输入管道有所差别且做好管路标识，可以直接连接奶瓶，不能连接静脉通路，可以防止将奶制品注入静脉内。

（5）加强病房药品管理，对容易混淆的药品，看似、听似、包装相似的药品分开存放，全院统一设立醒目的标识，麻醉、贵重、高危药品实行加锁专人管理。

3. 仪器设备突发故障　让专业人员定期对仪器设备进行检查，发现问题应及时汇报并进行处理，如果发现有较大的仪器性能故障，应立即停止使用，并立即使患儿与仪器线路脱离。无论故障大小，均不要任意拨弄，要根据使用说明处理，或请专人检修。各种仪器设备设专人检查及维护，定期监测。

4. 坠床

（1）需严密监测暖箱以及婴儿床的功能是否完好，定期巡检，一旦发现问题及时送修，不可坚持使用，防止发生意外。

（2）尽量不打开暖箱的大门，只开两扇小门。

（3）打开暖箱门之后应及时关闭；使用婴儿床时，操作后及时拉好床挡，避免患儿坠床。

（4）对于烦躁的足月患儿，病情平稳后需睡在婴儿床上。

（5）怀抱患儿时需随时注意防止患儿从早产包内滑出。

（6）更换床单位时需两人配合，不可将患儿置于搁板上以免坠地。

四、护理不良事件的管理

促进患者安全是当前国际卫生保健研究的热点，而医疗不良事件（adverse event）是其研究的一项重要内容。原卫生部于2011年2月颁布了《医疗质量安全事件报告暂行规定》，不仅对全国的医院不良事件上报做出了明确的管理要求，同时也提高了医护人员对不良事件认识与管理的高度。目前，全国范围内医务人员对医疗护理安全理念还缺乏足够的认识，很多时候不能做到自愿报告不良事件，尤其国内的新生儿病房大多采取的是封闭式管理模式,相比较成人病房缺乏来自家属的监督,且强制性的报告制度侧重对不良后果的处理,医护人员容易担心受到惩罚而采取隐瞒态度。因此,要提高医务人员的安全防范意识,做到自动上报不良事件,帮助他人避免犯同类错误,最终保障患儿的安全,可以从以下几个方面入手:

1. 与医院信息中心一起研发不良事件上报平台院内网络系统。平台可支持主动上报和匿名上报,填写采用简单易行的选择方式进行,系统可自动对不良事件进行统计分析,在系统中设置公告栏,经过审核处理的事件,隐蔽患儿和当事人的具体信息可给予公示,供护理人员学习共享。

2. 建立护理安全管理小组,设置护理安全管理员,及时将科室内发生的护理不良事件进行分析和反馈指导,对科室护理工作中的薄弱环节和安全高危因素进行评估和评价,制订相应的措施预防不良事件的发生。护理人员在日常工作出现隐患时及时与管理员沟通,发生护理安全事件时按要求上报。

3. 制订医疗安全不良事件主动报告制度,明确不良事件的定义,对不良事件的上报流程和奖惩措施进行明确规定,为护理不良事件管理提供制度上的保障。

✑ 复习题

1. 新生儿病房的安全管理有哪些方面非常重要?

答案:新生儿病房在建立健全并严格执行规章制度;人员管理、物品及器械的管理、环境管理、消毒隔离管理等方面非常重要。

2. 简述新生儿身份错误的防范措施。

答案:

（1）新生儿病房应建立和落实新生儿身份识别制度。无论患儿是急诊入院还是门诊入院,都应在急诊或门诊做好患儿的腕带,病历应与患儿一起进病房,防止病历和患儿搞错。入院时当班护士应详细核对患儿腕带与病历并予佩戴双腕带。腕带上应写明患儿姓名、性别、床号、住院号、出生日期、入院日期等。严格执行班班交接,检查核对新生儿双腕带是否完整;如有脱落、字迹模糊等应及时更换。

（2）对外出检查、转科、手术、治疗和出院的患儿,应有护士双人核对患儿腕带识别带和床头卡,内容包括姓名、性别、年龄、诊断、住院号、床号。

（3）患儿需外出检查时,责任护士应核对患儿身份识别腕带和床头卡,核对患儿检查的项目名称及检查所需携带的药物。患儿检查完回病房后,再次由护送人员和护士双人核对,核对患儿身份识别腕带无误后,将患儿放至其床位上,继续治疗。

（4）患儿转入时,责任护士应与转入科室的责任护士双人检查患儿的全身皮肤及核对患儿身份识别腕带,内容包括:姓名、性别、年龄、诊断、住院号、床号,并核对患儿所需携带的各类物品,包括胸片、CT片、门诊卡和患儿的药物,核对正确后,护士接收患儿。

（5）患儿出院时,护士双人核对患儿身份识别腕带和床头卡,内容包括:姓名、性别、年龄、诊断、住院号、床号,核对正确后在护理记录单上签名。患儿抱给家长时,做开放式提问,让家长说出患儿的姓名、性别,与腕带核对准确无误后与家长检查患儿的皮肤,并作穿刺点的护理指导,将患儿交给家长,在家长面前剪下身份识别腕带后交予家长,必要时让家长出具身份证明,并做好记录。

(6)新生儿病区的工作人员不得私自将患儿抱出病区。当有意外紧急情况发生时,病区医师和护士应在第一时间通知病区负责人或医院总值班,根据角色分工组织人员妥善将患儿撤离病区。患儿住院期间必须佩戴身份识别腕带,如在沐浴、检查、治疗时损坏,应及时补戴,新的身份识别腕带要双人(不包括护工和清洁员)核对患儿的信息,确认无误后制作。

(周燕霞)

第十一节 新生儿的出院护理与随访

教 学 大 纲

1. 了解新生儿访视中的特殊情况。
2. 掌握新生儿访视的内容和方法。
3. 掌握新生儿出院后护理的内容。

新生儿随访的目的是定期对新生儿进行健康检查,宣传科学育儿知识,指导家长做好新生儿喂养、护理和疾病预防,并早期发现异常和疾病,及时处理和转诊,降低新生儿患病率和死亡率,促进新生儿健康成长。

一、随访的内容与方法

(一)访视次数

1. 正常足月新生儿 访视次数不少于 2 次。

(1)首次访视:在出院后 7 天内进行。如发现问题应酌情增加访视次数,必要时转诊。

(2)满月访视:在出生后 28~30 天进行。新生儿满 28 天后,结合接种乙肝疫苗第二针,在乡镇卫生院、社区卫生服务中心进行随访。

2. 高危新生儿 根据具体情况酌情增加访视次数。符合下列高危因素之一的新生儿为高危新生儿:

(1)早产儿(胎龄 <37 周)或低出生体重儿(出生体重 <2 500g)。

(2)宫内、产时或产后窒息儿,缺氧缺血性脑病及颅内出血者。

(3)高胆红素血症。

(4)新生儿肺炎、败血症等严重感染。

（5）新生儿患有各种影响生活能力的出生缺陷（如唇裂、腭裂、先天性心脏病等）以及遗传代谢性疾病。

（6）母亲有异常妊娠及分娩史、高龄分娩（≥35岁）、患有残疾（视、听、智力、肢体、精神）并影响养育能力者等。

（二）访视内容

1. 问诊

（1）孕期及出生情况：母亲妊娠期患病及药物使用情况，孕周、分娩方式，是否双（多）胎，有无窒息、产伤和畸形，出生体重、身长，是否已做新生儿听力筛查和新生儿遗传代谢性疾病筛查等。

（2）一般情况：睡眠，有无呕吐、惊厥，大小便次数、性状及预防接种情况。

（3）喂养情况：喂养方式、吃奶次数、奶量及其他存在的问题。

2. 测量

（1）体重：建议使用电子体重计称重。称重时新生儿取卧位，新生儿不能接触其他物体，待数据稳定后读数。记录时需除去衣服重量。体重记录以千克（kg）为单位，至小数点后2位。

（2）体温

1）测量前准备：在测量体温之前，体温表水银柱在35℃以下。

2）测量方法：用腋表测量，保持5分钟后读数。

3. 体格检查

（1）一般状况：精神状态、面色、吸吮、哭声。

（2）皮肤黏膜：有无黄染、发绀或苍白［口唇、指（趾）甲床］、皮疹、出血点、糜烂、脓疱、硬肿、水肿。

（3）头颈部：前囟大小及张力，颅缝，有无血肿，头颈部有无包块。

（4）眼：外观有无异常，结膜有无充血和分泌物，巩膜有无黄染，检查光刺激反应。

（5）耳：外观有无畸形，外耳道是否有异常分泌物，外耳廓是否有湿疹。

（6）鼻：外观有无畸形，呼吸是否通畅，有无鼻翼扇动。

（7）口腔：有无唇腭裂，口腔黏膜有无异常。

（8）胸部：外观有无畸形，有无呼吸困难和胸凹陷，计数1分钟呼吸次数和心率；心脏听诊有无杂音，肺部呼吸音是否对称、有无异常。

（9）腹部：腹部有无膨隆、包块，肝、脾有无肿大。重点观察脐带是否脱落，脐部有无红肿、渗出。

（10）外生殖器及肛门：有无畸形，检查男孩睾丸位置、大小，有无阴囊水肿、包块。

（11）脊柱四肢：有无畸形，臀部、腹股沟和双下肢皮纹是否对称，双下肢是否等长、等粗。

（12）神经系统：四肢活动度、对称性、肌张力和原始反射。

4. 异常情况的处理

（1）及时转诊：社区或居家访视时，若新生儿出现下列情况之一，应立即转诊至上级医疗保健机构。

1）体温≥37.5℃或≤35.5℃。

2）反应差伴面色发灰、吸吮无力。

3）呼吸频率<20次/min或>60次/min,呼吸困难(鼻翼扇动、呼气性呻吟、胸凹陷),呼吸暂停伴发绀。

4）心率<100次/min或>160次/min,有明显的心律不齐。

5）皮肤严重黄染(手掌或足跖)、苍白、发绀和厥冷,有出血点和瘀斑,皮肤硬肿,皮肤脓疱达到5个或很严重。

6）惊厥(反复眨眼、凝视、面部肌肉抽动、四肢痉挛性抽动或强直、角弓反张、牙关紧闭等),囟门张力高。

7）四肢无自主运动,双下肢/双上肢活动不对称;肌张力消失或无法引出握持反射等原始反射。

8）眼窝或前囟凹陷、皮肤弹性差、尿少等脱水征象。

9）眼睑高度肿胀,结膜重度充血,有大量脓性分泌物;耳部有脓性分泌物。

10）腹胀明显伴呕吐。

11）脐部脓性分泌物多,有肉芽或黏膜样物,脐轮周围皮肤发红和肿胀。

（2）建议转诊:社区或居家访视时,若新生儿出现下列情况之一,建议转诊至上级医疗保健机构。

1）喂养困难。

2）躯干或四肢皮肤明显黄染、皮疹,指(趾)甲周红肿。

3）单眼或双眼溢泪,黏性分泌物增多或红肿。

4）颈部有包块。

5）心脏杂音。

6）肝、脾大。

7）首次发现五官、胸廓、脊柱、四肢畸形并未到医院就诊者。

二、新生儿出院护理指导

1. 居住环境　新生儿卧室应安静清洁,空气流通,阳光充足。室内温度在22~26℃为宜,湿度适宜。

2. 母乳喂养　观察和评估母乳喂养的体位、新生儿含接姿势和吸吮情况等,鼓励纯母乳喂养。对吸吮力弱的早产儿,可将母亲的乳汁挤在杯中,用滴管喂养;喂养前母亲可洗手后将手指放入新生儿口中,刺激和促进吸吮反射的建立,以便新生儿主动吸吮乳头。

3. 护理　衣着宽松,质地柔软,保持皮肤清洁。脐带未脱落前,每天用75%的酒精擦拭脐部一次,保持脐部干燥清洁。若有头部血肿、口炎或鹅口疮、皮肤皱褶处潮红或糜烂,给予针对性指导。对生理性黄疸、生理性体重下降、"马牙"、"螳螂嘴"、乳房肿胀、假月经等现象无需特殊处理。

4. 疾病预防　注意并保持家庭卫生,接触新生儿前要洗手,减少探视,家人患有呼吸道感染时要戴口罩,以避免交叉感染。生后数天开始补充维生素D,足月儿每天口服

400IU,早产儿每天口服800IU。对未接种卡介苗和第1剂乙肝疫苗的新生儿,提醒家长尽快补种。未接受新生儿疾病筛查的新生儿,告知家长到具备筛查条件的医疗保健机构补筛。

5. 伤害预防 注意喂养姿势、喂养后的体位,预防乳汁吸入和窒息。保暖时避免烫伤,预防意外伤害的发生。

6. 促进母婴交流 母亲及家人多与新生儿说话、微笑和皮肤接触,促进新生儿感知觉发展。

复习题

1. 新生儿出院后护理指导的内容有哪些?

答案:(1)居住环境:新生儿卧室应安静清洁,空气流通,阳光充足。室内温度在22~26℃为宜,湿度适宜。

(2)母乳喂养:观察和评估母乳喂养的体位、新生儿含接姿势和吸吮情况等,鼓励纯母乳喂养。对吸吮力弱的早产儿,可将母亲的乳汁挤在杯中,用滴管喂养;喂养前母亲可洗手后将手指放入新生儿口中,刺激和促进吸吮反射的建立,以便新生儿主动吸吮乳头。

(3)护理:衣着宽松,质地柔软,保持皮肤清洁。脐带未脱落前,每天用75%的酒精擦拭脐部一次,保持脐部干燥清洁。若有头部血肿、口炎或鹅口疮、皮肤皱褶处潮红或糜烂,给予针对性指导。对生理性黄疸、生理性体重下降、"马牙"、"螳螂嘴"、乳房肿胀、假月经等现象无需特殊处理。

(4)疾病预防:注意并保持家庭卫生,接触新生儿前要洗手,减少探视,家人患有呼吸道感染时要戴口罩,以避免交叉感染。生后数天开始补充维生素D,足月儿每天口服400IU,早产儿每天口服800IU。对未接种卡介苗和第1剂乙肝疫苗的新生儿,提醒家长尽快补种。未接受新生儿疾病筛查的新生儿,告知家长到具备筛查条件的医疗保健机构补筛。

(5)伤害预防:注意喂养姿势、喂养后的体位,预防乳汁吸入和窒息。保暖时避免烫伤,预防意外伤害的发生。

(6)促进母婴交流:母亲及家人多与新生儿说话、微笑和皮肤接触,促进新生儿感知觉发展。

2. 社区或居家访视时,遇到哪些新生儿异常情况需立即转诊?

答案:(1)体温≥37.5℃或≤35.5℃。

(2)反应差伴面色发灰、吸吮无力。

(3)呼吸频率<20次/min或>60次/min,呼吸困难(鼻翼扇动、呼气性呻吟、胸凹陷),呼吸暂停伴发绀。

(4)心率<100次/min或>160次/min,有明显的心律不齐。

(5)皮肤严重黄染(手掌或足跖)、苍白、发绀和厥冷,有出血点和瘀斑,皮肤硬肿,皮肤脓疱达到5个或很严重。

(6)惊厥(反复眨眼、凝视、面部肌肉抽动、四肢痉挛性抽动或强直、角弓反张、牙关紧闭等),囟门张力高。

（7）四肢无自主运动,双下肢/双上肢活动不对称;肌张力消失或无法引出握持反射等原始反射。

（8）眼窝或前囟凹陷、皮肤弹性差、尿少等脱水征象。

（9）眼睑高度肿胀,结膜重度充血,有大量脓性分泌物;耳部有脓性分泌物。

（10）腹胀明显伴呕吐。

（11）脐部脓性分泌物多,有肉芽或黏膜样物,脐轮周围皮肤发红和肿胀。

（李 变）

第二章

新生儿发育支持护理

第一节 睡眠周期的建立

教 学 大 纲

1. 熟悉影响新生儿睡眠的常见因素。
2. 了解新生儿睡眠的相关概念。
3. 掌握新生儿睡眠周期的特点。

新生儿睡眠（newborn babies sleep）涉及睡眠节律（sleep rhythm）、睡眠调控（sleep regulation）、睡眠影响因素等。

觉醒与睡眠是人所具有的两种神经状态，受到相关中枢神经核团和神经内分泌的严密调控，正常足月儿已有完整的觉醒睡眠周期，早产儿表现为逐步形成的过程。孕 28 周前的新生儿难以确定觉醒期，受到持续刺激后可睁眼，并有数秒觉醒状态。孕 28 周后轻轻摇晃可以从睡眠中醒来，觉醒持续数分钟。孕 32~34 周后开始有觉醒睡眠交替，可自发睁眼，并有眼球转动。

一、新生儿睡眠的相关概念

新生儿睡眠分为活动睡眠（active sleep，AS）、安静睡眠（quiet sleep，QS）和不确定睡眠（indeterminate sleep，IS）。新生儿的行为能力与状态密切相关，有深睡状态、浅睡状态、瞌睡、安静觉醒、活动觉醒和哭 6 种行为状态。新生儿 1 天睡眠时间为 14~20 小时，平均 16 小时。从安静睡眠到活动睡眠作为一个睡眠周期，新生儿一个睡眠周期平均 45 分钟，活动睡眠和安静睡眠各占一半，每天有 18~20 个睡眠周期。

1. **深睡状态** 即非快速眼动睡眠（non-rapid eye movement，NREM），眼闭合，无眼球运动和自然躯体运动，呼吸规则。

2. **浅睡状态** 即快速眼动睡眠（rapid eye movement，REM），眼闭合，眼球在眼睑下快速活动，常伴吸吮动作，肌肉震颤，间断有肢体运动，呼吸不规则。

3. **瞌睡** 眼张开或闭合，有不同程度的躯体活动。

- 47 -

4. 安静觉醒 眼睁开,活动少,能集中注意力于刺激源。

5. 活动觉醒 眼睁开,活动多,不易集中注意力。

6. 哭 对感性刺激不易引出反射。

二、新生儿睡眠周期的特点

1. 睡眠时间长而觉醒时间短。早产儿无论白天或夜间,多数时间处于睡眠中,但睡眠阶段易变,每个睡眠时段较短。随着发育成熟,到足月儿以后每个睡眠时段约为3~4小时。婴儿期则逐渐适应日夜光线明暗的变化,建立起夜间长睡、白天短睡的生物周期。

2. 新生儿期入睡首先进入 AS 期,相当于 REM 期;大约在3个月以后逐渐转变为首先进入 NREM 期。

3. 新生儿 AS 期占睡眠总时间的 50% 以上,随着年龄发育,REM 睡眠比例逐渐下降,至儿童期 REM 睡眠仅占 20% 左右。

4. 新生儿觉醒与 AS 期脑电图相似,需依靠行为观察并综合其他生理记录鉴别这两种状态;早产儿的 AS 期和 QS 期均为非连续图形,单纯从脑电图上很难区别,主要依靠其他生理指标鉴别。

5. 早产儿的睡眠周期与多导图记录的生理参数的一致性较差。快速眼动只在 AS 期发育为连续性图形时才出现,因此在 29 周以前很少有快速眼动。在 30 周以后的早产儿 AS 期的快速眼动出现较少且强度较弱,而且在 QS 期也可出现快速眼动。此外,早产儿不仅在 AS 期,而且在 QS 期也可出现呼吸和心律的不稳定。直到到 36 周以后,睡眠各期脑电图和多导图的指标才比较一致。

三、影响新生儿睡眠的常见因素

新生儿睡眠障碍受生理、心理、家庭、环境、社会和文化等多因素交互作用,其影响众多,临床上常见的影响因素有:

1. 环境因素 对于新生儿来说,嘈杂、温度过低或过高及过于明亮的环境都将影响其睡眠质量。

2. 新生儿自身因素

(1)早产低出生体重儿:上海儿童医学中心儿童保健科数据显示,在低出生体重儿(<2 500g)中,80.95% 的儿童有睡眠障碍;分析原因可能是早产、低出生体重儿及小于胎龄儿的窒息指数偏高,氧饱和度偏低和中枢神经系统的发育滞后有关。

(2)气质类型:难养型气质的新生儿易发生夜醒,易激惹和哭闹,较难建立规律的睡眠节律,难以培养独自安抚入睡能力,在夜醒后更易出现睡眠抵抗,难以安抚再次入睡。

(3)神经发育障碍:如注意力缺陷综合征、脑瘫、多动症、孤独症及儿童秽语综合征及其他神经发育性疾病,容易发生睡眠障碍,可表现为入睡困难、频繁夜间觉醒和早晨过早觉醒。

(4)生理功能障碍:一些生理上的疾病可导致新生儿出现睡眠障碍,如营养不良、维生素 D 缺乏、上呼吸道感染、扁桃体炎、呼吸暂停综合征、胃炎、蛲虫病、乳糖不耐受综合征、胃食管反流和疼痛等。

3. 喂养方式 母乳喂养的新生儿睡眠障碍的发生率明显高于人工喂养的新生儿,这并不表明人乳的营养价值低于配方奶,其分析主要原因为人乳比配方奶消化快,使婴儿的饥饿感提前。

4. 母亲的情绪 母亲在孕后期伴随睡眠障碍或母亲患有产后抑郁症的新生儿,其睡眠障碍的发生率明显高于其他新生儿。分析其主要原因为母亲的情绪因素对胎儿及新生儿的神经行为发育造成一定的影响。

✏️ 复习题

1. 简述新生儿的 6 种行为状态。

答案:深睡状态:即非快速眼动睡眠,眼闭合,无眼球运动和自然躯体运动,呼吸规则。浅睡状态:即快速眼动睡眠,眼闭合,眼球在眼睑下快速活动,常伴吸吮动作,肌肉震颤、间断有肢体运动,呼吸不规则。瞌睡:眼张开或闭合,有不同程度的躯体活动。安静觉醒:眼睁开,活动少,能集中注意力于刺激源。活动觉醒:眼睁开,活动多,不易集中注意力。哭:对感性刺激不易引出反射。

2. 早产儿睡眠周期的特点。

答案:早产儿的睡眠周期与多导图记录的生理参数的一致性较差。快速眼动只有在 AS 期发育为连续性图形时才出现,因此在 29 周以前很少有快速眼动。在 30 周以后的早产儿 AS 期的快速眼动出现较少且强度较弱,而且在 QS 期也可出现快速眼动。此外,早产儿不仅在 AS 期,而且在 QS 期也可出现呼吸和心律的不稳定。直到到 36 周以后,睡眠各期脑电图和多导图的指标才比较一致。

(钟以琳)

第二节 环境管理

教学大纲

1. 熟悉不同年龄患儿适宜的温、湿度。
2. 了解婴儿室的物理环境。
3. 了解婴儿床单位的物理环境。

新生儿发育支持护理的重点在于关注新生儿的生理需求,注重新生儿所处的环境,模拟母亲子宫内环境,避免噪声、强光刺激,把每个新生儿视作一个独特的生命个体,强调护理过程中新生儿的个性化,重视环境及行为上的呼唤对其生长发育的影响。

病房环境应适合新生儿心理、生理特点,可张贴或悬挂卡通画,以动物形象作为病房或床号标记。病房窗帘及患儿被服可采用颜色鲜艳、图案活泼的布料制作。室内温度、湿度应依患儿年龄大小而定,见表2-2-1。普通病房夜间灯光应较暗,以免影响睡眠;NICU则应控制光照和噪声,因为持续明亮的灯光可造成早产儿生理和行为学的改变,加剧早产儿的不安定性,应在需要时开灯,避免灯光直射患儿眼部。过大的声音会带来压力刺激,改变早产儿睡眠状态,引起应激反应,影响听力和情感发展,人为活动应控制音量,建议NICU最安全的声音水平为45dB以下。

表 2-2-1 不同年龄患儿适宜的温度与湿度

年龄	室温(℃)	相对湿度(%)
早产儿	24~26	55~65
足月新生儿	22~24	55~65
婴幼儿	20~22	55~65
年长儿	18~20	50~60

一、婴儿室的物理环境

1. **与产房和母亲产后室的位置关系** 理想的位置关系:婴儿室、产房及母亲产后室离得很近,这样可以使产后母亲根据自己的意愿随时看望早产儿;母婴同室时,应为母亲或父亲与早产儿提供便利的床旁设施,支持父母与婴儿待在一起。

2. **整体外观** 理想的婴儿室病区外观应该无论从家具、颜色搭配和灯光来说都是家庭的感觉,满足婴儿个性化的需求,为父母提供舒适、个性化的床旁物品及家具,照护者为婴儿提供舒适而宁静的护理。

3. **婴儿区的环境设计** 理想的婴儿照护区域的环境应为:早产儿和家庭拥有足够的空间,不受病区其他活动的影响。治疗室、会议室及其他公共区域与婴儿区是分开的;在个性化婴儿家庭照护房间里,具有完全的、舒适和私密的生活空间。

4. **床位大小及密度** 宽敞的照护区域设有一个或最多两个床位,为婴儿和家庭提供足够的空间,有足够的休息与睡眠空间。

5. **床位设计** 房间的设备与家具都应该是家庭式的,半私密或私密的,一些仪器设备可以整合到婴儿的床单位中。

6. **家庭参与情况** 婴儿室环境应亲切、家庭化,父母床可以放在婴儿床旁,方便随时做皮肤接触;床旁安装私人电话供家庭使用,也可为家庭内的其他成员提供物品及家具,如婴儿的兄弟姐妹等。

7. **提供给专业人士的可用设施及服务支持** 婴儿病区应该有单独的支持服务,如实验室、营养室等,工作人员区域离婴儿室较近,包括会议室、值班室和休息室等。

二、婴儿床单位的物理环境

1. **灯光** 婴儿睡眠时给予幽暗的环境,警觉期和/或婴儿被抱起时提供适当的柔和的非直接光线。床单位的灯光应该个体化,根据特殊操作要求调整明暗度,其原则为非直接光线。

2. **声音** 环境中声音要低,最好选择能够减轻声音或吸收噪音材质的墙壁与地板;开关暖箱门时动作要轻,设备移动非常安静,监护仪及电话铃声要很柔和,有条件时还可使用视觉及振动报警;工作人员也要保持安静。

3. **活动** 应该避免以下活动情况:婴儿室持续存在各种活动,探视者或工作人员来来往往,仪器设备移来移去,应该保持婴儿室总是很安静。

4. **暖箱里/小床上视觉组合** 给予婴儿不同的视觉刺激,包括父母和/或照护者的脸,同时注意视觉变化从有到无是渐变的,例如父母离开时应该缓慢移开,柔和地退出婴儿的视野。避免给婴儿复杂高密度的视觉刺激排列,或者其视觉里空空荡荡,缺少颜色、形式及材料。

5. **嗅觉体验** 创造熟悉的有父母体味的环境持续存在于婴儿周围,对于早产儿可以将母亲贴身的小衣服或小手绢放在宝宝鼻部,与此同时也要避免不愉快的嗅觉体验,比如酒精、清洁剂、橡胶管道,甚至是手套或一次性隔离衣。

6. **味觉体验** 应该持续提供来自母亲乳汁和父母体味的熟悉味道,没有乳汁时可以适当提供如蔗糖水带来的甜味体验,而避免如咸、苦、酸等的味觉体验。

7. **触觉体验** 婴儿总是能感受到来自父母的手和身体提供的熟悉的触觉刺激,床上用品及照护用的材料柔软舒适,适合婴儿皮肤及个体发展。NICU 的工作人员在照护过程中给予持续、温柔、平稳且与婴儿自己的运动合拍的感觉刺激。

8. **照护温度与大气循环** 保持婴儿室及婴儿床周围的大气温度及循环总是稳定的,可小幅度逐步调整婴儿的环境温度以保持婴儿的体温维持在 36.5~37℃。

9. **床上用品和衣物** 床上用物和衣物应该根据婴儿的特点进行个性化的提供,比如合适的柔软小尿布、合身柔软的衣服、柔软的毯子等,避免让婴儿裸露着躺在平坦的床面上,或者紧紧包裹一块大小不合适又不舒适的尿布。

10. **婴儿自我调整的特殊支持** 父母和医护人员要为婴儿持续提供特殊支持来促进婴儿的自我调整,相对个体化,符合婴儿的期望和需要。

✎ **复习题**

---

1. 建议 NICU 最安全的声音水平是多少?

答案:45dB 以下。

2. 早产儿适宜环境的室温和相对湿度分别是多少?

答案:早产儿适宜的室温是 24~26℃,相对湿度是 55%~65%。

(李春华)

第三节 **体 位 护 理**

教 学 大 纲

1. 熟悉早产儿摆放体位的原则。
2. 了解不同体位对早产儿的影响。

早产儿缺乏肌张力控制身体运动,倾向于四肢伸直。长时间处于此种体位可导致早产儿肌肉骨骼系统发育障碍,严重时可致畸形。合理的体位可促进身体的伸展和屈曲的平衡,一般摆放体位的原则是避免不正确的姿势,促进身体的对称性,四肢中线屈曲位,可发展手 – 口综合能力(把手放在口边),提高患儿的自我安慰度。

一、鸟巢式体位

合理摆放鸟巢式体位,要使肢体活动可触及边界,可使用绷带等长布条来控制或将新生儿置于鸟巢式的体位中,肢体屈曲,髋部置于中线位不外旋,肩部向前,头部中线位,双手可自由活动,这可模拟胎儿在宫内的屈曲体位和支持屈肌的发育,便于保暖又能使早产儿重新体验到妈妈子宫内安全舒适的感觉,使早产儿感到安全自信,提供肢体活动的边界,减少新生儿应激,从而促进早产儿疾病康复和生理运动的发育。搬动危重早产儿时应使身体和头部成一直线,并使肢体收拢。鸟巢式的体位可提高自我调节能力,是保持新生儿最有利体位的关键因素之一,应该被作为日常工作程序执行。

二、俯卧位

以往为便于观察病情,早产儿被放置于仰卧位。大多数对新生儿体位的研究是观察体位对呼吸功能的影响,结果表明将患病的早产儿放置于俯卧位可提高氧合,改善通气,降低呼吸频率,增加胸部运动的同步性,减少呼吸暂停发生。随后的研究显示,俯卧位可促进胃排空,减少胃食管反流发生,增加睡眠时间,减少能量消耗,也能减少疼痛刺激对早产儿造成的不良影响,促进其身心发育。因此,NICU 对极低出生体重儿的早产儿体位放置常采用俯卧位。

尽管俯卧位有上述优势,但长期水平俯卧位可影响早产儿姿势的发育。胎儿在子宫内不受重力的影响,早产儿过早离开母亲子宫内环境,神经肌肉发育不成熟,全身肌张力低下,不能对抗地心引力,自身活动能力差,因此常保持固定的体位,可引起主动和被动肌张力不平衡从而导致运动功能障碍。在宫内,胎儿的肌张力从尾向头发育,屈肌张力较伸肌张力的发育稍延迟,屈肌张力从孕 30 周才开始发育。因此早产儿的躯干伸肌张力比较占优势,而下肢屈肌张力发育受限,可引起脊柱过伸,肩胛后缩,进一步引起颈部过伸,肩部外展。同时,由于缺乏骨盆上升的发育过程,可出现髋部外展和外旋。因此,生后第一年早产儿出现上述姿势并非神经系统后遗症表现,而是 NICU 体位放置不当所致,但这些姿势改变可对早产儿运动功能发育产生近期和远期的不良影响。

✎ 复习题

1. **早产儿摆放体位的原则。**

答案:早产儿摆放体位的原则是避免不正确的姿势,促进身体的对称性,四肢中线屈曲位,可发展手-口综合能力(把手放在口边),提高患儿的自我安慰度。

2. **简述俯卧位对早产儿的影响。**

答案:早产儿放置于俯卧位可提高氧合,改善通气,降低呼吸频率,增加胸部运动的同步性,减少呼吸暂停发生。可促进胃排空,减少胃食管反流发生,增加睡眠时间,减少能量消耗,也能减少疼痛刺激对早产儿造成的不良影响,促进其身心发育。

(李春华)

第四节 非营养性吸吮

教学大纲

1. **熟悉非营养性吸吮对早产儿喂养相关并发症的影响。**
2. **掌握非营养性吸吮的定义。**

非营养性吸吮(non-nutritive sucking,NNS)是指对无法经口喂养的早产儿,在采用胃管喂养时,给予吸吮空的安慰奶头,以增加其吸吮动作,而无母乳和配方乳摄入的过程。

一、NNS 对早产儿生长发育的促进作用

胎龄 28 周时,胎儿即出现吸吮、吞咽动作;胎龄 32~34 周时,吸吮、吞咽动作才逐步协调,方能进行有效的母乳喂养和奶瓶喂养。因此,32 周以下的早产儿不能经口喂养,需通过胃管喂养。由管饲过渡到经口喂养,需要依靠吸吮功能的成熟,并且与吞咽、呼吸相协调的吸吮必须通过学习和练习。在早产儿胃管喂养期间给予 NNS,可促进吸吮、吞咽反射以及消化功能的成熟,从而缩短管饲的时间,加快从管饲喂养向奶瓶喂养和母乳喂养的过渡。另外,在早产儿间断胃管喂养的前、中、后阶段给予 NNS,可使早产儿具有满足感,易安静,从而减少不安活动,增加能量储备,促进舌脂酶分泌,进而促进脂肪吸收,缩短其恢复出生时体重的时间,加速体重和头围的增长。

二、NNS 对早产儿消化功能的影响

早产儿,特别是极低出生体重儿,食管下端括约肌发育不成熟,胃肠道平滑肌发育不完善,胃排空缓慢及自主神经功能失调,较易发生喂养不耐受,主要表现为喂养困难、胃潴留、呕吐、腹胀、消化道出血等。NNS 可刺激患儿吸吮反射,增强吸吮力和吞咽功能,促进胃肠蠕动,有效促进极低出生体重儿消化功能的成熟和发育,弥补胃管喂养作为一种非生理的喂养方式的不足。因此,尽早促使早产儿建立胃肠功能并诱导其成熟无疑是治疗胃肠排空延迟的重要手段之一。

(一)NNS 对早产儿喂养相关并发症的影响

NNS 可通过兴奋迷走神经,促使肝、胆、胰等活动,改变胃肠调节肽的水平,促进吸吮反射和胃肠功能的成熟,显著降低胃残留的发生率,从而减少腹胀、呕吐和因胃食管反流而致的误吸和呼吸暂停,改善早产儿预后。

(二)NNS 对早产儿胃肠激素水平的影响

NNS 可促进胃泌素和胰岛素分泌,降低生长抑素的水平。胃泌素又能促进胃酸、胃蛋白酶和胰酶分泌,同时营养胃肠及胰腺等器官,从而间接影响胰细胞的功能,使胰岛素分泌进一步增加,影响胃肠激素水平。

(三)NNS 对早产儿胃排空的影响

早产儿胃肠动力发育尚不成熟,许多早产儿胃排空较足月儿慢,常妨碍其肠道喂养的顺利进行。NNS 对早产儿胃肠动力功能起促进作用,有利于其胃肠动力的发育。原因为 NNS 时刺激口腔黏膜感觉神经末梢,增加迷走神经活性,进而促进胃容受性扩张,提高胃收缩能力,加快胃排空。NNS 时胃泌素分泌增加,胃泌素具有促进胃蠕动作用,也可加快胃排空。

三、NNS 对早产儿相关疾病的辅助治疗

NNS 可作为早产儿相关疾病的辅助治疗,如胎粪排除延迟、黄疸、胃食管反流、重度窒息、喂养不耐受等。NNS 可以帮助早产儿建立有节奏的吸吮和吞咽模式,促进胃肠道的发育与成熟,刺激肠蠕动,加快排便,降低血清胆红素值,减轻早产儿黄疸程度及黄疸的持续时间,从而早期辅助治疗黄疸,防止早产儿发生胆红素脑病。

四、NNS 对早产儿血氧饱和度的影响

早产儿呼吸中枢功能发育不成熟,易出现间歇性呼吸暂停、血氧饱和度下降、心动过缓等。给予早产儿 NNS,可明显影响管饲早产儿的状态和行为模式,使早产儿活动、睡眠时间明显增加,活跃觉醒时间和烦躁时间均减少,进入睡眠状态时间缩短,进而使早产儿激惹状态减少,氧合较佳,氧分压亦显著升高,呼吸频率、心率、氧饱和度波动减少。

作为一种有效的辅助喂养方式,在住院期间给予早产儿 NNS,可以刺激胃肠道生长发育,加速胃肠功能成熟,改善喂养不耐受,有利于尽早建立胃肠营养并向母乳喂养过渡,同时促进早产儿体重增加,缓解足跟采血所致的疼痛,缩短住院的时间。每次在喂奶前 30 分钟

在新生儿口中放置安抚奶嘴,吸吮 5 分钟,以增加其吸吮动作,可促进吸吮 – 吞咽 – 呼吸协调能力,增加血氧饱和度,促进食物消化。

✎复习题

1. 简述非营养性吸吮的定义。

答案:非营养性吸吮是指对无法经口喂养的早产儿,在采用胃管喂养时,给予吸吮空的安慰奶头,以增加其吸吮动作,而无母乳和配方乳摄入的过程。

2. 简述非营养性吸吮对早产儿消化功能的影响。

答案:非营养性吸吮可刺激患儿吸吮反射,增强吸吮力和吞咽功能,促进胃肠蠕动,有效促进极低出生体重儿消化功能的成熟和发育。

(李春华)

第五节 家庭护理干预

教 学 大 纲

1. 熟悉新生儿家庭护理干预的注意事项。

2. 了解新生儿家庭护理干预的好处。

3. 掌握新生儿家庭护理干预的措施。

早产儿由于各系统发育不成熟,出生后容易出现各种并发症,需要立即转入新生儿重症监护室(NICU)住院治疗。早产儿的康复不仅需要医生、护士的尽心治疗和护理,更需要家庭给予后续良好的照料和支持。但短暂的住院治疗并不能满足早产儿生长发育的需要,家庭长期护理显得更为重要。为提高住院新生儿家长的照顾能力,目前在 NICU 较常采用的干预方法是早产儿住院期间的袋鼠式护理和以家庭为中心的护理(FCC)。旨在将早产儿父母参与看护新生儿的时间端口提前至该新生儿住院的早期。

一、家庭护理干预的好处

1. 家长学习和参与早产儿护理的时间端口提前,能有效地帮助家长掌握看护新生儿的技能,提高早产儿出院后家庭护理的质量,减少患病率。

2. 新生儿与其母亲的皮肤接触和母乳喂养为早产儿提供了具备抗感染能力的体内、外正常菌群,母乳是新生儿重要的抗氧化剂,母乳喂养的新生儿胃液中超氧化物歧化酶是新生儿时期重要的抗氧化剂,活性高于人工喂养儿,对新生儿败血症有重要的防御意义。

3. 父母进入 NICU 可以促进母婴之间的皮肤接触,促进母乳喂养,减轻 NICU 患儿各种操作过程中的疼痛感,母婴之间经常持续的皮肤接触可以促进婴儿自主神经功能和亲附行为,减轻母亲焦虑。

4. 脑电图评估显示,在早产儿出生至校正胎龄足月的这段时间进行母婴皮肤接触,可以促进早产儿神经发育成熟。

5. 新生儿入住 NICU 后,家长的焦虑情绪可以通过入院宣教和与婴儿进行接触得到缓解。

二、家庭护理干预的主要措施

1. 七步洗手法。

2. 摆放婴儿体位。

3. 换尿片及估算尿量。

4. 脐带护理。

5. 口腔护理。

6. 袋鼠式护理。

7. 留置胃管管饲或母乳抱喂。

8. 肛门和腋下体温测量。

9. 称早产儿体重(电子秤)。

10. 新生儿洗澡。

11. 喂药。

12. 固定经皮血氧饱和度探头在四肢末端的方法。

13. 观察大小便的颜色及形状,并估算新生儿每次的大小便量。

在家长参与新生儿护理的过程中,护士要随时为家长提供护理知识、技能的指导和心理支持。

三、家庭护理干预的注意事项

1. 父母需要做好参与新生儿护理的心理准备,参与每一项具体的操作前都要接受全面的培训。

2. 护士也要接受培训以重新适应她们作为教育者、指导者和协调者的角色。

3. 护士仍然承担护理职责,其角色是指导家长与新生儿进行互动并护理患儿,帮助父母更好地参与 NICU 患儿的护理。

4. 家长的参与还需要一些制度和设施上的支持,如提供家长休息室、允许母婴同室、舒适的陪床椅、足够的吸奶装置、不限制探视时间、允许家长参与查房等。

复习题

1. 家庭护理干预的主要措施有哪些?

答案:(1)七步洗手法。

(2)摆放婴儿体位。

(3)换尿片及估算尿量。

(4)脐带护理。

（5）口腔护理。

（6）袋鼠式护理。

（7）留置胃管管饲或母乳抱喂。

（8）肛门和腋下体温测量。

（9）称早产儿体重（电子秤）。

（10）新生儿洗澡。

（11）喂药。

（12）固定经皮血氧饱和度探头在四肢末端的方法。

（13）观察大小便的颜色及形状，并估算新生儿每次的大小便量。

2．家庭护理干预的好处有哪些?

答案:（1）能有效地帮助家长掌握看护新生儿的技能,提高早产儿出院后家庭护理的质量,减少患病率。

（2）增强免疫力,减少新生儿感染性疾病的发生。

（3）促进母乳喂养,减轻母亲焦虑。

（4）促进早产儿神经发育成熟。

（李　变）

第六节　抚　触

教学大纲

1．了解抚触的好处。

2．熟悉抚触的注意事项。

3．掌握抚触的操作。

皮肤与皮肤的接触一直被认为是对新生儿的一种良性刺激,是增进母亲与新生儿感情的有效方法。新生儿抚触可由接受过相关培训的父母和医护人员提供。

在西方国家,抚触最早被应用于新生儿重症监护室,以弥补新生儿触觉刺激的缺失。新生儿抚触目前在全世界都被广泛使用,然而具体的操作方法却因各自的文化差异而有所不同。Bennett 等人的 Cochrane 系统评价中纳入了全世界发表的 34 篇抚触文献,文献报道的抚触时间为 8~15 分钟不等,实施频率每天 1~3 次不等,实施者也有亲生父母和医护人员的差异。经分析发现抚触能促进新生儿体重、身长、头围、臂围及腿围的增长,增加 24 小时睡眠时间,减少哭闹时间,降低血液中胆红素,减低腹泻的发生率,但所纳入文献的偏倚风险均较高。早产儿的神经系统容易受到环境因素影响,且对于皮肤刺激敏感性高,同时关于早产儿抚触益处的临床研究证据不足,因此并不推荐对早产儿进行抚触。我国广泛使用的新生儿抚触方法为强生法,强生法抚触应在新生儿不饥不饱且清醒的状态下实施,如沐浴后,同时确保环境温暖。严禁在新生儿急性疾病状态下或免疫接种后实施抚触。

一、新生儿抚触操作步骤

1. 护士服装仪表整齐,也可由护士指导家长进行抚触。
2. 严格按七步洗手法进行手卫生,戴口罩。
3. 房间清洁、安静,室温保持在 25~28℃,光线柔和。
4. 患儿最佳状态为两餐之间,避免过饥或过饱,且以清醒安静时为宜。
5. 操作前核对婴儿床号、姓名、性别、病历号。
6. 向家长解释抚触的目的。
7. 评估患儿状态,包括精神情况、全身皮肤完整性、脐部情况。

二、操作方法

抚触操作方法,见表 2-6-1。

表 2-6-1　抚触操作方法

部位	方法	作用
脸部	1. 双手取适量抚触油,从前额中心处用双手拇指向外推压,划出一个微笑状。 2. 眉头、眼窝、人中、下巴,同样用双手拇指向外推压,划出微笑状	舒缓脸部紧张
胸部	1. 双手放在两侧肋缘,右手向上滑向婴儿右肩,复原。 2. 左手以同样方法进行	顺畅呼吸循环
腹部	1. 按顺时针方向按摩腹部,用手指尖在婴儿腹部从操作者的左方向右按摩,可能感觉到气体在指下游动。 2. 可做"I LOVE YOU"体验,用右手在婴儿的左腹由上往下画一个英文字母"I",再由操作者的方向由左至右画一个倒写的"L",最后由左至右画一个倒写"U"。 3. 做上述动时可用关爱语调对婴儿说"I LOVE YOU"	有助于胃肠活动
手部	1. 双手交替,从上臂至腕部轻轻地挤捏新生儿的手臂。 2. 双手夹着手臂,由上臂至手腕,上下轻轻搓动肌肉群。 3. 从近端至远端抚触手掌,逐指抚触。 4. 轻捏婴儿手指。 5. 同样方法抚触另一侧上肢	增加灵活反应
腿部	1. 双手交替握住新生儿一侧下肢,从近端到远端轻轻挤捏。 2. 双手夹着下肢,由大腿至脚踝,轻轻搓动肌肉群。 3. 从近端到远端抚触脚掌,逐指抚触。 4. 轻捏婴儿脚趾。 5. 同样方法抚触另一侧下肢	增加运动协调功能
背部	1. 双手与脊椎成直角,往相反方向移动双手,从背部上端开始移向臀部。 2. 用示指和中指从尾骨部位沿脊椎向上抚触到颈椎部位。 3. 双手在两侧臀部做环形抚触	舒缓背部肌肉

完成抚触操作后：

1. 为婴儿穿衣,摆好舒适体位。
2. 分类处理用物,严格七步洗手法洗手。
3. 观察及记录婴儿体温、心率、呼吸等。

三、抚触的注意事项

1. 抚触中应注意观察婴儿的生命体征,出现异常时应及时停止,给予相应处理。
2. 抚触中如婴儿出现哭闹应暂停抚触,安抚婴儿,查看是否有导致不适的因素。
3. 操作时注意婴儿姿势的保护,尤其是脊柱、头部,应做好支撑。
4. 按摩腹部时应注意避开脐部,顺时针按摩,避免发生肠套叠。

✎ 复习题

1. **抚触的好处有哪些?**

答案:抚触是皮肤与皮肤的接触,是对新生儿的一种良性刺激,可增进母亲与新生儿感情,抚触能促进新生儿体重、身长、头围、臂围及腿围的增长,增加 24 小时睡眠时间,减少哭闹时间,降低血液中胆红素,减低腹泻的发生率。

2. **抚触的注意事项有哪些?**

答案:抚触时房间清洁、安静,室温保持在 25~28℃,关闭门窗,避免风对流,光线柔和;患儿最佳状态为两餐之间,避免过饥或过饱,且以清醒安静时为宜;动作轻柔,逐渐增加力度;操作时评估患儿状态:包括精神情况,全身皮肤完整性,脐部情况;可听轻音乐,跟患儿说话,最好有眼神的交流;患儿烦躁时可暂停抚触。

（钟以琳）

第七节 疼痛管理

教学大纲

1. 了解新生儿疼痛的评估方法。
2. 掌握新生儿疼痛的临床表现和护理措施。

疼痛是神经末梢感受器受到伤害和病理刺激后,通过神经冲动传导到中枢的大脑皮质而产生的,是与实际或潜在的组织损伤相关联的不愉快的感觉和情绪体验。北美护理诊断协会将疼痛定义为"个体经受或叙述有严重不适或不舒服的感受"。许多研究已经表明:妊娠 24 周时胎儿已经具备感受疼痛的神经通路和解剖结构,同样可以感受疼痛,因小儿神经系统缺乏对疼痛的有效抑制,往往会遭受比成人更为强烈的疼痛。小儿麻醉权威 Steward 指出,小儿会对疼痛产生记忆,会有短期或长期的不良影响,因此,临床医务工作者应积极控制小儿疼痛。准确的疼痛评估是疼痛管理的关键。但是,临床上一些特殊人群,如新生儿和婴幼儿、认知障碍者以及 ICU 危重患儿缺乏完善的认知功能和确切的语言表达能力,给医护人员的疼痛评估工作带来了许多困难和挑战。

一、病因

新生儿出生时疼痛传导通路仍然在继续发育,早期疼痛刺激可导致疼痛系统以及其他传导通路的重塑,增加了新生儿的脑神经系统对于疼痛等有害刺激的易损性;而早产儿在出生时疼痛传导通路已经发育完全,但其疼痛的调节系统发育不成熟,对疼痛的敏感性亦增加。因此,各种急性或慢性疾病、各种侵入性操作,如静脉穿刺或置管、脚后跟针刺、肌内注射、动脉穿刺或置管、脐血管置管、气管插管、气道内吸痰、腰椎穿刺等,体位变动、撕贴胶布等都会引起新生儿的疼痛。

二、临床表现

早期疼痛刺激环境下,新生儿表现为生理指标、应激激素水平、行为方式、哭声、面部表情、睡眠形态等生物学和行为方面的改变。

1. 生理方面 包括:①呼吸、心率的增快,血压升高,颅内压的波动;②迷走神经张力减低,经皮血氧饱和度、氧分压及二氧化碳分压下降,外周血流减少,掌心出汗;③自主神经功能改变:肤色改变、恶心、呕吐、呃逆、出汗、瞳孔散大。

2. 行为方面 包括面部表情(蹙眉、挤眼、鼻唇沟加深、张口、下颌颤动等),哭声,呻吟、肢体活动,行为状态(如睡觉和喂养方式)。

三、治疗要点

1. 非药物治疗 包括口服蔗糖水、母乳喂养、非营养性吸吮、袋鼠式护理等。

2. 药物治疗 包括局部应用止痛药物和静脉应用止痛药物。如静脉穿刺前局部应用 EMLA 霜;气管插管的患儿,通过缓慢静脉注射枸橼酸芬太尼(D)和咪达唑仑,或静脉注射氯胺酮缓解疼痛。

四、护理措施

在给予具体的缓解疼痛的措施前,医护人员首先应进行疼痛的评估,然后根据患儿疼痛的程度选择合适的缓解疼痛的护理措施。

理想的疼痛评估方法需要具备有效性、可靠性、敏感性和特异性。常用的小儿疼痛评估方法有自我评估、行为评估和生物学评估。鉴于疼痛是一种主观感受,只有遭受疼痛的个体才可体会到,所以患者自我报告法是最准确和最有效的疼痛评估方法,也是临床疼痛准确评估的"金标准"。新生儿不能自我报告疼痛,对其疼痛评估可采用行为评估和生物学评估。行为评估是通过对患儿行为的观察,所得到的疼痛评分评估患儿的疼痛强度。生物学评估通常包括评估患儿的心率、呼吸、血压、血氧饱和度、掌心出汗和代谢及内分泌的变化等。常用的新生儿疼痛评估表有:新生儿疼痛评估量表(Neonatal Infant Pain Scale, NIPS)、早产儿疼痛量表（Premature Infant Pain Profile，PIPP）。新生儿疼痛的主要护理措施有：

1. 非药物性疼痛护理措施　对于短暂的轻、中度操作性疼痛，可采用非营养性吸吮、口服蔗糖水、襁褓包裹、袋鼠式护理等方法进行缓解。

2. 药物性缓解疼痛的措施

（1）阿片类药物：缓解新生儿操作性疼痛最常用的制剂是阿片类药物，以芬太尼和吗啡使用最多，尤其对持续性疼痛效果更好。阿片类药物似乎能减轻操作性疼痛，应注意可能发生不良反应（如呼吸抑制、机械通气持续时间增加、药物依赖和耐受）。吗啡的短期不良反应，包括低血压、便秘及尿潴留。芬太尼的不良反应为心动过缓和胸壁僵硬等。

（2）苯二氮䓬类药物：NICU 镇静最常用的是咪达唑仑（midazolam）。需要注意的是，此类药物与阿片类药物合用能增加呼吸抑制和低血压。

（3）非甾体类抗炎药：口服或静脉使用对乙酰氨基酚可有效控制术后疼痛，减少控制术后疼痛对吗啡的需要量。但非甾体类抗炎药物可能会引起肾功能不全、血小板功能障碍和肺动脉高压。

（4）局部麻醉药：局部麻醉可以减轻一些操作性疼痛。新生儿最常用的局部麻醉药为盐酸丁卡因凝胶和局部麻醉药共晶混合物，即 2.5% 利多卡因和 2.5% 丙胺卡因的混合剂。这些药物能减轻静脉穿刺、经皮中心静脉置管和外周动脉穿刺所致疼痛。

五、健康指导

1. 新生儿不会用语言表述自己的不适，应注意通过观察新生儿的面部表情、行为动作等判断其是否存在疼痛。

2. 进行留置针穿刺、肌内注射、疫苗接种等短暂的侵入性操作时，应注意给予新生儿一些非药物性止痛措施，缓解其疼痛。

3. 对于一些长期存在的持续性疼痛，应注意根据患儿的情况，遵医嘱选择合适的止痛药物缓解其疼痛。

✍ **复 习 题**

1. 新生儿疼痛的评估方法及常用的新生儿疼痛评估量表有哪些？

答案：（1）常用的小儿疼痛评估方法有自我评估、行为评估和生物学评估。新生儿不能自我报告疼痛，对其疼痛的评估可采用行为评估和生物学评估。行为评估是通过对患儿行为的观察所得到的疼痛评分，评估患儿的疼痛强度。生物学评估通常包括评估患儿的心率、呼吸、血压、血氧饱和度、掌心出汗和代谢及内分泌的变化等。

（2）常用的新生儿疼痛评估表：新生儿婴儿疼痛评分、早产儿疼痛评分。

2. 新生儿疼痛常用的非药物干预措施有哪些？

答案：对于短暂的轻、中度操作性疼痛，可采用非营养性吸吮、口服蔗糖水、襁褓包裹、袋鼠式护理等方法进行缓解。

（李　变）

第三章
新生儿产时的护理和转运

第一节　分诊和"ABCD"概念

教学大纲

1. 熟悉分诊的概念。
2. 掌握分诊中的"三区四级"分类。

一、分诊的概念

分诊是指对病情种类和严重程度进行简单、快速地评估与分类，按照分诊优先次序，使患者因为恰当的原因在恰当的时间、恰当的治疗区获得恰当的诊疗与护理的过程，亦称分流。

二、分诊的具体内容

1. 分诊目的　①安排就诊顺序，优先处理危急症，提高抢救成功率。②提高急诊工作效率。③有效控制急诊室内就诊人数，维护急诊室内秩序并安排适当的诊治地点。④儿科患儿发病急，病情变化快，不能自述病情，怕医生，不合作，家属紧张、焦虑、文化层次不一，对患儿病情不能准确描述，以及对医院就诊程序不熟悉等。儿科分诊护士，主要是对就诊患儿进行初步筛查，对某些传染病疑似者以及急危重患儿及时分流，合理安排，力求做到分诊准确、程序井然、缩短候诊时间，使患儿在就诊过程中享受到分诊护士的优质服务。

2. 分诊制度　①当班护士对来急诊科就诊的患儿，按轻、重、缓、急依次办理就诊手续，并做好就诊登记，包括姓名、性别、年龄、接诊时间、初步判断、是否有传染病、患儿去向等项目，书写规范，字迹清楚。尽量予以合理的分诊。遇到分诊困难时，可请有关医生协助。②根据病情轻、重、缓、急，优先安排病情危重者诊治，对急危重患儿先抢救后收费。③对危重患儿，一边予以紧急处理，一边及时通知有关医护人员进行抢救。④遇有严重事故或成批伤病员时，应立即通知科主任及医务处组织抢救工作，对涉及刑事、民事纠纷的伤病员，应及时向保卫科报告。

3. 分诊级别与标准（表 3-1-1）

表 3-1-1　分诊级别与标准

分诊级别	病情严重程度	需要急诊医疗资源数量
Ⅰ 级	A 濒危患儿	—
Ⅱ 级	B 危重患儿	—
Ⅲ 级	C 急症患儿	≥2
Ⅳ 级	D 非急症患儿	0~1

三、"ABCD" 概念

1.（A）Ⅰ 级：濒危患儿（红色标识）　①病情可能随时危及患儿生命,需立即采取挽救生命的干预措施,急诊科需合理分配人力和医疗资源进行抢救。②临床上出现下列情况要考虑为濒危患儿:气管插管、心脏呼吸骤停、休克、昏迷、大出血、持续严重的心律失常、严重的呼吸困难、反复抽搐、急性重度中毒、致命性的创伤、大面积烧伤等。③这类患儿应立即送入急诊抢救室。

2.（B）Ⅱ 级：危重患儿（红色标识）　①病情有可能在短时间内进展至Ⅰ级,或可能导致严重致残者,应尽快安排接诊,并给予患儿相应处置及治疗。②患儿来诊时呼吸、循环状况尚稳定,但其症状的严重性需要很早就引起重视,患儿有可能发展为Ⅰ级,如急性意识模糊/定向力障碍、胸痛怀疑心肌梗死、外科危重急腹症、突发剧烈头痛、严重创伤/烧伤、严重骨折、高热等。③急诊科需要立即给这类患儿提供平车和必要的监护设备。严重影响患儿自身舒适感的主诉,如严重疼痛（疼痛评分 ≥ 7/10）,也属于该级别。

3.（C）Ⅲ 级：急症患儿（黄色标识）　①患儿明确没有在短时间内危及生命或严重致残的征象,应在一定的时间段内安排患儿就诊;②患儿病情进展为严重疾病和出现严重并发症的可能性很低,也无严重影响患儿舒适性的不适,但需要急诊处理缓解患儿症状,如闭合性骨折、小面积烧伤等;③在留观和候诊过程中出现生命体征异常者,病情分级应考虑上调一级。

4.（D）Ⅳ 级：非急症患儿（绿色标识）　①患儿目前没有急性发病症状,无或很少不适主诉,且临床判断需要很少急诊医疗资源（≤1 个）,如轻、中度发热、皮疹、皮擦伤等。②如需要急诊医疗资源 ≥ 2 个,病情分级上调 1 级,定为Ⅲ级。

四、分诊中的"三区四级"分类

结合国际分类标准以及我国大中城市综合医院急诊医学科现状,拟根据病情危重程度判别及患儿需要急诊资源的情况,急诊医学科从功能结构上分为"三区",将患儿的病情分为"四级",简称"三区四级"分类。

1. 分区　在空间布局上急诊诊治区域分为三大区域:①抢救监护区（红色）,适用于Ⅰ级和Ⅱ级患儿处置,快速评估和初始化稳定。②密切观察诊疗区（黄色）,适用于Ⅲ级患儿,原则上按照时间顺序处置患儿,当出现病情变化或分诊护士认为有必要时可考虑提前应诊,病情恶化的患儿应被立即送入红区。③Ⅳ级患儿诊疗区(绿色)。

2. 病情分级

(1)一级(急危症):①患儿情况:有生命危险。生命体征不稳定需要立即急救,如心搏、呼吸骤停、剧烈胸痛、持续严重心律失常、严重呼吸困难、重度创伤大出血、急性中毒及小儿复合伤。②处理:进入绿色通道和复苏抢救室。③目标反应时间:即刻,每个患儿都应在目标反应时间内得到治疗。

(2)二级(急重症):①患儿情况:有潜在的生命危险,病情有可能急剧变化,如心、脑血管意外、严重骨折、突发剧烈头痛、腹痛持续 36 小时以上、开发性创伤、儿童高热等。②处理:诊室优先就诊。③目标反应时间:<5 分钟,即在 5 分钟内给予处理,能在目标反应时间内处理 95% 的患儿。

(3)三级(急症):①患儿情况:生命体征尚稳定,急性症状持续不能缓解的患儿,如高热、呕吐、轻度外伤、轻度腹痛等。②处理:候诊区候诊。③目标反应时间:<10 分钟,能在目标反应时间内处理 90% 的患儿。

(4)四级(非急诊):①患儿情况:病情不会转差的非急诊患儿。②处理:可在急诊候诊或去门诊候诊。③目标反应时间:<20 分钟,能在目标反应时间内处理 90% 的患儿。

五、分诊的护理程序

1. 评估

(1)分诊问诊:主诉、伴随症状、有关的既往病史、服药史、过敏史。注意:问诊应该简短、重点突出,语气要表现出同情和关怀。

(2)身体评估:生命体征、损伤部位、疼痛的部位及性质等。注意:身体评估与问诊同时进行,身体评估必须是快速、简明和有重点的身体检查。

(3)危重患儿的评估

1)呼吸状况:有呼吸困难,立即开始采取清理和保持呼吸道通畅的措施,吸氧,并且准备呼吸支持设备。

2)心血管状况:①血液循环和组织灌注量是否充足;②有无活动性出血;③有无休克体征或休克的早期表现;④有无胸痛或心绞痛的症状。

3)意识水平:当开始评估患儿时,应该评估精神状态和意识水平。

4)体格检查:执行与患儿的主诉和临床表现有关的相应系统的体格检查。如腹痛患儿,作腹部体征检查。

2. 诊断

(1)区分病情的严重性和给予医疗与护理的轻重缓急。

(2)分配患儿到合适的就诊区域。

3. 计划 安排患儿就诊:抢救室、诊室、处置室(心电图,指血糖,血、尿、便常规),等待就诊。

4. 实施 根据诊断与计划来实施护理措施:护送患儿到抢救室抢救或相应的诊室就诊,行相应的检查。

5. 评价 对患儿进行跟踪随访,一是再次评估患儿病情,二是评价分诊是否正确。

六、分诊中对护士的要求

1. 要有端正的工作态度　分诊护士要热爱本职工作,对患儿及家属热情,对工作认真负责,任劳任怨,理解和尊重患儿及家属。

2. 要有良好的心理素质　分诊护士要自信,具有健康的心理、乐观稳定的情绪、宽容豁达的胸怀和较强的自控力。

3. 具有与患儿和家属会谈的技巧。

4. 具有快速评估、快速诊断或下决定的能力。

5. 机智、礼貌、有主见,有控制现场和解决问题的能力。

6. 有领导监督和指挥的能力,并具有与各部门沟通的技巧。

7. 熟悉医院的政策和规章制度,能够解答家属的询问。

七、分诊的讨论和总结

门诊儿科分诊工作是一项非常重要的工作,而做好这项工作对儿科急危重患儿的及时诊治及控制传染病的流行具有重要意义。作为一名儿科分诊护士,除了要具备娴熟精湛的技术外,还必须不断地学习和掌握儿童心理知识。

1. 要有牢固的敬业精神,热爱本职工作。做到干一行,爱一行,钻一行,刻苦学习业务知识,熟悉儿科常见病、多发病的临床症状和体征,做到分诊无误。

2. 要有高度的责任心,做到急患儿所急、想患儿所想,对工作要一丝不苟,坚守岗位,认真询问并仔细观察每一位患儿病情,发现危重、病情突变患儿立即通知医生,及时采取有效措施。

3. 要有细心,具备独特的职业观察力,充分利用自己的专业知识和经验,细致而全面观察不典型、不明显的疾病征兆,及时准确地做出反应。

4. 要有耐心,家属提出的每一个问题,要有足够的耐心,认真细致的回答,态度诚恳,不厌其烦。满足患儿及家属合理的需求,提高满意度。只有这样,才能真正做好儿科的分诊工作。

复习题

1. **分诊中的"三区四级"分类是什么?**

答案:在空间布局上,急诊诊治区域分为三大区域:①抢救监护区(红色);②密切观察诊疗区(黄色);③Ⅳ级患儿诊疗区(绿色)。

病情分级:①一级:(急危症)患儿情况:有生命危险,生命体征不稳定,需要立即急救。②二级:(急重症)患儿情况:有潜在的生命危险,病情有可能急剧变化。③三级:(急症)患儿情况:生命体征尚稳定,急性症状持续不能缓解。④四级:(非急诊)患儿情况:病情不会转差的非急诊患儿。

2. **分诊的护理程序是什么?**

答案:(1)评估:

①分诊问诊:主诉、伴随症状、有关的既往病史、服药史、过敏史。

②身体评估:生命体征、损伤部位、疼痛的部位及性质等。

③危重患儿的评估:呼吸状况;心血管状况;意识水平;体格检查。

(2)诊断:

①区分病情的严重性和给予医疗与护理的轻重缓急。

②分配患儿到合适的就诊区域。

(3)计划:安排患儿就诊:抢救室、诊室、处置室(心电图,指血糖,血、尿、便常规)、等待就诊。

(4)实施:根据诊断与计划来实施护理措施:护送患儿到抢救室抢救或相应的诊室就诊,行相应的检查。

(5)评价:对患儿进行跟踪随访,一是再次评估患儿病情,二是评价分诊是否正确。

3. 简述儿科分诊护理人员的职业要求。

答案:(1)要有牢固的敬业精神,热爱本职工作。做到干一行,爱一行,钻一行,刻苦学习业务知识,熟悉儿科常见病、多发病的临床症状和体征,做到分诊无误。

(2)要有高度的责任心,做到急患儿所急、想患儿所想,对工作要一丝不苟,坚守岗位,认真询问并仔细观察每一位患儿病情,发现危重、病情突变患儿立即通知医生,及时采取有效措施。

(3)要有细心,具备独特的职业观察力,充分利用自己的专业知识和经验,细致而全面观察不典型、不明显的疾病征兆,及时准确地做出反应。

(4)要有耐心,家属提出的每一个问题,要有足够的耐心,认真细致的回答,态度诚恳,不厌其烦。满足患儿及家属合理的需求,提高满意度。只有这样,才能真正做好儿科的分诊工作。

(何 柳)

第二节 气道和呼吸的护理管理

教 学 大 纲

1. 熟悉新生儿气道的解剖特点。

2. 掌握新生儿气道护理。

一、新生儿气道的解剖特点

1. 气管短而宽,长度为4cm。

2. 主支气管平滑肌和弹性组织稀少、发育差,气管的黏液腺和气道黏液的缺乏使新生儿气道黏膜的转运功能受到影响,清除吸入颗粒物质和抗感染的能力也较低。

3. 鼻道狭窄,气管短,呼吸频率快、气流速度快,在鼻腔停留时间短,对吸入气体没有充足的时间进行温化和湿化。

二、新生儿气道护理的要点

对新生儿加强气道护理的目的在于改善机体供氧,保证生理需要的氧气,减少交叉感染,促进患儿康复。

1. 环境要求 理想的室内温度为 22~24℃,相对湿度为 55%~65%。空气过于干燥可引起呼吸道分泌物干稠,不易排出,气道黏膜纤毛功能受损易导致呼吸道不畅。

2. 体位 患儿头部应后仰(图 3-2-1),如头部过度后仰或前倾,压迫腭下部的软组织,或在进行操作时随意将物品遮盖于患儿头部或置于其胸部,均可造成患儿气道受压或通气不良。

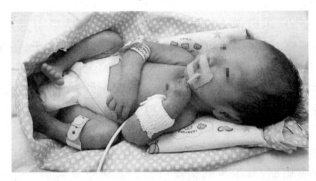

图 3-2-1 仰卧体位

3. 胸部物理治疗

(1)翻身:适用于有呼吸系统疾病的患儿,目的是预防或治疗肺内分泌物堆积,促进受压部位的肺扩张。一般要求每 2 小时 1 次。

(2)拍击胸背:是通过胸壁的震动,促进肺循环,促使小气道内的分泌物松动,易于进入较大的气道,有助于吸痰。适用于肺炎、肺膨胀不全、气管插管及拔管后的患儿;但颅内出血、心力衰竭及早产儿不主张进行拍击胸背。方法:半握空拳法或使用拍击器,从外周向肺门轮流反复拍击,使胸部产生相应的震动。拍击的速度与强度视患儿具体情况而定,一般新生儿的拍击速度为 100 次 /min。

三、新生儿鼻咽部吸引

1. 目的 清除口、鼻、咽部的分泌物,保持气道畅通;刺激产生反射性咳嗽,使分泌物松动,有利于排痰。

2. 适应证 口、鼻有奶块或呕吐物积聚;胸部物理治疗或雾化后;喉部或肺部听诊有痰鸣音者。

3. 操作注意事项 ①操作前洗手、戴手套,患儿取侧卧位或头转向一侧。②选择合适的吸引器,调节好吸引器的压力,一般新生儿压力 <100mmHg(13.3kPa),以能够吸出分泌物的负压为宜,不可过高,以免损伤黏膜。③先吸引口腔,换管后再吸引鼻腔,以免患儿在喘息和哭叫时将分泌物吸入肺部。④吸引时不要将吸引管的端孔或侧孔粘于口腔黏膜或

舌面上,不要将吸引管强行插入鼻孔,待吸引管放置在正确位置后方可开始吸引。每次从吸引管放入,吸引至退出鼻或口腔的总时间 <15 秒。⑤吸引时应观察患儿有无发生呃咽、喘息、呼吸暂停、心律过缓和发绀等。如发生上述情况应立即停止吸引,给予吸氧等处理。⑥观察吸引出的分泌物的量、色泽、黏稠度及吸引时发生的病情变化,并记录在护理记录单上。

四、新生儿气管插管内吸引

新生儿气管插管内吸引有两种方法:①开放式吸痰法;②密闭式吸痰法。

1. 目的 清除气道内的分泌物,保障气道通畅及有效通气。

2. 适应证 有气管插管和气管切开者。

3. 操作注意事项

(1)开放式吸痰法:①以两人协同操作为宜,一人负责吸引,另一人负责吸引前后的加压操作及病情观察,以减少呼吸道感染的机会。操作前洗手,戴手套。②选择表面光滑、通过人工气道阻力小、长度足够、柔韧度适度的无菌导管,调节好吸引器的压力,连接好复苏囊。③吸引前先提高患儿的吸氧浓度 10%~20%,以提高肺泡储备,预防吸痰时发生低氧血症;再脱开呼吸机接口,于患儿吸气的同时在气管内滴入 0.5~1ml 的生理盐水,然后接复苏囊,纯氧通气 5~8 次。④插入吸痰管至气管插管内,相当于气管插管的深度,开始边吸引边螺旋式退出吸痰管,时间不超过 15 秒,吸引后再接复苏囊,加压供氧 5~8 个呼吸周期,并根据病情决定是否需要重复吸引。⑤吸引同时进行心电监护,如有心电图改变、心律失常及发绀等,立即停止操作,给予复苏囊加压供氧或接回机械通气,并严密观察和积极处理。⑥更换吸痰管,吸引口、鼻、咽部分泌物。⑦有条件者可以使用密闭式吸痰系统,吸痰过程中不需中断机械通气,且在操作中不会污染吸痰管,保证整个吸痰系统处于无菌状态。⑧在护理记录单上记录分泌物的量、色泽、黏稠度及操作时的病情变化。⑨每次吸痰前须评估患儿的气道及痰液情况,按需吸痰。

(2)密闭式吸痰法:①观察气管插管的长度(靠近插管顶端的数字),用插管长度加 5,观察导管上相应数字的颜色。举例:插管长度 17+5=22,这时达到理想深度(即气管内插管管尖位置)。②一只手固定封闭式吸痰管导管和气管插管(ET)接头,然后用另一只手的拇指和示指将导管推至气管内插管,直至在灌洗口看到数字,例如 22,这时达到理想深度(即气管内插管管尖位置)。③下压并保持住拇指控制阀,至少 2 秒后轻轻地将导管退出,直至在导管顶部可以看见黑色标志环为止,向灌洗口缓缓地注入液体,同时下压拇指控制阀。④关闭灌洗口,上提并 180° 旋转拇指控制阀以呈"闭锁"状态。

4. 两种吸痰法的特点 ①密闭式吸痰:有利于维持较好的氧合,保持血流动力学的稳定,能有效防止交叉感染,操作安全性强,只需 1 人操作,能降低肺部感染的发生率,防止痰阻,减轻护理工作量。在新生儿机械通气时应用可避免肺泡萎缩,尤其是肺未成熟的早产儿及低出生体重儿(图 3-2-2)。②开放式吸痰:优点是吸痰彻底,便于观察痰液性状,但易引起缺氧和交叉感染;需 2 人操作。

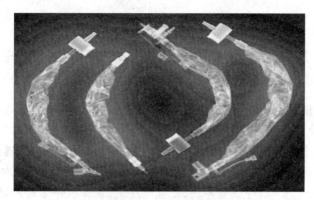

图 3-2-2 密闭式吸痰管

五、新生儿气道感染的预防措施

有文献报道,10%~20% 机械通气患儿可发生呼吸机相关性肺炎。为防止感染,吸痰时应严格无菌操作,做好基础护理,预防并发症,防止误吸。

1. 严格遵守消毒隔离制度 ①与患儿接触的物品,包括暖箱、雾化器、管道、监护仪、呼吸机等均严格消毒后使用。②护理人员每次接触患儿前均须洗手。③吸氧采用一次性输氧装置。④机械通气的患儿:呼吸机过滤网每天清洗,管道中冷凝水及时消毒并倒掉,呼吸机管路每周更换 2 次,严格消 – 洗 – 消原则,达到灭菌效果。

2. 基础护理 ①做好眼部、脐部、臀部、口腔及皮肤皱褶处的护理,每天 2 次。重视口腔护理,防止致病菌下行引起肺部感染。②机械通气者口腔处于长期开放状态,容易使患儿唾液分泌减少,口腔黏膜干燥,口腔自净作用和局部黏膜的抵抗力下降。国外有关调查表明,72% 的护士为气管插管患儿进行口腔护理的次数为每天 5 次,甚至更多。必要时以制霉菌素每天涂 2~3 次,预防鹅口疮。口腔分泌物增多易浸湿固定插管的胶布引起松动,要求1~2 天更换 1 次。

3. 管路的护理 ①气管插管的护理:要保证气管导管的正确位置,需要对不同体位的气管插管的位置及深度变化有准确地观察和记录。密切观察双肺部呼吸音是否对称。②保持呼吸机管道通畅,各接口连接紧密无脱落。若呼吸机回路管道扭曲、折叠、堵塞等,均可导致呼吸道阻力增高,影响通气。可出现低压报警或 PIP 突然下降,同样影响通气。患儿表现为呼吸困难加重、呼吸频率加快、人 – 机对抗、$TcSO_2$ 降低。应注意观察管道,有水及时处理。③气道湿化与加温:呼吸机湿化液每天在 500~1 000ml,水温保持 32~36℃,避免气道受冷空气的刺激引起痉挛,导致呼吸道分泌物干燥,纤毛活动减弱,甚至痰液、血渍形成痰痂、血痂不易吸出。湿化疗法是机械通气中防止和减少并发症,保持呼吸道通畅的一个重要措施。目前,加热湿化是一种国内外公认的效果确切的方法。

4. 体位的护理 机械通气患儿,由于气道分泌物的增多容易发生阻塞性肺不张。每次吸痰时要更换体位,防止坠积性肺炎。结合 X 线检查,给予相应卧位,起到排痰作用。有文献报道,10%~20% 的机械通气患儿可发生呼吸机相关性肺炎。为防止感染,吸痰时应严格无菌操作,预防并发症,防止误吸。

✎复习题

1. 新生儿气道的解剖特点有哪些?

答案:(1)气管短而宽,长度为4cm。

(2)主支气管平滑肌和弹性组织稀少、发育差,气管的黏液腺和气道黏液的缺乏使新生儿气道黏膜的转运功能受到影响,清除吸入颗粒物质和抗感染的能力也较低。

(3)鼻道狭窄,气管短,呼吸频率快,气流速度快,在鼻腔停留时间短,对吸入气体没有充足的时间进行温化和湿化。

2. 新生儿气管插管内吸引有哪两种方法?特点是什么?

答案:(1)密闭式吸痰:有利于维持较好的氧合,保持血流动力学的稳定,能有效防止交叉感染,操作安全性强,只需1人操作,能降低肺部感染的发生率,防止痰阻,减轻护理工作量。在新生儿机械通气时应用可避免肺泡萎缩,尤其是肺未成熟的早产儿及低出生体重儿。

(2)开放式吸痰:优点是吸痰彻底,便于观察痰液性状,但易引起缺氧和交叉感染;需2人操作。

(何 柳)

第三节 新生儿 STABLE 转运模式

教学大纲

1. 了解新生儿 STABLE 转运模式的目的及意义。
2. 熟悉新生儿 STABLE 转运模式。
3. 掌握新生儿转运急救技能及流程。

新生儿转运(neonatal transport,NT)是指将危重新生儿从产房转至新生儿科或由基层医院转往上级医院 NICU 内做进一步监护、诊断、治疗的过程。

一、目的及意义

快速、安全地将高危新生儿转运到危重新生儿救治中心的新生儿重症监护病房进行救治,充分发挥优质卫生资源的作用,以达到降低新生儿死亡率的目的。

二、STABLE 转运模式

1. S(sugar,血糖) 指维持患儿血糖的稳定和安全护理,到达终端医院后,即应采取微量血糖仪测定患儿血糖,确保血糖维持在 2.5~7.0mmol/L,必要时葡萄糖静脉维持并根据血糖调节滴速。患儿由于缺乏成熟、正常的生理系统,无能力去应付宫外生活的过渡,应在任何时候对其提供安全的护理,促进生理和行为的稳定。

2. T(temperature,体温) 指保持患儿体温的稳定,保持早产儿体温正常,可以增加50% 的成活率,寒冷可导致低血糖和严重呼吸窘迫。转运途中应重视患儿保暖,最好采用转运暖箱并给予持续肤温监测,对于超 / 极早产儿还可使用保鲜膜包裹全身进行保暖,确保患儿的体温维持在 36.5~37.2℃,在做各项操作及抢救时注意保暖。如患儿体温不升,可予患儿戴绒布帽,放置在远红外辐射床上,既方便抢救又可保暖,转运暖箱应提前预热,并根据患儿胎龄、日龄及体重调节暖箱温度。

3. A(assisted breathing,呼吸辅助) 指保证患儿的呼吸道通畅。转运前及转运途中应注意随时清除患儿呼吸道内的分泌物,确保呼吸道的通畅,常采取吸痰措施,必要时进行气管插管维持有效的通气。

4. B(blood pressure,血压) 指维持患儿血压的稳定。转运途中应监测患儿的血压、心率及氧饱和度,血压偏低时可及时扩容并应用多巴胺及多巴酚丁胺等血管活性物质静脉维持。

5. L(lab work,实验室检查) 指确保患儿各项实验室指标处于正常值范围。应用手掌式血气分析仪监测患儿的各项指标,确保患儿的水电解质及酸碱平衡,并根据结果纠酸或补液。

6. E(emotional support,情感支持) 转运前医生应向患儿的法定监护人详细交代患儿的病情、转运必要性以及途中可能出现的风险,尤其是要交代清楚各种意外情况及应对措施,征询其意见并签署书面同意书。要注意稳定家属情绪,争取其主动配合。

三、转运小组

1. 新生儿转运小组由新生儿科医师、护士和司机组成。转运小组的数量以保证转运工作的及时和顺利完成为原则,依区域内转运工作量而确定。

2. 医师在转运小组中应起主导作用,是转运的组织者和决策者。转运医生和护士应接受专业化的培训,不仅要有丰富的专业知识和技能,还应具备良好的团队组织、协调和沟通能力。

3. 转运医师和护士必须掌握以下技术:①熟练掌握新生儿复苏技术;②能识别潜在的呼吸衰竭,掌握气管插管和 T- 组合复苏器的使用技术;③熟练掌握转运呼吸机的使用与管理;④能熟练建立周围静脉通道;⑤能识别早期休克征象,掌握纠酸、扩容等技术;⑥能正确处理气漏、窒息、发绀、惊厥、低血糖、发热、冻伤、呕吐、腹泻、脱水、心律失常等常见问题;⑦能熟练掌握儿科急救用药的剂量和方法;⑧掌握转运所需监护、治疗仪器的应用和数据评估。

四、转运装备

1. **基本设备便携设备** 包括:转运暖箱喉镜及各型号镜片、转运呼吸机气管插管、心电监护仪吸痰管和胃管、T- 组合复苏器吸氧管、微量血糖仪复苏囊及各型号面罩、氧气筒(大)、输液器、负压吸引器、留置针、便携氧气瓶、胸腔闭式引流材料、输液泵备用电池、空氧混合仪、听诊器、急救箱固定胶带、体温计、无菌手套、吸氧头罩或面罩、喉罩(图 3-3-1~ 图 3-3-3)。

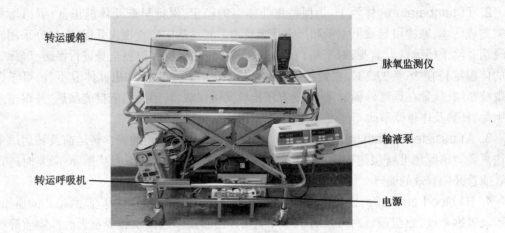

转运暖箱

脉氧监测仪

输液泵

转运呼吸机

电源

图 3-3-1　转运暖箱及配套设施

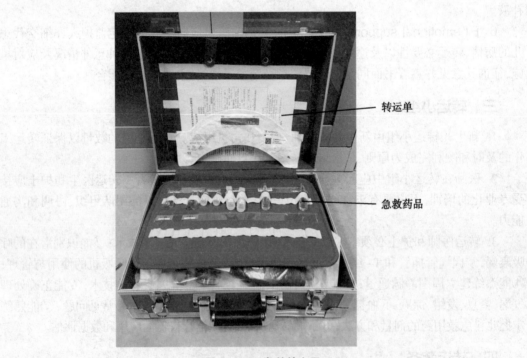

转运单

急救药品

图 3-3-2　急救箱上层

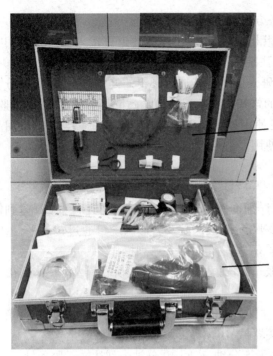

急救箱物品清点表、留置针、贴膜、棉签、棉垫、止血带、体温表、喉镜镜头等

气管插管、喉镜、听诊器、安尔碘、血糖仪、吸痰管、各种液体、气囊及各型号注射器等

图 3-3-3 急救箱下层

2. 转运设备药物配制 5% 或 10% 葡萄糖注射液、生理盐水注射液、盐酸肾上腺素注射液、5% 碳酸氢钠注射液、硫酸阿托品注射液、多巴胺注射液、利多卡因注射液、呋塞米注射液、甘露醇注射液、苯巴比妥钠注射液、肝素钠注射液、灭菌注射用水、多巴酚丁胺注射液。

五、转运环节

1. 转运前的准备工作 ①转运前应充分评估转运的风险,但原则上应创造条件积极转运。转运决策需由转出医疗机构主管医师和接收专科医师共同商定。②转运前应将患儿的病情、转运的必要性、潜在风险、转运和治疗费用告知家属,获取患儿父母的知情同意和合作,并在知情同意书上签字。家属有决定是否转运及向何处转运的权力。紧急情况下,为抢救患儿的生命,在法定监护人或被授权人无法及时签字的情况下,可由医疗机构法人或者授权的负责人签字。

2. 转运中的救护措施 应确保患儿的生命安全,注意预防各种"过低症",如低体温、低血糖、低氧血症和低血压等,重点应注意以下问题。①将患儿置于转运暖箱中保暖,必要时使用保鲜膜包裹进行保暖,注意锁定暖箱的车轮,以减少途中颠簸对患儿脑部血流的影响。在车厢空调有效的环境里,也可以由转运护士将患儿抱在怀中,这种方法不仅可以减少震动的影响,还能起到保暖的作用。②注意体位,防止颈部过伸或过曲,保持呼吸道通畅,防止呕吐和误吸。③连接监护仪,加强对体温、呼吸、脉搏、经皮血氧饱和度、血压、肤色、输液情况的观察。④如需机械通气,推荐使用 T- 组合复苏器或转运呼吸机,注意防止脱管和气胸等并发症。⑤控制惊厥,纠正酸中毒、低血糖等,维持途中患儿内环境稳定。⑥途中如果出现病情变化,应积极组织抢救,如有必要应及时按交通规则妥善停驶车辆。同时与转运中心取得联络,通知 NICU 值班人员做好各方面的抢救与会诊准备。

3. 转运后的衔接与处理 ①患儿到达后,应由绿色通道直接入住 NICU,NICU 值班人员需按照先稳定患儿病情,再办理住院手续的程序进行。转运人员与 NICU 值班人员应详细全面交接患儿情况。②NICU 值班人员对患儿进行必要的处置,包括危重评分,进一步详细询问病史,完成各种知情同意书的告知并签字。待患儿病情基本稳定后,协助监护人完成入院手续。③转运人员仔细检查已使用过的转运设备,消毒,补充必要的急救用品,完毕后将转运设备放回转运处,以备下次使用。

六、转运流程

1. 转运服务处接到转运电话,详细询问并记录患儿病情、所在科室(具体到楼、层)、联系电话。一些医院已建立围产转诊平台,基层医院及转诊医院可通过转诊平台共享患儿及其母亲的信息,通过转诊平台进行派车、车辆定位等一系列操作。

2. 转运服务处向司机及科室派车,详细告知患儿病情、所在科室(具体到楼、层)、联系电话。

3. 科室接到转运服务处电话,立即通知转运医护,同时备好接收患儿的暖箱、心电监护仪、注射泵等仪器设备以及其他相关器械、药物等。

4. 转运小组接到出车命令后白天 5 分钟、夜间 10 分钟内到达转运服务处。

5. 转运医护到达转运服务处后再次查对转运设备、器材、物品、药品,确保其性能良好、数量齐全后出发。

6. 转运小组到达转出医院后,对转运患儿做出初步的评估及处理,将转运的必要性及预测到的风险详细告知家长及转诊医院,告知家长携带身份证、押金等。离开转诊医院前,检查转运表格是否填写完整及双方医院的医护签名是否落实到位,家长的知情同意书是否经确认后签字。

7. 转运返回后,转运医护人员将患儿经绿色通道直接转入新生儿重症监护病房,与病区接收医生及护士进行面对面查看并交接患儿,待病房接收医生及护士对患儿信息核实无误后,在转运表格上签名确认。

8. 转运医护协助家长补办入院手续。

9. 转运护士仔细检查已使用过的转运设备,对使用后的设备、器械、药品、物品进行充电、消毒、补充后放回转运服务处,以备下次使用。

✎**复习题**

新生儿 STABLE 转运模式指的是什么?

答:(1)S(sugar)血糖,指维持患儿血糖的稳定和安全护理。

(2)T(temperature)体温,指保持患儿体温的稳定。

(3)A(assisted breathing)呼吸辅助,指保证患儿的呼吸道通畅。

(4)B(blood pressure)血压,指维持患儿血压的稳定。

(5)L(lab work)实验室检查,指确保患儿各项实验室指标处于正常值范围。

（6）E（emotional support）情感支持，转运前医生应向患儿的法定监护人详细交代患儿的病情、转运必要以及途中可能的风险，尤其要交代清楚各种意外情况及应对措施，征询其同意并签署书面意见。要注意稳定家属情绪，争取其主动配合。

（何 柳）

第四节 新生儿疾病患儿的入院护理

新生儿的健康评估（health assessment）是指对新生儿期的高危因素进行系统评估，通过对影响胎儿生长发育、成熟度和胎龄危险因素的评估，判断新生儿目前的健康状况和现存的问题，护士职责是实施新生儿及相关因素的观察和记录。

一、围生史及高危因素的评估

围生史评估包括两方面：孕母的健康状况和胎儿生长发育状况，评估重点是导致生长发育异常的危险因素。

1. **家族史** ①评估家族是否存在遗传性疾病，如囊性纤维化、21-三体综合征、脆性 X 连锁综合征、唇腭裂、神经管缺陷、侏儒症、成骨不全、肌营养不良、镰状细胞贫血、地中海贫血、脑白质营养不良、苯丙酮尿症；②评估家族是否存在慢性病或功能不全，如糖尿病、高血压、精神发育迟滞、心脏病、肾脏病、癫痫。

2. **孕母健康状况** ①孕母一般状况，如年龄、BMI、活动度、饮食、致畸暴露情况；不良生活习惯，如吸烟、饮酒、药物滥用。②慢性病史，如糖尿病、心脏病、高血压、哮喘、甲状腺疾病、系统性红斑狼疮。③外科疾病和住院史。④孕前和孕期用药史。

3. **孕产史** ①评估孕母是否存在子宫结构异常、激素紊乱及治疗情况；②既往孕产史，活产数、足月产数、早产数、流产数，活产婴儿的体重以及健康状况；③不良产史，婴儿死亡年龄和死亡原因。

4. **本次怀孕史**
（1）孕检情况：首次孕检时间，是否规律进行孕检。
（2）末次月经时间以及预产期。
（3）孕期体重增加情况和孕期营养状况。
（4）孕母是否存在风疹、梅毒、巨细胞病毒、肝炎、人类免疫缺陷病毒、单纯疱疹病毒、人类乳头状瘤病毒、衣原体、淋病、微小病毒等感染。

（5）孕 35~37 周时，B 族链球菌培养结果。

（6）孕母血糖情况：孕母是否存在妊娠糖尿病或 1 型糖尿病，妊娠期间血糖控制情况。

（7）孕母血压情况：孕母是否存在妊娠高血压、慢性高血压或先兆子痫等异常情况。

（8）新生儿溶血危险因素：孕母 ABO 和 RH 血型，包括 Rh 阴性胎儿 Rh 阳性母亲。预防 Rh 溶血的产前管理，包括抗体筛查及 Rh 溶血危险的胎儿监测。

（9）胎儿生长情况、孕母宫底高度以及超声检查记录。若存在以下情况，易引起宫内发育迟缓：小于胎龄儿（SGA）或宫内发育迟缓史；孕母年龄大于 35 岁或小于 16 岁，孕母单身，社会经济地位较差；营养不良，孕期体重增加过少，活动性克罗恩病，其他未治愈的消化系统疾病；不明原因的流产或死胎史；多胎妊娠；吸烟暴露：尼古丁可以释放儿茶酚胺，减少前列环素合成，从而引起血管收缩和血管压力的增加，导致胎盘血流减少，胎儿营养和氧气的供应降低，孕母吸烟与胎盘早剥和孕后期胎儿死亡相关，IUGR 发生率是非吸烟者的 3~4.5 倍；高血压或其他血管因素导致胎盘供血不足：慢性高血压危险上升 4 倍以上、先兆子痫、严重糖尿病、胎盘或脐带异常；慢性肾衰竭；先天性感染以弓形虫、风疹、巨细胞病毒、疱疹病毒最常见；先天性畸形或染色体异常。

（10）妊娠糖尿病、孕期体重增加过多、大于胎龄儿分娩史者易出生巨大儿或大于胎龄儿。

（11）胎盘或脐带血管情况：是否存在单脐动脉、孕期超声检查脐动脉血流情况是否异常、是否存在双胎输血。

（12）羊水量：是否存在羊水过多（羊水量多于 2L）或羊水过少（36 周时羊水量少于 1L 或足月时少于 800ml）的情况。

（13）孕期是否存在频繁尿路感染。

5. 本次分娩情况

（1）是否存在以下问题：早产、过期产、产后出血、急性腹痛、高血压、创伤。

（2）若孕母发生绒毛膜羊膜炎或 B 族链球菌感染，则新生儿有感染的风险。若孕母或胎儿室性心动过速、孕母体温过高、子宫压痛及孕母白细胞计数上升，提示孕母发生绒毛膜羊膜炎。新生儿早期感染 B 族链球菌的高危因素是羊膜破裂超过 18 小时。

（3）隐匿性绒毛膜羊膜炎又称组织学绒毛膜羊膜炎，孕母无临床症状，只有实验室检查异常，可引起严重的母婴并发症，常与破膜后的感染有关。

（4）胎儿肺成熟度的评估：胎龄大于 34 周且做过胎儿肺成熟试验的婴儿，发生新生儿呼吸窘迫综合征（RDS）的危险性小于 5%；胎龄小于 34 周的早产儿，孕母产前应用糖皮质激素可显著降低 RDS 的发病率和死亡率；糖皮质激素的应用时间，应超过 24 小时而少于 7 天。

（5）胎心监测情况。

（6）分娩方式及胎位：经阴道分娩、剖宫产或助产（产钳、真空吸引），有无脐带脱垂。

（7）分娩过程中是否使用镇痛药。

（8）羊水性质：清（正常），发绿（胎粪染色），黄色（陈旧胎粪、陈旧出血、感染），浑浊

（感染）。

（9）新生儿复苏情况。

6. 社会经济状况　①婚姻状况；②经济状况、社会经济状况和教育水平；③是否存在家庭暴力；④宗教信仰及文化特点。

二、胎龄评估

胎龄是指胎儿在宫内的日龄或周龄，新生儿的胎龄通常是按孕母的末次月经计算。通过对胎龄的评估可以准确预估该新生儿的发病率、死亡率，是风险度评估的重要依据之一。

1. 评估的时间和依据　新生儿期生长发育迅速，日龄过大会影响评估结果的准确性，因此评估的时间一般是在出生后 48 小时内，最好不超过 24 小时，特别是早产儿。由于胎儿在母亲子宫内体格发育和神经系统的成熟是按一定的时间和顺序进行的，因此出生后胎龄的评估主要以其体表特征和神经成熟度为依据。

2. 评估方法　包括 20 世纪 70~80 年代国际上广泛应用的 Dubowitz21 评分法，目前新修订的 Ballard 法和 Finnstrom 法，以及国内普遍使用的简易评分法。

（1）Ballard 胎龄评分：新修订的 Ballard 胎龄评分法用于评估胎龄 22~44 周的新生儿，应用时间从出生至生后 5 天，出生后 48 小时内评价准确度最高，对于胎龄 20~26 周的新生儿而言，出生后 12 小时评价精确度更高。需要在患儿安静清醒状态下进行。为保证客观性，需要两位医务人员单独作出评价。

Ballard 胎龄评分法包括神经系统评价（表 3-4-1）和外观成熟度评价（表 3-4-2）。神经成熟度评估具体内容包括：①姿势（posture）：患儿取仰卧位，观察其四肢姿势，按照四肢屈曲度分为 5 级，胎龄越小越缺乏屈曲。0 级：四肢完全伸直；1 级：股、膝稍弯曲；2 级：下肢明显屈曲，上臂伸直；3 级：下肢明显屈曲并外展，上臂稍屈曲；4 级：四肢完全屈曲。②方窗（square window）：将患儿手掌充分向前臂腹侧屈曲，但注意勿旋转患儿的手腕，测定掌侧小鱼际肌隆起处与前臂腹侧面形成的夹角。胎龄越小夹角越大。相应有">90°""=90°""≤60°""≤30°""0"5 个等级之分。③前臂回弹（arm recoil）：将患儿双前臂向上臂充分屈曲，5 秒后迅速拉直前臂并即刻松手，观察前臂回弹力度和肘部的角度。胎龄越小，回弹力越缺乏，肘部形成的角度越大。④腘窝成角（popliteal）：检查时将患儿呈膝胸仰卧位，膝与身体角度为 60°，一手抵住膝关节，另一手示指在踝关节后方轻抬小腿，测量腘窝展开时形成的角度。胎龄越小屈肌张力越差，形成的角度也越大。⑤围巾征（scarf sign）：将患儿一侧手围绕颈部向对侧的肩部和肩后方牵引，根据肘部抵达的位置分为 6 级，胎龄越小肘部被牵拉的距离越远。分为：超过腋中线；到达腋中线；超过前正中线；到达前正中线；未到达前正中线；稍有移动。⑥足跟至耳（heel to ear）：取仰卧位，将患儿双足提起尽可能拉向头部，但注意力度把握。观察膝部的伸展情况和足与头的距离。分为 6 级：足跟至耳，膝部完全伸直；足到达头，膝伸直；足接近头，膝部稍屈曲；足与头有一定距离，膝部明显屈曲；足与头距离较远，膝部屈曲将近 90°；足与头距离更远，膝部屈曲小于 90°。胎龄越小足至头的距离越近，膝部越能伸直。

表 3-4-1　Ballard 胎龄评分 - 神经系统评价

体征	分数							得分
	-1	0	1	2	3	4	5	
体位								
方窗	>90°	90°	60°	45°	30°	0°		
上肢屈曲		180°	140°~180°	110°~140°	90°~110°	<90°		
腘角	180°	160°	140°	120°	100°	90°	<90°	
围巾征								
足跟至耳								

神经系统总分

表 3-4-2　Ballard 胎龄评分 - 外观成熟度

体征	分数						
	-1	0	1	2	3	4	5
皮肤	有黏性的透明脆的	凝胶状的红色半透明的	光滑的粉红色,可见静脉	表层有脱屑或皮疹,静脉少	有皮纹的苍白色区域,静脉少	羊皮纸状的深皮纹,无血管	皮革样的有皱褶的皮纹
胎毛	无	稀疏的	丰富的	薄层的	有区域脱毛	大部分脱毛	
足底纹	足跟至足趾 40~50mm:-1; <40mm:-2	>50mm 无皱褶	浅淡的红色痕迹	仅有前部的横向皱褶	前 2/3 有皱褶	整个足底有皱褶	
乳房	难以察觉的	仅能看见	乳晕平坦,无乳芽	斑点状乳晕,1~2mm 的乳芽	乳晕升起,3~4mm 的乳芽	乳晕完全,5~10mm 的乳芽	
眼/耳	眼睑融合 松弛:-1; 紧闭:-2	眼睑张开,耳廓平坦呈褶皱状	轻微有弧度的耳廓;柔软;慢慢弹回原状	耳廓弧度良好;柔软;但易于弹回原状	成形,致密,并可立即弹回原状	厚,软骨化的耳朵,硬	

体征	分数						
	−1	0	1	2	3	4	5
生殖器（男）	阴囊平坦,光滑	阴囊空虚,微微有褶皱	睾丸位于上方的管内,略有褶皱	睾丸下降,有少许褶皱	睾丸下降到位,褶皱良好	睾丸悬垂,褶皱深	
生殖器（女）	阴蒂明显,阴唇平坦	阴蒂明显,小阴唇较小	阴蒂明显,小阴唇较大	大小阴唇均明显	大阴唇大,小阴唇小	大阴唇遮盖小阴唇和阴蒂	

（2）简易评估法：是在国外几种评估方法基础上,从体表特征中筛选出足底纹理、乳头形成、指甲和皮肤组织4个特征项作为评估项（表3-4-3）,评估所得总分加上常数27即等于胎龄周数,无需查表,误差多在1周内。其优点在于简便易行,不受检查者对力度的把握和患儿疾病的影响,2~3分钟内即可完成评估,易于推行。缺点在于不能评估27周以下的极低胎龄儿。综合以上评估方法各有其优势和不足,但都包括了体表特征和神经成熟度这两方面的评估。对体表特征的评估,主要包括皮肤、胎毛、头发、耳壳、足底纹、乳房和外生殖器七个方面；对神经成熟度的评估主要通过不同方法来检查肌张力完成。

表3-4-3 简易胎龄评分法

项目	0分	1分	2分	3分	4分
足底纹理	无	前半部红痕不明显	红痕＞前半部,褶痕＜前1/3	褶痕＞前2/3	明显深褶痕＞前2/3
乳头形成	难认,无乳晕	明显可见,乳晕淡、平,直径<7.5mm	点状乳晕,边缘不突起,直径<7.5mm	点状乳晕,边缘突起,直径>7.5mm	—
指甲	—	未达指尖	已达指尖	超过指尖	
皮肤组织	很薄,胶冻状	薄而光滑	光滑、中等厚,皮疹或表皮翘起	稍厚,皮肤皱裂翘起,手足最著	厚,羊皮纸样,皱裂深浅不一

✎复习题

胎龄评估法有哪几种方法？

答案：包括目前新修订的Ballard法和Finnstrom法,以及国内普遍使用的简易评分法。

（张 敏）

第五节 新生儿室的物理环境

教 学 大 纲

1. 熟悉新生儿病房的空间布局。
2. 了解新生儿空气菌落卫生学监测方法。
3. 掌握新生儿病房的环境要求。

新生儿病房是集中收治患病新生儿的场所,新生儿全身各系统未发育成熟,对外界适应能力弱,抵抗力差,极易受到各种病原菌的侵袭,属于医院感染的高危人群。因此,对新生儿病房的环境和物品要严格消毒及管理。

一、新生儿病房的空间布置

1. 新生儿病房设置有新生儿重症监护室、普通病房、隔离病房、操作室、配奶间、治疗室。病房入口处设缓冲区,内设洗手设施和更衣室。

2. 新生儿病房必须严格区分工作区域和休息区域,工作人员进入病房区域必须严格洗手、更换工作衣和工作鞋,外来人员进入病房必须穿隔离衣和戴鞋套。

3. 污染器械与清洁器械在物流路线上严禁交叉。病房内污物必须通过专门的污物梯进行运送。清洁物品和无菌物品的发放通过专门的清洁梯进行运送。

4. 污染的被服应该经专用污染梯送至洗衣房接收入口。洗净后由洁衣发放口经清洁通道送入病房。

5. 营养室餐车可与清洁被服共同使用同一条运送路线,其他非污染供应品也可通过此路线运送,但仍需遵循洁污分流的原则。

6. 医疗垃圾和尸体经污物电梯送往规定放置区域。

7. 人流路线与污物、垃圾、尸体运送路线绝对分开。

8. 探视时家属从患儿通道穿好隔离衣、戴好鞋套后进入探视区,规定探视时间,病房设置门禁,便于管理。

二、新生儿病房气流组织

1. NICU 尽量采用空气洁净技术。在初、中、高 3 级过滤器可靠的情况下,送入 NICU 的空气是洁净的。决定 NICU 洁净度等级的是气流形式。不同的气流形式排送 NICU 内的气流效果不一样,从而造成 NICU 洁净等级也不一样。洁净 NICU 空气流的基本原则是最大限度地减少涡流,使射入的洁净气流经过最短的流程覆盖病区,并希望气流的方向与尘埃重力沉降方向一致,使回流的气流有效地将室内灰尘排出室外。

2. 在洁净技术中,把气流组织分为层流和乱流两种类型。层流表示空气中的质点以均匀的断面速度沿平行流线流动;乱流表示空气中的质点以不均匀的速度呈不平的流线流动。NICU 应采用层流形式,层流设备应定期维护,清洁初级滤网,及时更换中、高级滤网。病房定期做空气培养及回风口清洁后的表面培养,从而监测层流效果。病房的回风口前不得放置患儿及任何物品,以免影响层流效果。

3. 没有采用层流洁净技术的医院可开窗通风。凡能够开窗通风的环境应在保暖的前提下,每天定时通风,保持室内空气新鲜。

三、新生儿病房环境消毒

1. **空气消毒净化**　新生儿病房室内环境中由于有呼吸道感染患儿存在,当室内通风不良、人员拥挤和有大量易感人群存在时,常可以引起医院感染的空气传播,造成医院空气微生物污染,主要是通过咳嗽、打喷嚏、讲话等方式排出数以百万计的飞沫,其中大于 10μm 的飞沫很快降落,造成物体表面污染,较小微粒在空气中长时间漂浮,造成人与人、室与室间空气传播,通过空气传播的病原体包括结核分枝杆菌、化脓性链球菌、军团菌、曲霉菌、流感病毒、麻疹病毒、腮腺炎病毒、水痘–带状疱疹病毒等,另外一些病原体以气溶胶形式稳定存在,感染率、死亡率高,可引起公众恐慌的有肺鼠疫、肺炭疽、埃博拉出血热、天花等病原体。因此医院空气消毒十分重要。新生儿病室应当保持空气清新与流通,每天通风不少于 2 次,每次 15~30 分钟。有条件者可使用空气净化设施、设备。新生儿病房空气消毒净化采用的层流系统是通过空气过滤、层流,以及维持室内正压状态来维持无菌环境,程度可达 10 万级,层流病房不需要定期开窗通风。

新生儿病房需定期进行空气菌落卫生学监测,具体方法如下:①空气采样方法:平板暴露法,暴露前先检查平板是否污染,是否有气泡及霉点。②采样的时间:人员流动少、空气洁净后半小时内。③室内面积≤ 30m² 设内、中、外对角线 3 点(图 3-5-1),内、外点布位距墙壁 1m 处;室内面积≥ 30m² 可设 5 点(图 3-5-2),设 4 角距墙壁 1m 处及中央 5 点,高度均在 1.5m,布点顺序先内后外,收点的顺序先外后内。④采样方法:将普通琼脂平板(直径为 9cm)放在室内各采样点处,采样高度 1.5m。采样时将平板盖打开,斜扣于平板旁,暴露 5 分钟,在布、收平皿时,手不能在暴露平皿的正上方移动。⑤检测方法:将送检的平板置 37℃温箱培养 48 小时,计数菌落数。⑥若空气净化不能达标必须及时寻找原因,并作整改。⑦新生儿病室需定期进行大扫除和消毒。⑧层流进出风口每周消毒,并定期做细菌学监测。

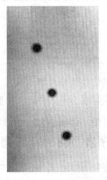

图 3-5-1　三点法

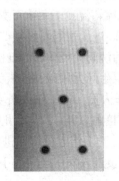

图 3-5-2　五点法

2. 新生儿病房环境 新生儿病房应当设置在相对独立的区域,病房环境舒适,病室安静、整洁,空气清新,温、湿度适宜。床上、床下、窗台等无杂物。垃圾箱及时清理,周围保持干净。物品放置:各个工作间物品按标准要求分类放置,管理有序。具体如下:

(1)新生儿病房足月儿房间室温保持在 22~24℃,早产儿房间室温保持在 24~26℃,湿度在 55%~65%。体温维持在中性温度 36.5~37.5℃,适中环境温度,见表 3-5-1。

表 3-5-1　新生儿的适中环境温度

体重（kg）	适中环境温度值			
	35℃	34℃	33℃	32℃
1.0	≤10 天	>10 天	>3 周	>5 周
1.5	–	≤10 天	>10 天	>4 周
2.0	–	≤2 天	>2 天	>3 周
>2.5	–		≤2 天	>2 周

(2)新生儿病房床位数应当满足患儿医疗救治的需要,病床之间应保持一定的距离。无陪护病房每床净使用面积不少于 $3m^2$,床间距不小于 1m,有陪护病房应当一患一房,净使用面积不低于 $12m^2$。

(3)新生儿病房应配备必要的清洁和消毒设施,每个房间至少设置一套洗手设施,洗手设施应当为非手触式,每个床旁配有免洗手消毒液。

(4)护士台整洁、无杂物,台面和电话机每天用 250mg/L 含氯消毒液擦拭两遍。

(5)走廊不得堆放任何物品,保持走廊的整洁,空间便于人员活动,适合治疗及抢救需要。

(6)椅子摆放整齐,并定期对椅套进行臭氧消毒。

(7)地面保持干燥、清洁无污迹,定期消毒,所有地板至少每天拖两次。病房和隔离室、配奶室、治疗室以及办公区域的拖把分开使用,不得混用。

(8)墙壁无张贴物,无扯绳悬挂,无蜘蛛网,墙边及角落无污渍污垢。

(9)冰箱定期除霜清理,保存物品有标记,使用中的药品有开封日期,不存放私人用品。每天用 250mg/L 含氯消毒液擦拭两次。

(10)配奶间地面干燥、无污迹,放置母乳的冰箱每天定时消毒两次,消毒后有记录,每天两班登记冰箱温度。每次配奶时要求穿好隔离衣,戴好口、罩手套,配奶间不允许闲杂人等随意进出。进入配奶间必须严格进行手卫生。

(11)污洗间无死角,无异味,垃圾分类管理,标记清楚。

(12)卫生间无尿碱、粪迹,无异味、死角,地面干燥。

3. 工作人员 ①工作人员更换工作衣后才能进入病房区域,进入病房后必须先用流动水洗手才可接触患儿;②新生儿病房所有工作人员必须穿短袖,如需外出必须穿好外出衣,更换外出鞋;③工作人员定期进行咽拭子和手培养,发现带菌者及时治疗或调离科室;④家属及外来人员进入病房必须洗手、穿隔离衣和戴鞋套后方可进入。

✍ **复 习 题**

1. 新生儿病房如何进行空间布置？

答案：（1）新生儿病房设置有新生儿重症监护室、普通病房、隔离病房、操作室、配奶间、治疗室。病房入口处设缓冲区，内设洗手设施和更衣室。

（2）新生儿病房必须严格区分工作区域和休息区域，工作人员进入病房区域必须严格洗手、更换工作衣和工作鞋，外来人员进入病房必须穿隔离衣和戴鞋套。

（3）污染器械与清洁器械在物流路线上严禁交叉。病房内污物必须通过专门的污物梯进行运送。清洁物品和无菌物品的发放通过专门的清洁梯进行运送。

（4）污染的被服应该经专用污染梯送至洗衣房接收入口。洗净后由洁衣发放口经清洁通道送入病房。

（5）营养室餐车可与清洁被服共同使用同一条运送路线，其他非污染供应品也可通过此路线运送，但仍需遵循洁污分流的原则。

（6）医疗垃圾和尸体经污物电梯送往规定放置区域。

（7）人流路线与污物、垃圾、尸体运送路线绝对分开。

（8）探视时家属从患者通道穿好隔离衣、戴好鞋套后进入探视区，规定探视时间，病房设置门禁，便于管理。

2. 简述新生儿空气菌落卫生学监测方法。

答案：（1）空气采样方法：平板暴露法，暴露前先检查平板是否污染，是否有气泡及霉点。

（2）采样的时间：人员流动少、空气洁净后半小时内。

（3）室内面积≤30m² 设内、中、外对角线3点，内、外点距墙壁1m处；室内面积≥30m² 可设5点，设4角距墙壁1m处及中央5点，高度均在1.5m。布点顺序先内后外，收点的顺序先外后内。

（4）采样方法：将普通琼脂平板（直径为9cm）放在室内各采样点处，采样高度1.5m。采样时将平板盖打开，斜扣于平板旁，暴露5分钟，在布、收平皿时，手不能在暴露平皿的正上方移动。

（5）检测方法：将送检的平板置37℃温箱培养48小时，计数菌落数。

（6）若空气净化不能达标必须及时寻找原因，并作整改。

（7）新生儿病室需定期进行大扫除和消毒。

（8）层流进出风口每周消毒，并定期做细菌学监测。

（翟晋慧）

第四章
新生儿呼吸系统疾病的护理

第一节 新生儿呼吸系统发育及特点

教 学 大 纲

1. 了解胎儿肺发育各阶段的特点。
2. 掌握肺表面活性物质的作用。
3. 熟悉新生儿呼吸系统疾病的常见检查方法。

一、呼吸道解剖发育特点

1. **呼吸道发育特点**　胎儿肺脏发育分为五个阶段：胚芽期、假腺体期、小管期、囊泡期及肺泡期。胎儿期肺发育异常是新生儿期肺部疾病的易感根源所在，如呼吸窘迫综合征、支气管肺发育不良、新生儿持续性肺动脉高压等。因此，深入认识肺解剖发育特点，从发育角度探讨新生儿肺部疾病的发生机制对疾病的早期预防、诊疗具有重要意义。肺的发育过程和发育异常情况，见表4-1-1。

表 4-1-1　肺的发育与疾病

肺的发育过程	发育异常
胚芽期（第3~7周）：胚芽形成	
● 胚芽形成；	● 喉、食管、气管闭锁；
● 呼吸道开始分支，即为引导气管；	● 气管、支气管狭窄；
● 主要呼吸道分支形成；	● 气管源性囊泡；
● 气管、食管分离；	● 气管食管瘘；
● 源于第六对主动脉弓的肺动脉向肺间质生长；	● 肺发育不全；
● 源于右心室的肺静脉向肺间质生长	● 肺叶外隔离肺
假腺体期（5~17周）：气管支气管树形成	
● 肺动脉与呼吸道分支平衡发育；	● 肺发育不全；
● 腺管分支形成外周肺；	● 肺叶内隔离肺；

肺的发育过程	发育异常
<ul><li>呼吸道上皮细胞分化；</li><li>肺内淋巴组织出现；</li><li>气管软骨、黏液腺及平滑肌发育</li></ul>	<ul><li>肺大疱；</li><li>肺先天性囊性腺瘤样畸形；</li><li>肺淋巴管扩张症；</li><li>气管和支气管软化</li></ul>
导管期（16~26周）：肺外周腺管扩张<ul><li>肺外周腺管扩张；</li><li>气血屏障/毛细血管网形成；</li><li>肺泡Ⅰ、Ⅱ型细胞分化；</li><li>肺泡Ⅱ型细胞板层小体形成</li></ul>	<ul><li>肺腺泡发育不良；</li><li>肺泡毛细血管发育不良；</li><li>肺发育不良</li></ul>
囊泡期（24~38周）：肺继续分化<ul><li>呼吸道末端分支生长；</li><li>膨胀形成原始肺泡；</li><li>间质变密、变薄；</li><li>双层毛细血管网新生肺泡间隔壁；</li><li>弹性蛋白沉积于二级肺泡间隔形成处；</li><li>肺表面活性物质的生成和分泌；</li><li>胎儿肺液/胎儿呼吸</li></ul>	<ul><li>大叶性肺气肿；</li><li>呼吸窘迫综合征/肺透明膜病；</li><li>肺炎；</li><li>肺纤维化；</li><li>肺动脉高压等</li></ul>
肺泡期（36周~2岁）<ul><li>二级肺泡间隔形成；</li><li>肺泡间隔壁变薄；</li><li>肺泡表面积增加；</li><li>肺泡壁双层毛细血管网融合为单层；</li><li>成纤维细胞分化胶原、弹性蛋白及黏胶糖蛋白沉积；</li><li>肺表面活性物质生长、分泌增加</li></ul>	

2. 呼吸道解剖发育特点

（1）上呼吸道解剖发育特点：新生儿无鼻毛，易发生感染。鼻腔黏膜柔嫩，血管丰富，感染后由于鼻黏膜充血、肿胀，鼻腔变窄，易堵塞而发生呼吸困难，并影响吸吮。下鼻甲黏膜有丰富的海绵状血管和大量腺体，可调节鼻腔温、湿度。气管插管或气管切开的患儿，因鼻腔黏膜生理功能丧失，为符合新生儿生理需要，应对患儿吸入的气体加温、加湿。

新生儿喉部呈漏斗形，喉位置较高，声门相当于颈3~4椎体水平，并向前倾斜，喉部较窄，软骨柔软，插管时需后压喉头，以暴露声门增加插管成功率。新生儿会厌较大，覆盖软腭，由于舌头位置高且舌体短厚，用口呼吸舌头容易堵塞口咽部，因此，新生儿多用鼻腔呼吸。

（2）下呼吸道解剖发育特点：婴幼儿气管和支气管的管腔相对狭窄，左主支气管细长，而右侧支气管粗而短，走向较直，由气管向侧方延伸而出，因此异物易进入右侧支气管，且气管插管也容易进入右侧支气管，引起肺气肿或肺不张。支气管管壁缺乏弹力组织，细支气管无软骨，呼气时易被压，影响气体交换。

二、肺表面活性物质的形成与作用

肺表面活性物质（pulmonary surfactant，PS）是早产儿能否存活的决定因素之一，胎龄 22~24 周时 PS Ⅱ型肺泡上皮细胞上已经有所发现，但分泌量较少，至胎龄 30 周时 PS 出现在终末气囊，至胎龄 34~35 周后 PS 迅速进入肺泡表面。

表面张力作用在气液交界面上，使肺泡趋于萎陷，表面活性物质降低肺泡表面张力，稳定肺泡，使得肺泡保持一定的残气量。另外，肺泡表面活性物质还有很多作用，如增加肺的顺应性、促进肺泡内液体的清除、降低毛细血管压力、对上皮细胞表面起到保护作用。表面活性物质不断地生成、储存、分泌和再循环。

影响肺表面活性物质生成的因素有低氧血症、休克、过度通气、通气不足、肺水肿、机械通气、高碳酸血症等。表面活性物质在糖尿病母亲婴儿、胎红细胞增多症以及双胞胎比较小的一个中产生较晚。以下情况则会导致 PS 生成加速：海洛因毒品吸入母亲的患儿、胎膜早破超过 48 小时、高血压母亲的患儿、母亲感染的患儿、胎盘功能不全的患儿、激素应用的患儿、胎盘剥离的患儿。

三、胎儿肺的生理特点及出生后变化

胎儿的肺充满着液体，其液体量约与功能残气量相差无几。这些液体不是羊水，而是由肺内产生的液体经过咽部和口腔进到羊水当中。肺部以 2~4ml/（kg·h）的速度持续不断地产生肺液。因为肺液的运动以及肺液的组成部分（特别是卵磷脂）进到羊水中，卵磷脂/鞘磷脂成为一个特别的临床指标。表面活性物质中第二常见的磷脂是磷脂酰甘油（phosphatidylglycerol，PG），36 孕周才出现，并持续增加到足月。PG 的存在降低了 RDS 的发生危险。

顺产时，新生儿从产道中娩出时，随着胸部的挤压使肺液可以清除出来，该部分肺液约有 1/3，剩余 2/3 的肺液主要依靠肺部毛细血管和淋巴回流来清除。剖宫产时，所有的肺液都从肺部毛细血管和淋巴回流来清除。随着对触觉、温度、化学以及机械刺激的反应，新生儿开始生命中第一次呼吸做功，充满肺液的肺、肺表面张力以及组织的影响是第一次呼吸的阻力。出生后第一次呼吸需要 60~80cm H_2O 的扩张力克服气液交界的表面张力，尤其是小气管和肺泡，而后，呼吸过程中扩张肺所做的功越来越小。新生儿出生时，肺内气体取代液体扩张肺泡。肺泡扩张后，肺表面活性物质逐渐形成一层薄膜稳定肺泡。

呼吸系统最重要的生理功能是从环境中吸收氧气，满足能量交换所需的有氧代谢需要。婴幼儿呼吸肌发育不全，小儿呼吸肌肌力弱，容易疲劳，易发生呼吸衰竭。与肋间肌相比，小儿膈肌更为发达，肋骨呈水平位，肋间隙小，婴幼儿为腹式呼吸。由于呼吸中枢发育尚未完全成熟，呼吸调节功能不完善，易出现呼吸增快和呼吸暂停等现象。

四、新生儿呼吸系统疾病常见检查方法

1. 新生儿体格检查法

（1）呼吸频率改变：呼吸频率加快是呼吸困难的常见指征，胎龄越小呼吸频率越快。呼吸增快是指新生儿出生 1 小时后呼吸频率大于 60 次/min，是机体用作保持稳定的肺泡通气

和气体交换的一种补偿机制。周期性呼吸是早产儿中枢神经系统不成熟的表现,为呼吸暂停(5~10秒)和通气(10~15秒)交替进行的循环呼吸,平均呼吸频率为 30~40 次 /min。呼吸暂停是指呼吸停止超过 20 秒,并伴有其他生理变化。呼吸频率改变或节律不规则是新生儿危险征象。

(2)发绀:患儿皮肤发绀是血氧饱和度下降的表现。血流缓慢、动静脉氧差较大的发绀为末梢性发绀;血流较快、动静脉氧差较小的发绀为中心性发绀。中心性发绀发生时间晚于末梢性发绀,但其鉴别病情的意义更大。

(3)吸气性凹陷:呼吸时,辅助呼吸肌群的运动表明呼吸做功明显增加,吸气性凹陷反映了吸气时薄薄的胸壁内的一个推动力,患儿呼吸时在胸骨上下、锁骨上窝、肋间隙可见吸凹征。胸腔内负压的增加可促进顺应性差的肺通气,胸廓软骨形成吸凹进一步影响了肺的膨胀。疾病程度越严重,吸气性凹陷程度越明显。鼻翼扇动是一种补偿机制,通过增大鼻孔的大小可降低气道阻力约 40%,从而吸入更多的氧气。呻吟是通过部分关闭的会厌呼气的声音,通过增加跨肺压稳定肺泡,延迟呼气,以增加气体交换,也是一种补偿机制。

(4)呼气喘息和吸气喘鸣:呼气喘息是指因下呼吸道梗阻,导致呼气时出现哮鸣音,并伴有呼气延长。吸气喘鸣是指因上呼吸道梗阻,导致吸气时出现哮鸣音,同时伴有吸气延长。

(5)肺部听诊:若听诊新生儿肺部有哮鸣音存于呼气相,提示细小支气管梗阻,若有不固定的中、粗湿啰音,提示支气管内有分泌物。新生儿因呼吸节律较快、表浅,啰音较不明显,可刺激其啼哭并在吸气末闻及。

2. **新生儿血气分析特点** 新生儿出生 12 小时以内,多见不同程度的代谢性酸中毒和呼吸性酸中毒,并有低氧血症。血气分析结果可准确反映患儿机体情况,见表 4-1-2。

表 4-1-2 正常新生儿生后不同时间动脉化末梢血气分析结果

时龄 / 日龄	pH		PCO_2(mmHg)		PO_2(mmHg)		BE(mmol/L)	
	均值	标准差	均值	标准差	均值	标准差	均值	标准差
出生 ~12 小时	7.317	0.049	40.63	3.91	58.04	6.22	-5.44	3.03
12 小时 ~4 天	7.397	0.036	36.24	3.62	60.71	5.91	-1.93	2.29
4~28 天	7.385	0.042	37.41	4.59	62.83	7.05	-2.42	3.40

3. **胸部影像学检查** 新生儿呼吸系统疾病影像学诊断依据为胸部 X 线平片,胸部平片能满足大部分临床需要。CT 检查极大提高了新生儿呼吸系统疾病的诊断率,尤其是高分辨率 CT 和螺旋 CT。MRI 对于肿块与肺门、纵隔血管关系的判断更优于 CT。但由于 CT、MRI 等影像学检查方法对于新生儿生长发育有所影响,目前尚未纳入常规检查。

4. **支气管镜检查** 纤维支气管镜和电子支气管镜可观察到患儿气管和支气管内的各种病变,还能通过黏膜刷检技术、肺泡灌洗技术提高新生儿呼吸系统疾病的诊断率。

📝复习题

1. 简述肺表面活性物质的作用。

答案：表面张力作用在气液交界面上，使肺泡趋于萎陷，表面活性物质降低肺泡表面张力，稳定肺泡，使得肺泡保持一定的残气量。肺泡表面活性物质还有很多作用，如增加肺的顺应性、促进肺泡内液体的清除、降低毛细血管压力、对上皮细胞表面起到保护作用。

2. 简述胎儿肺脏的发育过程。

答案：胎儿肺脏的发育过程分为五个阶段：胚芽期、假腺体期、小管期、囊泡期及肺泡期。

（高锦华）

第二节 新生儿呼吸窘迫综合征及护理

教 学 大 纲

1. 了解新生儿呼吸窘迫综合征的病理生理特点。
2. 熟悉新生儿呼吸窘迫综合征的治疗要点。
3. 掌握新生儿呼吸窘迫综合征的临床表现、护理措施及健康指导。

新生儿呼吸窘迫综合征（respiratory distress syndrome，RDS）又称新生儿肺透明膜病（hyaline membrane disease，HMD），病因复杂，多因肺表面活性物质缺乏引起。RDS 常见于早产儿、糖尿病母亲新生儿、多胎妊娠或围产期窒息儿等，是新生儿期最常见的致病致死因素之一，严重威胁着新生儿的健康。其中，早产儿居多，胎龄越小、体重越低，越易发生 RDS，早期发现、及时治疗是治疗本病的关键。

一、病因

早产儿 RDS 主要是因其肺发育不成熟，肺泡表面活性物质（PS）合成分泌不足或肺泡结构发育不成熟所致。PS 缺乏可导致肺泡表面张力增加，降低了肺的顺应性，造成进行性肺不张，最终使肺泡塌陷，进一步降低肺的气体交换能力，使患儿发生缺氧、酸中毒、肺动脉压力增高、动脉导管和卵圆孔重新开放、右向左分流、肺灌注不足，缺氧更加严重。缺氧、窒息、酸中毒等均会造成肺损伤，抑制 PS 产生。低体温、低血压、前置胎盘和胎盘早剥也易导致 RDS。另外，糖尿病母亲新生儿血糖增高，刺激胰岛素分泌量上升，胰岛素会拮抗糖皮质激素，而糖皮质激素会刺激 PS 的分泌，因此，糖尿病母亲新生儿容易发生 PS 分泌偏低，易患呼吸窘迫综合征,并与其胎龄和体重关系不大。遗传性 SP-B 缺陷症者 RDS 往往临床表现比较严重,PS 无法发挥其作用,发病与胎龄无关。

二、临床表现

最常见的早产儿 RDS,生后不久即可出现气促、呻吟和吸气性三凹征,随着出生时间延长而进行性加重,呼吸频率超过 60 次 / min,生后 4~6 小时症状十分明显,呼吸困难的患儿可见鼻翼扇动。若患儿心脏内血流呈右向左分流时,会出现面色发绀且给予氧气吸入亦无法缓解。若患儿本身肺部有感染或有动脉导管未闭(PDA),会导致病情进一步加重。轻症患儿在无创正压辅助通气和 PS 的支持下即可恢复。遗传性 SP-B 缺陷症纯合子者临床表现严重,PS 和气管插管机械通气治疗效果差。RDS 早期 X 线表现为两肺野透亮度普遍降低,可见均匀分布的细小颗粒和网状阴影;严重的 RDS 可见整个肺不张,肺野呈毛玻璃样,明显支气管充气征,肺野呈"白肺"(图 4-2-1)。

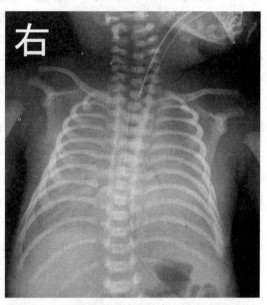

图 4-2-1　新生儿呼吸窘迫综合征肺部 X 线变化

三、治疗要点

1. 产房内治疗　在产房内,生后立即将新生儿放置于比母亲低的位置,尽可能延迟脐带结扎时间促进胎儿的血流灌注,延迟时间至少 60 秒。RDS 多见于早产儿,故复苏时宜使用空氧混合仪控制氧浓度在 21%~30%,监护仪探头连接在右上肢的位置,并根据经皮氧饱和度适当调节 FiO_2,防止造成早产儿视网膜病变。

2. 给氧　临床上 RDS 患儿起始通气策略是根据患儿的呼吸系统病理生理特征和其原发病而决定的。为保证足够的通气,维持正常的氧合状态,可选用鼻导管、头罩、无创辅助通气或机械通气等,维持 PaO_2 在 50~80mmHg 范围内和经皮血氧饱和度(TcO_2)为 90%~95%。存在呼吸问题早产儿的呼吸支持,最佳手段是进行无创呼吸支持,该通气方式对肺损伤较小,通气方式包括持续正压气道通气、经鼻间歇正压通气及湿化高流量鼻导管通气。持续正压气道通气联合早期 PS 治疗是 RDS 最佳治疗方案;呼吸机提供的同步经鼻间歇正压通气可降低拔管失败率,但尚无证据表明能改善远期 BPD 的发生率;湿化高流量鼻导管通气可以用在撤离呼吸机后降级呼吸治疗阶段替代持续正压气道通气。

3. 肺表面活性物质的应用　历经多年的临床试用,PS 对 RDS 的疗效目前已普遍在国际上得到公认,PS 的使用可以缩短患儿上机时间,减少呼吸机相关并发症。一般给药剂量为 100~200mg/kg。首次给药后,若呼吸机参数 FiO_2>50% 或 MAP>0.78kPa(8cmH_2O),可考虑重复给药,最大总剂量 300~400mg/kg,最多给 4 次,视患儿具体病情而定,间隔时间 10~12 小时。

4. 关闭动脉导管　RDS 患儿尤其是早产儿,在静脉补液的过程保证液体量和热量的同时,输液速度不能过多过快,必要时可使用利尿剂以减轻心脏前负荷。可用吲哚美辛或布洛芬药物关闭 PDA。有明显的心肺功能障碍、药物无法关闭的患儿须手术治疗。

5. 营养支持和药物治疗　保证液体和营养供应,维持水、电解质、酸碱平衡。第 1 天 5% 或 10% 葡萄糖注射液 65~75ml/(kg·d),根据新生儿生长需求,调整患儿液体量,定期监测血气分析结果,纠正酸中毒。咖啡因可有效改善患儿呼吸暂停的情况,适量使用激素可以促使患儿早日拔管撤机。若患儿合并感染,应依据痰培养结果和药敏实验结果选择合适抗生素,排除败血症的时候应立即停止使用抗生素。

RDS 患儿平稳的指标包括:①吸入空气条件下 $SpO_2 \geqslant 90\%$;②呼吸频率 <60 次 /min;③血 pH≥7.35。

四、护理措施

1. 一般护理　RDS 患儿多为早产儿,故患儿的护理措施包括了早产儿需要的一切措施。一般护理措施包括:①保暖:生后用干净的保鲜膜将患儿包裹,放于暖箱或辐射台保暖,减少不显性失水,以维持体温为 36.5~37.5℃。②监测:体温、呼吸、心率、血压和动脉血气。各项操作集中进行,动作轻柔,患儿哭闹的时候应给予适当安慰,减少常规操作引起的医源性缺氧。

2. 保持呼吸道通畅　及时清理呼吸道分泌物,按需吸痰,吸痰时应注意动作轻柔,回抽时应间歇性放开压力,减少持续吸引过程中肺部气体随分泌物吸出而加重缺氧。气管插管行机械通气的患儿应加强气道湿化,定时予翻身、拍背,以保持呼吸道通畅。为预防颅内出血,早产儿严禁拍背。有条件的情况下,气管插管患儿尽量使用密闭式吸痰管。可取仰卧位,垫小毛巾卷在患儿肩下,使颈部轻微拉伸,头部处于鼻吸气位置,保持呼吸道通畅。

3. 用氧的护理

(1)使用 CPAP 治疗时,轻症患儿可用双鼻塞或面罩 CPAP 辅助通气,初始压力至少 6~8cmH₂O,以后根据病情予以调节。应放置好鼻塞,确保其松紧适中,每 2 小时放松鼻塞一次,鼻部粘贴水胶体敷料,避免因固定过紧致鼻中隔局部组织坏死。确保装置各连接处处于紧密连接状态,观察并记录 CPAP 的压力和氧浓度,根据患儿情况逐步下调氧浓度,当所需压力 <4cmH₂O 且氧浓度 <21% 时,可考虑试停 CPAP。

(2)气管插管的护理:采用经口或经鼻插管法,必须妥善固定气管插管以避免气管插管脱出,护理人员应每班测量并记录置管深度,并做好交接工作,防止插入过深或导管滑出,检查接头有无松脱漏气、管道有无扭转受压。及时发现和处理呼吸机故障。

已有研究表明,无论是在有创还是无创通气过程中,置患儿于俯卧位可有效降低 RDS 新生儿气胸和颅内出血的风险,缩短通气时间,但其在降低 VAP 的发生率上无明显效果。在通气过程中,应注意手卫生,经常为患儿更换适宜舒适的体位,保证吸入气体的加温湿化,及时清除呼吸机管路内的积水,预防呼吸机相关并发症。

4. 用药护理　RDS 患儿在生后应尽早使用 PS,清理口鼻腔内分泌物后气管插管并妥善固定导管,在注药过程中分别置患儿仰卧位、右侧卧位、左侧卧位,将 PS 溶液沿气管导管管壁分次缓慢注入,同时复苏囊加压通气使 PS 迅速弥散平均分布于肺内。哭闹的患儿考虑是否需要提前镇静,防止呛咳导致 PS 的浪费。新生儿使用的 PS 应尽量选用从猪肺或牛肺中提取的天然型 PS,粉剂 PS 须先提前解冻溶解并震荡,溶解时要注意溶剂总量不要过多。在注药过程中,当患儿发生剧烈呛咳或明显的血氧饱和度、心率下降时应立即停止注药,予复苏囊正压给氧,待患儿恢复正常后再次尝试。使用 PS 后注意监测患儿血气结果,及时调整给氧浓度和方式,避免高氧峰值。若需重新注药,每一次注药前必须确认气管导管位置。注药后 6 小时内减少对患儿的刺激,不得进行气管内吸痰。

关闭 PDA 的药物治疗,吲哚美辛为前列腺素合成酶抑制剂,用药方法为静脉给药,首次剂量为 0.2mg/kg,用药后 12 小时、24 小时可再重复一次,每次 0.1mg/kg。副作用包括出血倾向、尿量减少、肾功能损害等,需严密监测血尿素氮和肌酐水平,停药后副作用可消失。

布洛芬属于非选择性环氧化酶抑制剂,治疗 PDA 与吲哚美辛具有同等效果,且并发症较少,仅有少数患儿发生喂养不耐受。用药方法为口服,首次使用剂量为 10mg/kg,用药后 24 小时、48 小时后再给药 1 次,每次药物剂量调整为 5mg/kg。但早产儿应慎重用药,尤其是胎龄低于 27 周的早产儿。

5. **营养和热量供给**　应进行个体化补液,根据患儿液体平衡、体重改变和血电解质水平进行调整。控制输液速度和输入液体总量,以防动脉导管重新开放,增加心脏负担。给予足量的营养支持,在病情允许的情况下尽早开始肠内微量喂养,避免造成后期患儿喂养不耐受,同时辅以肠外营养支持(TPN),以满足患儿的营养需求。未采用 PICC 或 UVC 等中心静脉置管的患儿在输液过程中需加强巡视,以防液体外渗引起组织坏死。病情稳定的新生儿尽早进行全肠道喂养,以促进肠管成熟。

五、健康指导

1. 向家长解释机械通气对疾病治疗的必要性,减少家长的恐惧心理,争取其密切配合治疗。

2. 向家长阐明患儿治疗过程、病情进展以及疾病预后,以减轻家长焦虑程度。

复习题

1. 新生儿呼吸窘迫综合征常用的无创呼吸支持有哪些?

答案:无创呼吸支持包括:持续正压气道通气、经鼻间歇正压通气及湿化高流量鼻导管通气。

2. 简述肺表面活性物质的使用方法。

答案:RDS 患儿在生后应尽早使用 PS,清理口鼻腔内分泌物后气管插管并妥善固定导管,在注药过程中分别置患儿仰卧位、右侧卧位、左侧卧位,将 PS 溶液沿气管导管管壁分次缓慢注入,同时复苏囊加压通气使 PS 迅速弥散平均分布于肺内。过于哭闹的患儿需提前镇静,防治患儿呛咳导致 PS 被咳出。新生儿使用的 PS 应尽量选用从猪肺或牛肺中提取的天然型 PS,粉剂 PS 须先提前解冻溶解并振荡,溶解时要注意溶剂总量不要过多以免造成患儿湿肺。在注药过程中,当患儿发生剧烈呛咳或明显的 SPO_2、心率下降时应立即停止注药,予复苏囊正压给氧,待患儿恢复正常后再次尝试。使用 PS 后注意监测患儿血气结果,及时调整给氧浓度和方式。若需重新注药,每一次注药前必须确认气管导管位置。注药后 6 小时内不得进行气管内吸痰。

3. **案例分析**:患儿,男,胎龄 33[+1] 周,生后 58 分钟,Apgar 评分 9-10-10,出生时患儿肤色发绀,反应一般,四肢轻微活动,无自主呼吸,心率 100 次/min。清理呼吸道后面罩正压给氧 1 分钟,患儿肤色稍发绀,四肢活动自如,呼吸稍改善,但不规则,拟诊"早产儿",予 CPAP 治疗,SPO$_2$ 维持在 90%~92%。针对该问题,患儿应采取哪些主要护理措施?

答案:

(1)按照早产儿护理常规护理患儿。注意保暖,严密监测生命体征变化。动作轻柔,各项操作集中进行,严格执行手卫生,防止交叉感染。

(2)用氧的护理:使用 CPAP 治疗,放置好鼻塞,确保其松紧适中,避免因固定过紧致鼻中隔组织坏死,水胶体敷料应用保护鼻部皮肤,观察并记录 CPAP 的压力和氧浓度,班班交接。

(3)保持呼吸道通畅。

(4)用药护理:PS 常于出生后 24 小时内给药,用药前彻底消除口、鼻腔及气管内分泌物,PS 应用后及时调整 CPAP 压力和吸入氧浓度,防止气压伤和高氧峰值。

(5)营养和热量供给:应进行个体化补液,根据患儿液体平衡、体重改变和血电解质水平进行调整。入院后 24 小时内开始肠内微量喂养,静脉补充营养液时注意补充微量元素。输液过程中,加强巡视,防止药物外渗。

(赵晓燕)

第三节 新生儿湿肺及护理

教学大纲

1. 掌握新生儿湿肺的临床表现及护理措施。
2. 熟悉新生儿湿肺的病因。
3. 了解新生儿湿肺的治疗原则及健康指导。

新生儿一过性呼吸急促(transient tachypnea of the newborn, TTN)是由于肺液清除延迟所致,又称湿肺综合征,或 RDS Ⅱ型,常见于足月儿或晚期早产儿,是一种自限性疾病。

一、病因

1. 选择性剖宫产 ①剖宫产缺少了正常阴道分娩过程中对患儿胸部的挤压,肺液潴留增多,间质内液体积聚干扰了支气管开放,导致肺塌陷和气体潴留;②择期剖宫产因缺乏产程发动,缺乏应激反应,胎儿体内激素如儿茶酚胺类浓度较低,肺液吸收减少;③剖宫产儿血浆蛋白水平相对较低,血管内血浆胶体渗透压下降,使肺液吸收障碍,影响肺液吸收清除。

2. 早产 早产儿血中去甲肾上腺素水平降低,β肾上腺素能受体敏感性差,血浆蛋白含量低,血浆胶体渗透压较低,使肺液吸收障碍,影响肺液吸收清除;早产儿胸廓较小,呼吸肌薄弱,气体交换面积减少,肺表面活性物质缺乏,肺顺应性差,发育不成熟,易造成肺泡壁的损伤,也造成肺液吸收延迟;早产儿血中儿茶酚胺相对不足,Na^+的重吸收减少,使肺液吸收减少。

3. 其他因素 ①性别:男性患儿较女性患儿TTN发病率高,由于男性患儿激素影响可抑制肺表面活性物质生成及肺成熟,降低肺顺应性,增加了呼吸系统疾病的发生率。②围生期因素:妊娠期高血压症产妇体内水钠潴留,使胎儿肺液增加;围生期窒息可导致羊水吸入,增加了肺内液体,由于缺氧及酸中毒,血管渗透性增加,血浆外渗,使间质液增加,促进了TTN的发生。③麻醉用药:孕妇在产程中因麻醉镇静剂的使用可影响肺血管和肺泡扩张,使肺毛细血管内的静水压增高,从而影响肺液吸收和清除,增加发生TTN的风险。④其他:TTN与患儿感染呼吸道合胞病毒有关。

二、临床表现

新生儿湿肺的发生率与胎龄成反比,胎龄越大发生率越低,足月或过期产婴儿有剖宫产、突然分娩或其他分娩异常有可能引发TTN。通常在生后数小时内出现呼吸急促、发绀、呻吟、吐沫、反应差、三凹征、鼻翼扇动、氧饱和度降低等,肺部X线检查可见肺泡及间质积液、肺野呈斑片状、肺纹理增多增粗、肺气肿、肺淤血等,这些症状一般出现在生后48~72小时,持续5天左右,可自行缓解。有些重症TTN患儿可出现严重呼吸困难,表现为严重的低氧血症,常并发持续肺动脉高压、RDS等,胸片显示双肺呈白肺,肺动脉压力高,需要机械通气等治疗,病情危重,病死率高。

三、治疗原则

治疗原则主要为加强监护和对症治疗。提供充足的氧合以维持动脉氧分压>70~80mmHg,维持日常新生儿照顾。若肺液清除或再吸收,胸片异常和临床症状也将在72小时内消失。根据血气分析结果进行酸中毒的纠正治疗。

四、护理措施

1. 呼吸困难的护理 新生儿湿肺患儿肺内液体多,气体交换受阻,可采用面罩或鼻导管吸入给氧,以缓解呼吸困难,病情严重者需要使用CPAP或有创呼吸机进行治疗。在给氧前应吸净新生儿口鼻腔内的分泌物,保证呼吸道通畅。给氧时,氧浓度不可过高,时间不宜过长,因新生儿长期吸入高浓度氧可使晶状体受到改变而造成不可逆损伤,故应根据新生儿缺氧状况,及时调节氧浓度及给氧时间,一般给氧浓度不超过40%;使用CPAP或有创机械通气者根据血气分析结果及SpO_2值及时进行参数调整,在治疗过程中应密切观察患儿呼吸的频率、节律、深浅度及缺氧状态是否改善。

2. 适当控制液量和预防感染 TTN是由于新生儿出生后肺液吸收清除障碍,妨碍气体交换而引起呼吸困难,适当控制液量可改善湿肺临床症状。新生儿抵抗力低,加上双肺的功能差,很可能合并肺部感染。在应用药物治疗时,应加强护理,为预防患儿呕吐物吸入鼻腔或呼吸道,可将患儿置于侧卧位,经常更换体位。保持病室空气新鲜,做好消毒隔离工作,护理患儿前后注意手卫生消毒,防止交叉感染。

3. 保证营养和热量摄入 患儿因呼吸困难造成哭闹、拒奶、呛咳、吐奶等现象,可导致热量摄入不足。若经肠内营养无法获得足够能量,需要考虑使用肠外营养,保证液体量和热卡摄入。待患儿病情恢复期时可逐渐增加肠内营养量,逐渐过渡至全胃肠道喂养,尽可能采用母乳喂养。

4. 体温护理 新生儿体温中枢发育不完善,易受环境温度影响,护理时应注意保暖,严密监测体温变化,每 4 小时测量体温 1 次,发现体温不升或偏低时,应及时给予保暖复温,调节室温为 24~26℃,晨、晚间护理时可提高室温 1~2℃。适宜的环境温度,可降低机体耗氧,维持代谢,减少散热量又能保持体温在正常范围。

五、健康指导

1. 指导家长在患儿痊愈回家后应做好家庭照护,温差不可过大,应保持室温 24~26℃,湿度适宜,衣服穿着适当,减少探视,春季流感暴发季节尽量减少到公共场合,尽量避免发生肺部感染。

2. 指导家属观察患儿的体温、面色、呼吸等生命体征,发现问题及时咨询或去医院检查。

✍ 复习题

1. 新生儿湿肺有哪些临床表现?

答案:通常在生后数小时内出现呼吸急促、发绀、呻吟、吐沫、反应差、三四征、鼻翼扇动、氧饱和度降低等,肺部 X 线检查可见肺泡及间质积液、肺野呈斑片状、肺纹理增多增粗、肺气肿、肺淤血等,这些症状一般出现在生后 48~72 小时,持续 5 天左右,可自行缓解。

2. 简述新生儿湿肺引起呼吸困难的护理措施。

答案:新生儿湿肺患儿肺内液体多,气体交换受阻,可采用面罩或鼻导管给予氧气吸入,以缓解呼吸困难,病情严重者需要使用 CPAP 或有创呼吸机进行治疗。在给氧前应吸净新生儿口鼻腔内的分泌物,保证呼吸道通畅,给氧时,氧浓度不可过高,时间不宜过长,因新生儿长期吸入高浓度氧可使晶状体受到改变而造成不可逆损伤,故应根据新生儿缺氧状况,及时调节氧浓度及给氧时间,一般给氧浓度不超过 40%,使用 CPAP 或有创机械通气者也需要及时调整参数,根据 SpO_2 的监测结果以及血气分析结果进行参数调整,在治疗过程中应密切观察患儿其呼吸的频率、节律、深浅度及缺氧状态是否改善。

3. 案例分析: 患儿系 G_1P_1,胎龄 38 周,顺娩,出生体重 2 560g,有胎儿宫内窘迫史,否认产伤,无胎膜早破,羊水清,胎盘未见异常、脐带未见异常,出生 Apgar 评分 9-9-9 分。生后 1 小时出现气促,无呼吸暂停、呻吟,无抽搐、尖叫,无呕吐、腹胀等,予保暖、清理呼吸道、吸氧等处理后,气促较前缓解不明显,拟诊"新生儿湿肺"。1 周后患儿治愈出院。针对这一患儿,应如何做好健康指导?

答案:(1)指导家长在患儿痊愈回家后应做好家庭照护,温差不可过大,应保持室温在24~26℃,湿度适宜,衣服穿着适当,春季流感暴发季节尽量少到公共场合,尽量避免发生肺部感染。

(2)指导家属观察患儿的面色、呼吸、体温等生命体征,发现问题及时咨询或去医院检查。

(邓素芬)

第四节 新生儿吸入综合征及护理

新生儿吸入综合征是由于新生儿吸入胎粪、羊水、奶汁等引起气道阻塞、呼吸困难、窒息等症状;可以发生于产前、产时或产后,较为常见的是胎粪吸入。胎粪吸入综合征(meconium aspiration syndrome,MAS)是指胎儿在宫内或在娩出过程中吸入被胎粪污染的羊水而导致的气道阻塞,肺组织的化学性炎症和肺泡表面活性物质失活而引起的一系列症状,呼吸窘迫为其主要临床表现,同时有其他脏器受损可能,胎粪吸入综合征是足月儿需机械通气的主要原因之一。

一、病因

胎儿在宫内或分娩过程中吸入胎粪而造成缺氧,导致全身血流重新分布,肠道和皮肤血流量减少,造成肠壁缺血性痉挛,增加肠蠕动,此时胎粪因肛门括约肌松弛而排出。同时,缺氧会使胎儿产生呼吸运动(喘息),将胎粪吸入口鼻或气管内;口鼻、咽部的胎粪被吸入肺内的原因是胎儿娩出后为建立有效呼吸而采取的一系列操作或者胎儿本身的自主呼吸运动。肺气肿和肺不张是由于黏稠胎粪进入气道内堵塞小支气管而造成机械性梗阻所致;造成通气障碍,产生急性呼吸衰竭。而胎粪中所含的胆盐、酶和脂肪颗粒均会刺激呼吸道引起相关化学性炎症;胎粪内的大肠埃希菌会降低羊水的抗菌活性,增加围生期细菌感染的风险,并且会刺激胎儿皮肤,产生中毒性红斑。

二、临床表现

1. 胎粪吸入综合征

(1)诊断 MAS 的前提是羊水混胎粪:①分娩时可见羊水混胎粪;②患儿皮肤、指(趾)

甲床缝隙中及脐带可见明显胎粪残留；③口、鼻腔吸引物可见胎粪；④气管插管时可见黄色胎粪从声门处或气管内被吸出。

（2）呼吸系统症状：胎粪吸入综合征临床表现多以呼吸窘迫为主，如气促（>60次/min）、呻吟、鼻翼扇动、发绀、吸气性三凹征等。胸廓前后径增加如桶状胸，听诊有啰音。如呼吸音明显减弱、临床症状突然恶化、呼吸窘迫突然加重，应怀疑发生气胸。部分患儿的症状会在12~24小时后逐渐加重，其原因是，胎粪颗粒随着呼吸运动被吸入远端，而吸入羊水量和性质会直接影响呼吸系统症状的轻重，吸入少量胎粪污染羊水的患儿可表现为无症状或症状较轻；若大量黏稠胎粪被吸入气管，可致死胎或生后抢救无效死亡。

（3）新生儿持续肺动脉高压：新生儿持续性肺动脉高压（persistent pulmonary hypertension of newborn，PPHN）多发生于足月儿，PPHN患儿中75%伴有MAS。重症MAS患儿多同时伴有PPHN，表现为吸入氧FiO_2>60%，仍有持续严重发绀且无法缓解；哭闹、哺乳或躁动时可见患儿发绀明显加重，但肺部体征相对较轻。此类患儿胸骨左缘第二肋间可闻及收缩期杂音。严重者可出现心衰和休克等表现。

2. 其他吸入综合征 胃内容物（奶汁）吸入在多种生后吸入性综合征中最为常见。胃内容物吸入可引起呼吸困难、窒息等表现，继发感染时其症状与细菌性肺炎相似。患儿有突然青紫、窒息或呛咳史，在复苏过程中呼吸道吸引物中可见胃内容物（奶汁）；可表现为呼吸困难、喂养困难、窒息等，如患儿突然出现反应欠佳、发绀、气促、吸气性三凹征、肺部听诊啰音增多、吸吮力下降等。

三、治疗要点

1. 胎粪吸入综合征的治疗要点

（1）促进胎粪排出：对生后不久、病情较重、肌张力低的MAS患儿，可气管插管，清理呼吸道，胎粪进入气管4小时后仍可吸出部分胎粪。如果吸入综合征发生在产时，产后应立即进行胃排空。支气管灌洗术（bronchioal veolar lavage，BAL）可促进胎粪排除，减少肺气漏的发生，可将损害降到最低。

（2）对症治疗

1）呼吸支持：当PaO_2<8.0kPa（60mmHg）或$TcSO_2$<90%时，可为患儿选用鼻导管、面罩或头罩等吸氧方式纠正缺氧状态，维持患儿PaO_2为8.0~10.6kPa（60~80mmHg）或$TcSO_2$为92%~97%。常频机械通气（CMV）是治疗MAS的重要方法。但单纯进行CMV的治疗效果不及早期使用高频震荡通气联合肺表面活性物质的治疗效果。

2）纠正酸中毒：为改善患儿循环状态，须及时纠正缺氧和代谢性酸中毒，血气结果中碱剩余为−6~−10时，在保证通气的条件下予应用碱性药。

3）抗生素的应用：MAS患儿使用抗生素应根据血培养和气管内吸引物细菌培养的结果制订抗感染计划，不主张预防性用药。

4）气胸治疗：若患儿在机械通气治疗下，突然病情恶化胸廓饱满或双侧胸廓不对称，应考虑形成气胸，紧急给予X线胸片检查确诊，定位后立即行胸腔穿刺，留置胸腔闭式引流管，可立即改善患儿症状。然后根据胸腔内气体量，调节呼吸机参数，当胸腔闭式引流管内无气泡逸出、液面无波动，可使用两把止血钳相向夹管观察24小时；如无再次胸腔积气，可拔出引流管。

5）其他：注意保暖、镇静，满足热卡需要，维持血液循环、血糖等。

（3）去除病因

1）碱化尿液：进行常频机械通气时，频率宜快（>60 次 /min），维持 pH 7.45~7.55，PaCO$_2$ 3.3~4.7kPa（25~35mmHg），PaO$_2$ 10.6~13.3kPa（80~100mmHg）或 TcSO$_2$ 97%~99%；临床上可使用碳酸氢钠等碱性药物静脉碱化血液，降低肺动脉压。

2）肺表面活性物质（PS）的应用：研究发现，多数患儿在应用 PS 后气胸的发生及需体外膜肺（ECMO）应用的机会减少。MAS 时将 PS 气管内注入或稀释灌洗结合高频通气、吸入 NO 等联合应用，可获得更好的疗效。若胎粪吸入患儿在生后早期能及时进入 NICU，并立即给予稀释 PS 液行气管灌洗术直至气管内吸出液由黄色转为白色，将有效缩短患儿上机时间，减少其相关并发症。

3）一氧化氮吸入（inhaled nitric oxide, iNO）：NO 是一种能选择性的扩张肺血管的血管舒张因子，可在动脉血压不受影响的情况下降低肺动脉压力。但此方法仅对部分患儿有疗效。

此外，在 MAS 的治疗中，高频震荡通气有一定效果，但关于是否应用激素及 CPAP 治疗目前尚存在争议；产前经宫颈羊膜腔灌洗术仍在试验中；体外膜肺对严重 MAS（并发肺动脉高压）疗效较好，但价格昂贵，人员及设备要求高。

2. 其他吸入综合征 怀疑有食管闭锁等畸形时，进行喂养有发生吸入的危险，可延迟喂养或首次喂养用水或葡萄糖水。喂养后侧卧位可减少吸入的危险。若发生呛奶误吸，立即予侧身、清理呼吸道并保持呼吸道通畅，必要时予气管插管，暂停喂奶或鼻饲，给予相应的处理措施，待病情稳定后再恢复喂养。若患儿发生继发性感染，应根据其情况合理选用抗生素，治疗引起吸入的原发疾病。

四、护理措施

1. 清理呼吸道 首先必须彻底清理呼吸道。清除口鼻腔的污染羊水，再经气管插管吸出气管内的污染羊水，必要时可行气管灌洗术，从气管内注入 0.45% 盐水 0.5~1ml（亦可使用稀释后 PS），复苏囊加压给氧 30 秒，置患儿头低脚高位，叩击背部以振动肺部，由下至上、由外向内，并注意左右翻身，吸出冲洗液，反复以上操作直至吸出的痰液由黄色转为白色。

2. 应用肺表面活性物质 用药前将肺表面活性物质混悬剂置于辐射台或保暖箱内加温 5 分钟，加温同时用听诊器检查患儿呼吸道是否通畅，必要时吸痰。气管内给药时速度不可过快过多，用注射器吸取药液，利用密闭式吸痰管侧接口缓慢推药的同时，使用气囊加压通气 2 分钟，再继续机械通气，并暂停吸痰 6 小时。

3. NO 吸入 作为一种自由基，NO 在有效降低肺动脉压力的同时，大剂量吸入会引起肺损伤。且 NO 的半衰期仅为数秒，使用早期，多数患儿对 NO 浓度及呼吸机条件要求比较高，因此 NO 吸入过程中应持续监测吸入浓度，正确设置上、下报警限并及时处理报警。推荐使用密闭式吸痰管进行吸引，可避免患儿较长时间脱离呼吸机，并避免 NO 气体外漏直接暴露于空气中。

4. 机械通气过程的气道护理 正确为患儿翻身、叩背、吸痰的同时保证气道吸入气体的加温湿化,操作前后妥善固定管道,防止发生脱管、折管、移位或堵管等现象。翻身过程中始终保持头和躯干在一条直线上活动,可多人协作,注意动作轻柔。吸痰前一手固定患儿头颈部以减少头部晃动,另一手选用小的圆形面罩叩背 2~5 分钟,早产儿慎用叩背法,以免颅内出血,可使用密闭式吸痰管减少气道压力波动,提高耐受性,吸痰后安抚患儿至安静。吸痰时按照"先口鼻,后气管内,由浅至深"的原则,每次吸痰时间不超过 10~15 秒,吸引负压 <13.3kPa,早产儿应根据胎龄和体重降低负压吸引力。翻身及吸痰前提高吸入氧浓度 10%~20%,持续 1~2 分钟后方可开始操作,吸痰后继续保持此浓度,持续吸入 1~2 分钟后再开始根据患儿情况逐步下调吸入氧浓度,注意观察患儿面色及 SaO_2,如患儿不耐受此操作,应立即停止,避免患儿缺氧,待病情稳定后再次尝试。

5. 病情观察　　密切观察患儿的呼吸状态,监测患儿各项生命体征,根据血气结果及时调整呼吸机参数,采血气前应彻底清理患儿呼吸道。MAS 合并 PPHN 患儿易引起心肌功能受损,导致低血压甚至休克,因此,需严密注意四肢末梢灌注、尿量等循环系统症状。注意保暖,为防止患儿体温波动过大,加重心血管功能紊乱,应将患儿放置于辐射床上或保暖箱内,维持其体温稳定。

五、健康指导

向家长讲述疾病的相关知识和护理要点,让家长及时了解患儿的病情变化,缓解家长焦虑情绪。出院时指导家长做好家庭照护,避免到人多场所,防止发生肺部感染。

✎ 复习题

1. 简述新生儿吸入综合征患儿清理呼吸道的方法。

答案:必须彻底清理呼吸道。清除口鼻腔的污染羊水,再经气管插管吸出气管内的污染羊水,必要时可行气管灌洗术,从气管内注入 0.45% 盐水 0.5~1ml(亦可使用稀释后 PS),复苏囊加压给氧 30 秒,置患儿头低脚高位,叩击背部以振动肺部,由下至上、由外向内,并注意左右翻身,吸出冲洗液,反复以上操作直至吸出的痰液由黄色转为白色。

2. 简述新生儿吸入综合征患儿机械通气时的气道护理。

答案:正确为患儿翻身、叩背、吸痰的同时保证气道吸入气体的加温湿化,操作前后妥善固定管道,防止发生脱管、折管、移位或堵管等现象。翻身过程中始终保持头和躯干在一条直线上活动,可多人协作,注意动作轻柔。吸痰前一手固定患儿头颈部以减少头部晃动,另一手选用小的圆形面罩叩背 2~5 分钟,早产儿慎用叩背法,以免颅内出血,可使用密闭式吸痰管减少气道压力波动,提高耐受性,吸痰后安抚患儿至安静。吸痰时按照"先口鼻,后气管内,由浅至深"的原则,每次吸痰时间不超过 10~15 秒,吸引负压 <13.3kPa,早产儿应根据胎龄和体重降低负压吸引力。翻身及吸痰前提高吸入氧浓度 10%~20%,持续 1~2 分钟后方可开始操作,吸痰后继续保持此浓度,持续吸入 1~2 分钟后再开始根据患儿情况逐步下调吸入氧浓度,注意观察患儿面色及 SaO_2,如患儿不耐受此操作,应立即停止,避免患儿缺氧,待病情稳定后再次尝试。

3. 案例分析：患儿系 G_1P_1，胎龄 39^{+4} 周，在产科因"胎儿安全因素"剖宫产，出生体重 3 230g，无胎儿宫内窘迫史，否认产伤，无胎膜早破，羊水Ⅲ度污染，胎盘未见异常，脐带未见异常，出生 Apgar 评分为 4-6-8 分。其母孕期无特殊疾病。生后出现反应差、肤色青紫、四肢肌张力低下，在手术室给予清理呼吸道，复苏气囊正压给氧处理，肤色较前稍红润，自主呼吸急促，立即给予气管插管，气管内吸引出黄色痰液约 0.5ml，给予气管插管下复苏气囊正压给氧处理，约 30 秒后患儿肤色转红润，自主呼吸急促，肌张力有所好转，无抽搐、尖叫，无呕吐、腹胀等，在气管插管复苏气囊正压给氧下转入新生儿科，拟诊"新生儿胎粪吸入综合征"。针对这一患儿，应用肺表面活性物质的注意事项有哪些？

答案：用药前将肺表面活性物质混悬剂置于辐射台或保暖箱内加温 5 分钟，加温同时用听诊器检查患儿呼吸道是否通畅，必要时吸痰。气管内给药时速度不可过快、过多，用注射器吸取药液，利用密闭式吸痰管侧接口缓慢推药的同时，使用气囊加压通气 2 分钟，再继续机械通气，并暂停吸痰 6 小时。

（邓素芬）

第五节 新生儿感染性肺炎及护理

新生儿感染性肺炎由病毒、细菌、支原体或原虫等感染引起，可发生在产前、产时或产后，是新生儿期常见的死亡原因之一。虽然新生儿感染性肺炎在治疗上是以抗感染为主，但是其在临床上的表现却是多种多样的。

一、病因

1. 产前感染性肺炎 可称为先天性肺炎或宫内感染性肺炎，其通过羊水或血行传播致病，常与产科因素密切相关。在临床表现上，与生后感染性肺炎不同。产前感染的原因包括孕母产道内的细菌上行感染羊膜、胎膜早破 24 小时以上或者胎儿可能吸入被绒毛膜羊膜炎污染的羊水，早产、滞产或阴道内指诊过多也可能感染未出生的胎儿。感染也可经血行传播，使胎儿发生脑、肺或肝等全身性多脏器感染。

2. 产时感染性肺炎 正常孕妇或患有阴道炎的产妇产道内可存在革兰氏阴性菌（以大肠埃希菌和肺炎克雷伯杆菌为多见）和革兰氏阳性菌（以金黄色葡萄球菌为主），胎儿在娩出的过程中吸入孕母阴道内被病原体污染的分泌物从而导致吸入性肺炎。

3. 产后感染性肺炎　新生儿胎龄小、机体组织器官尚未发育成熟、免疫功能低下、肺部发育成熟度不高，因此，新生儿易因条件致病菌和院内常见菌造成接触性的医源性感染。此类感染发生率最高，通过接触、血行、医源性传播，如医护人员手卫生不合格，婴儿保暖箱、雾化吸入装置、呼吸机管道消毒不严格等均可致病，病原体可能是病毒（呼吸道合胞病毒、腺病毒多见），容易流行开来，且易继发细菌感染；也可能是细菌（金黄色葡萄球菌、大肠埃希菌多见）感染；患儿亦可能在生后感染巨细胞病毒（CMV），但病情较宫内感染轻。例如：作为侵入性操作代表的气管插管，是新生儿感染性肺炎的重要危险因素。

二、临床表现

1. 产前感染性肺炎　新生儿出生时常伴有窒息史，感染临床症状多出现在生后 12~24 小时之内，复苏成功后，仍可见气促，且常伴有呻吟、吸气性三凹征、呼吸暂停或体温不稳定、短时间内出现黄疸等，无咳嗽。同时，常见患儿反应差，约半数患儿肺部听诊可有啰音，呼吸音粗糙或降低。宫内感染性肺炎是一种严重的疾病，重度感染性肺炎患儿会出现面色发绀、呼吸衰竭，甚至可为死胎或死产。

2. 产时感染性肺炎　分娩过程中感染所得肺炎距离发病通常有一定的潜伏期，因不同病原体会导致发病时间不一样，一般在生后数日至数周发病，如细菌性感染通常在生后 3~5 天发病；Ⅱ型疱疹病毒感染多在生后 5~10 天；而生后 3~10 周才发病的多见于衣原体感染，潜伏期较长。此类感染性肺炎多先出现上呼吸道感染症状，随之出现气促、呼吸窘迫，肺部听诊有哮鸣音或湿啰音，病程可达数周或 1 个月以上。

3. 产后感染性肺炎　产后感染性肺炎多发生在生后 5~7 天内，患儿主要表现为呼吸困难、口吐泡沫、口周青紫、反应差、吸气性三凹征、体温不稳定等，部分患儿有咳嗽。发病早期肺部体征常不典型，可有呼吸音粗糙或减弱，逐步出现肺部啰音，感染严重的患儿可出现呼衰或心衰等并发症。血行感染患儿中毒症状严重，以短时间内迅速出现黄疸、肝大、脾大、脑膜炎等多系统受累的临床表现为主。金黄色葡萄球菌肺炎患儿常并发化脓性脑膜炎、脓气胸、肺脓肿、肺大疱等。呼吸道合胞病毒肺炎可表现为喘息样呼吸，肺部听诊可闻及哮鸣音。早产儿肺炎的临床表现不典型，常表现为频繁呼吸暂停、纳差、反应欠佳或体温不升等（图 4-5-1）。

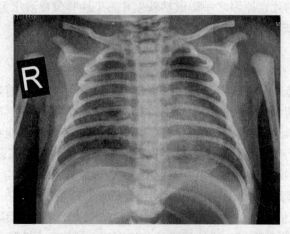

图 4-5-1　新生儿感染性肺炎

三、治疗要点

1. **监护及护理** 注意保暖,保持病房内适宜环境温度和湿度,对患儿进行 24 小时严密监护。

2. **呼吸道管理及供氧** 可予患儿体位引流和定时翻身、叩背、吸痰,必要时可给予雾化吸入以保证患儿呼吸道通畅。给氧支持,使 PaO_2 维持在 6.65~10.7kPa（50~80mmHg）,不高于 13.33kPa,以防止氧中毒,氧气需先加温湿化后方可供给。一般使用头罩给氧,氧气流量需达到 5L/min 以上,防止 CO_2 潴留,当肺炎伴 I 型呼吸衰竭时使用经鼻持续气道正压通气（NCPAP）给氧,当患儿病情严重或出现 II 型呼吸衰竭时气管插管并使用机械通气,注意预防呼吸机相关并发症,根据患儿的呼吸状态及血气结果及时调整参数,尽早撤机。

3. **抗病原体治疗** 细菌感染性肺炎应尽早使用抗生素,静脉给药疗效较佳。原则上选用敏感药物,但肺炎的致病菌有时不易确定,因此多采用青霉素类或头孢类,根据病情可选用其他药物,如红霉素、氯唑西林钠、头孢霉素等。病毒性肺炎可采用利巴韦林或干扰素雾化吸入。更昔洛韦适用于巨细胞病毒感染性肺炎,而单纯疱疹病毒性肺炎则选用阿昔洛韦。重症或耐药类菌可使用三代头孢菌素。

4. **保证营养和液体的供给** 喂奶时宜少量多次。当热量供给不足时,可辅以静脉营养,注意输液时勿过快过多,以免发生心力衰竭和肺水肿。

四、护理措施

1. **保暖** 将患儿置辐射保暖台或暖箱,根据患儿的体温设置温度,早产儿放置在辐射保暖台时可用保鲜膜包裹身体和整个台面上层,减少其不显性失水和空气对流造成的体温波动,调节室温在 24~26℃,相对湿度在 55%~65%。当患儿体温不稳定时,应 0.5 小时测体温一次并对设置温度作适当调整。

2. **呼吸道管理**

（1）雾化吸入:每天分时间段对患儿进行雾化吸入,雾化药物可使用支气管扩张剂或相应的抗生素,作用为消除炎症,稀释痰液,湿润气管,利于痰液析出,改善通气。

（2）保持呼吸道通畅:定时给予翻身和体位引流,可预防患儿肺内分泌物堆积,改善肺的扩张状态。按需清理呼吸道,当过于黏稠的痰液不易被吸出时,可行叩背吸痰,叩击时保持轻度头低脚高位,以软的圆形小面罩用手腕的力量轻轻叩击患儿背部,由外向内,由下向上,时间以 1~2 分钟为宜。叩击开始前可适当提高 FiO_2 10%~15%;如在叩背的过程中,患儿出现呼吸困难、呼吸暂停、发绀、心动过缓等情况,应立即停止叩击,给予吸痰、吸氧等措施,待症状消失后再次尝试。但下列情况不宜进行叩背:①机械通气的前 48~72 小时内及 ELBW 儿;②应用机械通气高氧、高通气过程中;③管饲喂养后 30 分钟内。

3. **给氧支持** 患儿若出现呼吸急促或呼吸暂停、面色发绀或苍白时,应立即给予氧气吸入（早产儿使用空氧混合）,可采用鼻导管、头罩或无创辅助通气等方式,氧气需经过加温湿化,使呼吸道黏膜的热量和水分散失降到最少,保护黏液纤毛转运系统功能维持正常,防止黏膜纤毛因气道热量或水分散失而受损,降低气流阻力,维持患儿呼吸道通畅,改善呼吸道黏膜灌注以及刺激呼吸中枢使患儿易于呼吸。

4. **营养支持**

（1）喂养:新生儿自身热量储备低,各种反射、反应,食欲及胃纳功能又会因其病理原因而低下,同时,自身热量消耗快,极易产生低血糖或低蛋白血症。为了保证充足的营养和水分的供给,可根据患儿的实际病情经口喂养,但要注意少量多次,如若发生呛咳和吐奶应立即暂停喂奶,清理口、鼻腔残余奶汁,待患儿呼吸平稳后再次尝试口饲。如果患儿病情较严重,频繁呛咳、吞咽困难、拒乳或处在气管插管机械通气治疗中时应改为管饲喂养,为防止溢奶,应在每次喂养完后注意排空胃内空气。

（2）静脉支持:按照治疗方案有次序的输入液体,严格控制输入的液体量和速度并记录。新生儿必须使用输液泵控制输液速度,不宜过快过多,以免造成患儿心力衰竭或肺水肿。需输入刺激性液体或长时间输液时,为避免过多的侵入性操作对患儿的刺激,可考虑PICC、CVC 等中心静脉置管。

5. 机械通气的护理 注意检查机械通气的参数及气管插管的深度,定时吸痰,及时处理呼吸机的报警,清空管道内冷凝水,添加湿化罐里的灭菌注射用水。如有 NO 吸入的患儿,正确记录 NO 吸入浓度,应使用带有经皮氧合血红蛋白检测的监护仪 24 小时监护（或查看血气分析检验结果）,警惕患儿有无肺出血,一旦气管内发现血性痰液应立即报告管床医生及时调整MAP（平均气道压）,使用止血药物。注意监测吸痰后的血气结果,根据结果调整呼吸机参数。

6. 各种药物护理 重症肺炎心力衰竭患儿应 24 小时监测心电,使用洋地黄制剂前后应注意心率变化并记录,心率 <100 次 /min 时应报告医生并立即停用,注意观察药物不良反应,包括对尿量的观察,有无呕吐、心律失常等。

五、健康指导

1. 保持室内空气流通,在保证室温的情况下,定时开窗通风。

2. 家长要注意卫生,保持自己和患儿皮肤清洁,鼓励母乳喂养,正确掌握喂养方法,母亲在哺乳前应清洁乳房。

3. 指导家长在照护患儿前后注意手卫生。

4. 定期清洁患儿的床单位,玩具和经常玩耍的区域,患儿的用具和大人的应分开消毒放置。

5. 注意天气变化,为避免患儿受凉或过热,及时增减衣物,避免患儿因肺部感染再入院。

6. 尽量避免带患儿至人群密集地,如日托、购物场所、儿童聚会等地。避免回家后和已经感冒的家人密切接触。

7. 选择适合的疫苗对患儿进行接种。

复习题

1. **案例分析:** 患儿 G_2P_2,胎龄 39^{+6} 周,出生体重 3.15kg,无胎儿宫内窘迫史,否认产伤,无胎膜早破,羊水清,胎盘、脐带均未见异常,其母孕期阴道分泌物检查为 GBS 阳性。患儿出生 Apgar 评分为 1 分钟 10 分,5 分钟 10 分,10 分钟 10 分。生后 7 小时开始出现鼻塞、气促,13 小时症状加重且出现明显吸气性三凹征,转新生儿科治疗。请判断该患儿所患疾病且简述入院后紧急处理措施。

答案:初步诊断:新生儿感染性肺炎。新生儿感染性肺炎入院后应给予的紧急处理措施为:置辐射台保暖,头罩给氧,呋麻滴鼻缓解鼻塞,开通静脉通道保证患儿能量供给,24 小时密切观察患儿呼吸状态及病情变化。立即予血气、床边胸片检查,根据检查结果调整患儿的给氧措施。

2. 新生儿感染性肺炎时如何做好气道护理?

答案:(1)雾化吸入:每天分时间段对患儿进行雾化吸入,雾化药物可使用支气管扩张剂或相应的抗生素,可消除炎症,稀释痰液,湿润气管,利于痰液析出,改善通气。

(2)保持呼吸道通畅:定时给予翻身和体位引流,可预防患儿肺内分泌物堆积,改善肺的扩张状态。按需清理呼吸道,当过于黏稠的痰液不易被吸出时,可行叩背吸痰,叩击时保持轻度头低脚高位,以软的圆形小面罩用手腕的力量轻轻叩击患儿背部,由外向内,由下向上,时间以 1~2 分钟为宜。叩击开始前可适当提高 FiO_2 10%~15%,如在叩背的过程中,患儿出现呼吸困难、呼吸暂停、发绀、心动过缓等情况,应立即停止叩击,给予吸痰、吸氧等措施,待症状消失后再次尝试。但下列情况不宜进行叩背:①机械通气的前 48~72 小时内及 ELBW 儿;②应用机械通气高氧、高通气过程中;③管饲喂养后 30 分钟内。

3. 简述新生儿感染性肺炎的出院健康指导。

答案:(1)保持室内空气流通,在保证室温的情况下,定时开窗通风。

(2)家长要注意卫生,保持患儿皮肤清洁,鼓励母乳喂养,正确掌握喂养方法,母亲在哺乳前应清洁乳房。

(3)指导家长在照护患儿前后注意手卫生。

(4)定期清洁患儿的床单位,玩具和经常玩耍的区域,患儿的用具和大人的应分开消毒放置。

(5)注意天气变化,为避免患儿受凉或过热,及时增减衣物,减少患儿因肺部感染再入院。

(6)尽量避免带患儿至人群密集地,如日托、购物场所、儿童聚会等地。

(7)选择适合的疫苗对患儿进行接种。

(蔡 静)

第六节 新生儿肺出血及护理

教学大纲

1. 熟悉新生儿肺出血的病理生理特点。
2. 了解新生儿肺出血的治疗要点。
3. 掌握新生儿肺出血的临床表现、护理措施及健康指导。

新生儿肺出血(neonatal pulmonary hemorrhage,NPH)是指新生儿期肺部大量出血,至少累及 2 个肺叶。通常肺出血定义为气管内有血性液体,伴随着呼吸系统失代偿,需要在出血后 60 分钟内进行气管插管或提高呼吸机参数。NPH 是新生儿常见的急危重症,通常以早产儿、低出生体重儿及小样儿发生率较高。

一、病因

新生儿肺出血与早产,低出生体重,肺透明膜病,缺氧性窒息,肺部感染,寒冷损伤,缺氧缺血性脑病,颅内出血,以及严重的先天性心脏病、新生儿高黏滞综合征,凝血机制障碍,Rh 溶血病等密切相关。通常由多种因素综合作用引起缺氧,导致肺动脉压升高,毛细血管通透性增加及血管壁损伤,加上患儿各种因素而引起的凝血功能低下,引发了肺出血。以下因素也可能与肺出血相关:

1. 动脉导管开放 动脉导管开放的存在是肺出血的一个重要危险因素,肺出血与明显的导管分流及肺脏高血流量相关,肺血流增加,损害心室功能和肺小血管,导致出血性肺水肿。

2. 外源性肺泡表面活性物质(PS)的应用 PS 治疗可能会导致肺出血,由于通过动脉导管开放左向右分流可引起肺部血流增多,肺血管呈高血流及高压力状态,新生儿应用 PS 之后,改善了肺顺应性,同时血流动力学也被改变,肺血管阻力迅速下降,引起了肺血流迅速增多,从而导致肺出血。PS 的应用也可致渗透性增加发生肺水肿,毛细血管充血继而引起肺出血。但 PS 的治疗优势远大于潜在危险。

3. 感染 因为肺毛细血管通透性增加,潜在的血小板减少相关的渗出,可能增加了肺出血的危险,从而使病情加重。

二、临床表现

肺出血患儿通常伴有窒息史或者宫内窘迫史。常在原发病基础上,突发出现病情加重,如肤色苍白、呻吟、发绀明显、呼吸困难加重、呼吸不规律、频繁呼吸暂停、心率减慢、反应差、活动力低下呈休克状态,或可见皮肤出血点或者出血斑,患儿的穿刺部位不易止血等,常伴有体温不升。部分患儿可见口腔或者鼻孔喷出或者流出血性液体,也有在气管插管内发现泡沫样血性液体。肺部听诊有湿性啰音,或湿性啰音较前明显增多。

三、诊断检查

X 线检查表现肺出血的患儿常有发病急、进展快的表现。双肺可见广泛多发的小斑片及高密度影,密度均匀,大小不一,边界不清楚,大量出血两肺可呈"白肺",心影呈梨形,心脏也有增大的表现。图 4-6-1 为临床一例典型新生儿肺出血影像图。肺部如有原发性疾病呈现出不同的影像。图 4-6-2 为该患儿肺出血症状控制,与旧片比较,双肺高密度病灶较前吸收,肺部透亮度变高。

四、治疗要点

预防原发性的疾病是有效的方法。肺出血的治疗要尽早,有发生肺出血的危险时必须严密观察呼吸频率,肺部情况要仔细听诊。

1. 机械通气 有效的机械通气可使塌陷的肺泡得到扩张,纠正缺氧,压迫止血,同时促进血性液体的吸收。在治疗 NPH 上常频机械通气(CMV)是较为普遍的通气方式。CMV 在肺出血患儿的应用过程是通过增加潮气量方式来提高机体通气功能,会导致肺泡膜上皮、内

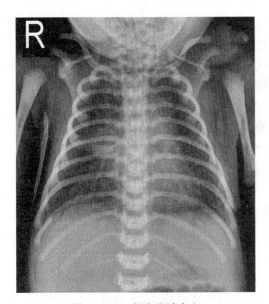

图 4-6-1 新生儿肺出血

双肺野可见多发小斑片及小斑点状高密度影，
双肺纹理增重、毛糙、模糊

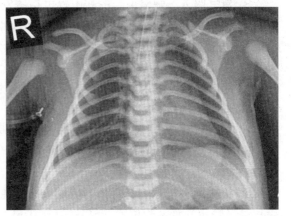

图 4-6-2 新生儿肺出血

双肺高密度病灶较前吸收，肺部透亮度变高

皮及基底膜损伤、炎症反应，引起液体、蛋白质和血液渗出气道、肺泡及间质，引起慢性肺损伤永久化。高频振荡通气（HFOV）与 CMV 相比引起呼吸机相关性肺损伤较少，其原因可能与使用 HFOV 治疗 NPH 时压力和潮气量较低。HFOV 是利用高速流动气体弥散和对流的增加、肺泡得到直接通气、肺组织的气体交换变得更加迅速和有效。与 CMV 相比，HFOV 缩短了治疗时间，治愈率也明显升高。

2. **保持呼吸道通畅** NPH 易致气道阻塞，在机械通气前，应尽早吸尽气道内的血性分泌物，并在气管内滴入止血药物，如 1∶10 000 的肾上腺素或者注射用血凝酶等，如出血未控制可重复滴入，给药间隙用复苏囊加压给氧，通过扩张肺泡，压迫肺泡表面的毛细血管，起到止血作用。但首次吸尽血性分泌物后，应避免频繁吸引，以免刺激再次引起出血。禁忌叩背。

3. **肺泡表面活性物质** 可用于治疗 RDS 原发性肺泡表面活性物质缺乏的疾病导致的肺出血，肺出血后血红蛋白、血浆蛋白和细胞膜脂质存在于肺泡间，影响 PS 的活性，是否使用 PS 还有待进一步的研究。

4. **综合治疗** 治疗 NPH 时，在应用呼吸机治疗原发病的同时应采取综合治疗，如血制品的输注、及时跟踪血气分析以及电解质变化、积极纠正酸中毒、维持稳定的机体内环境。在维持酸碱平衡的过程中，血液可偏碱性，可起到舒缓血管、改善肺循环的作用。依据病情使用血管活性药物。完善心脏 B 超的检查，确定有无严重的先天性心脏病，判断心室功能、有无 PDA 存在；如有 PDA 存在，及时使用药物或者外科手术关闭 PDA。判断有无大型的室间隔缺损（VSD）的存在以及大血管错位等。

五、护理措施

1. 按照早产儿护理常规进行护理，做好早产儿各系统的监护。

2. **保暖** 低体温是肺出血的原因之一，应从各方面做好患儿的保暖工作，患儿使用的床单、鸟巢等都需要预热。危重症患儿不常规沐浴,可进行床上擦浴,保持皮肤的清洁以及做好口腔护理即可。潮湿的床单、鸟巢等要及时更换。摄片时应将 X 线板用床单包裹,做好保暖。

3. 氧气吸入 缺氧引起的酸中毒也是诱发肺出血的主要因素,及时的氧气供给可改善缺氧,提高氧分压。根据患儿的临床表现给予相应的吸氧方式,大量肺出血需要使用呼吸机治疗,密切观察患儿病情变化以及缺氧情况有无改善。随着临床症状好转,可逐步降低呼吸机参数,由 IMV 或 SIMV 逐渐过渡到 CPAP 模式,然后改用面罩或者鼻导管给氧模式。

4. 静脉输液及出入量管理 毛细血管渗透性增加,引起了出血性肺水肿,这是肺出血的主要病理改变。静脉补液要严格控制,不宜过多,可使用微量输液泵控制输液速度,防止过快的输液速度引起心力衰竭、肺水肿,诱发肺出血;防止液体外渗,同时准确记录出入液量。

5. 维持酸碱平衡 注意患儿的血管情况,有无外渗,计算每小时纠酸速度,观察血气分析结果。

6. 机械通气护理 气管插管后用胶布妥善固定导管,记录插管深度及外露长度,通过摄片最终确定气管插管位置,严格做好交接班,防止气管插管过浅、过深或者意外脱出滑入食管。肺内出血情况要密切监测观察,同时要观察患儿肤色、生命体征、两侧胸廓起伏及双肺呼吸音是否对称;呼吸机与自主呼吸是否同步,防止管道脱落、堵塞、扭曲,及时倾倒接水器中的冷凝水,防止反流,保证呼吸机正常运转。保持气道有效的湿化、温化,应使用温湿度较好的加湿器,呼吸机管道中的积水要及时倾倒。及时处理呼吸机的各种报警,根据血气分析结果,及时调整和记录呼吸机的参数。在机械通气的同时,应留置胃管及时观察胃内容物情况并排出胃内气体,防止胃胀气。

7. 消毒隔离 进行各项操作前,应严格执行手卫生和消毒隔离制度,以避免交叉感染。

8. 用药护理 在及时清理患儿气管内的血性分泌物之后,使用 1 : 10 000 肾上腺素或立止血等止血药物。气管内滴入给药间隙使用复苏气囊加压给氧 30 秒,若出血未停止可重复使用。注意使用止血药后不应频繁吸痰,保持患儿的安静,减少搬动,必要时可使用镇静镇痛药,以保证机械通气效果,减轻患儿的痛苦。

六、健康指导

1. 平时注意防寒保暖,避免受凉,预防呼吸道感染。

2. 患儿适当到户外活动,多晒太阳补充钙质,增强体质,但要注意避免到人多的公共场所。消除和避免有害气体、烟雾等对呼吸道的损害。

3. 保持良好的卫生习惯,做好手卫生。

✎ 复 习 题

1. 哪些因素会导致肺出血?

答案:肺出血的易感因素很多,包括呼吸窘迫综合征、宫内发育迟缓、宫内以及生产过程中的窒息、感染、先天性心脏病、氧中毒、血性羊水吸入、严重低体温、肺栓塞、尿素循环障碍伴随血氨增高、动脉导管开放,以及使用了外源性肺泡表面活性物质。

2. 如何观察新生儿肺出血患儿的并发症?

答案:气压性创伤(如气胸、皮下气肿、纵隔积气等)为机械通气常见的并发症,与过高的气道压、肺泡过度扩张有关,在护理过程中应随时监测压力的大小,注意观察患儿是否安静、皮肤的颜色、四肢末梢循环情况,观察呼吸的频率、节律、深浅度,胸廓活动幅度是否对称,自主呼吸与呼吸机辅助是否同步,有无人机对抗,两肺呼吸音是否对称,发现问题及时对症处理。

3. 案例分析: 患儿,女,胎龄 39^{+3} 周,出生 30 分钟,因"气促呻吟、发绀 30 分钟"入院。患儿入院后出现呼吸困难加重,口唇发绀,SpO$_2$ 显示 85%,从口鼻吸出鲜红色血性痰液,气管插管后吸出血性痰液。胸部 X 线检查结果:两肺见广泛斑片阴影,心影增大,肋间隙增宽,两肺门血管影增多。请问该患儿的诊断是什么? 该如何护理患儿?

答案:(1)该患儿诊断为新生儿肺出血。

(2)护理措施包括:①机械通气,做好气道的护理;②做好保暖;③控制出入量,根据出生日龄给予相应补液量;④严密观察病情变化,做好消毒隔离措施;⑤注意观察并发症,预防气压性创伤(如气胸、皮下气肿、纵隔积气等),及早撤机。

(吴 婷)

第七节 新生儿支气管肺发育不良及护理

教学大纲

1. 熟悉支气管肺发育不良的病因。
2. 了解支气管肺发育不良的治疗要点。
3. 掌握支气管肺发育不良的临床表现、护理措施及健康指导。

支气管肺发育不良(bronchopulmonary dysplasia,BPD)是一种慢性肺部疾病,指新生儿需要持续用氧累计超过 28 天,每天用氧至少 12 小时。轻度 BPD 出院时或矫正胎龄 36 周时不再需要额外的氧气;中度 BPD 需要的氧浓度 <30%;重度 BPD 需要的氧浓度≥30%,需要使用 CPAP 或呼吸机支持。

一、病因

BPD 有多种致病因素,在遗传易感性的基础上,早产儿的肺不成熟、高氧损伤、PDA、肺部感染等是引起 BPD 发病的重要因素。

1. 早产 早产儿肺发育不成熟,BPD 的发生率随着胎龄的减少而增加,大多数发生 BPD 的新生儿孕周为 23~28 周。此时胎儿的肺部刚脱离小管期进入卵泡期,肺泡需要再经 4~6 周才能发育,由于抗氧化酶系统在妊娠后期才发育,导致肺部发育不成熟,故此时的早产儿需要长期暴露于机械通气、高浓度氧等不利环境中,引起肺发育迟滞,导致 BPD。总之,肺发育不成熟是引起 BPD 的重要因素。

2. 机械通气 机械通气的高气道压、高潮气量及高容量导致肺泡损伤,肺部慢性炎症反应,引起肺水肿,肺表面活性物质失活,导致呼吸机使用延长,从而诱发和加重 BPD。

3. 炎症 宫内或围生期感染、机械通气、肺水肿、氧自由基等均可诱发炎症。炎症导致呼吸道和肺组织中聚集大量的炎性细胞。而活化的炎性细胞释放大量氧自由基,造成肺损伤;早产儿出生后长期置于氧疗、感染等不利环境中,进一步促发炎性因子,加重气道、肺组织损伤。肺部炎症影响正常的血管生长和肺泡化,导致进一步的肺发育异常,最终形成 BPD。

4. 遗传学 BPD 有显著的遗传易感性。BPD 与人类白细胞抗原 –A2 基因多态性有关,可通过影响肺发育的成熟度、炎症反应的强度,保护肺免受自由基损伤,提高抗氧化能力及形成肺泡的能力等。

5. 其他 可能引起 BPD 的其他因素还包括:①胃食管反流;②维生素 A 和维生素 E 缺乏;③早期过多静脉输液导致肺间质水肿;④PDA 持续左向右分流,使肺血流和肺液增加,导致肺功能降低和气体交换减少。

二、临床表现

BPD 患儿一般在出生时没有临床症状或症状较轻,临床症状和体征随疾病的严重性而明显不同。早期只需要低浓度氧或无需用氧,但在出生 1 周内,症状逐渐加重,继而出现气促、进行性呼吸困难、发绀、三凹征,呼吸支持程度也逐渐增加。可分为四期:①第 I 期以原发病为主要症状,表现为呼吸急促,动脉血气显示高碳酸血症、低氧血症,呼吸性酸中毒的代谢性补偿;②第 II 期为再生期,临床需氧量显著增加,症状无明显好转,有三凹征及发绀;③第 III 期为 BPD 早期,可不用呼吸机,但氧浓度需在 40%~60%,严重者需使用呼吸机;④第 IV 期为 BPD 慢性期,患儿有慢性肺功能不全的症状和体征(进行性呼吸困难伴三凹征,肺部听诊干、湿啰音及哮鸣音),必须依赖呼吸机生存。严重者可合并感染、肺动脉高压以及肺心病等并发症,甚至死亡。

三、治疗要点

1. 预防早产 加强围产期的保健,预防早产对具有早产危险因素(胎膜早破、妊娠期高血压疾病等)的孕妇应采取适当的保护性措施,并转运至具备新生儿抢救经验的专科性医院。研究显示,高危产妇每周注射 17α– 己酸羟孕酮,可以减少早产及出生后新生儿坏死性小肠性结肠炎、颅内出血等相关并发症的发生。对于胎龄较小的早产儿,产前短期应用糖皮质激素可促进肺表面活性物质生成,加快肺组织发育,减少早产和新生儿呼吸窘迫综合征的发生,从而减轻相关肺部疾病。对于孕周 <37 周胎膜早破的孕妇应早期使用抗生素,以降低 BPD 的发生率。

2. 出生后防治

(1)呼吸支持:BPD 早产儿肺形态、结构异常,导致肺功能障碍,使气体在肺部交换不够充分,适当的氧合是主要的治疗手段,INSURE 技术(即早期进行气管插管 –PS– 拔管使用 CPAP)对 BPD 的预防有一定效果,尽早使用 NCPAP 可以减少气管插管的机会,减少机械通气的应用,降低 BPD 的发生率。为降低 BPD 发生率及阻止其进一步发展,选择合适的通气方式对保护肺部至关重要,间歇正压通气/同步间歇指令通气、持续气道正压通气、低气道压、允许性高碳酸血症等肺保护策略的应用,可改善早产儿的肺通气和换气功能,避免过度通气。

（2）营养支持:胎龄小、出生体重低的早产儿,由于慢性缺氧、摄入不足、能量消耗增加、电解质代谢紊乱等导致营养不良,因此保证足够的能量和蛋白质供给,维持水电解质及微量元素的平衡,可以增强机体抗氧化、抗感染的能力,有利于肺部正常的发育和成熟。维生素 D 在一定程度上可以促进和维持肺部的正常发育及成熟。

（3）液体管理:BPD 能量消耗大,耗氧量也大增,生长发育落后,应给予足够热卡。早期应限液,注意监测尿量,保证尿量 >1ml/（kg·h）,血浆钠浓度维持在 140~145mmol/L。由于 BPD 导致肺间质和肺泡水肿,在保证水电解质平衡的基础上,适当使用呋塞米每次 1mg/kg,每天 2 次,可控制肺水肿,有助于改善肺顺应性,降低阻力、肺泡通气量、分钟通气量,从而减少氧的需要,改善肺功能,缩短呼吸机使用时间。

（4）药物治疗:①咖啡因:对预防 BPD 发生具有一定作用,可通过降低呼吸道阻力、增加肺顺应性、兴奋呼吸等,缩短患儿机械通气时间,常用于 BPD 患儿出现呼吸暂停时的治疗。②维生素 A:是胎儿肺泡上皮细胞增殖和肺泡表面活性物质合成的重要物质。大剂量维生素 A（5 000IU）肌内注射,可降低极低出生体重儿 BPD 发生风险。③糖皮质激素:可在 BPD 早期使用,当出现高通气下氧疗仍无法撤离呼吸机或呼吸状态迅速恶化时,可考虑小剂量和最短疗程使用激素治疗,可以有效预防 BPD 的发生。④抗菌药物:可降低炎症对 BPD 的促进作用。解脲脲原体感染与 BPD 发生密切相关,预防性使用阿奇霉素可抑制炎症反应,通过清除解脲脲原体,降低 BPD 发生率。⑤其他药物治疗:有外源性肺表面活性物质、支气管扩张剂和利尿剂等。

四、护理措施

1. 合理氧疗　在血氧饱和度仪及血气分析监测下,尽量避免长时间高浓度给氧,尽可能采用低流量氧气吸入,维持早产儿经皮血氧饱和度在 90%~94%。可采取由低流量持续给氧过渡到间断给氧,继而过渡到完全断氧,避免患儿对氧产生依赖,此过程需要较长的时间,护士对患儿要有足够的耐心、细心和信心。由于 BPD 患儿肺部发育不良,肺的通气换气功能差,呼吸和吞咽不协调,易引起缺氧症状,故喂奶时采用间歇喂养并给予低流量吸氧可以有效缓解缺氧。

2. 合理喂养　早产儿提倡早期微量喂养,早期微量喂养是指早产儿在出生后 24 小时内开始喂养,喂养量为 10~15ml/（kg·d）,根据患儿胃肠耐受情况缓慢加奶,一般加奶量不超过 15~20ml/（kg·d）。首选亲母的母乳,其次是捐赠的母乳,两者都无法获得的情况下选择早产儿配方奶。

3. 喂养方式　首选经胃管缓慢输入（每次 120 分钟）,该方法胃排空快,残余奶量较少,原则是从全鼻饲法过渡到部分鼻饲法,再逐步过渡到自行吸吮。鼻饲奶前严格洗手,注意无菌操作,每次鼻饲奶前应常规先回抽胃内容物,首选使用最小容量的注射器回抽残余奶量,必须小心轻轻回抽,如果是异常胃内容物应先报告医生,如果奶残留量为 5ml/kg 或超过喂奶量的 50% 应减量喂养。患儿纠正胎龄小于 32 周时应给予完全鼻饲喂养,纠正胎龄达到或大于 32 周时,要逐渐开始训练患儿吸吮力,采用非营养性吸吮训练,纠正胎龄达到 34 周时可开始经口喂养。

4. 呼吸道管理 肺部感染和使用呼吸机是 BPD 发生的重要因素,首先应控制肺部感染,其次积极纠正缺氧、改善通气,做好气道管理是预防 BPD 行之有效的办法。定时改变体位、拍背、恰当的吸痰和合理的雾化可以保持呼吸道通畅,解除呼吸道梗阻,降低气道阻力,缩短呼吸机的使用时间,避免呼吸衰竭的发生。BPD 患儿选择俯卧位有助于减轻和缓解肺部受压,改善肺部通气与血流情况,还有利于肺内分泌物的引流。

5. 院内感染的预防和护理 BPD 一般发生于早产儿,早产儿抵抗力低,住院时间长,容易发生院内感染,因此保护性隔离至关重要,各项治疗、护理措施应严格遵守无菌操作原则。对于住院时间长的早产儿,应注意保护好静脉,避免反复穿刺,尽量采用脐静脉及 PICC 导管。

五、健康指导

1. 家长心理护理 BPD 一般发生于早产儿,由于患儿体重轻,住院时间长,病情反复,费用高,导致家长对患儿的愈后存在着经济与精神的双重压力。因此,医护人员应根据患儿家庭功能状况,主动关心、安慰家长。如果条件允许,可采取母婴同室,让家长与护士共同护理患儿,指导家长基础护理措施,如体温测量、喂养技巧、新生儿抚触等。对于一般情况稳定、带氧出院的患儿,护士需耐心宣教吸氧的注意事项及经皮血氧饱和度的监测方法,同时与家长建立联系卡(微信、电话等),定期了解患儿在家里的病情状态,以便及时给予指导。并嘱咐患儿应于出院后 1 个月、3 个月、6 个月、1 年、2 年定期复诊,必要时随时复诊。

2. BPD 患儿护理 BPD 患儿抵抗力低,容易发生感染,一旦发生呼吸道感染,容易出现严重呼吸道症状,甚至发生呼吸衰竭,因此应做好预防呼吸道感染的相关知识宣教,告知家长避免到人多拥挤的公共场所,避免室内吸烟,保持室内空气流通和适宜湿度、温度,随着天气变化及时给患儿增减衣服。BPD 患儿应尽量减少和避免与呼吸道感染的患儿接触,如需接触时应洗手、戴口罩,必要时室内可用食醋或艾叶熏蒸消毒。

✎ 复习题

1. **支气管肺发育不良应如何进行合理氧疗?**

答案:在血氧饱和度仪及血气分析监测下,尽量避免长时间高浓度给氧,尽可能采用低流量氧气吸入,维持早产儿经皮血氧饱和度在 90%~94%。可采取由低流量持续给氧过渡到间断给氧,继而过渡到完全断氧,避免患儿对氧产生依赖,此过程需要较长的时间,护士对患儿要有足够的耐心、细心和信心。由于支气管肺发育不良患儿肺部发育不良,肺的通气换气功能差,呼吸和吞咽不协调,易引起缺氧症状,故喂奶时采用间歇喂养并给予低流量吸氧可以有效缓解缺氧。

2. **导致支气管肺发育不良的主要原因是哪些?**

答案:①肺发育不成熟;②肺损伤;③损伤后异常修复。

3. **案例分析:**患儿,男,3 个月,胎龄 28^{+2} 周,出生体重 1.02kg,诊断为支气管肺发育不良。生后 Apgar 评分 4-5-5 分,早期呼吸机治疗好转后改 NCPAP 治疗,至今无法撤离 NCPAP 治疗。针对该患儿目前情况,可以采取哪些护理措施?

答案:(1)合理氧疗:在血氧饱和度仪及血气分析监测下,尽量避免长时间高浓度给氧,尽可能采用低流量氧气吸入,维持早产儿经皮血氧饱和度在 90%~94%。由于 BPD 患儿肺部发育不良,肺的通气换气功能差,呼吸和吞咽不协调,易引起缺氧症状,故喂奶时采用间歇喂养并给予低流量吸氧可以有效缓解缺氧。

(2)合理喂养:首选亲母的母乳,其次是捐赠的母乳,两者都无法获得的情况下选择早产儿配方奶。早产儿提倡早期微量喂养,早期微量喂养是指早产儿在出生后 24 小时内开始喂养,喂养量为 10~15ml/(kg·d),根据患儿胃肠耐受情况缓慢加奶,一般加奶量不超过 15~20ml/(kg·d)。

(3)喂养方式:首选经胃管缓慢输入(每次 120 分钟),该方法胃排空快,残余奶量较少,原则是从全鼻饲法过渡到部分鼻饲法,再逐步过渡到自行吸吮。

(4)呼吸道管理:肺部感染和呼吸机使用是支气管肺发育不良发生的重要因素,首先应控制肺部感染,其次积极纠正缺氧、改善通气,做好气道管理是预防支气管肺发育不良行之有效的办法。

(5)院内感染的预防和护理:支气管肺发育不良一般发生于早产儿,保护性隔离至关重要,各项治疗、护理措施应严格遵守无菌操作原则。对于住院时间长的早产儿,应避免反复穿刺,尽量采用 PICC 等中心静脉置管。

(陈华燕)

第五章
新生儿心血管系统疾病的护理

第一节　新生儿心血管系统发育及特点

一、心脏的胚胎发育

（一）原始心脏的形成

心血管系统（cardiovascular system）是胎儿时期最早形成具有功能活动的系统。约在胎龄第 21~22 天，胚胎外侧两条心内皮管融合为 1 条陷入围心腔内，周围的间质逐渐密集，形成一层较厚的心肌外套层，内皮和心肌外套层之间的组织为疏松的胶样结缔组织（图 5-1-1A）。胚胎第 3 周末，形成原始心管，胚胎开始具有血液循环（图 5-1-1B）。

（二）心脏外形的建立

心管由上至下分别是动脉干、心球、心室、心房、静脉窦，各段生长发育速度不同。因心球和心室生长发育速度较快，至胎龄 22~28 天时心管逐渐扭曲向右旋转；心室扩展和伸张较快，逐渐向腹面突出，使心管先弯曲成 U 形，即球室袢（图 5-1-1C、D）。受前面心球和后面食管的限制，心房向两侧方向扩张并膨出于动脉干两侧。心球分段发育：心球远侧段发育为动脉干；中段稍膨大，发育为心动脉球，近侧段被心室吸收成为原始右心室。原来的心室发育成左心室，左右之间的表面出现室间沟（图 5-1-1E）。至胎龄 28 天时，心脏外形完全形成，但心脏内部未完全分隔。

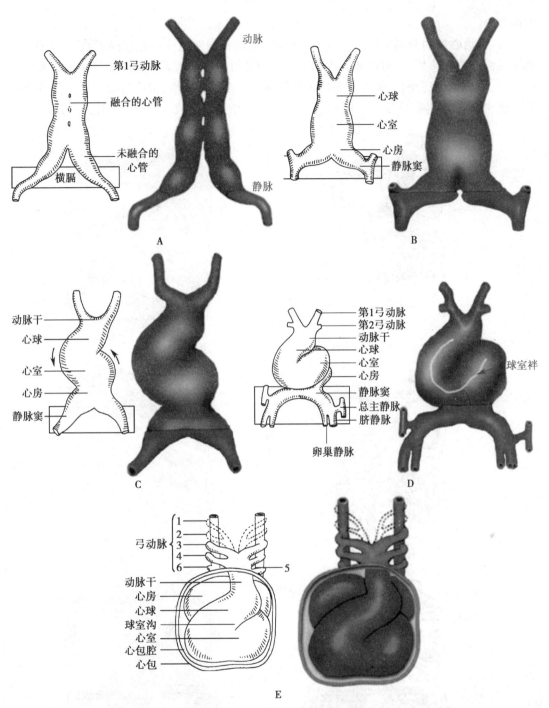

图 5-1-1 心脏的胚胎发育过程

A. 原始心管形成；B. 左、右心管融合；C. 心管扭曲生长；D. 心室扩展与伸张；E. 原始心脏形成

（三）心脏内部的分隔

1. 房室管的分隔 至胚胎 29 天左右，连接心房和心室的房室管背侧壁和腹侧壁组织增生，分别形成了一个心内膜垫。两侧心内膜垫对向生长，融合成为中间的分隔结构，即左、

右房室孔。

2. 原始心房的分隔 胚胎第3周末,心房顶部背侧壁出现一镰状隔,为第一房间隔。其下缘向心内膜垫生长,游离缘与心内膜垫之间暂留的通道为第一房间孔。在第一房间孔闭合前,形成第二房间孔,使左右心房仍保持相通。至第5~6周,第一房间隔右侧又形成一镰状隔为第二房间隔,此隔向心内膜延伸过程中,其游离缘形成了卵圆孔(图5-1-2)。

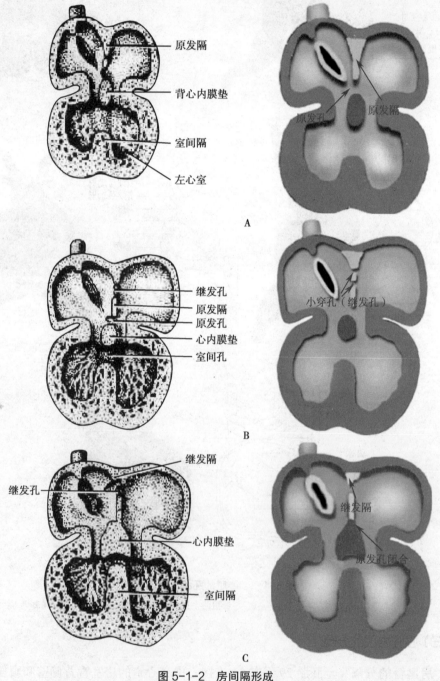

图 5-1-2 房间隔形成

A. 原发隔和原发孔;B. 继发孔;C. 继发隔

3. 原始心室的分隔　胚胎第4周末,由心室底部向上突起形成室间隔基胚并向房室管方向生长,将心室分为左右两半。至胚胎第7周时,室间隔上缘的结缔组织、漏斗部及心内膜垫融合成膜部室间隔。

4. 动脉干与心动脉球的分隔　胚胎第5周,在心球远端动脉干的内层对侧长出一对螺旋状的纵嵴,两者在中央轴相连,将总干划分为主动脉及肺动脉。非主动脉和主动脉起始处内膜下组织增厚,各形成三个隆起,并逐渐改变形状,成为较薄的半月瓣。

心脏各部的分隔都是同时进行的,任何原因导致该纵隔发育障碍、分隔发生偏差或旋转不全,均可造成大动脉骑跨或转位等先天畸形。因此胚胎第2~8周是先天性心脏畸形形成的主要时期。

二、胎儿血液循环与出生后的改变

(一)胎儿血液循环

在胎儿循环中,左右心室所承担的循环作用几乎相等,这恰恰与新生儿或成人相反。胎儿时期的营养和气体代谢是通过脐血管和胎盘与母体之间以弥散的方式进行。主要特征有:①胎儿肺呈压缩状态,肺血管的阻力相对较高,肺脏不承担气体交换的功能,肺循环压力高于体循环;②右心室负荷高于左心室,胎儿循环中右心室的输入量是左心室流量的1.3倍,因此胎儿时期的右心室不仅要克服体循环压力泵血,还要比左心室承担更多的负荷;③卵圆孔和动脉导管均处于开放状态通道,只有体循环而无肺循环,相对较低心排血量(图5-1-3)。

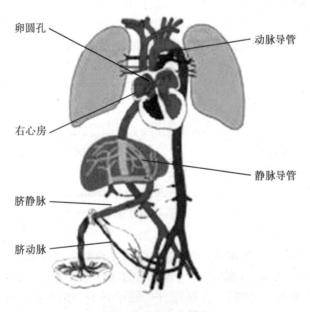

图5-1-3　胎儿循环

含氧量高的动脉血(PO₂达30~35mmHg)经脐静脉到达胎儿体内。约50%的血液进入胎儿肝脏循环,其余进入下腔静脉,与来自下半身的含氧量极低的静脉血混合,流入右心房,

此时 PO_2 为 26~28mmHg。混合血进入右心房后，直接通过卵圆孔进入左心房，随后进入左心室并射入主动脉，以供应心脏、大脑和上肢。由于胎儿的肺呈萎缩状态，仅有 10% 的血液流入肺脏，大部分的血液通过动脉导管进入降主动脉，供应胎儿下肢，并通过两条脐动脉回流至胎盘，回流的血液约有 65%，余下的 35% 灌注胎儿组织及器官，从而再次完成气体和营养的交换。

（二）出生后血液循环的改变

出生后循环的特征主要为：串联循环、无心内通道、肺血管阻力低及心排出量相对较高。出生后胎盘血液循环停止，开始在肺内进行气体交换。动、静脉导管和脐血管均失用，血液循环发生一系列变化。主要变化为：

1. **胎盘血液循环停止** 出生后脐血管剪断结扎，脐静脉（腹腔内部分）闭锁，成为由脐部至肝的肝圆韧带；脐动脉大部分闭锁成为脐外侧韧带，仅近侧段保留为膀胱上动脉。

2. **呼吸建立** 在肺脏开始进行其他交换，由于肺泡的扩张，肺小动脉管壁肌层逐渐退化，管壁变薄、扩张，肺循环压力降低，右心室流入肺内的血液增多，回流至左心房的血液也增多，致左心房压力增高。

3. **卵圆孔闭合** 出生后，由于脐静脉的闭锁使回流到右心房的血液减少，右心房压力降低，同时肺开始呼吸功能，大量的血液进入左心房，左心房压力超过右心房时，卵圆孔的瓣膜发生功能上关闭，生后 5~7 个月卵圆孔才形成解剖上的关闭；但无左向右分流。

4. **动脉导管功能性关闭** 肺循环压力低于体循环，流经动脉导管的血液逐渐减少，导管壁收缩、闭塞，最后血流停止，退化为动脉韧带。大部分足月儿在生后 10~15 小时形成功能性关闭。约 80% 的婴儿在生后 3~4 个月形成解剖性关闭，至 1 岁时，95% 的婴儿都已形成解剖性关闭。

（三）新生儿循环特点

1. **心脏大小和位置** 新生儿心脏的重量与体积比值相对成人较大，且左、右心室增长不平衡，胎儿的右心室负荷较左心室大。新生儿的心脏在胸腔内多呈横位，心尖搏动位于左侧第 4 肋间、锁骨中线外侧，心尖部主要为右心室。

2. **心率** 新生儿心率波动较大，平均 120~160 次 /min，哭吵或活动时可增加到 170 次 /min 以上，睡眠、安静时可降低到 70~90 次 /min，可出现一过性的心率波动。进食、活动、哭闹和发热可影响心率，体温每升高 1℃，心率增加 10~15 次 /min。

3. **血压** 新生儿心搏出量偏低、动脉壁弹性较好和血管管径相对较大，致血压偏低，血压在 50/30mmHg 至 80/50mmHg 的范围。早产儿的动脉导管关闭常延迟，可致心肺负荷增加，引起充血性心力衰竭、肾脏损害及坏死性小肠结肠炎。由于血容量不足或心肌功能障碍，容易导致早产儿低血压。需注意定期监测血压，维持平均动脉压在 30mmHg 以上十分必要。早产儿的血压因体重而异，见表 5-1-1。

表 5-1-1　早产儿血压正常值

体重（g）	平均压（mmHg）	收缩压（mmHg）	舒张压（mmHg）
501~750	38~49	50~62	26~36
751~1 000	35.5~47.5	48~59	23~36
1 001~1 250	37.5~48	49~61	26~35
1 251~1 500	34.5~44.5	46~56	23~33
1 501~1 750	34.5~45.5	46~58	23~33
1 751~2 000	36~48	48~61	24~35

✐复习题

1. 简述出生后血液循环的变化。

答案：出生后循环主要的变化是血液气体交换由胎盘转移至肺，胎盘循环消失而肺循环建立。出生时肺泡的扩张使肺循环阻力迅速下降，从右心经肺动脉流入肺的血流增多。当左心房的压力超过右心房时，卵圆孔首先在功能上关闭，生后 5~7 个月解剖上关闭。由于肺循环的阻力低于体循环，流经动脉导管的血液渐渐变成由左向右；且因流经动脉导管的血氧含量升高，使导管壁收缩，导管逐渐闭塞，最后退化为动脉韧带。约80% 的婴儿在生后 3~4 个月形成解剖性关闭，至 1 岁时，95% 的婴儿都已形成解剖性关闭。

2. 简述新生儿血压的特点。

答案：新生儿血压在 50/30mmHg 至 80/50mmHg 的范围。早产儿由于血容量不足或心肌功能障碍，容易导致低血压。需注意定期监测血压，维持平均动脉压至少在 30mmHg 以上十分必要。

3. 案例分析：患儿，女，足月分娩，日龄 10 天，因"皮肤发黄 3 天"入院。今晨患儿熟睡时心率波动在 80~90 次 /min，心脏听诊除心率较慢外，未见其他异常。请问该患儿正常的心率特点是什么？

答案：新生儿心率波动较大，平均 120~160 次 /min，哭吵或运动时增加到 170 次 /min 以上，睡眠时降低到 70~90 次 /min。有时可出现一过性的心率波动。进食、活动、哭闹和发热可影响心率，体温每升高 1℃，心率增加 10~15 次 /min。

（张明华）

第二节 新生儿先天性心脏病的护理

先天性心脏病（congenital heart disease, CHD）是新生儿和婴幼儿最常见的先天性畸形，也是新生儿和婴幼儿期最主要的死亡原因之一。随着早期筛查和诊治越来越普及和精准，能够及早有效地识别新生儿或婴儿期需要接受手术或介入治疗的患儿，可明显改善预后，多数患儿能得到彻底根治。

一、病因

导致胎儿心脏发育异常或停滞的最主要原因是遗传和环境因素。遗传因素包括单基因突变、多基因突变、染色体异位与畸变等。环境因素主要包括孕早期宫内感染，如柯萨奇病毒感染、风疹、流行性腮腺炎、流行性感冒等。此外，孕妇患代谢紊乱性疾病，妊娠早期饮酒、吸食毒品，服用抗癌、抗癫痫药物，接触大剂量放射线等均可能与发病有关。

二、分类

根据大血管或左右心之间有无分流及临床表现有无青紫，主要分为三大类：

1. 左向右分流型（潜伏青紫型） 由于主动脉与肺动脉压力差，血液从左至右分流，所以正常情况下不会青紫。但剧烈哭闹、屏气或其他病变状态使右心和肺动脉压力增高且超过主动脉时，含氧量低的静脉血从右至左分流，导致暂时性青紫，故称潜伏青紫型。属于此型的有室间隔缺损、房间隔缺损和动脉导管未闭等。

2. 右向左分流型（青紫型） 是先天性心脏病中最严重的一型，因心脏结构或大动脉起源异常，肺动脉压力增高并超过主动脉，大量氧含量低的静脉血从右至左分流进入体循环，导致持续性青紫。按肺部灌注血量的多少，可分为肺缺血型（三尖瓣闭锁、法洛四联症等）和肺充血型（完全性大动脉转位、总动脉干等）。

3. 无分流型（无青紫型） 此型心脏动静脉之间或左右两侧无分流或异常通路。可分为梗阻型（主动脉缩窄、肺动脉狭窄）、反流型（肺动脉瓣关闭不全、二尖瓣关闭不全等）及其他少见类型（主动脉弓畸形、右位心等）。

（一）室间隔缺损

1. 临床表现 室间隔缺损（ventricular septal defect, VSD）为最常见的先天性心脏病，

是心脏胚胎发育异常所致左右心室间通道异常,可单独存在,亦可和其他心脏畸形同时存在。小型室间隔缺损(缺损直径≤0.5cm),为胸骨左缘第3~4肋间听到响亮粗糙的全收缩期杂音,在出生1~2周内,因肺动脉压力增大而限制了左向右分流,杂音可能不明显,患儿可无明显症状。中、大型室间隔缺损(缺损直径>1.0cm),胸骨左缘第3~4肋间可闻及Ⅲ、Ⅳ级粗糙的全收缩期杂音,并广泛扩散向四周,收缩期可扪及震颤。生后4~6周最明显,新生儿后期及婴儿期即可出现症状,表现为喂养困难、吸吮时气急、苍白、多汗、生长发育落后,易发生心力衰竭及呼吸道反复感染。

2. 治疗要点　室间隔缺损可能会自然闭合,缺损小者定期随访至3岁,若出现症状再行内科处理。中、大型缺损导致严重充血性心力衰竭以及肺炎反复发作或者发育迟缓,应给予手术等治疗。

(二)房间隔缺损

1. 临床表现　房间隔缺损(atrial septal defect,ASD)是较常见的先天性心脏病,症状取决于房间隔缺损的大小,缺损小者可以无症状,仅胸骨右缘第2~3肋间可闻及Ⅱ~Ⅲ级收缩期杂音;缺损较大者体循环血量减少,表现为喂养困难、面色苍白、活动后气促、多汗、乏力、发育迟缓。严重者早期出现心力衰竭,呼吸道反复感染;肺动脉瓣区第二心音亢进,并呈固定分裂,该特征性心音的存在对于房间隔缺损具有诊断意义。

2. 治疗要点　小型继发孔型房间隔缺损4岁内自然闭合率为15%。外科手术修补应在儿童期进行,成年后如发生心力衰竭和肺动脉高压,修补难度增加。手术疗效显著,但创伤大,康复时间长。房间隔缺损在严格掌握指征、排除其他合并畸形的情况下,可通过导管介入进行封堵。

(三)动脉导管未闭

1. 临床表现　动脉导管未闭(patent ductus arteriosus,PDA)也是常见的先天性心脏病,其临床症状取决于动脉导管的粗细。对于较细的动脉导管,患儿通常无明显症状。分流量大的患儿可出现气急、呛咳、多汗、体重不增,甚至心力衰竭,可有心前区突出、鸡胸等现象。典型PDA在胸骨左缘第2肋间可闻及响亮粗糙的不间断机器样杂音,但由于新生儿肺动脉压较高,舒张期主肺动脉压力差表现不明显,常仅闻及收缩期杂音或者无杂音,尤其在使用机械通气过程中很难闻及杂音。肺动脉第二心音亢进,体格检查通常有水冲脉、心前区搏动强烈及心动过速,伴或不伴有奔马律。

2. 治疗要点　为防止心内膜炎,有效控制和治疗心功能不全和肺动脉高压,不同大小的动脉导管在任何年龄均应及时手术,也可选用封堵器等通过介入疗法予以关闭。对早产儿PDA应视分流大小、呼吸窘迫情况而定,生后1周内使用吲哚美辛治疗。

(四)房室间隔缺损

1. 临床表现　房室间隔缺损(atrioventricular septal defect,AVSD)又称房室管畸形、房室共道或心内膜垫缺损。不完全性AVSD症状较轻,可出现乏力、呼吸道反复感染以及生长发育落后。完全性AVSD症状较重且出现早,大多在新生儿期就出现严重的充血性心衰、肺动脉高压、呼吸困难、营养不良和严重生长发育迟缓。听诊可闻及继发孔型ASD杂音,胸骨左缘下方和心尖区可闻及Ⅲ~Ⅳ级响亮的全收缩期杂音；由于增加的血流通过共同房室瓣，在胸骨左缘下方或心尖区可闻及舒张期隆隆样杂音。心力衰竭的患儿可有肝大和奔马律。

2. 治疗要点　完全性房室间隔缺损在出生后1~2个月就会发生心力衰竭以及反复发作的难治性肺炎。1岁后，可能出现肺血管的阻塞性病变。若不进行手术外科干预，大多数患儿2~3岁就会死亡。手术时机通常选择2~4个月龄，尽早修复对于预防患儿早期发生肺血管阻塞性病变非常重要。根治手术采用体外循环深低温下闭合原发性ASD和VSD，构建两个独立、完整的房室瓣。根据病情进行抗心衰治疗、应用抗生素或其他支持治疗。

（五）主动脉缩窄

1. 临床表现　主动脉缩窄（coarctation of aorta，COA）常发生在左锁骨下动脉远端和动脉导管连接处。出生后前6周内，患儿即出现喂养困难、呼吸困难、体重增加缓慢以及急性心功能不全和/或低心排出量症状。新生儿由于动脉导管未完全闭合，血液可以通过动脉导管流至降主动脉，临床症状可不明显。患儿肤色苍白，伴有不同程度的呼吸困难、少尿或无尿、循环性休克以及严重的酸中毒。胸骨左缘2~3肋间可闻及收缩期杂音，广泛传导。患儿桡动脉搏动强烈，容易扪及，而股动脉搏动微弱、延迟，甚至无法扪及。

2. 治疗要点　20%~30%的主动脉缩窄在出生后3个月内会发生充血性心力衰竭，如不能早期诊治，有症状者会因充血性心衰或肾脏灌注不足而早期死亡。外科治疗可选择球囊扩张成形术。内科治疗主要维持血流动力学稳定，改善循环性休克。适当供氧、机械通气给予呼气末正压有助于减轻左房压升高所致的肺水肿。

（六）法洛四联症

1. 临床表现　法洛四联症（tetralogy of Fallot，TOF）为婴儿期后最常见的青紫型先天性心脏病，由4种畸形组成：右心室流出道梗阻、室间隔缺损、主动脉骑跨、右心室肥厚。患儿在生后3~6个月逐渐出现青紫，极重型TOF出生后即出现青紫。患儿剧烈哭闹时可出现青紫加重、突发呼吸困难等缺氧表现，严重者痉挛、抽搐、晕厥。听诊胸骨左缘第3~4肋间可闻及响亮粗糙的收缩期杂音，广泛传导；肺动脉第二音减弱或消失。

2. 治疗要点　极重型TOF的新生儿可出现缺氧发作，表现为呼吸突然加深加快，激惹和尖叫，逐渐加重的青紫和心脏杂音程度逐渐减低。缺氧发作严重时可致疲劳、抽搐、脑血管意外，甚至死亡。缺氧发作时，应迅速置患儿于膝胸卧位，给氧，硫酸吗啡皮下或肌内注射，应用碳酸氢钠纠正酸中毒。如患儿青紫减轻，心脏杂音变响，则表明通过右心室流出的血流增多。若处理无效，应使用血管收缩药物，如去甲肾上腺素提高动脉压力，普纳洛尔减慢心率，逆转缺氧发作。常见的外科手术方法有根治术和姑息分流术，后者旨在加强肺动脉血流，尤其在肺动脉发育不良、冠状动脉解剖位置不佳、反复缺氧发作且药物不能缓解以及体重低于2.5kg的新生儿。

三、护理措施

（一）一般护理措施

1. 建立合理的生活制度　保证室内空气流通新鲜，环境舒适，安静整洁。作息时间规律,适当安排活动量,病情严重者卧床休息。各项护理集中操作,动作尽量轻柔,避免声、光等方面的刺激,更应避免引起情绪激动和长时间哭闹。

2. 给予充足营养 先天性心脏病患儿早期母乳喂养非常重要,可预防消化系统的不良反应,增强患儿抵抗力。全量经口喂养是最理想的肠道内营养途径,无法耐受经口喂养的可通过鼻胃管、胃造瘘管、十二指肠管喂养。从全鼻饲喂养到经口喂养 + 鼻饲补足喂养直至全量经口喂养,需遵循渐进原则。患儿进食时易疲劳、易呛咳,选择质软并且孔径大小合适的奶嘴,有助于增加摄入量。半卧位是最佳体位,有助于呼吸和吞咽的协调,避免窒息。新生儿复杂先天性心脏病通常要控制液体量,可采取浓缩或补充碳水化合物、脂肪的方法来增加配方奶的能量密度,改变营养素的组合方式。

3. 预防感染 采取保护性的隔离措施,避免交叉感染。注意监测体温,按照气温变化及时增减衣物,避免发生呼吸道感染。其他各种小手术时应给予抗生素预防感染,防止出现感染性心内膜炎,一旦出现应积极治疗。

4. 注意观察病情,预防并发症 注意观察,如出现心力衰竭的表现:呼吸困难、端坐呼吸、心率增快、吐泡沫样痰、肝大、水肿等,立即取半卧位,吸氧,及时报告主管医师,并按照心衰护理常规。新生儿先天性心脏病病情发展迅速,如不能及时发现并且处理,患儿可能迅速死亡。

5. 心理护理 对待患儿细心,有耐心和爱心。向家长解释检查治疗方案和护理措施,及时有效沟通,能够缓解家长焦虑、紧张的情绪,使其理解并且配合。

(二)病情监测

1. 心率和心律的监测 严密监测患儿的心率和心律改变。大量左向右分流可使新生儿出现充血性心力衰竭而引起窦性心动过速;患儿行心脏外科手术后常发生心律失常,术后应详细交接手术过程,交接手术期间患儿有无发生心律失常,以及心律失常的类型,是否用药以及药效。术后使用起搏器维持心率的患儿应详细记录各项参数,做好除颤等各项抢救用物的准备。

2. 血压及末梢循环的监测 患儿心室顺应性较差,对前后负荷增加的反应及耐受性差,应严密监测动态血压变化,以判断循环负荷情况。大型左向右分流的非青紫型心脏病患儿,在新生儿期即出现严重充血性心力衰竭者,应同时评估血压及末梢循环。毛细血管充盈时间、末梢皮肤颜色及温度可作为判断末梢循环灌注情况的指标。主动脉弓缩窄患儿应同时监测上下肢血压;并密切注意有无坏死性小肠结肠炎发生的症状,其原因在于此类患儿因主动脉弓降部的狭窄而引起下肢及腹腔脏器血流灌注不足。用微量输液泵控制液体流速,避免短时间输入大量液体而产生心衰。

3. 肺动脉高压的监测和护理 大分流室间隔缺损及房室间隔缺损在早期会发生肺血管阻力性改变,因此部分患儿术后早期会发生肺高压危象。按医嘱用药保持患儿完全镇静。维持机械通气保证通气量,监测动脉血气,使动脉血 PCO_2 在 35mmHg 以下、PO_2 在 100mmHg 以上。使用扩血管药如硝普钠、酚妥拉明等时,应注意监测血压的变化。在接受一氧化氮(NO)治疗或预防肺动脉高压时,应监测动脉血压及 NO 浓度。因 NO 代谢物对人体有害,应注意废气的回收与排放。

四、健康指导

1. 应将本病的治疗、护理经过及预后情况,向患儿家长进行健康宣教,尽可能减轻家长的焦虑、紧张和恐惧不安心理,使其理解并能自觉配合治疗。

2. 指导家长掌握先天性心脏病的家庭护理,强调休息对疾病的重要性,预防感染及其他并发症。指导家长掌握应急状况下,应当采取哪些紧急措施以及如何获取帮助。

3. 出院时如携带抗心律失常药物等,护理人员应告知其药名、剂量、用法及副作用。

4. 嘱患儿家长出院后定期门诊复查。

✐复习题

1. 简述新生儿法洛四联症的临床表现。

答案:法洛四联症为婴儿期后最常见的青紫型先天性心脏病,由4种畸形组成:右心室流出道梗阻、室间隔缺损、主动脉骑跨、右心室肥厚。患儿在生后3~6个月逐渐出现青紫,极重型 TOF 出生后即出现青紫。患儿剧烈哭闹时可出现青紫加重、突发的呼吸困难等缺氧表现,严重的可出现痉挛、抽搐、晕厥。听诊胸骨左缘第3~4肋间可闻及响亮粗糙的收缩期杂音,并向四周扩散;肺动脉第二音减弱或消失。

2. 简述新生儿先天性心脏病的健康指导。

答案:(1)应将本病的治疗、护理经过及预后情况,向患儿家长进行健康宣教,尽可能减轻家长的焦虑、紧张和恐惧不安心理,使其理解并能自觉配合治疗。

(2)指导家长掌握先天性心脏病的家庭护理,强调休息对疾病的重要性,预防感染及其他并发症。指导家长掌握应急状况下,应当采取哪些紧急措施以及如何获取帮助。

(3)出院时如携带抗心律失常药物等,护理人员应告知其药名、剂量、用法及副作用。

(4)嘱患儿家长出院后定期门诊复查。

3. 案例分析: 患儿,女,胎龄 38^{+2} 周,生后 2 天,出生无窒息,体重 3 300g,查体未见异常,生后反应好,哭声响亮,无青紫,听诊时可闻及胸骨左缘第2~5肋间有柔和2级收缩期杂音。针对这一患儿,该症状是生理性杂音还是先天性心脏病的表现?是否需要进一步治疗?

答案:(1)新生儿生理性心脏杂音主要是由于以下情况:①肺动脉相对狭窄,生后肺循环建立,肺血流增多;②三尖瓣关闭不全,可闻及心脏杂音,呈暂时性;③动脉导管未闭,可闻及胸骨左缘第2~3肋间有杂音,但杂音短暂,无震颤。可继续观察。

(2)先天性心脏病杂音为持续存在,在胸骨左侧第3~5肋间,用指尖轻轻触诊,可有轻微震颤。该患儿听诊闻及的杂音为先天性心脏病的表现,需进一步治疗。

(于相玲)

第三节 新生儿心律失常及护理

教 学 大 纲

1. 了解新生儿心律失常的病因、分类、临床表现。
2. 熟悉新生儿心律失常的治疗要点。
3. 掌握新生儿心律失常的护理措施及健康指导。

新生儿期任何心律失常都可能发生,但常见类型、发病机制、治疗方法与成人及年长儿存在明显不同。临床上心律失常主要是因传导系统紊乱引起,其中以室上性心律失常最为多见,且多为功能性,易发生于生后 7 天内,出生数月症状可消失,病程短暂,预后较年长儿及成人好。部分严重心律失常可引发急性心力衰竭,如不及时救治可致死亡。

一、病因

1. 心脏外部因素 新生儿心律失常可发生于宫内,与围产期疾病有关,包括脐带绕颈或宫内窘迫引起围产期窒息、水电解质紊乱、宫内感染、产程中药物使用及母亲患免疫系统疾病等。

2. 心脏本身因素及遗传因素 多数器质性心脏病可引发新生儿心律失常,如原发性心脏病、心脏传导系统病变、先天性心脏病等。

(一)期前收缩

期前收缩(premature contraction)是新生儿心律失常最常见的一种,期前收缩按照起搏位置不同进行分类,可分为窦性期前收缩、房性期前收缩、交接区性期前收缩及室性期前收缩,其中室性期前收缩最为常见。

1. 临床表现

(1)新生儿期前收缩可见于健康新生儿,早产儿较为多见。其发生原因在于新生儿心脏传导系统发育欠成熟,病程短暂,多在 1 个月内消失。

(2)心电图变化

1)房性期前收缩:P 波提前,P-R 间期正常,QRS 波形态与窦性 QRS 波类似,代偿间歇多为不完全性(图 5-3-1)。

2)房室连接区期前收缩:QRS 波群提前出现,其形态、时限与窦性 QRS 波相同,异位 P波可出现于 QRS 波之前、之后或与之重叠,代偿间歇多为完全性(图 5-3-2)。

3)室性期前收缩:提前出现的 QRS 波群宽大畸形,且 QRS 波出现前无异位 P 波;T 波方向与 QRS 波群主波方向相反;期前收缩结束后,代偿间歇为完全性(图 5-3-3)。

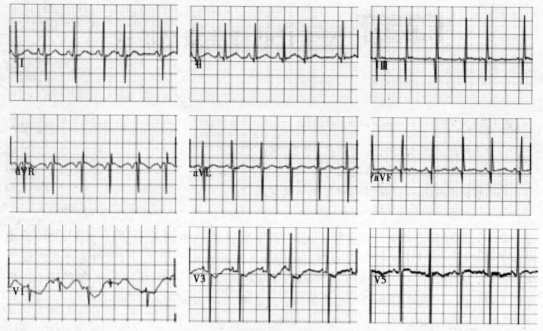

图 5-3-1 房性期前收缩的心电图特征

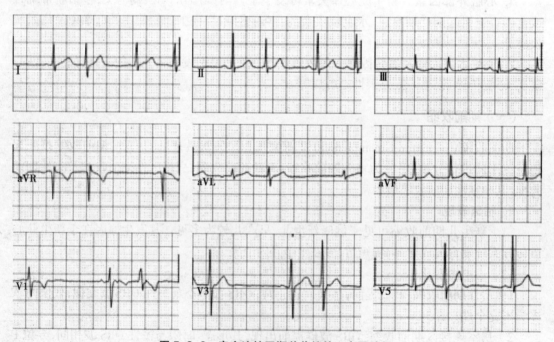

图 5-3-2 房室连接区期前收缩的心电图特征

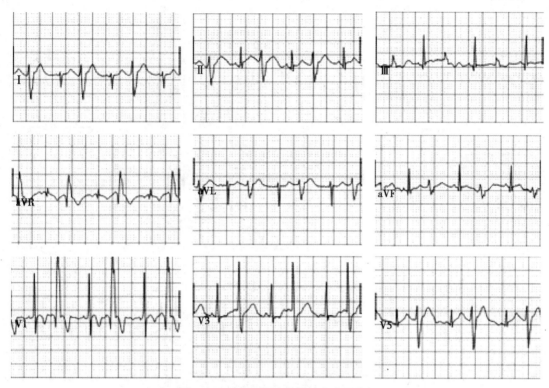

图 5-3-3　室性期前收缩的心电图特征

2. 治疗要点　若无明显临床症状无需治疗,有症状者应去除诱因,对症治疗。患儿若伴有临床症状或病情发展为阵发性室上速,可考虑使用抗心律失常药物治疗,如普罗帕酮、地高辛、维拉帕米等。

(二)阵发性室上性心动过速

阵发性室上性心动过速(paroxysmal supraventricular tachycardia,PSVT)常伴有心力衰竭或心源性休克,是新生儿期最重要的心律失常。

1. 临床表现

(1)常无器质性心脏病,突然发作、突然终止和反复发作作为其特点可见于任何年龄,婴儿较多见。发作时有面色苍白、烦躁不安、皮肤湿冷、拒食、呕吐、气急、出汗、发绀等心源性休克的表现。发作时心率突然增快至 200~300 次 /min,婴儿期最易发生,部分患儿至儿童期 PSVT 再发作。心功能不全以持续性交界区反复性心动过速为多见,患儿有皮肤苍白、发灰、四肢发凉等心力衰竭和心源性休克的表现。

(2)心电图变化:①R-R 间隔绝对规则,有时伴有 P 波,但因速度过快,P 波常不典型;心率达 200~325 次 /min。②QRS 波形态正常,偶有 QRS 波增宽,呈右束支阻滞型。③P 波多与 QRS 波重叠而不能分辨。④发作时心动过速,ST-T 波可呈缺血型改变,心动过速结束后可见 ST 段改变,T 波倒置或低平等(图 5-3-4)。

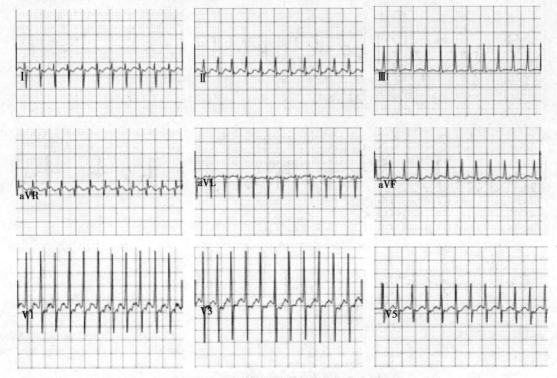

图 5-3-4　阵发性室上性心动过速的心电图特征

2. 治疗要点

（1）潜水反射法：用湿冷毛巾或冰水袋覆盖于患儿面部 5~10 分钟，突然寒冷刺激可刺激迷走神经反射而终止室上性心动过速发作，无效者可间隔 3~5 分钟再重复一次。

（2）药物治疗：地高辛是常用药物，普罗帕酮是广谱抗心律失常药物，静脉给药；普纳洛尔为 β 肾上腺素受体拮抗剂，更适用于伴有预激综合征的室上性心动过速。室上心动过速的常用药物为利多卡因或苯妥英钠。

3. 电击复律　药物治疗无效者，采用体外同步直流电击术。

4. 超速抑制　适用于药物治疗无效的室上性心动过速。放置室道电极，给予超过室上性心动过速的速率，通过抑制移位节律点而恢复窦性心律。

（三）房室传导阻滞

依照房室传导阻滞（atrioventricular block，AVB）发生程度分为一度、二度和三度。一度房室传导阻滞系所有心房激动均可下传心室但传导速度减慢；二度房室传导阻滞系窦房结冲动不能全部传达至心室，造成不同程度逸搏；三度房室传导阻滞系全部心房激动均无法下传至心室，又称为完全性房室传导阻滞。

（1）症状与体征

1）一度房室传导阻滞多无症状，也无血流动力学影响，听诊第一心音可略减弱。

2）二度房室传导阻滞可有心悸、乏力、头晕、易疲倦等供血不足表现，听诊有逸搏。

3）三度房室传导阻滞可有脏器供血不足表现,如头晕、乏力、胸闷、活动受限,甚至发生阿–斯综合征。听诊心律规则,但心率慢,第一心音强弱不等。

（2）心电图变化

1）一度房室传导阻滞:因房室传导时间延长,导致 PR 间期超过正常范围,但心房激动均能下传到心室。

2）二度房室传导阻滞:因窦房结冲动不能完全传达到心室,故造成不同程度的逸搏。该类心律失常可分为两种类型:莫氏Ⅰ型和莫氏Ⅱ型。莫氏Ⅰ型心电图特征为 P–R 间期逐步延长,P 波后不再出现 QRS 波,同时可见 R–R 间期逐步缩短,且脱落两个 R 波间距小于最短 RR 间期两倍。莫氏Ⅱ型表现为 P–R 间期固定不变,常伴有增宽的 QRS 波（图 5–3–5）。

3）三度房室传导阻滞:有效不应期延长,P 波均落在有效不应期内,心房与心室各自独立活动,彼此无关。心室率较心房率慢（图 5–3–6）。

二、护理措施

1. **休息与环境护理**　心律失常患儿应保持安静状态,以降低氧耗,减少因剧烈哭闹增加的心肌耗氧,而诱发心力衰竭。疾病期间,防止患儿饥饿、大小便刺激等诱因,给予非营养性吸吮,同时在进行静脉穿刺等疼痛刺激前,给予安慰奶嘴,以缓解患儿哭闹,满足生理需求,并且保持环境的安静,调节好室内温、湿度。

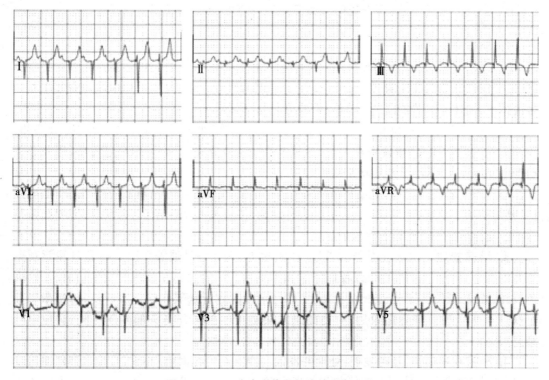

图 5-3-5　二度房室传导阻滞的心电图特征

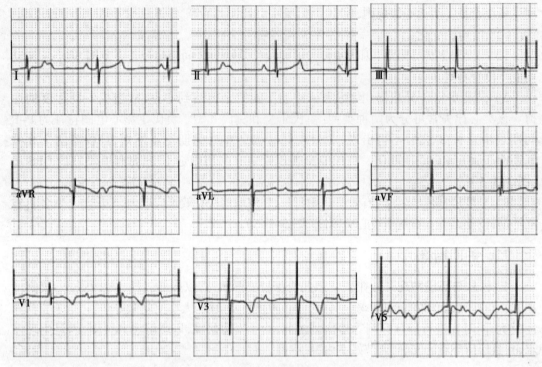

图 5-3-6　三度房室传导阻滞的心电图特征

2. 用药护理

（1）应用抗心律失常药物推注：室上性心动过速患儿首选 ATP 类型的抗心律失常药物，用药需严格遵照查对制度，按照新生儿体重计算药物剂量，使用过程中注意观察患儿的生命体征，使用心电监护仪进行监护，掌握患儿复律情况。

（2）应用西地兰药物推注：患儿在使用药物前应严格监测并记录新生儿的心率及心律，用药方法为静脉推注，推注速度要慢，应控制在 15~30 分钟以内，若用药过程中，患儿心率<100 次/min，应立即停药，并报告医生。

（3）患儿若发生房扑，应及时协助医生进行电复律。患儿电复律前，应严格进行心电监护，复律前给予镇定，使用 5% 水合氯醛进行灌肠，待患儿镇静后给予连接除颤监护仪，进行除颤。复律后必须严密行心电监护。

3. 喂养护理　以母乳喂养为首选，按需喂养，每 3 小时喂养一次。哺乳时注意观察患儿的面色、呼吸、心率、心律以及血氧饱和度的变化。若患儿在吸吮时发生口唇青紫、面色发绀，血氧饱和度降至 80% 以下，应立即停止吸吮。若缺氧症状无法恢复，可刺激患儿足底或耳尖。患儿喂养结束后，应抬高患儿头部 15°~30°，并将头部偏向一侧，避免呕吐窒息。

4. 严密观察病情，及时发现、处理并发症　观察新生儿面色、心率、心律、呼吸、血压变化、精神状态，必要时使用监护仪监测。当心率<40 次/min 或>160 次/min 时，应及时报告医生并作出及时处理。若患儿出现面色苍白、脉搏细速、出冷汗、四肢厥冷、血压下降等室上性心动过速的表现，应立即通知医生并紧急处理。

三、健康指导

1. 指导家长疾病相关知识,加强其对疾病治疗过程及预后的认识,减少家属的紧张、焦虑情绪。向家长强调休息对患儿心律失常的重要性,提高患儿家属遵医行为,密切配合治疗。

2. 一对一指导家长基础护理方法,包括掌握喂养技巧、学会口服药方法。告知家属注意避免腹泻、感染、受凉等诱发心律失常的因素。

3. 携带抗心律失常药物出院的患儿,应指导家属掌握药物名称、用法、剂量及副作用,并指导其注意观察新生儿的生命体征及不良反应。嘱咐患儿家属若发现患儿出现面色苍白、脉搏细速、出冷汗、四肢厥冷、血压下降时,应立即就医。定期至门诊复查。

✍ 复习题

1. **简述新生儿心律失常的常见病因。**

答案:包括各种器质心脏病、各种新生儿感染性疾病、新生儿窒息缺氧、水电解质平衡紊乱、新生儿心导管检查及心外科手术、传导系统发育不成熟等。

2. **简述新生儿心律失常的健康指导。**

答案:(1)指导家长疾病相关知识,加强其对疾病治疗过程及预后的认识,减少家属的紧张、焦虑情绪。向家长强调休息对心律失常的重要性,提高患儿家属的遵医行为,密切配合治疗。

(2)告知家属尽量避免带患儿到公共场所,预防患儿发生上呼吸道感染和消化道感染。

(3)携带抗心律失常药物出院的患儿,应指导家属掌握药物名称、用法、剂量及副作用,并指导其注意观察新生儿的生命体征及不良反应。嘱咐患儿家属一旦出现面色苍白、脉搏细速、出冷汗、四肢厥冷、血压下降等现象时,应立即就医。定期至门诊复查。

(李婷婷)

第四节 新生儿心力衰竭及护理

教学大纲

1. 熟悉新生儿心力衰竭的病理生理特点。
2. 了解新生儿心力衰竭的治疗要点。
3. 掌握新生儿心力衰竭的临床表现、护理措施及健康指导。

心力衰竭(congestive heart failure)是指心肌收缩或舒张功能下降,以血流动力学异常为特征的疾病,表现为心排出量无法满足全身组织代谢需求。新生儿心力衰竭是儿童时期危重症之一,其临床表现不典型且与其他年龄段的心力衰竭表现不同,易于其他疾病混淆。临床变化快,如不尽快处理,可导致患儿死亡。

一、病因

1. **心肌结构、神经及功能发育不完善** 新生儿心肌结构发育异常和心肌交感神经发育未成熟,儿茶酚胺分泌水平低,心肌内肾上腺素储存少,影响心肌收缩功能,容易导致新生儿发生低血压。心肌储备能力低,出生后容量负荷或压力负荷增加,但心肌代偿能力不足。

2. **疾病原因**

（1）心血管系统疾病:均可影响心脏舒张期的有效充盈,影响心排出量,从而引起心衰。心血管系统疾病包括:①新生儿心脏前负荷增加,如左向右分流型先天性心脏病;②心脏后负荷增加,如肺动脉狭窄、主动脉狭窄等;③心肌收缩力减弱:如心肌病、心肌炎、心内膜弹力纤维增生症等;④严重心律不齐,如室上性心动过速、二度和三度房室传导阻滞等。

（2）呼吸系统疾病:各种可引起肺部气体交换障碍、氧合不全的疾病均可导致心衰,常见的包括新生儿肺透明膜病、肺不张、肺出血等。新生儿窒息也有可能引发心力衰竭,新生儿窒息可引起心肌缺氧缺血导致心内膜下心肌坏死。

（3）感染性疾病:新生儿败血症及其他部位感染等也可影响心肌收缩力。

（4）其他:新生儿低血糖、低血钙、代谢性酸中毒等血电解质紊乱可影响心肌细胞离子交换;严重贫血如 Rh 溶血病或双胎间输血等影响心肌的血供;其他先天性畸形也可导致心力衰竭,如肾发育不全、多囊肾以及各种综合征等。

二、临床表现

新生儿左右心力衰竭常以全心衰的症状表现,为此,左右心衰难以截然分开。

1. **心功能不全**

（1）喂养困难:心衰患儿易表现出疲劳状态;喂养时患儿常可见气急加重,因缺氧常有吸吮无力、拒奶、喂哺困难表现;儿茶酚胺分泌增多使患儿出汗明显,常表现为前额冷汗,在喂哺时尤为明显,因此,患儿体重增加不明显,甚至不增。

（2）烦躁易激惹:患儿可有烦躁不安、精神萎靡,难以安慰。

（3）心率与心律:安静状态下,患儿心率持续 >160 次/min,心率过快使心脏舒张期充盈不全,代偿作用有限,心音减弱,心尖部可闻及奔马律。

2. **肺循环淤血**

（1）肺淤血患儿常表现为呼吸急促、费力,呼吸频率加快,安静时呼吸频率达 60 次/min以上,病情严重时可见患儿有呻吟、鼻翼扇动、三凹征及发绀等表现。平卧时患儿常呼吸困难加重,若直抱患儿或使之卧肩可减轻呼吸困难的症状。与成人不同,患儿较少发生夜间阵发性呼吸困难。

（2）肺部啰音听诊:肺部听诊可闻及肺部湿啰音或干啰音,提示有肺部渗出及肺间质水肿。

3. **体循环淤血**

（1）肝大:患儿肝大是体循环淤血最早期、最常见的体征。肝大可达肋下 3cm 以上或短期内进行性增大。

（2）颈静脉怒张：新生儿颈部较短,很难使其放松,颈静脉压力的评估比较困难。可将患儿抱起,在安静状态下评估,也可见竖抱时头皮静脉扩张。

（3）水肿及少尿：体格检查可不明显,仅表现为短期内体重增长明显,与喂养困难的表现不符合。部分患儿可表现为眼睑、胫骨及骶骨的轻度水肿。因肾脏血流灌注不足,常见患儿有少尿和轻度蛋白尿的症状。

三、治疗要点

充血性心力衰竭的治疗目标是：改善心功能,减少水、钠潴留,减轻心脏负担,增加血氧含量和降低氧耗。

1. 原发疾病治疗　治疗引起或加重心衰的病因,如感染、贫血、心律失常和发热等。复杂危重先天性心脏病需及时进行心导管介入手术或外科救治手术。

2. 控制心衰　常使用强心药物、利尿药和扩血管药三类药物。

（1）儿茶酚胺类：该类药物多用于严重急性心衰治疗,常用药为多巴胺、多巴酚丁胺、异丙肾上腺素和肾上腺素等快速起效的强心药物。对于合并肾功能不全且伴有主动脉缩窄或心脏手术后的心衰患儿,与洋地黄类药物相比,儿茶酚胺类药物具有快速起效、作用时间短的特点。

（2）洋地黄类：药理作用为提高心肌收缩力（正性肌力作用）,通过降低窦房结的神经传导减慢心率（负性频率）,通过增加肾脏灌注起到间接的利尿作用。最终洋地黄达到疗效的指标为增加心输出量、缩小心脏、降低静脉压和减轻水肿。

地高辛是最常用的药物,其作用可靠,吸收和排泄迅速,蓄积作用不大。地高辛药物的用药剂量应精确至毫克,其中毒剂量和治疗剂量非常接近。早产儿对地高辛比足月儿更为敏感,药物在体内积聚速度快,剂量应更为精确,用量更小。地高辛治疗的基本原则是首先达到洋地黄量,通过静脉或口服在 24 小时内分次给药,使体内血药浓度维持洋地黄化,地高辛的维持量为饱和量 1/8~1/10。为保证血液中地高辛水平,可选择静脉或口服给药,每天两次。表 5-4-1 为口服和静脉途径的完全洋地黄化剂量。

表 5-4-1　洋地黄类（地高辛）药物剂量

胎龄	矫正胎龄	洋地黄化剂量（mg/kg）	
		静脉注射	口服
早产儿	≤29 周	0.015	0.02
	30~36 周	0.02	0.025
足月儿	37~48 周	0.03	0.04

（3）非洋地黄、非儿茶酚胺类强心药物：该类药物是新合成的双吡啶类衍生物,常用药物为米力农。通过抑制磷酸二酯酶和增加环磷酸腺苷浓度,使细胞内钙离子浓度增加,从而加强心肌收缩力,同时亦通过扩张周围血管,降低心脏前后负荷。使用期间需严密监测血压、心率及心律。

（4）利尿剂：可减轻心脏前负荷,降低血容量并改善充血症状。常用药物为氢氯噻嗪或双氢克尿噻以及螺内酯。前者为排钾利尿剂,后者为保钾利尿剂。利尿药物使用期间需严密监测患儿的血电解质。

(5)血管扩张剂:血管扩张剂可减轻心脏后负荷,增加心排出血量,并可降低心室壁张力、心肌耗氧量。常用药物包括硝普钠、硝酸甘油、酚妥拉明、依那普利等。此类药物可扩张血管,导致低血压,故常与正性肌力药物联合使用。新生儿用药前应了解病因、外周血管阻力、血容量;用药过程则应严密动态观察心率、血压。

3. 辅助及支持治疗

(1)心脏功能辅助或替代治疗:左心室辅助装置(ventricul arassist device,VAD)主要用于心力衰竭末期、药物无法控制的心力衰竭;体外膜肺技术的发展使更多的严重心衰合并肺功能衰竭的患儿得到治疗。

(2)供氧及营养支持:心衰的患儿对氧及能量的需求均明显升高。呼吸窘迫的患儿可湿化供氧,但对无法脱离机械通气的先天性心脏病供氧需谨慎。监测患儿的血气,纠正酸碱失衡,必要时给予气管插管机械通气。心衰患儿因气急、呼吸做功增加、吸吮力减弱、吞咽及呼吸协调困难,所需热量摄入可高达 150~160kcal/(kg·d),可根据新生儿体重,适量增加患儿能量摄入。

四、护理措施

1. 一般护理 严密监测患儿的心率、心律、血压、经皮血氧饱和度,观察患儿末梢循环情况。调节好室温,维持患儿正常体温。将患儿床头抬高 15°~30°,予患儿半坐卧位,减少回心血量。对烦躁、激惹难以安慰的患儿必要时给予镇静剂,以减轻患儿的心脏负担。保持病房安静状态,各种护理操作应集中进行,减少对患儿刺激。应鼓励父母陪伴与怀抱,使患儿能安稳入睡。

2. 药物使用的护理

(1)洋地黄类药物使用的护理:护理人员必须正确使用地高辛,包括准确的计算剂量,观察地高辛的毒性反应,帮助家属正确掌握地高辛的服用知识。用药前必须了解患儿心、肾功能,以及是否使用利尿剂、有无电解质紊乱。给药前必须严格评估患儿心率,如果患儿心率小于 100 次/min 或心率较上次给药时有明显下降则暂停给药,并通知医师。给药时应关注地高辛血药浓度,若血药浓度大于 4ng/ml 时可出现毒性反应。新生儿洋地黄中毒症状不典型,患儿可表现为拒奶、嗜睡、心律失常(如期前收缩)等症状。洋地黄中毒的高风险因素包括:早产、低氧血症、低钾血症、高钙血症、心肌炎及严重肝、肾功能不全。钙剂与洋地黄两种药物具有协同作用,应避免同时使用;必须使用时,两者应间隔 4~6 小时。及时进行用药记录,记录内容包括用药时间、剂量、患儿用药时心律、心率、呼吸、经皮血氧饱和度等。

(2)血管扩张剂使用的护理:严密监测患儿的血压及末梢循环,观察有无低血压症状。硝普钠用药需现配现用,保存和使用时都应避光。

(3)利尿剂使用的护理:必须监测血清电解质水平,尤其是用多种利尿剂和血管紧张素酶抑制剂的患儿。注意观察患儿水肿体征变化,每天定时测量体重,记录患儿 24 小时出入液量;应注意监测患儿心率、心律及水电解质变化,尤其是低血钾表现。

3. 营养与喂养 应提供足够的热量使患儿体重获得适当增长,心衰患儿所需热量摄入较正常健康新生儿的推荐量明显增高。可通过增加喂养的热量摄入,少量多次喂养。若患儿无法耐受经口喂养,应尽早建立有效肠内营养途径,如插入鼻胃管、鼻肠管等;对需要分阶段手术治疗、存在严重喂养困难的患儿,可行经皮胃造瘘管饲喂养;对经口间歇喂养不耐受的患儿,可采用 24 小时持续微量喂养,以增加能量摄入。

4. 皮肤护理 应经常变换水肿患儿体位,防止发生压疮,尤其是骶尾部皮肤要特别注意。可使用透明薄膜、水胶体敷料或液体敷料,以预防皮肤压疮。

5. 预防感染 呼吸道感染可加重心衰,应避免患儿与有呼吸道感染人员接触,并将患儿置于非感染房间。医护人员在进行各项操作前后应严格执行手卫生消毒制度,并严格执行无菌操作,防止院内交叉感染。

五、健康指导

1. 指导患儿家属了解心衰的原因,掌握防治措施,并实时观察患儿脉搏、呼吸、面色、尿量、有无水肿等。

2. 心衰缓解后应指导家属在患儿哭闹时做好安抚工作,避免患儿情绪激动,使患儿得到充分休息。

3. 注意营养,指导家属掌握出院后的常规用药和家庭护理方法。

✎**复习题**

1. 简述新生儿心力衰竭洋地黄用药的护理。

答案:护理人员必须正确的使用洋地黄,包括准确计算剂量并使用,观察洋地黄的毒性反应,帮助家属正确掌握洋地黄的服用知识。用药前需了解患儿心、肾功能,是否使用利尿剂,有无电解质紊乱。必须严格评估患儿的心率,当新生儿脉搏小于 100 次 /min 或心率较上次给药时有明显下降则暂停给药,通知医师。关注地高辛的血药浓度,大于 4ng/ml 时出现毒性反应。新生儿的洋地黄中毒症状不典型,患儿可表现为嗜睡、拒奶、心律失常如期前收缩。早产、低氧血症、低钾血症、高钙血症、心肌炎以及严重肝、肾功能不全是洋地黄中毒的高风险因素。钙剂与洋地黄有协同作用,应避免同时使用;必须使用时,两者应间隔 4~6 小时。记录强心药物记录单,包括用药时间、剂量、患儿用药时的心率、心律、呼吸。

2. 简述新生儿心力衰竭的健康指导。

答案:(1)向家属介绍心衰的原因及防止措施,指导家属对患儿的脉搏、呼吸、面色、尿量、水肿等进行观察,根据不同病情制订适当休息及生活方式计划。

(2)心衰缓解后指导患儿家属患儿哭闹时做好安抚工作,避免患儿情绪激动,使患儿得到充分休息。

(3)注意营养,指导家属掌握出院后的常规用药和家庭护理方法。

(高锦华)

第五节 新生儿休克识别及护理

1. 了解新生儿休克的分类。
2. 熟悉新生儿休克识别的要点。
3. 掌握新生儿休克识别的护理措施及健康指导。

休克（shock）是患儿因机体受到各种急、危、重症损害导致有效循环血量减少，重要器官微循环灌注量不足，导致循环血量降低及心输出量减少，组织中的营养物质和氧供应降低，细胞耐受水平下降，引起细胞死亡，机体内发生代谢产物积聚，损害细胞功能和结构，导致全身脏器功能不全。新生儿休克需要引起足够重视，因新生儿休克发生后病情发展快、临床表现不典型、容易延误诊治。

一、病因及分类

1. **分布性休克** 常继发于以下情况：①新生儿娩出后，外周血管调节障碍，主要是由内源性一氧化氮增多和神经血管通路发育不成熟引起的；②脓毒症释放促炎症因子可引起血管扩张。

2. **低血容量性休克** 前置胎盘或胎盘早剥；胎母失血；双胎输血综合征；大量肺出血；颅内出血等。水电解质代谢紊乱也会引起低血容量性休克，常见于利尿剂应用不当，液体丧失过多；低胶体渗透压、毛细血管渗漏综合征导致血浆流失至血管外，机体内血容量下降；细胞外液大量丢失，导致不显性失水，这种情况多见于极低出生体质量儿。

3. **心源性休克** 多因心肌功能障碍引起。严重心律失常、先天性心脏病、窒息性心脏综合征、原发性心肌炎等心源性因素容易导致静脉血液回流受阻，而导致心源性休克。

4. **阻塞性休克** 血液流出道及流入道发生阻塞，引起心排出量减少，导致阻塞性休克。

5. **过敏性休克及神经源性休克** 较为少见。

二、临床表现

休克患儿临床症状不典型，且病情进展较快。新生儿休克早期识别非常关键，若新生儿出生后呼吸困难 >4 小时，发生抽搐，且需要进行机械通气者，应警惕休克发生。新生儿休克会出现肢端发凉、皮肤苍白或青灰、股动脉搏动减弱、心音低钝、心率可增快至 160 次/min 以上或降低至 100 次/min 以下、呼吸频率增快、新生儿硬肿、尿量减少、血压下降等症状。休克早期不单纯表现为心输出量不足，还可表现为氧输送不足和循环系统代偿反应。为此，血压不能作为判断休克的指标。

三、治疗要点

1. **一般治疗** 一旦诊断休克,首先应在治疗患儿原发病基础上,立即给予扩充血容量。扩充血容量的同时,可加用适量血管活性药物;若患儿处于休克淤血期,可合并进行纠正酸中毒。新生儿休克时常用扩血管药物以收缩血管,抑制交感神经兴奋;若血管扩张药不能缓解症状者,应选用血管收缩剂。

2. **呼吸支持治疗** 新生儿休克常伴肺损伤,在短时间内可因呼吸衰竭而死亡,及时、有效地使用呼吸机非常关键。应掌握呼吸机的使用指征,合理调节呼吸机参数,尽量避免因高浓度氧气吸入而产生氧毒性反应,导致肺损伤加重。

3. **防治 DIC** 休克患儿可早期使用肝素,目前肝素的使用偏向超小剂量和皮下注射。也可预防性的补充新鲜血浆、凝血酶原复合物或冷沉淀物。对于溶血合并 DIC 患儿而言,可考虑使用新鲜全血换血,不仅可补充凝血因子,还可置换出胆红素和致敏红细胞。

四、护理措施

1. **一般护理** 休克患儿若体温较低应做好保暖,予置暖箱,必要时加盖衣被、毛毯;若患儿体温较高,应及时予降温。患儿禁食期间,应全胃肠外营养,待病情好转向胃肠内营养过渡。

2. **病情观察** 严密观察并记录患儿病情,如脉搏、血压、呼吸、尿量及精神状态;严密观察相关并发症,观察患儿有无血管弥漫性内凝血、急性呼吸功能衰竭、急性心力衰竭、急性肾衰竭等并发症,一旦出现并发症,应及时通知医生,并协助进行相关处理。

3. 患儿发生休克时,应取平卧位,下肢略抬高,促进静脉血液回流。同时保持呼吸道通畅,垫高患儿颈部,抬高下颌,保持患儿头部后仰,同时将头偏向一侧,以防呕吐物及分泌物误吸,保持呼吸道通畅对休克伴昏迷患儿尤为重要;补充血容量,恢复血流灌注是抗休克基本措施。休克发生时必须迅速建立 1~2 条静脉输液通道,补液量不宜过多,应控制好输液速度,使用血管活性药物时,应中心静脉导管置管,保证药物匀速输入,并严密观察药物疗效与可能发生的不良反应;休克患儿尽可能就地抢救,减少搬运,若必须运送的患儿,运送过程中应由护理人员专人看护,观察病情变化,并随时做好抢救准备。

五、健康指导

1. 向患儿家长做好解释工作,使家长了解治疗目的、治疗注意事项,密切配合治疗。

2. 指导家长做基本护理,如保持患儿适当的保温、合适体位。指导家长儿童意外防范、紧急事件处理。

✎ 复习题

1. 简述新生儿休克识别要点。

答案:休克患儿的临床症状不典型,且病情进展较快,新生儿休克早期识别非常关键,若新生儿出生后呼吸困难超过 4 小时,发生抽搐,且需要机械通气者,应警惕休克发生。新生儿休克还会出现皮肤苍白或青灰、肢端发凉、CRT 延长、股动脉搏动减弱、心音低钝、心率 >160 次 /min 或 <100 次 /min、呼吸增快、硬肿、血压下降、尿量减少等症状。休克早期不仅表现为心输出量不足,还表现为氧输送不足和循环系统的代偿反应。为此,血压不能作为判断休克的指标。

2. 简述新生儿休克的治疗要点。

答案:(1)一般治疗:一旦诊断休克,应在治疗患儿原发病基础上,立即给予扩容。在扩容的同时,可加用适量的血管活性药物;若休克处于淤血期,可合并使用扩容、纠正酸中毒。新生儿休克时交感神经兴奋,血管收缩,常用扩血管药物;对于血管扩张药治疗无效者,应使用血管收缩剂。

(2)呼吸支持治疗:新生儿休克常伴肺损伤,在短时间内可因呼吸衰竭而死亡,为此使用呼吸机进行及时、有效救治非常关键。应掌握呼吸机的使用指征,并合理调节呼吸机参数,尽量避免因高浓度氧气吸入而产生氧毒性反应,导致肺损伤加重。

(3)防治 DIC:对休克患儿可早期使用肝素,目前肝素的使用偏向超小剂量和皮下注射;也可补充新鲜血浆、冷沉淀物或凝血酶原复合物。对于溶血合并 DIC 患儿而言,可考虑使用新鲜全血换血,不仅可补充凝血因子,还可置换出胆红素和致敏红细胞。

3. 案例分析: 患儿,女,胎龄 32 周,生后 7 天,因"反复出现腹胀,最高体温 39.1℃"就诊。两天前患儿出现腹胀体征,伴恶心、呕吐,呕吐物为黄绿色胆汁样液体,灌肠后排出暗红色血便。当地医院给予禁食禁水,抗炎补液治疗,病情未有好转。入院时患儿发热 39.3℃,出现抽搐。入院后查体:血压:73/50mmHg,心率:170 次 /min,体温未测,呼吸浅快,四肢脉搏细弱,冰凉,脉压小,面色苍白,腹部膨隆,烦躁不安,表情痛苦,挣扎无力。应对患儿实施哪些急救护理措施?

答案:(1)给予降温,肢端予以保暖,密切监测体温。患儿禁食期间,应进行全胃肠外营养,以后根据病情变化再向胃肠内营养过渡。

(2)病情观察:严密观察并记录患儿脉搏、血压、呼吸、尿量及精神状态;严密观察相关并发症,观察患儿有无血管弥漫性内凝血、急性呼吸功能衰竭、急性心力衰竭、急性肾衰竭等并发症。

(3)患儿平卧位,下肢略抬高,以利于静脉血回流。保持呼吸道通畅。应垫高患儿颈部,抬高下颌,保持患儿头部后仰,同时将头偏向一侧,以防呕吐物及分泌物误吸入呼吸道导致窒息发生。补充血容量,及时恢复血流灌注。休克发生时必须迅速建立 1~2 条静脉输液通道,补液量不宜过多,应控制好输液速度,应用血管活性药物时应保持匀速输入,严密观察药物疗效与不良反应。纠正酸中毒,保持水、电解质平衡;尽可能就地抢救,减少搬运休克患儿,在运送过程中,应有护理人员专人看护,随时观察病情变化,并做好抢救准备。

（黄银英）

第六章
新生儿神经系统疾病的护理

第一节　新生儿神经系统发育及特点

教学大纲

1. 了解新生儿神经系统的胚胎发育。
2. 熟悉新生儿脑的解剖组织特点。
3. 掌握新生儿神经生理功能特点。

　　新生儿脑的发育从胎内延续到生后,从结构完备到功能完善,逐渐地完成从量变到质变的飞跃。一个健康的足月新生儿,出生时即具备了正常脑的解剖组织结构和生化代谢基础,使新生儿具备特有的中枢神经系统生理功能。新生儿的神经生理功能体现了胎儿期脑的发育与成熟水平。随着围产医学、心理学、教育学等相关学科的发展,人们对新生儿的神经生理特点有了不断深入的认识。

　　新生儿神经系统发育很大程度上受到胚胎早期生长发育过程的影响。正常的中枢神经系统的发育分为原始诱导过程、脑室脑池发育期、细胞增生期和神经元迁移期。在中枢神经系统主要发育前 8 周的每个过程若出现异常,均会导致畸形的发生。

一、新生儿神经系统的胚胎发育

（一）原始诱导过程

　　中枢神经系统的发育始于神经板的形成。精子和卵子形成单个细胞即合子后分裂成 2 个细胞,并不断重复该分裂过程,在 3 天左右的时间内形成桑葚体。约 12 天时,胚盘上层的某些细胞开始移向中部,这些可动的细胞即潜入原来的上层和下层之间,沿胚盘盘绕,即产生第三层细胞。中层细胞发送化学信号到上层细胞,后者再次分化为神经元,前体神经元的上层细胞亦被称为神经板。孕 18~20 天神经板中部开始变化,其中心内凹,而边缘部分向上、向外移动,继而边缘部分开始隆起,形成神经沟。随着神经沟边缘内折并愈合,进而形成中枢神经系统的最初形式——神经管。形成神经板和神经管的过程称为神经胚形成,有两种形式:原始神经胚的形成(即神经管的形成)和次生神经胚的形成,前者是中枢神经系统的主要形式,后者是指从非中空的细胞索内陷、向下延伸而形成的,主要发生在神经管的尾端。孕 4 周起从神经管发育出前脑、后脑和菱脑 3 个脑泡。孕 5 周自前脑背侧联合处发育成端脑侧扩大成两大脑半球。第 6 周自端脑内侧形成连合板,即胼胝体的原始形式。

早期神经发育依赖于细胞与其局部环境间复杂的相互作用,即诱导作用。诱导是在细胞内抑制促使非神经组织的基因表达,而使分化为神经元的基因表达出来,继而达到神经组织分化的目的。原始诱导过程中由于神经黏附因子、整联蛋白等表达异常,可以发生中枢神经系统的发育畸形,如无脑畸形、脑膨出、脊髓脊膜膨出、Arnold-Chiari 畸形、前脑发育畸形等。

(二)脑室脑池发育期

脑室脑池发育期发生于孕 3~6 周,起于脉络丛开始分泌脑脊髓液、第四脑室开孔,至蛛网膜下腔形成。在该发育期出现的中枢神经系统发育畸形,可有蛛网膜囊、脑积水(如交通性脑积水、中脑导水管狭窄所致脑积水等)。

(三)细胞增生期

细胞增生期发生于孕 7~8 周。此期胚胎的脑室系统边缘在原始脑室膜区的未分化细胞出现增生,进而演变为成神经细胞。在该发育期与增生不足相关的中枢神经系统发育畸形包括:小头畸形、小脑发育不全、Dandy-Walker 囊肿;与增生过多相关的畸形包括:斑痣性错构瘤病、神经纤维细胞增生所致的神经纤维瘤病、星形细胞增生所致的结节性硬化症、内皮细胞增生所致的脑与颜面血管瘤病。

(四)神经元迁移期

神经元迁移期发生于孕 6~7 周,延至生后半年。成神经细胞向外迁移形成膜套区,即基底节的原始形式。神经元的轴突向外延伸形成细胞贫乏的边缘区,即脑白质的原始形式。紧接着,成神经细胞再次迁移穿越边缘区形成脑皮质板,即脑灰质的原始形式。在该期出现的先天畸形包括:因对称性的成神经细胞迁移失败导致的脑裂畸形;因成神经细胞无法迁移抵达最终位置导致的脑灰质异位症;因孕 20 周脑皮质板无法正常增厚形成脑回导致的无脑回畸形、多小脑回畸形、巨脑回畸形等。

二、新生儿脑的解剖组织特点与神经生化代谢基础

经历了胎儿期神经管形成,神经元和胶质细胞的增殖、移行,神经突起的增加与延长突触形成,神经纤维髓鞘化等过程,至孕 40 周足月分娩时,新生儿神经细胞数目已达成人水平,正常的脑沟回全部具备,但脑沟仍浅于成人。新生儿已建立了神经元间的突触联系,视、听等主要的神经传导通路已经存在,此时的脑重量为 300~400g。与此同时,细胞内的 DNA、各脑区生化反应基质、酶的含量与活性以及各类化合物的浓度等都达到了胎儿期以来的最高水平。脑在生化代谢方面发育成熟的重要标志是中枢神经系统中开始出现神经介质的生成、储存、释放、灭活过程。这些条件是新生儿神经细胞电生理活动和神经功能的物质

基础。婴儿在新生儿期后尚有很大的脑发育空间,神经细胞的胞体会增大,轴突的髓鞘化可延续至生后若干年,脑的重量不断增加,而且进一步完成脑的分化,形成复杂的神经功能网络,这一过程一直延续到5~6岁。在出生时已有的神经突触并非一成不变,会发生一个"修剪"过程。

三、新生儿神经功能生理特点

新生儿神经生理功能特点主要体现在感觉系统、运动系统的发育,同时新生儿可具有一定的神经行为能力。反应正常的足月新生儿已具备了对声、光的反应能力,觉醒状态下,有定向力,可以注视人脸。对新生儿进行神经系统观察时,应注意是否处于正常的清醒状态,有无饥饿、温度、全身疾病等因素的干扰。

1. 感觉系统

（1）视觉:新生儿生后即有完整的视觉传导通路,但处于初级形成阶段,随机体的全面发育不断完善。视神经功能常可通过光刺激后的眨眼反射得知。生理研究发现,正常新生儿在清醒状态能够有几分钟的注视,而且注视人脸的时间长于注视一张白纸的时间。胎龄37周后的新生儿即开始有眼的随光动作,40周后可以对光或鲜艳的红球有明确的眼追随动作。眼点图检查发现,新生儿随物体移动时,眼有共轭功能。应用动力视网膜镜观察发现,新生儿最优视焦距为19cm,且视焦距调节能力较差,因此红球在眼前20cm左右时,新生儿才能发现目标,在此基础上水平方向移动红球,新生儿的头可转动,目光随之转动90°,这实际上是一种"寻觅行为",也是视觉定向反应。

（2）听觉:新生儿的听觉反应体现了位听神经功能。胎龄28周的早产儿,仅对噪声有眨眼和惊跳反应。足月儿对声音的反应才逐渐敏感及明确,如声音刺激后,中止进行中的动作、停止啼哭等。新生儿觉醒状态下,在其耳旁柔声呼唤,头会慢慢转向发声方向,眼睛寻找声源,这是新生儿对声音的定向反应。

（3）嗅觉与味觉:新生儿生后即存在嗅觉与味觉,表现在将新生儿抱在怀中,其可自动地寻找母乳。有人试验发现,生后5天的新生儿可正确地识别出自己母亲的奶垫和其他乳母奶垫的气味。喂糖水时新生儿即刻出现吸吮动作,有人观察到,生后1天新生儿对不同浓度的糖水表现出不同的吸吮强度和吸吮量。当舌接触苦味或酸味时,新生儿出现皱眉、闭眼、张口等不悦动作,甚至不吸吮、不吞咽,有将异味物吐出的动作。

（4）触觉:从一些原始反射可以证实新生儿出生后即有触觉存在,如口周的皮肤接触东西后,新生儿可出现寻找动作（寻觅反射）;检查者触及新生儿手心和足心时,新生儿会出现指趾屈曲动作;突然暴露于冷环境,会大哭或战栗;轻柔地抚摸新生儿的皮肤,其会出现明显的安静或舒适感。

2. 运动系统　新生儿的运动功能是神经发育成熟程度的重要检查指标。新生儿生后即有自发运动,如髋、膝均有动作,主动伸展、屈曲,交替性动作等。上下肢均有主动与被动张力,颈肌有一定的张力,俯卧位时下颌可稍离开台面,头自主地转向一侧,这也可以认为是一种"自我保护"动作。从仰卧到被拉向坐位,新生儿的头可短暂竖立1~2秒。检查者扶持新生儿为站位时,可感觉到其下肢及躯干刹那间的直立姿势。

3. 行为能力　人们对新生儿行为能力的研究是近30年来儿科领域内的进展之一,新生儿行为能力全面反映了新生儿神经系统的发育水平和功能状态。新生儿出生时因已有了前述的视听及运动功能,因而具备了相应的行为能力,这是新生儿对周围环境适应能力、与人交往能力以及情感变化的体现。例如,新生儿已具备与人交流的能力,对面前的人脸会发生反应,90%的新生儿能对移动并说话的人脸出现注视追随动作;对微笑、和蔼、化过妆的面孔更显亲近。新生儿对父母有潜意识的选择性,母亲似乎更容易引起新生儿的偏好。在哭闹时听到熟悉者的呼唤,或被抚摸胸部、腹部,新生儿就会转为平静,说明其通过触觉得到了安慰。连续反复接受同一声与光的刺激新生儿慢慢能够适应,反应减弱,不再眨眼、皱眉,体现了其短期记忆功能。

4. **觉醒与睡眠**　完整的觉醒睡眠周期的形成,也是新生儿神经系统发育成熟的标志。胎龄28周前的早产儿,难以确定觉醒期,持续刺激后可睁眼,并有数秒觉醒状态。胎龄28周后的新生儿经轻轻摇晃即可从睡眠中醒来,觉醒持续数分钟。胎龄32周后的新生儿已有觉醒睡眠交替,可自发睁眼,并有眼球转动。胎龄37周的新生儿醒来会哭,醒时延长。正常的足月新生儿已有正常睡眠周期。

复习题

1. 新生儿神经系统胚胎的发育过程分哪几期?

答案:(1)原始诱导过程。

(2)脑室脑池发育期。

(3)细胞增生期。

(4)神经元迁移期。

2. 新生儿神经系统发育的生理功能特点是什么?

答案:(1)感觉系统:新生儿生后即有完整的视觉传导通路,但处于初级形成阶段,随机体的全面发育不断完善。胎龄28周的早产儿,仅对噪声有眨眼和惊跳反应。足月儿对声音的反应才逐渐敏感及明确。新生儿生后即存在嗅觉与味觉,表现在将新生儿抱在怀中,其可自动地寻找母乳。新生儿出生后即有触觉存在。

(2)运动系统:新生儿的运动功能是神经发育成熟程度的重要检查指标。新生儿生后即有自发运动,上下肢均有主动与被动张力,颈肌有一定的张力,俯卧位时下颌可稍离开台面,头自主地转向一侧,这也可以认为是一种"自我保护"动作。从仰卧到被拉向坐位,新生儿的头可短暂竖立1~2秒。检查者扶持新生儿为站位时,可感觉到其下肢及躯干利那间的直立姿势。

(3)行为能力:新生儿出生时因已有了前述的视听及运动功能,因而具备了相应的行为能力,这是新生儿对周围环境适应能力、与人交往能力以及情感变化的体现。

(4)觉醒与睡眠:胎龄28周前的早产儿,难以确定觉醒期,持续刺激后可睁眼,并有数秒觉醒状态。胎龄28周后的新生儿经轻轻摇晃即可从睡眠中醒来,觉醒持续数分钟。胎龄32周后的新生儿已有觉醒睡眠交替,可自发睁眼,并有眼球转动。胎龄37周的新生儿醒来会哭,醒时延长。正常的足月新生儿已有正常睡眠周期。

(钟春霞)

第二节　新生儿颅内出血及护理

新生儿颅内出血是新生儿期常见病,与缺氧和产伤有关,严重者可有神经系统后遗症。随头颅 B 超、CT 和 MRI 的应用,新生儿颅内病变已获得越来越多的认识。颅内出血包括:硬脑膜下出血、蛛网膜下腔出血、小脑出血、脑室内出血和脑实质出血,早产儿和足月儿发生颅内出血的部位又不尽相同。

一、病因和发病机制

1. 外伤　①产伤:胎儿过大、胎位不正、产程延长等使胎头所受压力过大或使用高位产钳、胎头吸引器等机械性损伤,使局部压力不均或头颅在短时间内变形,过速者均可导致大脑镰、小脑幕撕裂而致硬脑膜下出血;脑表面静脉撕裂常伴蛛网膜下腔出血。②医源性损伤:如吸痰、头静脉穿刺、搬动(尤其是早产儿)、气管插管等频繁的操作或呼吸机参数设置不当等,可造成头部受压、血流动力学突然改变,脑血流调节受损,引起毛细血管破裂出血。

2. 缺氧缺血　窒息时缺氧和酸中毒直接损伤毛细血管内皮细胞,使其通透性增加或破裂出血。缺氧和酸中毒损伤脑血管自主调节功能,形成压力被动性脑血流,当体循环压力升高时,脑血流量增加而致毛细血管破裂。相反,在血压下降时,脑血流量减少而致缺血性改变,缺血坏死区内可有出血灶。

3. 早产　胎龄≤32 周早产儿在大脑侧脑室和第 4 脑室周围的室管膜下以及小脑软脑膜下的外颗粒层,均留存有胚胎生发层基质,该组织是一个未成熟的毛细血管网,其血管壁仅有一层内皮细胞,缺乏胶原组织支撑,小毛细血管脆弱,当动脉压突然升高时即可导致毛细血管破裂出血,室管膜下血液向内可穿破室管膜引起脑室内出血,脑室周围纤溶系统活跃,故向外可扩散到白质致脑实质出血。

4. 其他　不适当地输注高渗液体、频繁吸引和气胸等均可使血压急剧上升,引致脑血流变化而造成颅内出血。新生儿肝功能不成熟,凝血因子不足,患其他出血性疾病,母亲患原发性疾病或孕期使用药物不当也可引起新生儿颅内出血。

二、临床症状

颅内出血的症状和体征与出血的部位及出血量有关,一般生后 1~2 天内出现。常见症状：

1. **意识改变** 如易激惹、过度兴奋或表情淡漠、嗜睡、昏迷等。

2. **眼部症状** 有凝视、斜视、眼球上翻、转动不灵活、眼震颤等。

3. **颅内压增高表现** 颅内压增高时，有脑性尖叫、前囟隆起、惊厥等。

4. **呼吸系统表现** 呼吸系统可见呼吸增快或减慢、呼吸不规则或暂停等。

5. **肌张力改变** 患儿肌张力早期增高，以后降低。

6. **瞳孔改变** 瞳孔大小不对称，对光反应差。

7. **其他** 出现黄疸和贫血表现。

三、各类型颅内出血的特点

1. **脑室周围－脑室内出血** 多见于早产儿。出血 50% 发生在出生后第 1 天，90% 在出生后 72 小时内，少数发病会更晚。脑室周围－脑室内出血是新生儿颅内出血最常见的一种类型，多见于胎龄小于 32 周、体重低于 1 500g 的早产儿，其发病率可达 40%~50%，年龄越小发病率越高，是引起早产儿死亡的主要原因之一。

根据头颅 CT 图像分为 4 级：

Ⅰ级：脑室管膜下出血。

Ⅱ级：脑室内出血，无脑室扩大。

Ⅲ级：脑室内出血伴脑室扩大。

Ⅳ级：脑室内出血伴脑实质出血。

小量Ⅰ、Ⅱ级出血可无症状，预后较好。Ⅲ、Ⅳ级出血则神经系统症状进展快，在数分钟到数小时内意识状态从迟钝转为昏迷、瞳孔固定、对光反应消失、惊厥及去大脑强直状态和血压下降；心动过缓、呼吸停止死亡，幸存者半数以上遗留神经系统后遗症。

2. **原发性蛛网膜下腔出血** 出血起源于蛛网膜下腔内的桥静脉，与缺氧、酸中毒、产伤有关。部分典型病例表现为生后第 2 天惊厥，但发作间歇正常。大多数预后良好。少数出血者可无症状。极少数病例大量出血，于短期内死亡。

3. **脑实质出血** 多因小静脉栓塞后使毛细血管内压力增高、破裂出血。常见于足月儿，由于出血部位和量不同，临床症状差异很大。主要后遗症为脑性瘫痪、癫痫和智力或运动功能发育迟缓。

4. **硬膜下出血** 是产伤性颅内出血最常见的类型，由于机械损伤使硬膜下血窦及附近血管破裂而发生出血。急性大出血者在数分钟或几小时内因神经系统症状恶化、呼吸停止而死亡；亚急性者，在出生 24 小时后出现症状，以惊厥为主；亦有症状在新生儿期不明显，而在出生数月后产生慢性硬膜下积液，有惊厥发作、发育迟缓和贫血。

5. **小脑出血** 多见于胎龄小于 32 周、体重低于 1 500g 的早产儿，或有产伤史的足月儿，临床症状与病因和出血量有关。严重者除一般神经系统症状外，主要表现为脑干压迫症状，可在短时间内死亡，预后较差。

四、治疗要点

1. **止血** 选择维生素 K_1、酚磺乙胺（止血敏）等，贫血患儿可输入少量的新鲜血浆或全血。静脉应用维生素 C 可改善毛细血管的通透性，减少出血和水肿。

2. 镇静、止惊 对症处理有利于止血和防止新的出血,应及时止惊,需用抗惊厥药物。原则上选择一种药物,剂量要足,或两种药物交替使用。用药期间经常监测药物血浓度,用药后密切观察,以惊厥停止、安静入睡、呼吸、心率平稳为度。首选苯巴比妥,还可以选地西泮、水合氯醛等。

3. 降低颅内压 肾上腺皮质激素、呋塞米静脉推注,中枢性呼吸衰竭者可用小剂量20% 甘露醇,控制液量。

4. 支持疗法 预防出血后脑积水,乙酰唑胺可减少脑脊液的产生,必要时腰椎穿刺放脑脊液或侧脑室引流。

5. 外科治疗 手术指征取决于出血病灶的大小、颅压增高的体征和是否存在脑疝。足月儿有症状的硬膜下出血患儿,可用腰穿针从前囟边缘进针吸出积血。脑积水早期有症状者可行侧脑室穿刺引流,进行性加重者行脑室 – 腹腔分流。

五、护理措施

1. 做好病情评估 评估患儿有无兴奋症状,如激惹、过度兴奋、烦躁不安、频繁震颤、惊厥等;有无抑制症状,如淡漠、嗜睡、昏迷、木僵状态、肌肉松弛、呼吸抑制等;有无瞳孔不等大、颅内压增高或脑疝的表现等。

2. 基础护理

（1）加强护理,保持患儿绝对安静,治疗和护理操作集中进行,尽量少搬动患儿头部,避免引起患儿烦躁,加重出血,必要时按医嘱给予镇静剂。

（2）体位适宜,抬高肩部,头偏向一侧,避免分泌物或呕吐物吸入呼吸道造成窒息和吸入性肺炎,对抽搐、分泌物多的患儿应及时吸痰,保持呼吸道通畅。保持皮肤口腔的清洁,静脉输液时速度宜慢,以防快速扩容加重出血。

3. 密切观察病情

（1）观察有无烦躁不安、反应迟钝、嗜睡或昏迷现象:早期常表现为兴奋状态,不易入睡,哭闹不安,如病情继续发展,则出现抑制状态,嗜睡、反应低下甚至昏迷,因此需要动态观察,及时发现细微的意识变化,报告医师并做好记录,给予相应的处理。

（2）观察瞳孔和各种反射:瞳孔大小不等、边缘不规则表示颅内压增高;双侧瞳孔扩大、对光反应和各种放射均消失,表示病情危重。前囟饱满紧张提示颅内压增高,颅内出血量大,应及时报告医师采取处理措施,以免引起脑疝。

（3）观察呼吸节律、频率变化:呼吸不规则、屏气、暂停均表示病情危重,要立即报告医师。根据缺氧程度用氧,注意用氧的方式和浓度,防止氧中毒。

（4）注意有无皮肤苍白、青紫、黄染等:如颜面皮肤苍白或青紫,提示内出血量较大,病情较严重。皮肤黄染则会增加治愈难度,早期发现可协助治疗。

体温过高需物理降温,体温过低需保暖,体温异常者0.5~1 小时复测体温。密切观察生命体征的变化。

（5）出血早期禁止直接哺乳,以防因吸奶用力或呕吐而加重出血。可用奶瓶喂养,患儿出现恶心、呕吐则提示颅内压增高。注意观察患儿的吃奶情况。因患儿常有呕吐及拒食,甚至吸吮反射、吞咽反射消失,故应观察患儿热量及液体摄入情况,以保证机体生理需要。

（6）脱水治疗时应密切观察患儿精神状态、囟门情况、皮肤弹性、尿量及颜色变化,以防脱水过度导致水电解质平衡失调。

六、健康教育

1. 向家属讲解颅内出血的严重性以及可能会出现的后遗症。
2. 给予安慰,以减轻家属不良情绪。
3. 临床一旦发现患儿有脑损伤时,应尽早指导家属早期功能训练和智能开发。
4. 鼓励家属坚持长期治疗和随访,以提升患儿生存质量。

七、颅内出血的预防

新生儿尤其是早产儿,在生后前 4 天很容易发生颅内出血,有研究显示,大约 50% 的出血发生在生后 24 小时内,因此对新生儿颅内出血的预防应该从出生之后立即开始。具体措施,见表 6-2-1。

表 6-2-1　新生儿颅内出血的预防措施

措施	原理
患儿头部保持中线位,床头抬高	头部中位线,床头抬高 30° 时患儿的颅内压最低;突然的扭头导致身体同侧的颈静脉堵塞,增加颅内压
光疗时避免眼罩缠绕过紧	对枕骨的压力阻碍静脉回流,增加颅内压
避免输液速度过快 (1)根据患儿的胎龄和体重评估正常血压范围; (2)如果血容量正常,可考虑多巴胺维持正常血压	静脉液体的突然增多会导致生发层基质的毛细血管破裂,当患儿存在缺氧或低血压史时危险性更高,即使血压突然、中等量的增高也会诱发脑出血
如果需要纠酸治疗,输液速度不宜过快	$NaHCO_3$ 的作用并不明确,但是快速输注可能会导致 CO_2 增多,舒张脑血管,进而导致压力被动型的脑循环
严密监测血压,如果发现动脉血压曲线有波动的趋势,需要立即通知医师	持续动脉血压监测仪上的波形能够反映大脑前动脉的血流速率
严密观察有无气胸的发生 (1)平均血压的增加,尤其是舒张压的增加(早期); (2)心动过速(早期); (3)低血压和心动过缓(后期); (4)呼吸声音的改变; (5)动脉血氧分压下降,动脉二氧化碳分压增高	气胸往往发生在脑出血之前,气胸导致的血流动力学改变导致生发基质层毛细血管压力的增高,生命体征的改变是气胸的早期表现
保持体温在正常范围	低体温与脑出血有关
按需吸痰	即使很短的吸痰时间(20 秒)也会导致脑血流量、血压、颅内压增高,氧合减少
避免引起患儿哭闹的操作 (1)避免频繁的静脉穿刺,考虑使用中心静脉置管; (2)所有操作都应集中、轻柔进行; (3)必要时使用止痛剂	哭闹阻碍静脉回流,增加脑血流量

✐ 复习题

1. **简述新生儿颅内出血的临床表现。**

答案:(1)意识改变:如易激惹、过度兴奋或表情淡漠、嗜睡、昏迷等。

(2)眼部症状:有凝视、斜视、眼球上翻、转动不灵活、眼震颤等。

(3)颅内压增高表现:颅内压增高时,有脑性尖叫、前囟隆起、惊厥等。

(4)呼吸系统表现:呼吸系统可见呼吸增快或减慢、呼吸不规则或暂停等。

(5)肌张力改变:患儿肌张力早期增高,以后降低。

(6)瞳孔改变:瞳孔大小不对称,对光反应差。

2. **简述新生儿颅内出血的护理措施。**

答案:(1)做好病情评估:评估患儿有无兴奋症状,如激惹、过度兴奋、烦躁不安、频繁震颤、惊厥等;有无抑制症状,如淡漠、嗜睡、昏迷、木僵状态、肌肉松弛、呼吸抑制等;有无瞳孔不等大、颅内压增高或脑疝的表现等。

(2)基础护理:保持患儿绝对安静,治疗和护理操作集中进行,尽量少搬动患儿头部,避免引起患儿烦躁,加重出血,必要时按医嘱给予镇静剂。体位适宜,抬高肩部,头偏向一侧,避免分泌物或呕吐物吸入呼吸道造成窒息和吸入性肺炎,对抽搐、分泌物多的患儿应及时吸痰,保持呼吸道通畅。保持皮肤口腔的清洁,静脉输液时速度宜慢,以防快速扩容加重出血。

(3)密切观察病情:观察有无烦躁不安、反应迟钝、嗜睡或昏迷现象,早期常表现为兴奋状态,不易入睡,哭闹不安,如病情继续发展,则出现抑制状态,嗜睡、反应低下甚至昏迷,因此需要动态观察,及时发现细微的意识变化,报告医师并做好记录,给予相应的处理。观察瞳孔和各种反射:瞳孔大小不等、边缘不规则表示颅内压增高;双侧瞳孔扩大,对光反应和各种放射均消失,表示病情危重。前囟饱满紧张提示颅内压增高,颅内出血量大,及时报告医师采取处理措施,以免引起脑疝。观察呼吸节律、频率变化。呼吸不规则、屏气、暂停均表示病情危重,要立即报告医师。密切观察生命体征的变化。出血早期禁止直接哺乳,以防因吸奶用力或呕吐而加重出血。

3. **案例分析**:患儿,第2胎第2产,胎龄39周,因宫缩不规律行剖宫产娩出,出生时羊水Ⅰ度污染,量正常;脐带过长,长约110cm,伴有脐带扭转,患儿出生时体重3 300g,Apgar评分1分钟9分,5分钟10分,10分钟10分;患儿出生后12小时逐渐发现患儿肢体抖动明显,肌张力较高转新生儿科治疗,患儿生命体征正常,四肢暖,查血气分析及血清钙基本正常,行CT检查提示:左侧额叶中等量脑出血。此患儿的表现可能是什么原因导致的,如何护理?

答案:此患儿脐带过长,并伴有扭转,可能是因为缺氧缺血导致的。

(1)严密观察病情:注意生命体征改变,如意识形态、眼症状、囟门张力、呼吸、肌张力和瞳孔变化。仔细耐心观察惊厥发生时间、部位,避免漏诊。定期测量头围,及时记录阳性体征并与医生取得联系。

(2)保持绝对静卧:减少噪声,一切必要的治疗、护理操作要轻、稳、准,尽量减少对患儿移动和刺激,静脉穿刺最好用留置针保留,减少反复穿刺,避免头皮穿刺,以防止加重颅内出血。

（3）合理用氧：根据缺氧程度给予用氧，注意用氧的方式和浓度。病情好转及时停用。

（4）合理喂养：根据病情选择鼻饲或吮奶喂养，保证热量供给。

（5）准时用药确保疗效。

（6）维持体温稳定：体温过高时应予物理降温，体温过低时用远红外辐射床、暖箱或热水袋保暖。避免操作后包被松开。

（7）保持呼吸道通畅，改善呼吸功能：及时清除呼吸道分泌物，避免物品压迫胸部，影响呼吸。

（8）健康教育：鼓励坚持治疗和随访，有后遗症时，教会家长对患儿进行功能训练，增强战胜疾病的自信心。加强围生期保健工作，减少异常分娩所致的产伤和窒息。

（钟春霞）

第三节 新生儿缺氧缺血性脑病的亚低温治疗及护理

教学大纲

1. 熟悉新生儿缺氧缺血性脑病的病因、临床表现。
2. 了解新生儿缺氧缺血性脑病的常规治疗要点。
3. 掌握新生儿缺氧缺血性脑病的亚低温治疗及护理。

围产期窒息是指胎儿与母体之间血流交换持续障碍，进而发生缺血、高碳酸血症、代谢性酸中毒。在发达国家，围产期窒息可导致 3~5/1 000 活产新生儿发生中度缺氧缺血性脑病，0.5~1/1 000 活产儿发生重度缺氧缺血性脑病。缺血缺氧性脑病（hypoxic-ischemic encephalopathy，HIE）是新生儿死亡和儿童致残的主要原因，文献报道，10%~60% 的 HIE 新生儿死亡，至少 25% 的存活儿存在远期的神经系统发育后遗症。对围产期窒息导致的中重度缺氧缺血脑病新生儿给予亚低温治疗，可以显著地减少 18 个月龄的死亡率/严重的精神运动发育障碍率，可减少失明、惊厥的发生。

一、病因

缺氧是 HIE 发病的核心，缺氧缺血性损伤可发生在围产期各个阶段。有报道，不同时间发生缺氧所占的比例分别为：出生前占 20%，出生前并出生时占 35%，出生时占 35%，出生后占 10%。出生前缺氧主要是胎儿宫内窘迫，表现为胎心率异常、羊水胎粪污染及胎动减少。胎儿宫内窘迫的原因，可能与孕母患有全身性疾病有关，如妊娠期高血压疾病、贫血、糖尿病、心肺疾患等；也可能是由于胎盘、脐带异常等影响了胎盘的血液供应和胎母间气体交换所致。出生后缺氧的主要原因是严重影响机体氧合状态的新生儿疾病,如胎粪吸入综合征、重度溶血、休克等,如不能及时予以正确治疗,可导致 HIE 的发生。缺氧缺血性脑损伤常见的病理改变有脑水肿、神经元坏死、出血、脑梗死等类型。

二、临床表现

1. **意识障碍** 主要表现为不同程度的兴奋与抑制。过度兴奋:易激惹,肢体颤抖,睁眼时间长,凝视等。过度抑制:嗜睡,失去正常的醒觉睡眠周期,大部分时间在睡眠中,饥饿时不会自然醒来,甚至昏迷。

2. **肌张力异常** 肌张力增强表现为肢体过度屈曲,被动活动阻力增高,下肢往往重于上肢,严重时表现为过伸。肌张力减弱表现为头竖立差,围巾征肘过中线,腘窝角 >90°,甚至四肢松软。

3. **原始反射异常** 主要是吸吮、拥抱反射,轻时表现为活跃,重时表现为反射减弱、消失。

4. **颅内压升高** 随脑水肿加重,可表现出前囟张力增高,颅缝分离。严重颅内压升高时常伴呼吸异常和不同形式的惊厥,以微小型、阵挛型多见,可间断发作或频繁发作,脑损伤更重者可出现持续强直发作。

5. **脑干症状** 重度脑病多出现脑干症状,如中枢性呼吸衰竭、呼吸节律不整、呼吸暂停。瞳孔对光反射迟钝或消失,也可出现眼球震颤等表现。

三、常规治疗要点

围产期窒息缺氧后导致全身多脏器缺氧缺血性损害,故确定治疗方案应有全局观念,全面维护机体内环境稳定和各器官功能正常,同时要注重尽可能及早治疗,最迟不得超过生后48 小时,否则脑损伤会进一步发展加重。提倡三项支持疗法(三支持)、三项对症处理(三对症)的治疗方法。

(一)三项支持疗法

1. 维护良好的通气、换气功能,使血气和 pH 保持在正常范围,可酌情予以不同方式的氧疗,如头罩、鼻塞连续气道正压通气,必要时人工通气。酌情应用 5% 碳酸氢钠纠正酸中毒,24 小时内使血气达到正常范围。

2. 维持各脏器血流灌注,使心率、血压保持在正常范围,根据病情应用多巴胺 2~5μg/(kg·min)。如效果不佳,可加用多巴酚丁胺 2~5μg/(kg·min)及营养心肌药物。

3. 维持血糖水平在正常高值(5.0mmol/L),以保持神经细胞代谢所需能量,及时监测血糖,调整静脉输入葡萄糖浓度,一般为 6~8mg/(kg·min),必要时可为 8~10mg/(kg·min)。根据病情尽早开奶或喂糖水,保证热量摄入。

(二)三项对症处理

1. **控制惊厥** 首选苯巴比妥,负荷量 20mg/kg,12 小时后给予维持量 5mg/(kg·d),根据临床及脑电图结果增加其他止惊药物并决定疗程。如应用苯妥英钠,用量与苯巴比妥相同;也可加用 10% 水合氯醛,0.5ml/kg,稀释后保留灌肠。

2. 降颅压 如有颅内压升高表现,可及时应用甘露醇,宜小剂量,0.25~0.5g/kg 静脉推注,酌情 6~12 小时一次,必要时加呋塞米 0.5~1mg/kg,争取 2~3 天内使颅内压明显下降。

3. 消除脑干症状 重度 HIE 临床出现呼吸节律异常、瞳孔改变时,可应用纳洛酮,0.05~0.1mg/kg 静脉注射,无效应及时予以恰当的呼吸支持措施。

在内环境稳定的基础上,可酌情选用营养脑细胞、促进神经细胞生长的药物。中度 HIE 总疗程 10~14 天,重度 3~4 周。

四、亚低温治疗要点

1. 亚低温神经保护机制 新生脑组织发育不成熟,与成熟脑组织相比,神经元的增殖、髓鞘的生长、神经递质的成熟度、对底物的依赖、代谢需要以及神经胶质细胞的比例等方面均存在差异,亚低温对新生动物脑保护的机制也同样作用于 HIE 的多个环节,从多个机制相互影响。

(1)降低脑细胞代谢要求:温度下降与脑氧耗下降呈正相关,脑温下降 1℃,脑代谢率降低 5%~6%,脑温为 20℃时,脑代谢率仅为正常的 20%,相反脑温升高,脑损伤程度加重。脑代谢的降低有助于缺氧缺血应激状态下细胞内环境保持稳态。亚低温可降低脑细胞耗能和无氧酵解,减少脑细胞 ATP 下降和乳酸积聚。

(2)降低细胞毒素的大量积聚:缺氧缺血后细胞毒素大量生成,如兴奋性神经递质、NO、氧自由基等。缺氧缺血后神经元突触内兴奋性神经递质的积聚、谷氨酸介导的 NMDA 受体激活是缺氧缺血后神经元迟发性死亡的最主要机制。亚低温能降低缺氧缺血后兴奋性神经递质释放,减少 NO 生成,抑制氧自由基暴发和脂质过氧化,可减轻脑水肿,保护血 – 脑脊液屏障,减少 Ca^{2+} 内流,能解除蛋白激酶 C 的抑制,阻断 Ca^{2+} 对神经元的毒性作用。

(3)抗细胞死亡:缺氧缺血后脑细胞可发生坏死和凋亡。缺氧缺血引起的神经细胞凋亡机制尚未完全清楚。亚低温治疗可以阻断凋亡通路、抑制导致凋亡的多个环节、激活内源性保护机制,使脑细胞死亡数目明显下降。组织病理学研究表明,亚低温治疗组脑皮质、白质、脑干、海马处的脑损害较正常体温组下降 50% 左右,丘脑、基底节损害轻微。

2. 亚低温的实施条件 合适的亚低温起始、持续时间、温度和降温方式选择是保证亚低温安全有效实施的关键。

(1)治疗窗:缺氧缺血所致脑损伤可分为两个阶段,原发性损伤主要为缺氧缺血即刻引起细胞损伤和再灌注损伤,继发损伤主要为继发的能量衰竭和迟发性脑细胞死亡。脑保护作用随着损伤后亚低温实施时间的推移进行性降低。尽量争取在早期(缺氧缺血后 6 小时内)给予亚低温治疗,可最大限度降低脑损伤。

(2)亚低温持续时间:亚低温应用于临床的最佳持续时间尚未明确。文献表明,一定范围内亚低温持续时间与神经保护作用成正相关,而亚低温时间过短有无神经保护作用观点不一。

1)短时间亚低温:持续 0.5~3 小时亚低温在缺氧缺血损伤后即刻实施,在不同模型中神经保护作用不一。严重的缺氧缺血在再灌注 5~10 分钟后出现急性细胞毒水肿,30~60 分钟至最低点,再灌注 5 分钟后氧耗远高出基线水平而脑血流基本正常,从而引起高代谢之后的细胞能量耗竭。

2)低温持续时间:长达 72 小时的亚低温治疗有显著的神经保护作用。持续低温的目的是抑制继发性能量衰竭,其严重程度与远期预后成正相关。继发性脑损伤的起始时间约为缺氧缺血后 0.5~6 小时,维持亚低温 5~72 小时甚至更长的时间,使之顺利通过该时间段。在严重的半球缺血情况下,亚低温 12 小时无效而延长至 24 小时则有效。缺氧缺血后迟发性神经元死亡的关键期(0~72 小时)提供连续的亚低温,才能抑制细胞毒性过程,远期脑保护作用显著。低温持续的时间可能取决于脑损伤的类型和严重程度。

（3）亚低温程度:亚低温程度是未成熟脑缺氧缺血后亚低温的最佳温度。成年沙鼠研究表明全身降温至 32℃,神经保护作用优于 34℃,提示可能存在一个关键性的亚低温脑保护温度,该阈值可能与脑损伤的程度有关。有研究表明体温降至 29℃,无神经保护作用,可能与血液黏滞度增加,使心输出率降低、脑血流量下降有关,在脑保护和副作用之间,可能存在一个界限温度。

（4）选择性头部降温:新生儿头相对面大,头部为主要的产热源,头皮循环对寒冷无收缩应答,选择性进行头部降温,通过辐射和血流传导散发热量,其颅内核心温度与头皮温度梯度差为(1.2±0.2)℃。将脑温与躯干温度保持在一定的温度梯度范围内,可降低全身降温所致的副作用。因此,可根据脑保护目的不同选择降温方式,若需全脑保护,以全身降温为好,若注重皮层保护,选择性头部降温为佳。

（5）其他:细胞成熟度直接影响缺氧缺血后亚低温的脑保护。亚低温只能延缓、不能阻断缺氧缺血的脑损伤,但可延长缺氧缺血后治疗窗,激活体内自身保护机制或与其他药物治疗起协同作用。

3. 亚低温对各脏器功能的影响 体温降低可能对机体各脏器造成一系列影响,低温是否安全主要取决于低温的程度、持续的时间。体温低于 32℃可能发生一系列并发症,主要有:

（1）心功能不全、低血压:新生儿缺氧缺血后存在不同程度心肌损伤,低温可进一步加重损伤,导致心输出量降低,收缩力降低、心率降低、QT 间期延长、低温后室性心律失常,低温后心动过缓明显,30℃以下可见房颤,28℃以下室颤发生率增高。新生儿心脏手术围术期亚低温(34.5℃)可导致心室舒张功能下降。在机体存在低氧状态下,低体温后可诱导肺高压。

（2）影响肾功能:有学者研究新生兔,发现体温降低 2℃可明显影响兔肾血流动力学和肾小管水钠的重吸收,引起寒冷性多尿。研究发现,大鼠体温降至 28℃时循环中 ADH 水平下降 50%。研究发现,亚低温组(35℃,24 小时)和常温组(39℃)缺氧缺血新生猪对庆大霉素的药代动力学并无影响。

（3）影响血液系统:低温可致血黏滞度升高、红细胞比容升高、血管容积降低,体温下降 1℃,血黏滞度可上升 2% 左右;此外,可影响血小板功能,使 PT 和 PTT 时间延长、出血时间延长,由此可引起循环衰竭和 DIC 等。20℃时血黏滞度最高。对 11 个 RCT 的 Cochrane 系统综述结果表明,亚低温组较对照组发生血小板减少的比例显著升高。

（4）肺出血和新生儿出血坏死性小肠炎(NEC):文献报道,新生儿体温 <30℃多有肺出血表现,可能与左心输出量下降、肺水肿和外周血血小板降低有关;NEC 与低温造成肠道缺血有关。

（5）影响代谢:低温可使代谢率升高、氧离曲线左移、氧利用率降低、药物代谢降低、钾离子细胞内移致低钾血症等。

（6）影响内分泌功能：成人研究表明，体温下降1℃，肾上腺素水平升高400%，同时皮质醇、氧耗明显升高、TSH升高、ADH降低，新生儿无相关报道。

（7）影响免疫功能：低温可引起免疫抑制，尤其是细胞免疫功能；中性粒细胞活力降低（吞噬作用）；体温降至29℃时，骨髓中内毒素刺激的中性粒细胞释放减少。

4. 亚低温的入组标准　虽然亚低温过程中易发生窦性心动过缓、血小板减少症，但基于目前已有的研究结果表明其在新生儿中的应用还是相对安全的；并已证明亚低温对缺氧缺血性脑病的足月及近足月早产儿有明确的脑保护作用，可以显著地减少存活者发生精神运动发育损害的比例。

复旦大学附属儿科医院新生儿科对于满足以下3个条件的HIE患儿，在生后6小时之内即开始亚低温治疗。

（1）患儿≥36周（可不考虑体重）且在出生后6小时内。

（2）满足以下任何一条：①生后Apgar评分持续到10分钟仍小于5分；②生后需要持续复苏≥10分钟；③生后60分钟内动脉血气pH≤7.0；④碱剩余≥16mmol/L。

（3）生后出现中度到重度缺氧缺血性脑病表现：①意识水平改变：反应差、嗜睡甚至昏迷，加以下任何一项；②躯干或四肢姿势异常；③异常反射（包括膝腱反射和瞳孔反射异常等）；④吸吮、拥抱和恶心等原始反射减弱或消失；⑤临床抽搐发作。

对于符合以下任一项的患儿不予亚低温治疗：

（1）患儿胎龄<36周，不考虑体重。

（2）已知明显的波及主要脏器的先天性发育畸形或染色体病变（21，18，13-三体综合征等）。

（3）严重贫血（小于10g/dl）。

（4）严重宫内感染。

（5）严重（中度以上）活动性颅内出血或DIC状态。

（6）发绀型先天性心脏病。

五、亚低温治疗的护理措施

1. 亚低温治疗的知情告知　亚低温治疗新生儿HIE是一种新的治疗方法，必须征得患儿父母及监护人同意并应签署书面的知情同意书。医生与患儿父母及监护人的谈话内容应记录在病程记录中。

2. 温度的控制与管理　亚低温治疗时，保持核心温度是整个亚低温治疗的关键。必须保证直肠温度探头插入为4cm，避免随排便反射使体温探头脱出，导致测量不准。保护冰毯不受脑电极片或其他锐器损伤。同时依据是否有寒战、心率与血压变化逐步调整降温的速度，直到体温稳定在指定范围内，以免体温过度下降。亚低温治疗结束必须复温，一般选择自然复温方法，每4小时复温1℃，至体温升至35℃，可维持2~3小时再继续复温。需在12小时以上使患儿体温恢复至37℃左右。严禁复温过快而导致血管扩张、回心血量减少，造成低血容量性休克，甚至颅内压反跳等一系列并发症。

3. 病情观察　根据缺氧缺血性脑病及亚低温可能出现的不良反应或并发症进行观察并记录。

（1）观察患儿意识、反应、四肢肌张力情况以及有无激惹、惊厥发生，缓慢复温时需观察有无出现惊厥等异常表现。复温后动态观察患儿的神经系统表现,开奶后观察有无喂养不耐受、吸吮、吞咽功能落后等表现,给予一定的功能训练。

（2）观察患儿的心率以及血压变化,亚低温治疗过程中可能会引起心率减慢、各种心律失常、血压下降等临床症状,应持续动态心电、血压监护,必要时可行24小时有创血压持续监护。尽量少搬动患儿,保持患儿的安静。换尿布时忌过度抬高臀部,以免引起颅内压的改变。

（3）低温时咳嗽反射和吞咽反射均减弱,易致呼吸道分泌物不易排出而发生肺炎或肺不张,应及时进行雾化吸入、吸痰,以预防肺部感染。

（4）记录24小时出入液量,测量体重,观察有无穿刺点渗血不止、消化道出血等表现,对于亚低温期间出现的严重凝血功能障碍等并发症,有时需提前终止亚低温治疗。

4. 皮肤护理 患儿行亚低温治疗时,需注意全身皮肤情况。如出现皮肤花纹,说明末梢血液循环差,需加强皮肤护理,可以予以按摩,特别是受压部位,严防冻伤发生;小幅度更换体位,防止压疮。复温后,注意观察有无硬肿发生。

复习题

1. 新生儿亚低温治疗如何做好病情观察要点?

答案:根据缺氧缺血性脑病及亚低温可能出现的不良反应或并发症进行观察并记录。

（1）观察患儿意识、反应、四肢肌张力情况以及有无激惹、惊厥发生,缓慢复温时需观察有无出现惊厥等异常表现。复温后动态观察患儿的神经系统表现,开奶后观察有无喂养不耐受、吸吮、吞咽功能落后等表现,给予一定的功能训练。

（2）观察患儿的心率以及血压变化,亚低温治疗过程中可能会引起心率减慢、各种心律失常、血压下降等临床症状,应持续动态心电、血压监护,必要时可行24小时有创血压持续监护。尽量少搬动患儿,保持患儿的安静。换尿布时忌过度抬高臀部,以免引起颅内压的改变。

（3）低温时咳嗽反射和吞咽反射均减弱,易致呼吸道分泌物不易排出而发生肺炎或肺不张,应及时进行雾化吸入、吸痰,以预防肺部感染。

（4）记录24小时出入液量,测量体重,观察有无穿刺点渗血不止、消化道出血等表现,对于亚低温期间出现的严重凝血功能障碍等并发症,有时需提前终止亚低温治疗。

2. 简述新生儿亚低温治疗的入组标准。

答案:

（1）患儿≥36周(可不考虑体重)且在出生后6小时内。

（2）且满足以下任何一条:①生后Apgar评分持续到10分钟仍小于5分;②生后需要持续复苏≥10分钟;③生后60分钟内动/静脉血气pH≤7.0;④碱剩余≥16mmol/L。

（3）生后出现中度到重度缺氧缺血性脑病表现:①意识水平改变:反应差、嗜睡甚至昏迷,加以下任何一项;②躯干或四肢姿势异常;③异常反射(包括膝腱反射和瞳孔反射异常等);④吸吮、拥抱和恶心等原始反射减弱或消失;⑤临床抽搐发作。

3. 案例分析:患儿,女,胎龄37周,体重3.2kg,生后1天,主诉因"窒息复苏后昏迷30分钟"入院。诊断:新生儿缺血缺氧性脑病。患儿因胎儿宫内窘迫剖宫产出生,出生时心率50次/min,Apgar评分1分钟1分,5分钟3分,10分钟4分,予气管插管、人工气囊加压给氧、静脉注射1:10 000肾上腺素等抢救后转入新生儿科,入科时患儿神志浅昏迷,带气管插管,全身皮肤苍白,四肢肌张力松软。遵医嘱予呼吸机辅助呼吸,心电监护,特级护理,维持水电解质稳定等治疗,针对该患儿可否进行亚低温治疗? 若进行亚低温支持治疗的护理要点有哪些?

答案:可以进行亚低温治疗。

(1)亚低温治疗:必须征得患儿父母及监护人同意并应签署书面的知情同意书,医生与患儿父母及监护人的谈话内容应记录在病程记录中。

(2)温度的控制与管理:亚低温治疗时保持核心温度是整个亚低温治疗的关键。必须保证直肠温度探头插入为4cm,避免随排便反射使体温探头脱出导致测量不准。保护冰毯不受脑电极片或其他锐器损伤。同时依据是否有寒战、心率与血压变化逐步调整降温的速度,直到体温稳定在指定范围内,以免体温过度下降。亚低温治疗结束必须复温,一般选择自然复温方法,每4小时复温1℃,至体温升至35℃,可维持2~3小时再继续复温。需在12小时以上使患儿体温恢复至37℃左右。

(3)病情观察:观察患儿意识、反应、四肢肌张力情况以及有无激惹、惊厥发生,缓慢复温时需观察有无出现惊厥等异常表现。复温后动态观察患儿的神经系统表现,观察患儿的心率以及血压变化,亚低温治疗过程中可能会引起心率减慢、各种心律失常、血压下降等临床症状,应持续动态心电、血压监护,必要时可行24小时有创血压持续监护。尽量少搬动患儿,保持患儿的安静。换尿布时忌过度抬高臀部,以免引起颅内压的改变。低温时咳嗽反射和吞咽反射均减弱,易致呼吸道分泌物不易排出而发生肺炎或肺不张,应及时进行雾化吸入、吸痰以预防肺部感染。记录24小时出入液量,测量体重,观察有无穿刺点渗血不止、消化道出血等表现,对于亚低温期间出现的严重凝血功能障碍等并发症,有时需提前终止亚低温治疗。

(4)皮肤护理:患儿行亚低温治疗时,需注意全身皮肤情况。如出现皮肤花纹,说明末梢血液循环差,需加强皮肤护理,可以予以按摩,特别是受压部位,严防冻伤发生;小幅度更换体位,防止压疮。复温后,注意观察有无硬肿发生。

(黄美红)

第四节　新生儿脑室周围白质软化及护理

教学大纲

1. 熟悉新生儿脑室周围白质软化的病因。
2. 了解新生儿脑室周围白质软化的治疗要点。
3. 掌握新生儿脑室周围白质软化的临床表现、护理措施及健康指导。

脑室周围白质软化(periventricular leukomalacia, PVL)是早产儿发生脑损伤和脑瘫的主要原因,是指具有特征性分布的脑室周围白质坏死,特别是累及侧脑室前角和体部周围、三角区、枕角周围及颞角周围。也可见于足月儿,常与脑室内出血和缺血缺氧性脑损伤的其他病理形式同时存在。包含两大类：①局灶型：由大脑深部白质神经细胞丢失导致的局灶型坏死，多形成小囊泡；②弥漫型：由大脑少突胶质细胞的前体细胞丢失和星形胶质细胞及小胶质细胞增生引起的弥漫性损伤，多形成胶质瘢痕。PVL 与远期运动认知障得相关，目前早产儿更多见的是弥漫型脑室周围白质损伤，局灶型较少见。

一、病因

许多原因都可引起脑室周围白质软化，其中缺血缺氧是最常见原因，其他包括：胎儿宫内感染 / 母亲羊膜腔感染、胎盘炎症、败血症、严重的全身低血压或休克、反复呼吸暂停、胎盘剥离等。

1. 疾病的影响 早产儿脑白质损伤的临床因素主要与可造成脑血流减少的疾病有关，如妊娠期高血压疾病、贫血、胎 - 胎输血、胎盘异常、脐带异常、宫内窘迫、新生儿循环异常、低氧血症及难以纠正的低血糖等，均可发生白质供血障碍而致损伤。

2. 感染与白质损伤 原因是感染介质、白细胞、单核巨噬细胞、补体系统、细胞因子等参与的涉及多种环节的免疫性炎症反应，使脑实质严重损害。

二、临床表现

PVL 在新生儿期无特异的临床表现及体征，很难早期诊断。根据损伤部位的不同，以后可出现各种后遗症改变。生后 7~14 天可通过床旁头颅 B 超检查了解有早期侧脑室外上方对称性回声增强，纠正胎龄 36 周检查可有无局灶性囊腔形成，但在弥漫型 PVL 中的应用价值有限，因此纠正胎龄足月可选择头颅 MRI。

1. 局灶型 PVL 主要累及大脑深部白质，因而可损伤支配下肢运动功能额皮质脊髓束下行纤维，因此可遗留明显的对称性运动缺陷，如对称性痉挛性双侧瘫、下肢重于上肢，智力低下。位于枕部三角区的局灶性 PVL 可引起视力障碍，如斜视、眼球震颤等。婴幼儿期可有抽搐。

2. 弥漫型 PVL 损伤严重，可累及视觉、听觉和躯体感觉功能相关的神经纤维，主要引起认知功能障碍、学习困难和行为异常等。出现视听感觉障碍、皮质盲、失聪、癫痫等。婴幼儿期可有抽搐。

三、治疗要点

1. 预防早产、围产期窒息、缺氧、感染以及避免低碳酸血症，对于减少 PVL 发生率是至关重要的，而产前给予母亲硫酸镁、早产儿亚低温治疗和吸入一氧化氮治疗是否具有保护作用尚未可知。早产儿脑白质损伤的发生与早产儿自身脑血管发育及局部代谢特点有关，重在预防。产科在积极预防早产的同时，应及时处理母亲孕期的合并症，尽力避免有可能引发的胎儿新生儿脑血流动力学改变。

2. 常规的床边颅脑超声检查，可及时发现白质早期损伤，在疾病早期积极去除病因，保证脑的血液供应，对逆转白质的损伤性水肿是十分重要的。

3. 白质损伤的患儿应纳入随访对象，及时发现智力运动、视听感官功能发育过程中存在的问题，予以个体化的后期治疗，包括不同月龄促进小儿智能发育一系列干预性措施，物理康复、视听功能训练等。这些患儿经合理的治疗，会在功能上得到一定程度的恢复。

四、护理措施

1. 一般护理 护理原则主要在于维持患儿体温恒定,避免低体温发生;注意动态监测血压、心率,维持血压、心输出量的稳定。

2. 病情观察 监测 24 小时出入液量、体温、喂养,及时发现有无感染症状;加强手卫生,按需清理气管,及早拔出中心静脉置管,减少呼吸机相关肺炎和院内感染的发生。

3. 疼痛干预 集中操作,注意动作轻柔,以减少疼痛刺激,鼓励袋鼠式护理,进行早产儿疼痛评估,给予合适的干预以减少疼痛后导致的脑血流的剧烈波动。

4. 对症处理 对于发生肢体痉挛或体位异常的患儿,需给予保护、辅助关节适度活动、避免失用性萎缩的发生;对于后期出现吞咽障碍、依赖鼻饲喂养的患儿,需注意耐心训练吞咽功能,减少呛咳后发生吸入性肺炎的风险。

五、健康指导

1. PVL 患儿出院后做好门诊随访:根据患儿的纠正年龄,满 4 周未满 1 个月时做体格检查、营养评估、NBNA 评分;纠正年龄满 1 个月未满 12 个月时做体格检查、营养评估、Amil-Tson(52 项神经运动)检查;随访血常规,查看贫血情况;根据住院期间的情况,指导家属完善眼底 ROP 的检查及听力筛查,随访 CT、脑电图、磁共振等检查。

2. 出院时指导家属做早期干预(口腔按摩训练、新生儿按摩和被动操)治疗。指导患儿至康复科做 CNS 评估;患儿 12、18 个月至儿保门诊或康复科做智力测试及运动评估。

3. PVL 是造成早产儿脑损伤和脑瘫的高危因素,一旦确诊脑瘫将会对整个家庭和社会造成沉重负担,研究证实,通过一定的肢体功能训练、视听功能训练等早期康复治疗,可明显改善患儿预后。

4. 患儿出院时,医务人员应明确告知家属早期干预的重要性,鼓励家属坚持长期随访,根据干预结果及时调整干预手段和干预周期,共同为提升患儿生存质量而努力。

✐复 习 题

1. 新生儿脑室周围白质软化的病因有哪些?

答案:许多原因都可引起脑室周围白质软化,其中缺血缺氧是最常见原因,其他包括:胎儿宫内感染/母亲羊膜腔感染、胎盘炎症、败血症、严重的全身低血压或休克、反复呼吸暂停、胎盘剥离等。

(1)疾病的影响:早产儿脑白质损伤的临床因素主要与可造成脑血流减少的疾病有关,如妊娠期高血压疾病、贫血、胎-胎输血、胎盘异常、脐带异常、宫内窘迫、新生儿循环异常、低氧血症及难以纠正的低血糖等,均可发生白质供血障碍而至损伤。

(2)感染与白质损伤:原因是感染介质、白细胞、单核巨噬细胞、补体系统、细胞因子等参与的涉及多种环节的免疫性炎症反应,使脑实质严重损害。

2. 简述新生儿脑室周围白质软化的临床表现。

答案:PVL 在新生儿期无特异的临床表现及体征,很难早期诊断。根据损伤部位的不同,以后可出现各种后遗症改变。生后7~14天可通过床旁头颅B超检查了解有早期侧脑室外上方对称性回声增强,纠正胎龄36周检查可有无局灶性囊腔形成,但在弥漫型PVL中的应用价值有限,因此纠正胎龄足月可选择头颅MRI。局灶型PVL主要累及大脑深部白质,因而可损伤支配下肢运动功能额皮质脊髓束下行纤维,因此可遗留明显的对称性运动缺陷,如对称性痉挛性双侧瘫、下肢重于上肢,智力低下。位于枕部三角区的局灶性PVL可引起视力障碍,如斜视、眼球震颤等。婴幼儿期可有抽搐。弥漫型PVL损伤严重,可累及视觉听觉和躯体感觉功能相关的神经纤维,主要引起认知功能障碍、学习困难和行为异常等。出现视听感觉障碍、皮质盲、失聪、癫痫等。婴幼儿期可有抽搐。

3. 案例分析:患儿,女,胎龄28周,生后49天,主因"胎龄28周,气促伴呻吟1小时"入院。诊断:早产儿。入科后给予呼吸机辅助呼吸、气管内滴入肺表面活性剂、鼻饲喂养、营养支持治疗等处理,生后20天床边B超和MR提示脑室周围白质软化,成功撤机停氧后吸吮、吞咽欠佳,给予感觉统合与吞咽功能训练等支持治疗,康复后出院。针对这一患儿,应如何对患儿家长进行出院健康指导?

答案:(1)告知家属脑室周围白质软化患儿出院后应定期做好门诊随访:根据患儿的纠正年龄,满4周未满1个月时做体格检查、营养评估、NBNA评分;纠正年龄满1个月未满12个月时做体格检查、营养评估、Amil-Tson(52项神经运动)检查;随访血常规,查看贫血情况;根据住院期间的情况,指导家属完善眼底ROP的检查及听力筛查,随访CT、脑电图、磁共振等检查。

(2)出院时明确告知家属早期干预的重要性,指导家属做早期干预(口腔按摩训练、新生儿按摩和被动操)治疗。指导患儿至康复科做CNS评估;患儿12、18个月至儿保门诊或康复科做智力测试及运动评估。

(3)鼓励家属坚持长期随访,根据干预结果及时调整干预手段和干预周期。脑室周围白质软化是造成早产儿脑损伤和脑瘫的高危因素,一旦确诊脑瘫将会对整个家庭和社会造成沉重负担,研究证实通过一定的肢体功能训练、视听功能训练等早期康复治疗,可明显改善患儿预后。

(刁莉萍)

第七章
新生儿消化系统疾病的护理

新生儿消化系统发育及特点

教学大纲

1. 熟悉新生儿消化系统口腔、食管、胃等的发育特点。
2. 熟悉新生儿消化道内细菌、粪便及消化吸收的特点。

一、消化系统

消化系统由消化管和消化腺组成,包括口腔到肠的整个管腔和肝脏、胰腺。承担人体的营养吸收、消化、转运的功能。新生儿生长发育快,代谢旺盛,对营养物质的需求多,而消化功能不成熟的矛盾,容易发生消化紊乱和营养缺乏。

二、新生儿消化器官的解剖生理特点

1. **口腔** 孕 12 周的胎儿已有吸吮动作,27~28 周纠正胎龄时出现有节律的非营养性吸吮,至 33~34 周已经有完善的吸吮和吞咽功能,生后已具备充分的吸吮和吞咽功能,吸吮反射是生后就存在的非条件反射,但早产儿在呼吸道疾病、口腔炎症及颅内变化时吸吮反射会受抑制。新生儿口腔黏膜薄嫩,血管丰富,唾液腺发育不够完善,唾液分泌少,口腔黏膜干燥,易受损伤,不宜喂食淀粉类食物,且易被细菌感染。特殊的生理状态,如上皮珠、马牙,生后 2~3 周会自行消失。

2. **食管** 食管始于第 3~4 颈椎,终于第 10~11 颈椎,自胚胎期第 4 周起,随着颈部和胸部器官发育而延长为食管,第 6 周时表面上皮由单层增生为复层,使管腔狭窄甚至一度闭锁,第 8 周时过度增生的上皮细胞凋亡退化,食管腔重新出现。新生儿食管长度 10~11cm,食管内径 5~8cm,新生儿的食管呈漏斗状,黏膜纤弱,缺乏腺体,弹力组织及肌层不发达,食管下段贲门括约肌还不成熟,控制能力差,常发生胃食管反流。两周内的新生儿食管括约肌压力低,第 6 周才能建立有效的抗反流机制。

3. **胃** 胃位于左季肋部,胚胎第 4~5 周时,食管末端的前肠形成一个梭形膨大,为胃的原基;第9周,环肌与纵肌连续出现;第10周时,壁细胞和内分泌细胞出现;第12周,颈黏液细胞出现;第14周,幽门形成;第16周,颈黏液细胞分泌黏液。新生儿胃底发育差,呈水平位,当开始行走后逐渐变为垂直位,胃肌层发育差,空胃缩小,摄入液体后易使胃扩张。吸吮时常吞入空气,贲门括约肌发育不够发达,在哭闹或吸气时易开放,幽门括约肌发育较好,使新生儿易呕吐或溢乳,胃平滑肌发育尚未完善,在充满食物后易使胃扩张;胃液分泌少,消化功能差。新生儿胃容量约为30~60ml,1~3个月时约为90~150ml,1岁时约为250~300ml,足月儿10天内胃液分泌亢进,是受母体影响,足月新生儿胃已经可分泌盐酸、蛋白酶、内因子、黏液、脂酶和凝乳酶。胃排空时间因食物种类不同而异,水为1~1.5小时,母乳为2~3小时,牛乳为3~4小时,所以每天喂食的次数比较多。

4. 肠 在胚胎第8~12周时,出现短暂的肠蠕动;第34周,功能发育相对成熟,能够形成有规律的向前推进的蠕动波。新生儿的肠管相对较长,约为身长的8倍,大肠与小肠的长度比例为1:6,小肠较长,分泌面及吸收面较大,有利于消化吸收,尤其利于母乳中免疫球蛋白的吸收,但也容易对其他大蛋白分子产生过敏反应,肠壁薄,通透性高,屏障功能差,肠道内毒素容易透过肠壁进入血液,引起中毒。升结肠和直肠与腹壁固定差,易发生肠套叠。直肠相对于腹壁与黏膜下层固定较弱,肌层发育不良,容易发生肛门黏膜脱垂。

5. 肝脏 肝脏下缘在右肋下缘约2cm,剑突下易触及,自胚胎第6周起,造血干细胞从卵黄囊壁迁入肝,形成大量原始细胞集落。到6个月时肝脏造血功能逐渐降低,到出生时基本停止。新生儿的肝脏血管丰富,肝细胞再生能力较强,胆汁分泌较少,所以对脂肪的消化和吸收能力较差。新生儿肝脏酶系统没有发育完全,可发生黄疸、灰婴综合征、酪氨酸血症等病理变化。肝脏具有分泌胆汁的功能,胆汁进入十二指肠参与消化过程,对蛋白质、碳水化合物、脂肪、维生素、水的代谢有重要的作用;肝脏是糖原、脂肪、蛋白质的储备所,还具有屏障及解毒功能,但解毒能力差,在感染、缺氧或中毒的情况下容易发生肝大和变性。

6. 胰腺 胚胎2个月末已出现胰岛细胞,其生长较胰腺的外分泌腺体组织快。第5个月开始行使内分泌功能。胰腺位于胃的后方,分为头、颈、体、尾4部分。胰腺缺少实质细胞而富有血管,结缔组织发育良好,对新陈代谢有重要作用;胰液经胰管排入十二指肠,发挥多种消化酶的作用,但缺乏胰淀粉酶,故对脂肪和蛋白质的消化吸收不够完善,易发生消化不良。

三、新生儿消化道内细菌、粪便及消化吸收的特点

胎儿消化道内为无菌腔道,生后细菌数量和种类迅速增加,至第3天接近高峰,肠腔内菌群受食物成分影响,纯母乳喂养双歧杆菌占优势,因人乳中的乙型乳糖能促进双歧杆菌的生长。肠内细菌含有各种酶,能水解蛋白,分解碳水化合物,溶解纤维,合成维生素K和B族维生素。正常情况下,细菌多集中于大肠和直肠,胃及十二指肠内几乎无菌。

新生儿最初2~3天排出的大便为深绿色,较黏稠,称为胎便,由脱落的上皮细胞和咽下的羊水及消化液形成,含有上皮细胞、毳毛、胎脂、黏液、胆汁及消化酶。胎儿缺氧时,肠蠕动增加,肛门括约肌松弛,胎粪可排入羊膜腔,使羊水污染。多数新生儿12小时内开始排便,如24小时不见胎便排出,应注意排查消化道畸形。胎便排出后,多生后2~4天转为正常便,人乳喂养的正常大便为黄色,呈酸性反应,每天1~4次;牛乳为淡黄色,呈硬膏状,呈中性或碱性反应,每天1~2次。

胃内蛋白酶和胰蛋白酶对蛋白质的消化能力已经比较成熟,而蛋白质的吸收主要在肠,

部分蛋白质不需要分解就可以吸收;对脂肪的消化吸收功能稍差,因胆酸分泌较少,不能将脂肪乳化,因此胎便中可见少量的脂肪酸或中性脂肪球;对碳水化合物的消化吸收已经成熟,对单糖和双糖均能迅速利用,对多糖的消化能力低,且唾液中淀粉酶含量少,故不宜喂淀粉类食品。

✏️ **复习题**

1. 新生儿、1~3 个月婴儿、1 岁婴儿胃容量分别是多少?

答案:新生儿胃容量约为 30~60ml,1~3 个月为 90~150ml,1 岁时约为 250~300ml。

2. 新生儿的肠道发育有什么特点?

答案:在胚胎 8~12 周时,出现短暂的肠蠕动;第 34 周,功能发育相对成熟,有规律的向前推进的蠕动波。新生儿的肠管相对较长,约为身长的 8 倍,大肠与小肠的长度比例为 1∶6,小肠较长,分泌面及吸收面较大,有利于消化吸收,尤其利于母乳中免疫球蛋白的吸收,但也容易对其他大蛋白分子产生过敏反应,肠壁薄,通透性高,屏障功能差,肠道内毒素容易透过肠壁进入血液,引起中毒。升结肠和直肠与腹壁固定差,易发生肠套叠。直肠相对于腹壁与黏膜下层固定较弱,肌层发育不良,容易发生肛门黏膜脱垂。

（王自珍）

第二节　新生儿口炎及护理

教 学 大 纲

1. 了解新生儿口炎的分类及特点。
2. 熟悉新生儿口炎的治疗要点。
3. 掌握新生儿口炎的临床表现、护理措施及健康指导。

口炎(stomatitis)是指口腔黏膜由病毒、真菌、细菌等感染引起的炎症,临床以口腔黏膜破损、疼痛、流涎及发热为特点。新生儿口腔黏膜娇嫩、血管丰富、唾液分泌量少,黏膜较干燥,有利于微生物的繁殖,加之不注意口腔卫生或各种疾病导致机体抵抗力下降等因素,均可导致口炎发生。常见的口炎有:鹅口疮、疱疹性口炎、溃疡性口炎。

一、鹅口疮

(一)病因

鹅口疮(thrush)是由白色念珠菌感染所致的口腔黏膜炎症,又称口腔念珠菌病,是新生儿时期的常见病,尤以早产儿及久病、久泻、体质弱的婴儿较多见(图 7-2-1)。

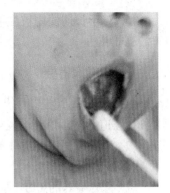

图 7-2-1　鹅口疮

1. 易感因素　白色念珠菌是条件致病菌,在健康人皮肤表面、口腔、呼吸道、肠道、阴道都有寄生,正常情况下不致病,当机体免疫力低下或免疫功能受到抑制时可致病,如新生儿使用抗生素、糖皮质激素及免疫抑制剂等药物;先天性或获得性免疫缺陷、长期腹泻等。

2. 感染因素　新生儿在分娩时接触产道念珠菌、奶具消毒不严格、乳头不清洁、喂奶者手污染等情况下均可发病,并且容易在新生儿室内引起流行。

(二)临床表现

1. 轻型　可见口腔黏膜表面覆盖白色乳凝块样小点或小片状物,可逐渐融合成大片,略凸起,边缘不充血。常见于颊黏膜、上下唇内侧、舌、齿龈、上腭等处。此白膜不易擦去,强行剥离后局部黏膜潮红、粗糙,可有渗血,患处无痛感,一般不影响吃奶,无全身症状。

2. 重型　全部口腔均被白色斑膜覆盖,病变可蔓延至咽后壁、喉头、食管、肠道、气管、肺等处,可出现吞咽困难、呕吐、呼吸急促、低热等症状。

(三)治疗要点

1. 加强口腔护理　可用 2% 的碳酸氢钠溶液于喂奶前后清洁口腔,在口腔内病变消失后仍需继续用药 4~5 天。轻度的鹅口疮可在去除病因,如停用抗生素后可自愈。

2. 制霉菌素外涂　配制制霉菌素溶液(10 万 ~20 万 /5~10ml)涂抹口腔,每天 3 次,面积较大者可同时服用维生素 B_2 及维生素 C。

3. 氟康唑治疗　国外报道,口服或静脉滴注氟康唑治疗反复发作的鹅口疮,效果显著,但应监测肝、肾功能。国内研究显示,克霉唑混合鱼肝油外用效果较制霉菌素效果为佳。

(四)护理措施

1. 做好口腔清洁　良好的口腔护理能预防鹅口疮的发生。可用无菌棉签蘸生理盐水,轻轻擦拭患儿内颊部、上腭、牙龈、舌上下等,每 4 小时 1 次,可以减少鹅口疮的发生率,并能及时发现口腔异常。

2. 做好喂养管理　母乳亲喂的患儿,喂乳前用温水将乳头冲洗干净,喂乳后再给患儿喂服少量的温开水;奶瓶喂养的患儿,奶瓶、奶嘴、奶刷等奶具的清洗应彻底,并严格消毒,防止奶具污染,引起鹅口疮的发生。

3. 对于已经发生鹅口疮的患儿,要遵医嘱使用制霉菌素溶液等药物涂抹,并注意观察患儿口腔黏膜及舌面白色凝块增减情况,在使用棉签蘸取药液时,不可过湿,以免引起患儿误吸。若患儿有烦躁、口臭、吮乳时啼哭、吞咽、呼吸困难时,应及时就医。对于发热的患儿应定时测量体温,必要时给予物理降温。

4. 制霉菌素溶液因受外界环境影响大,不稳定,应现用现配或冰箱保存,并做好外用标识,以免误服。涂药时容易引起恶心、呕吐等,因此应避开喂奶时间 1 小时。

5. 对于长期使用抗生素或免疫抑制剂的患儿,应警惕鹅口疮的发生,加强口腔护理,及时发现问题。

(五)健康指导

1. 增强体质,提高婴儿免疫力是预防鹅口疮的关键。合理喂养患儿,注意保暖,预防呼吸道、肠道等基础疾病的发生。

2. 指导家长保持患儿的口腔、手及玩具的卫生清洁,奶具注意消毒,防止患儿接触污染的物体表面而感染。

3. 母乳喂养的患儿,乳母饮食宜清淡,忌辛辣、酒类刺激性食品。

二、疱疹性口炎

(一)病因

疱疹性口炎(herpetic stomatitis)是由单纯疱疹病毒感染所致,多见于 1~3 岁小儿,传染性强,无明显季节性。

1. **易感因素** 新生儿出生后可通过接触携带病毒的母亲或家庭成员、护理员而感染。如母亲有外生殖器疱疹,新生儿可通过产道感染。

2. **感染因素** 口腔周围与颜面部皮肤等部位的疱疹主要由 HSV-I 型感染所致。HSV-Ⅱ型感染,损害多发生于生殖器、子宫颈及其邻近部位的皮肤,口腔也可分离出该型病毒。疱疹性口炎可由这两种病毒引起,其损害情况相同。

(二)临床表现

1. **前驱期** 多于生后的 3~9 天发病,起病可有高热(38~40℃),1~2 天后口腔黏膜出现充血水肿。

2. **水疱期** 齿龈肿胀,在舌、唇内侧、上颚、颊黏膜出现散在或成簇的小水疱,周围有红晕,易破溃,形成浅表溃疡。

3. **糜烂期** 小水疱破溃后形成溃疡面,局部疼痛,患儿常拒食。在口角、唇周皮肤也可发生疱疹。

4. **愈合期** 发热 3~5 天后正常,溃疡渐愈。重症患儿可伴有全身感染,有中枢神经系统、皮肤、眼部受损的表现。

(三)治疗要点

本病为自限性疾病,病情轻者不需要抗病毒治疗。

1. **局部治疗** 加强口腔护理,保持损伤部位清洁,口腔黏膜局部用药,常用的药物有 5% 金霉素甘油局部涂抹,复方硼酸溶液、0.1%~0.2% 洗必泰溶液含漱,疼痛严重的患儿可在患处涂以 2% 利多卡因溶液。

2. **抗病毒治疗** 用于重症患儿。阿昔洛韦、阿糖腺苷静脉滴注或口服利巴韦林。近年来也有报道应用干扰素治疗新生儿疱疹性口炎。伴有细菌感染时,应采用抗生素治疗,防止继发细菌感染。

3. **对症和支持疗法** 病情严重者应卧床休息,进食困难的患儿可以通过静脉输注液体,补充维生素 B、维生素 C 等,保证水电解质平衡。

(四)护理措施

1. **保持口腔清洁** 多饮水,注意清洁口腔,避免进食刺激性食物。

2. **局部用药** 遵医嘱给予患儿使用药物,并注意观察疱疹的增减及进展情况,对疼痛而哭闹的患儿给予安抚,必要时应用利多卡因外涂,减轻疼痛。

3. **对症处理** 及时监测患儿体温的变化,发热者给予物理或药物降温;患儿因疼痛拒食时,应保证静脉能量的供给,补充足够的营养和水分。

(五)健康指导

1. 孕产妇产前应进行生殖器疱疹监测,如有感染应避免经阴道分娩。已经感染 HSV 的人员应避免与新生儿接触,有 HSV 感染的新生儿应进行隔离。

2. 家庭成员有病毒感染时,尽量不要接触患儿。

三、溃疡性口炎

(一)病因

溃疡性口炎(ulcerativestomatitis)是由链球菌、金黄色葡萄球菌、肺炎链球菌、铜绿假单胞菌、大肠埃希菌等引起的口腔炎症。多见于婴幼儿,常发生于感染、长期腹泻等机体抵抗力下降时,口腔不洁更有利于细菌繁殖而致病。

(二)临床表现

口腔各个部位均可发生,常见于舌、唇内侧、颊黏膜等处。口腔黏膜充血水肿随即出现大小不等、边界清楚的糜烂面或溃疡面,可融合成片,溃疡边缘有较厚的纤维素样渗出物,形成白膜。创面剥离后可见血性糜烂面。局部溃疡可引起疼痛、拒乳、流涎、局部淋巴结肿大并伴有高热,体温可达 39~40℃,全身症状轻者 1 周左右体温可恢复正常,溃疡逐渐愈合,严重者可出现脱水和酸中毒。

(三)治疗要点

1. **抗感染治疗** 静脉输注抗生素抗感染,并根据培养和药敏调整抗生素使用。

2. **保持口腔清洁** 用 3% 的过氧化氢或 0.1~0.3% 的依沙吖啶溶液清洗口腔。

3. **局部处理** 溃疡面局部涂用溃疡软膏、5% 金霉素甘油、青黛散等。

4. **对症治疗** 保证足够的营养及液体供给,补充维生素 B_1、维生素 B_2、维生素 C 等。

(四)护理措施

1. 定时评估溃疡面的大小、深浅及分布部位。正确涂抹药物达到局部治疗的效果,涂药前用棉签将溃疡表面擦拭干净后再涂药,并嘱咐家属不可立即漱口、饮水或进食。

2. 及时监测体温变化,体温超过 38.5℃时,给予松解衣服等进行物理降温。

3. 患儿因疼痛拒食时,应保证静脉营养能量的供给。对疼痛而哭闹的患儿给予安抚,必要时使用利多卡因外涂,以减轻疼痛。

4. 加强口腔护理,保持口腔的清洁,根据病因不同选择不同药物治疗,促进创面的愈合。

(五) 健康指导

良好的卫生习惯是预防溃疡性口炎的重要措施,指导家长保证患儿的口腔清洁,在喂养过程中食物及水的温度不可过热或过冷,以温凉为宜。保证患儿的营养供给,提高免疫力。

复习题

1. 新生儿常见的口炎有哪几种? 各自的病因是什么?

答案:新生儿常见口炎分有 3 种:鹅口疮、疱疹性口炎、溃疡性口炎。

(1) 鹅口疮是由白色念珠菌感染所致的口腔黏膜炎症,又称口腔念珠菌病,是新生儿时期的常见病。

(2) 疱疹性口炎是由单纯疱疹病毒感染所致。

(3) 溃疡性口炎是由链球菌、金黄色葡萄球菌、肺炎链球菌、铜绿假单胞菌、大肠埃希菌等引起的口腔炎症。

2. 案例分析:患儿,女,足月儿,生后因重症肺炎入住 NICU 治疗,使用抗生素治疗 14 天,护士在晨间护理时发现患儿口腔两颊及舌面有白色凝块样物质覆盖,患儿精神反应好,吃奶正常,用棉签擦拭后不易擦去。该患儿发生了哪种类型的口炎? 请结合本节课知识说出该类型口炎的护理措施主要有哪些?

答案:该患儿发生了鹅口疮。护理措施有:

(1) 做好口腔的清洁:用无菌棉签蘸生理盐水,轻轻擦拭患儿内颊部、上腭、牙龈、舌上下等,每 4 小时 1 次。

(2) 做好喂养管理:母乳亲喂的患儿喂乳前用温水将乳头冲洗干净,喂乳后再给患儿喂服少量的温开水;奶瓶喂养的患儿奶瓶、奶嘴、奶刷等奶具的清洗应彻底,并严格消毒,防止奶具污染。

(3) 遵医嘱使用制霉菌素溶液等药物涂抹,并注意观察患儿口腔黏膜及舌面白色凝块增减情况,在使用棉签蘸取药液时,不可过湿,以免引起患儿误吸。若患儿有烦躁、口臭、吮乳时啼哭、吞咽、呼吸困难时,应及时就医。对于发热的患儿定时测量体温,必要时给予物理降温。

(4) 制霉菌素溶液因受外界环境影响大,不稳定,应现用现配或冰箱保存,并做好外用标识,以免误服。涂药时容易引起恶心、呕吐等,因此应避开喂奶时间 1 小时。

(雷 娜)

第三节 新生儿咽下综合征及护理

教学大纲

1. 了解新生儿咽下综合征的病因。
2. 熟悉新生儿咽下综合征的临床表现。
3. 掌握新生儿咽下综合征的治疗原则及护理。

新生儿咽下综合征(neonatal swallowing syndrome)在新生儿期较常见。咽下综合征是指在分娩过程中,婴儿咽下过多被胎粪或细菌污染的羊水、母血或阴道内黏液分泌物等,刺激胃黏膜,导致胃酸及黏液分泌亢进而引起的新生儿呕吐。多见于有难产史、窒息史或过期产儿,排除先天性消化道畸形如食管肠管闭锁等。常于生后尚未开始喂奶即开始呕吐,但婴儿一般状况良好,胎粪排出正常,腹部无异常体征。通常在 1~2 天内将咽下的异物吐净后,呕吐即停止。

一、病因

一般正常情况下,胎儿在宫内可吞入少量羊水,对胎儿的胃黏膜并无刺激,但在分娩过程中,胎儿如吞入羊水量过多,或吞入被胎粪污染的羊水、含较多母血的羊水,即可发生新生儿咽下综合征。因吞入大量羊水,或羊水已被污染,均可刺激新生儿的胃黏膜,导致胃酸及黏液分泌亢进而引起呕吐。

二、临床表现

1. **呕吐症状** 常于生后尚未开始喂奶即开始呕吐,吐出物呈泡沫黏液样,如羊水有胎粪污染时可为绿色,如羊水为血性,呕吐物为含咖啡色血样物。开始喂奶后呕吐常加重,进奶后即吐出。但一般情况正常,无呛咳,也无发绀等症状。

2. **胎粪状况** 排出正常,有时可排黑便,大便潜血阳性。体检一般情况好,无腹胀,无胃型或肠型,肠鸣音正常。

三、治疗要点

1. 新生儿咽下综合征为自限性疾病,一般不需治疗,液体吐完后 1~2 天内自愈。
2. 呕吐严重者可用 1% 碳酸氢钠或 1/2 张温盐水洗胃。

四、护理措施

咽下综合征的护理重在有效地洗胃以及防止患儿呕吐物误吸。

1. **洗胃的护理** 洗胃液的温度以 37~38℃为宜,温度过低可能刺激胃痉挛,过高则可能造成血管扩张。洗胃时取左侧卧位,洗胃后给予右侧卧位,利于残留液体进入十二指肠;洗胃时每次一般以 30 秒注入 10~15ml 液体,不可一次大量注入,防止胃扩张或胃内液体反流。冲洗时,可以转动胃管方向,以使整个胃壁得到冲洗,也可以减少局部压力刺激;抽吸液体时宜轻柔,以液体顺畅流出的最小压力进行抽吸。

2. 呕吐的护理　患儿呕吐物容易吸入气管而造成窒息,发生呕吐时应轻拍患儿背部,将头偏向一侧,以便呕吐物流出。如呕吐物误入气道或流出不畅,立即用吸引器吸引,吸引时动作轻快,以免刺激迷走神经再次诱发恶心、呕吐。呕吐后,可边安抚患儿边更换衣被,注意保暖并及时清除呕吐物,预防酸性呕吐物刺激皮肤而发生炎症。

3. 体位护理　患儿平卧时,可抬高床头,头偏向一侧,垫高头肩部,约束双上肢置于身体两侧,防止膈肌提高导致胃内压力增高引起胃液逆流。喂奶后托起患儿轻拍背部,使胃内气体逸出(图 7-3-1)。

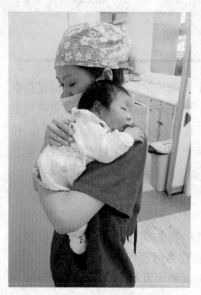

图 7-3-1　拍背法

4. 保证热量供给　暂时禁食期间应通过静脉保证热量的供给。一般新生儿呕吐于洗胃后 2 小时即可哺乳,呕吐严重者需禁食 6~12 小时,在禁食期间,予以静脉补充液体防止水、电解质平衡失调及低血糖。新生儿水、电解质、酸解平衡的调节能力差,含钠、含氯溶液入量过多会引起相应的不良反应,补液时速度不宜过快,保证液体匀速输入新生儿体内,同时密切观察输液部位,以防止发生药物外渗。开始喂奶后宜循序渐进,逐步加量。

5. 准确记录呕吐的量和性质,密切观察生命体征的变化,尤其注意心率及血氧变化。

6. 加强基础护理　加强口腔护理,保持床单位整洁,保持皮肤清洁干燥,注意保暖,及时清除呼吸道分泌物,保持呼吸道通畅。

五、健康指导

注意观察患儿呕吐的次数、时间、性质等并做好记录,患儿发生呕吐时可以轻轻拍打患儿背部,将头偏向一侧以便使呕吐物顺畅流出,喂食时应少量多餐,喂奶后轻轻拍打患儿背部使胃内气体排出,并保持头高脚低的斜坡右侧卧位,以减少呕吐发生。患儿睡觉时应将患儿头肩垫高,双手置于身体两侧,且用包被等盖好加以约束,防止胃液逆流而上导致再次呕吐,防止呕吐物误吸。

✎复习题

1. 新生儿咽下综合征的呕吐症状有何特点?

答案:常于生后尚未开始喂奶即开始呕吐,吐出物呈泡沫黏液样,如羊水有胎粪污染时可为绿色,如羊水为血性,呕吐物为含咖啡色血样物。开始喂奶后呕吐常加重,进奶后即吐出。通常在 1~2 天内将咽下的异物吐净后,呕吐即停止。

2. 新生儿咽下综合征的体位护理尤其重要,应采取何种卧位?

答案:患儿睡觉时应将床头抬高,并垫高头肩部,双手置于身体两侧,且用包被等盖好加以约束,防止胃液逆流而上导致再次呕吐,防止呕吐物误吸。

3. 案例分析: 患儿,女,胎龄 42^{+3} 周,生后 2 小时,主因"呕吐绿色胃内容物 3 次"入院。患儿来时神志清,精神可,活动能力一般,遵医嘱给予一级心电监护,暂禁食,静脉补液治疗。完善相关检查后排除先天性消化道畸形,诊断:新生儿咽下综合征。针对这一患儿,如何防止患儿呕吐物误吸?

答案:发生呕吐时应轻拍患儿背部,将头偏向一侧,以便呕吐物留出。如呕吐物误入气道或流出不畅,立即用吸引器吸引,吸引时动作轻快,以免刺激迷走神经再次诱发恶心、呕吐。患儿平卧时,可抬高床头,头偏向一侧,垫高头肩部,约束双上肢置于身体两侧,防止膈肌提高导致胃内压力增高引起胃液逆流。喂奶后托起患儿轻拍背部,使胃内气体逸出。

(李 婷)

第四节 新生儿胃食管反流及护理

教学大纲

1. 了解新生儿胃食管反流的病因。
2. 熟悉新生儿胃食管反流的治疗要点。
3. 掌握新生儿胃食管反流的临床表现、护理措施及健康指导。

胃食管反流(gastroesophageal reflux, GER)是指胃内容物,包括从十二指肠流入胃的胆盐和胰酶等反流入食管的一种症状,分为生理性和病理性。目前胃食管反流标准是胃内容物反入食管下段,每次周期为 15 秒以上,pH 下降低于 4(正常食管下段 pH 为 5~7)。

生理性胃食管反流是由于患儿哭闹、咽下、吸吮、胃胀气等引起食管括约肌(lower esophageal sphincter, LES)反射性松弛,而使食物进入食管内或胃内,食物及过多气体通过食管排出体外,往往发生在喂奶时或喂奶后。

病理性胃食管反流主要是由于食管下括约肌的功能障碍或与其功能有关的组织结构异常,以致食管下括约肌压力低而出现的反流。长期反流导致反流性食管炎,支气管、肺部并发症,营养不良等称为胃食管反流病(gastroesophageal reflux disease, GERD)。胃食管反流病发生于新生儿期,尤其在早产儿发生率更高、持续时间更长、轻度反流发病率可高达 80%~85%。

一、病因

过去认为食管下括约肌是防止胃内容物反流的唯一解剖结构。但现在认为 GER 并非是食管下括约肌功能低下单一的作用,而是由许多因素综合产生。其中食管下括约肌是首要的抗反流屏障,食管正常蠕动,食管末端黏膜瓣、膈食管韧带、腹段食管长度、横膈脚肌钳夹作用及 His 角等结构,都在防止反流中起一定作用。若上述解剖结构发生器质或功能上病变,胃内容物即可反流到食管而致食管炎。

1. 食管下括约肌　胎儿食管功能的成熟发生在妊娠末期至出生后第 1 周。食管下括约肌位于食管末端与胃相连接处,其相应的食管黏膜有增厚改变,呈 "Z" 线,在抗反流中也起一定的作用。食管下括约肌压力可因迷走神经兴奋而增加。经过较长期研究,观察到某些激素可以影响食管下括约肌压力。由食管下括约肌形成的高压区是最有效的抗反流屏障。当胃内压力增高时,食管下括约肌反应性主动收缩,可超过增高的胃内压力。食管下括约肌压力降低的患儿,其胃内容物易反流通过张力低的食管下括约肌。

2. 食管正常蠕动　正常情况时,食管有效地通过蠕动发挥清除作用,而在某些病理性胃食管反流,常可见到患儿食管蠕动振幅低及食管黏膜抗酸能力变弱。继发性蠕动减弱或消失,胃内容物可逆流向上经口溢出。食管炎往往使食管的蠕动能力受到影响,使清除酸性内容物时间延长。

3. 食管黏膜抵抗力　胃内容物反流入食管后,食管黏膜上皮不一定立即与之接触,因为上皮前防御机制——管腔内黏液层、静水层和黏膜表面碳酸氢根能发挥物理、化学屏障作用。食管黏膜易受酸、胃蛋白酶或胆酸的损害,当接触这类物质,黏膜电位差易改变,保护层受破坏。动物实验与临床观察证明,食管黏膜损伤最易发生于胃食管反流时。

4. 腹腔内食管段长度与 His 角　食管是一根软性消化管道,腹腔内压力增高时腹腔食管段被钳夹呈扁形,食管与有效胃直径的比例为 1∶5,腹腔内食管仅需要压力超过胃内压 1/5 时,即可发生关闭。食管腹腔段长度越长,功能亦越趋完善。年龄 <3 个月的婴儿腹腔段食管较短,早产儿更甚,故易发生胃食管反流。

5. 胃的因素　胃排空、扩张及胃内容物量的变化均可影响到胃食管反流。有研究证实正常新生儿一直到出生后 12 周才出现正常的胃蠕动波,成熟需要一段时间,这就影响了胃排空,易发生胃食管反流。胃底部有蠕动发生点,当发生食管裂孔疝,其胃底部往往纳入胸腔,导致胃底对液体排空的作用受到影响,也发生反流。另外,在蠕动波与幽门开放之间缺乏协调作用时也可影响到胃的排空。胃受到侵袭性因素影响常可诱发或加重胃食管反流。如近年报道,Z-E 综合征患儿胃酸分泌多,其发生胃食管反流亦明显增多。反流性碱性食管炎,十二指肠内容物中胃蛋白酶也对胃及食管下端黏膜破损起作用。

二、临床表现

因食管炎是处于不同的发展阶段,故病变程度与其相应的病理形态学特征也不一。通常可分为早期(病变轻微期)、中期(炎症进展及糜烂形成期)、晚期(慢性溃疡形成及炎性增生期)。引起的相应临床表现如下:

1. 呕吐　为最常见症状,有 90% 以上患儿,生后第 1 周即可出现,表现为溢乳、轻度呕吐或者喷射性呕吐,呕吐较顽固。

2. 体重不增、营养不良　80% 的患儿可出现体重不增,导致营养不良。

3. 食管炎　由频繁的胃酸反流所致。婴幼儿症状不典型,可表现为易激惹、睡眠不安、拒食和喂食困难,如发生糜烂或溃疡,可出现呕血及便血,导致缺铁性贫血,发生率为 28%。

年长儿可表现为胃灼热、胸骨后痛、吞咽性胸痛等症状，重者可出现呕血或吐咖啡样物，此类患儿多有贫血。

4. 食管以外的刺激症状 部分患儿因吸入反流物可反复出现呛咳、哮喘、支气管炎和吸入性肺炎等呼吸道感染症状，反流引起的哮喘无季节性，常有夜间发作。在新生儿中，反流可引起突然窒息甚至死亡。个别出现口腔溃疡及牙病、中耳炎等，而反流症状却不明显。

三、治疗要点

1. 体位治疗 左侧卧位与俯卧位能明显降低胃食管反流的发生。尽管目前临床多采用头高脚低位的治疗体位，但有研究显示，该体位并不能降低酸性胃食管反流的发生。

2. 饮食治疗 少量多餐，以稠厚乳汁喂养可改善症状（早产儿除外），重症患儿可采用十二指肠鼻饲或胃肠道外营养。鼻饲时持续泵入相比定时大量灌注能减少胃食管反流的次数，源于突然大量推入引起的胃扩张可增加胃食管反流的发生。

3. 药物治疗 胃肠道动力药如多潘立酮、红霉素通过刺激神经系统，促进产生乙酰胆碱，从而增加胃肠蠕动；抗酸药如西咪替丁、奥美拉唑抑制胃酸对屏障的破坏；黏膜保护剂如蒙脱石散可保护胃肠黏膜屏障。

4. 外科疗法 保守治疗6周无效且有严重并发症（消化道出血、营养不良、生长迟缓）、严重食管炎或缩窄形成、有反复呼吸道并发症等可采取外科手术治疗。

四、护理措施

1. 体位护理 ①头高脚低斜坡左侧位：上半身抬高20°~45°，身体偏向左侧（图7-4-1），研究发现左侧卧位能明显降低胃食管反流的发生，特别是在餐后的早期（喂奶后30~60分钟）。②俯卧倾斜位：于喂奶60分钟后，采取头高脚低30°，使患儿俯卧，头偏向一侧，双臂置于身体两侧，轻度屈膝（图7-4-2），每次30~60分钟，必须由专人守护。婴儿俯卧位能促进胃的排空，降低反流的频率，减少误吸，但此卧位可增加新生儿猝死的概率，因此只适合在住院期间采取此卧位，且需持续心电监护，加强巡回。新生儿双臂上举可引起膈肌抬高，胃内压随之增加，导致反流发生，因此应将患儿双臂置于身体两侧。③双角度体位：患儿

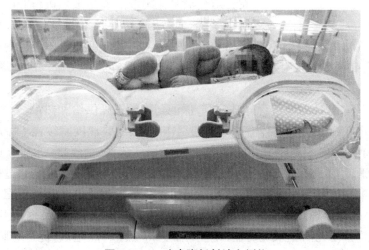

图7-4-1 头高脚低斜坡左侧位

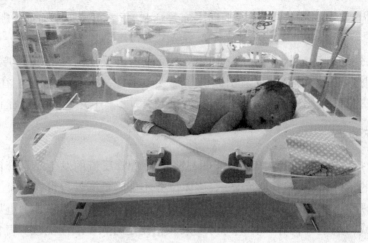

图 7-4-2　俯卧倾斜位

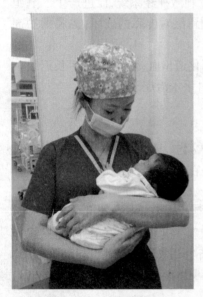

图 7-4-3　双角度体位

头高位枕于母亲左臂上,面向母亲,使患儿的身体长轴与水平面的角度及患儿左前斜位的角度均为 45°~60°(图 7-4-3),在喂奶后保持这种体位 30~60 分钟。适用于父母陪住的患儿。

2. 饮食护理　宜少量多餐,避免过饱,早产儿采用定时、定量喂养,其中胎龄 <34 周和 / 或极低体重儿管饲喂养,由稀释奶开始喂养,每天每次增加奶量,逐渐过渡到全奶正常喂养。对于管饲喂养患儿中的非酸性胃食管反流,降低喂养速度、延长喂养时间,可以降低胃食管反流的发生。喂养后可将患儿头靠在护理人员或父母肩上,手呈空心状从下往上轻轻拍打,可使胃内气体逸出,但应注意时间不宜超过 10 分钟,以免导致患儿疲惫。

3. 观察病情　监测患儿心率、呼吸及血氧饱和度,尤其对输液泵注奶液的患儿必须进行心电监护。常备负压吸引器、氧气、简易呼吸器等抢救物品和药物。观察呕吐物和胃残留的量及形状,呕吐物和潴留物中若含有咖啡色样液体应警惕有无应激性溃疡发生,黄绿色或草绿色含有胆汁样液体提示存在碱性胃食管反流,可造成更严重的组织损伤。

4. 用药护理　有计划地进行静脉穿刺,保证药物的正确供给和热量、营养的足量供给。监测体重的变化。红霉素由于有增加呕吐的副作用,输注时速度宜缓慢。蒙脱石散宜与喂养时间间隔半小时。

5. 婴儿抚触　婴儿抚触是一种经过科学指导的、有技巧的触摸,是通过抚触者双手对婴儿的皮肤和机体进行有序的抚摸,使大量温和良性刺激通过皮肤感受器官上传到中枢神经系统,产生一系列生理效应而促进婴儿身心健康发育。有研究证实,每天 1~2 次,每次 20 分钟的抚触能改善婴儿消化系统功能,使促胃液素等激素释放增多,促进胃肠蠕动,增加食欲及小肠吸收功能,减少患儿哭闹及呕吐次数,使体重增加。

五、健康指导

1. 告知家长体位治疗及饮食治疗的重要性和长期性,患儿治疗好转后仍需每天坚持体位治疗。随年龄增长可使患儿取右侧卧位,同时将上半身抬高。

2. 早产儿少量多餐进食,新生儿喂养耐受者及早添加稠厚米粉和适合月龄的辅食,如蛋类、肝末、鱼粉等。营养不良患儿鼓励按需母乳喂养,开始调整时以患儿食欲为准,另需补充维生素和矿物质。勿服用降低食管括约肌压力的碳酸饮料。

3. 教会家长辨别患儿有无发绀,评估反应和喂养耐受状况,正确处理吐奶情况,每天检测体重。

4. 指导家长掌握用药剂量、服用方法、药物副作用及注意事项,告知门诊随访时间及定期复诊。

复习题

1. 新生儿胃食管反流时如何做好体位护理?

答案:(1)头高脚低斜坡左侧位:上半身抬高 20° ~45°,身体偏向左侧,研究发现左侧卧位能明显降低胃食管反流的发生,特别是在餐后的早期(喂奶后 30~60 分钟)。

(2)俯卧倾斜位:于喂奶 60 分钟后,采取头高脚低 30°,使患儿俯卧,头偏向一侧,双臂置于身体两侧,轻度屈膝,每次 30~60 分钟,必须专人守护。婴儿俯卧位能促进胃的排空,降低反流的频率,减少误吸,但此卧位可增加新生儿猝死的概率,因此只适合在住院期间采取此卧位,且需持续心电监护,加强巡回。新生儿双臂上举可引起膈肌抬高,胃内压随之增加,导致反流发生,因此应将患儿双臂置于身体两侧。

(3)双角度体位:患儿头高位枕于母亲左臂上,面向母亲,使患儿的身体长轴与水平面的角度及患儿左前斜位的角度均为 45° ~60°,在喂奶后保持这种体位 30~60 分钟。适用于父母陪住的患儿。

2. 简述胃食管反流的健康指导。

答案:(1)告知家长体位治疗及饮食治疗的重要性和长期性,患儿治疗好转后仍需每天坚持体位治疗。随年龄增长可使患儿取右侧卧位,同时将上半身抬高。

(2)早产儿少量多餐进食,新生儿喂养耐受者及早添加稠厚米粉和适合月龄的辅食,如蛋类、肝末、鱼粉等。营养不良患儿鼓励按需母乳喂养,开始调整时以患儿食欲为准,另需补充维生素和矿物质。勿服用降低食管括约肌压力的碳酸饮料。

(3)教会家长辨别患儿有无发绀,评估反应状况和喂养耐受,正确处理吐奶情况,每天检测体重。

(4)指导家长掌握用药剂量、服用方法、药物副作用及注意事项,告知门诊随访时间及定期复诊。

3. 案例分析:患儿,女,胎龄 31 周,生后 7 天,主因"呕吐 6 天,呼吸暂停 3 次"入院。诊断:早产儿、胃食管反流。患儿生后第 2 天出现呕吐,呕吐物为奶液每天 4~5 次,生后第 4 天于吃奶约 10 分钟后再次呕吐,并出现呼吸暂停,刺激后缓解。患儿来时神志

清,精神差,活动能力一般,遵医嘱给予甲级心电监护,特级护理,多潘立酮、静脉补液、1∶1
稀释奶液喂养、体位护理等治疗。为预防该患儿再次呕吐及呼吸暂停,应给予何种护理
措施?

答案:本例患儿为早产儿,遵医嘱给予1∶1稀释奶液喂养,喂奶后将患儿头靠在护理人
员肩上,手呈空心状从下往上轻轻拍打,可使胃内气体逸出,之后将患儿置于头高脚低斜坡
左侧位。遵医嘱给予多潘立酮药物治疗、新生儿抚触等发育支持护理。监测患儿生命体征,
防止误吸及呼吸暂停。

(李 磊)

第五节 新生儿腹泻及护理

教 学 大 纲

1. 了解新生儿腹泻的病因。
2. 熟悉新生儿腹泻的治疗要点。
3. 掌握新生儿腹泻的临床表现、护理措施及健康指导。

新生儿腹泻又称新生儿消化不良或新生儿肠炎,主要表现为新生儿大便次数频繁,或者
大便的性状跟正常新生儿有所不同。根据病因分为感染性和非感染性腹泻两类,以前者多
见。严重患儿可出现呕吐、低热、脱水、水电解质紊乱,甚至死亡,是新生儿时期的常见病和
多发病,给临床治疗和护理带来很大困难。

一、病因

1. 易感因素 ①消化酶和胃酸分泌少;②生长发育所需营养相对多,消化道负担过重;
③胃酸酸度低,杀菌力弱,血中免疫球蛋白和胃肠道分泌型免疫球蛋白(IgM、IgA 等)不足,
胃肠防御能力弱。

2. 感染因素 ①病毒感染:人类轮状病毒是秋冬季腹泻的主要病原,其他如埃可病毒、
柯萨奇病毒、腺病毒、冠状病毒等也可引起腹泻;②细菌感染:大肠埃希菌是细菌感染中的
主要病原,空肠弯曲菌、耶尔森菌、鼠伤寒沙门氏菌、金黄色葡萄球菌、变形菌等也可引起感
染;③真菌和寄生虫:长期应用广谱抗生素、激素可诱发白色念珠菌肠炎,梨形鞭毛虫、结肠
小袋虫及蛲虫感染也可引起肠炎。

3. 非感染因素 ①饮食不当:进食过量或食物成分不恰当,如奶粉蛋白质过敏;②消化
过程发生障碍:食物不能充分消化和吸收,积滞于小肠上部,同时酸度减低,有利于肠道下部
细菌上移与繁殖,使食物产生发酵和腐败过程,肠腔内渗透压增高,协同腐败性毒物产物刺
激肠壁,使肠蠕动增加;③营养不良、中耳炎、上呼吸道感染、肺炎、肾盂肾炎、皮肤感染、急性

传染病等可引起消化功能紊乱；④气温变化、精神因素等也可引起腹泻。

二、临床表现

1. **轻型** 食欲缺乏，偶有溢乳或呕吐，大便次数增多，每天可达十余次，大便稀呈黄色或黄绿色，常见白色或黄白色奶瓣和泡沫，量不多，可有少量黏液（图 7-5-1）。排便前常因腹痛而哭闹不安，便后安静，光镜下可见大便中有大量脂肪球，精神尚好，无脱水及中毒症状。

2. **中型及重型** ①中毒症状：出现高热或体温低于正常，烦躁，精神不振，嗜睡，甚至昏迷，外周血白细胞计数明显升高。②胃肠道症状：食欲低下伴有呕吐，严重者可吐出胆汁或咖啡样物，腹泻次数十余次甚至数十次，大便呈黄绿色、微黄色，呈蛋花样稀水便，可见少量黏液，光镜下可见脂肪球及白细胞。③水电解质和酸碱平衡紊乱：由于呕吐、腹泻丢失体液和摄入不足使体液量减少，出现不同程度脱水症

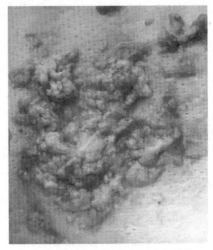

图 7-5-1　常见轻度腹泻大便性状

状，表现为口渴、眼窝及前囟凹陷，眼泪及尿量减少，黏膜及皮肤干燥，皮肤弹性减弱，烦躁，嗜睡甚至昏迷、休克，以及出现代谢性酸中毒和低钾血症等。④低钙和低镁血症：表现为不同程度的震颤、手足抽搐或惊厥等。

三、治疗要点

1. **饮食与营养维持** 腹泻急性期，新生儿多不能耐受奶液，需禁食 8~12 小时，使胃肠道适当的休息以利于恢复消化功能。然后开始喂奶，遵循逐步增加奶量和浓度的原则。禁食或肠内营养入量不足时，由静脉补充液体和营养。

2. **纠正水和电解质紊乱** 补充累计损失量、生理需要量和继续损失量。累计损失量根据脱水程度而定：轻度脱水丢失体重的 5%；中度脱水丢失体重的 5%~10%；重度脱水丢失体重的 10% 以上。等渗性脱水给 1/2 张含钠液，低渗性脱水、高渗性脱水分别给 2/3 和 1/3 张含钠液。

3. **控制感染** 70% 的感染性腹泻为病毒引起，不需要应用抗生素，只有在细菌性痢疾、沙门氏菌肠炎、其他侵入性细菌所致腹泻、非侵入性细菌所致重症腹泻时才需要应用抗菌药物。

4. **微生态疗法** 可调节重建肠道菌生态平衡，起到生物屏障作用，并产生有机酸降低肠道 pH 及氧化还原电位，抑制致病菌，常用含双歧杆菌的药物。临床研究发现微生态制剂预防新生儿抗生素相关性腹泻效果明显，安全性较高。

5. **肠黏膜保护剂** 对细菌、病毒及其毒素有吸附作用，可加强肠黏膜屏障作用，维持肠细胞的吸收和分泌功能，常用药物如蒙脱石散。

6. **替代乳品** 乳糖不耐受患儿在腹泻次数多、体重增加缓慢时需要调整饮食，改用无乳糖奶粉，适当提前增加谷类辅食，或在乳类中加入乳糖酶；牛奶蛋白过敏的患儿可以选用不含牛奶蛋白的配方乳（水解蛋白配方奶、氨基酸乳、大豆蛋白配方奶）。

7. 电解质替代疗法 由于大便中丢失大量的水及氯、钾、钠,患儿可出现腹胀、电解质紊乱及代谢性碱中毒,一般有家族史,需进行终身电解质替代疗法,并定期随访。

8. 其他 轮状病毒疫苗的应用被证实对足月儿和早产儿一样安全有效。加强环境消毒,杜绝轮状病毒肠炎在病区内流行。

四、护理措施

1. 估计从腹泻丢失水分量的多少,作为补液的参考,补充体液,纠正脱水。①口服补液,口服补液盐是世界卫生组织推荐,用以治疗急性腹泻合并脱水的一种溶液,适用于轻中度脱水而无呕吐的患儿。配方为氯化钠 3.5g、碳酸氢钠 2.5g、枸橼酸钾 1.5g、葡萄糖 20.0g,加温水至 1 000ml,根据患儿情况,有耐心按时分次将补液量喂完,并让患儿多喝温开水。②对中度以上、腹泻较重或腹胀时改为静脉补液,遵循先快后慢、先浓后淡、先盐后糖、先晶后胶、见尿补钾的原则,按医嘱要求输入,同时密切观察患儿皮肤弹性、前囟、眼窝凹陷情况及尿量,及时观察液路是否通畅,穿刺部位有无红肿,有无输液反应等,记录第 1 次排尿时间及 24 小时出入液体量,根据患儿情况调整液体输入量及速度。

2. 饮食护理 根据患儿病情,协助医师制订合理的饮食计划,轻型患儿酌减,母乳喂养者可缩短每次哺乳时间,人工喂养者可喂稀释奶或脱脂奶,并适当减量;重型患儿吐泻频繁者,可暂禁食、水 8~12 小时,恢复饮食时应先从少量逐渐增加浓度和奶量,切勿操之过急。

3. 严格无菌观念,控制感染,防止交叉感染。

(1)医务人员进入、离开腹泻新生儿室时,执行手卫生;先诊察、护理正常新生儿,最后诊察、护理腹泻新生儿。

(2)对病室家具、新生儿床单位用季铵盐长效消毒湿巾每天擦拭消毒。

(3)对感染性腹泻患儿应做好床旁隔离,食具、衣物、眼药水、扑粉、油膏、浴液及皮肤消毒液等专人专用,严禁交叉使用。

(4)新生儿一律使用一次性尿布,集中收集销毁。

(5)母婴同室配备脚踏式的垃圾桶,使用后的尿布随即放入密闭的垃圾桶,由保洁员及时清理。

(6)病室要适时开窗通风,保持室内空气清洁。

4. 防治肛周及臀部皮肤黏膜损伤,勤换尿布,每次大便后,随即用湿纸巾或温水洗净并擦干,涂护臀霜保护臀部皮肤,防止尿布疹发生。

5. 预防口腔及眼部感染

(1)对呕吐的患儿应及时清除口腔内的呕吐物,口腔护理每天 2 次,多喂水,保持口腔清洁。

(2)重度脱水及昏迷患儿,应用生理盐水纱布浸润角膜,并点滴妥布霉素滴眼液或红霉素眼膏,防止角膜干燥。

6. 腹胀患儿给予环脐周顺时针腹部按摩,或给予肛管排气,同时密切观察患儿腹部情况,防止肠套叠发生。

五、健康指导

1. 无论母乳或人工喂养的小儿都应按时定量,哺乳母亲饮食宜清淡,少吃油脂食物和生冷食物,以及海鲜类高蛋白食物;添加奶量时不可一次增加过多,从而造成胃肠道负担。

2. 注意饮食卫生,母乳哺乳前洗手,温水擦拭乳头及乳晕;人工喂养的食具每天要煮沸消毒,每次用前开水冲烫,消毒好的奶瓶上加罩保护,避免污染。

3. 加强照护者及来访客人的宣教,接触小儿前肥皂和流动水洗手,甚至换套家居服后方可抱小儿。

4. 生活要有规律,睡眠充足,鼓励小儿室外活动,但尽量避免到人多的公共场所,增强全身及肠道局部抵抗力,提高机体抵抗功能。

5. 防治营养不良、佝偻病,避免长期滥用广谱抗生素。

6. 注意天气变化,随时增减衣物,避免受凉或过热。

复习题

1. **新生儿腹泻时如何做好饮食护理?**

答案:轻型患儿,母乳喂养者可缩短每次哺乳时间,人工喂养者可喂稀释奶或脱脂奶,并适当减量;重型患儿吐泻频繁者,可暂禁食、禁饮6~8小时,恢复饮食时应先给予易消化的稀释配方奶,量由少到多。病毒性肠炎应限制糖量,改为豆制品。

2. **简述腹泻的患儿如何防止交叉感染。**

答案:(1)医务人员进入、离开腹泻新生儿室时,执行手卫生;先诊察、护理正常新生儿,最后诊察、护理腹泻新生儿。

(2)对病室家具、新生儿床单位用季铵盐长效消毒湿巾每天擦拭消毒。

(3)对感染性腹泻患儿应做好床旁隔离,食具、衣物、眼药水、扑粉、护肤油、浴液及皮肤消毒液等专人专用,严禁交叉使用。

(4)新生儿一律使用一次性尿布,集中收集销毁。

(5)母婴同室配备脚踏式的垃圾桶,使用后的尿布随即放入密闭的垃圾桶,由保洁员及时清理。

(6)病室要适时开窗通风,保持室内空气清洁。

3. **案例分析**:患儿,女,胎龄40周,生后10天,主因"腹泻伴呕吐4天,发热2天"入院。诊断:新生儿腹泻。患儿4天前出现腹泻,每天排蛋花水样便7~8次,量中,不含黏液血丝,伴流涕、轻咳、发热,体温最高39℃,无寒颤、抽搐及意识改变,呕吐物为胃内容物,食欲欠佳,尿量减少。患儿来时神志清,精神差,活动能力一般,遵医嘱给予甲级心电监护,特级护理,静脉补液治疗,康复后出院。针对这一患儿,应如何对患儿家长进行出院健康指导?

答案:积极提倡母乳喂养,母乳营养价值高,易消化吸收,是防止腹泻的最佳食物;人工喂养的婴儿,注意饮食卫生,配方奶现用现配,食具每天要煮沸消毒,每次用前用开水冲烫,消毒好的食具要避免污染,奶瓶上加罩;喂养应按时定量,如大便稍稀、次数多时不可增加奶量,适当稀释奶液,减轻胃肠道负担;小儿生活要有规律,睡眠充足,加强户外活动,增强体质;防治营养不良、佝偻病,避免长期滥用广谱抗生素;注意天气变化,避免受凉或过热。

(张英娜)

第六节　新生儿坏死性小肠结肠炎及护理

新生儿坏死性小肠结肠炎（neonatal necrotizing enterocolitis，NEC）临床以腹胀、呕吐、腹泻、便血为主要表现,腹部 X 线平片以肠壁囊样积气为特征,肠道病变范围可局限或广泛,回肠累及最多,依次为升结肠、盲肠、横结肠、乙状结肠。NEC 是新生儿尤为早产儿阶段胃肠道的一种严重、需要急救治疗的疾病,病死率为 10%~50%。

一、病因

病因尚未完全明了,当诸多有害因素单独或联合作用,其损伤性超过可耐受的某一阈值足以引发肠道坏死时,就形成了 NEC。

1. 肠壁缺血缺氧　各种原因使肠壁缺血缺氧被认为是发病的直接因素,如新生儿窒息、缺氧、低血压、休克、酸中毒、动脉导管未闭、肺动脉高压、脐动脉插管、新生儿红细胞增多症、喂养因素等。

2. 感染及炎症反应　①大肠埃希菌、克雷伯杆菌、铜绿假单胞菌和一些其他致病力不强的细菌,病毒或真菌。②细菌产生的毒素直接引起,凝固酶阴性葡萄球菌、顽固梭状芽胞杆菌、酪酸梭状芽胞杆菌、金葡萄球菌等均可产生毒素诱发损伤,引起炎症。

3. 早产 NEC　多发生在 1 500g 以下的极低体重儿。①免疫功能低下,肠黏膜内可以产生免疫球蛋白的 B 细胞少,只有少量分泌型 IgA 产生,IgA 可与细菌抗原结合,阻止细菌在肠黏膜上皮表面的吸附并抑制细菌生长。新生儿回肠的派氏淋巴集结 IgA 量少,故 NEC 的病变多局灶于此。②胃肠发育不成熟、运动弱、胃酸量少,胃内容物易滞留,既增加食物发酵的机会,又增加肠内致病菌菌落发展的危险性。③肠道乳糖酶活性不高,使小肠未消化的乳糖过多,引起细菌发酵产物增多,一旦未消化的蛋白质与有机酸相结合,便会因多余的化学介质（如组织胺、花生四烯酸代谢产物及氧自由基）的积累而出现有害的组织学及生物化学效应。肠腔内的发酵产物、细菌抗原及来自细菌壁的胞壁酰酞又进一步在结肠黏膜产生局灶性炎症效应。

4. 再灌流损伤　新生儿窒息、呼吸衰竭、休克、低血压等重症时机体或某一器官缺血、缺氧。

综上所述,发病机制中许多因素互相关联,是形成 NEC 的必不可少的环节。可以认为

NEC 是尚不成熟的胃肠道对多种有害因素所产生的最后相同反应。

二、临床表现

1. **腹胀** 常为首发症状,先有胃排空延迟、胃潴留,而后全腹胀,肠鸣音减弱或消失(图7-6-1)。

2. **呕吐** 呕吐物带胆汁或咖啡样物。无呕吐的患儿常可自胃中抽出含胆汁或咖啡渣样胃内容物。

3. **腹泻、血便** 一般先有腹泻,排水样便,每天 5~6 次至十余次。起病 1~2 天后可排血便(肉眼或镜下),可为鲜血、果酱样或黑便或仅于大便中带血丝。偶有表现为便秘者。

4. **感染中毒表现** 大多数病例病情发展快,感染中毒表现严重,精神萎靡、反应差,可有体温不升、青紫、黄疸、休克、酸中毒。严重者可有 DIC 表现,四肢厥冷,苍白甚至面色青灰。早产儿易有呼吸暂停、心动过缓。

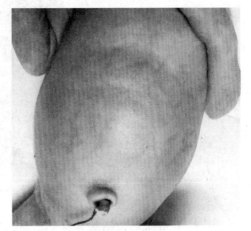

图 7-6-1　腹胀

5. **其他** 并发败血症者,全身中毒症状更重。并发腹膜炎时,腹胀严重,患儿情况更差,腹壁发红、发硬或发亮、浮肿,早期可有压痛,腹腔可有液体;如发生肠穿孔则有气腹。

三、治疗要点

1. **绝对禁食** 持续胃肠减压,由静脉供应液体、电解质和营养物质。禁食时间视病情发展而定,一般 8~12 天,轻症有时禁食 5~6 天即可,重症有时需禁食 10~15 天或更长。不可开奶过早或加奶过快,否则都易复发,甚至病情恶化。

2. **抗感染治疗** 根据大便培养结果选用敏感抗生素。如为金黄色葡萄球菌或表皮葡萄球菌,可选用万古霉素,30mg/(kg·d),分 2 次给药;培养阳性的细菌需作药敏试验;厌氧菌选用甲硝唑,每次 7.5~15mg,每 12 小时一次静注。

3. **加强护理** 如保温,保持口腔、皮肤清洁卫生,做好消毒隔离措施,防止交叉感染,做好出入量及胃肠减压抽吸记录,保证氧气供给等。

4. **输血** 重症患儿或有其他原因需输血或血浆时应注意避免输血后发生溶血的危险,有 20%~27% 的 NEC 患儿可因细菌(尤其是产气荚膜梭状芽胞杆菌)释放的神经氨酸酶作用在红细胞表面上,暴露了隐性抗原决定簇 TFC。因 TFC 抗体是几乎所有正常人血浆中均天然存在的 IgM,给此类患儿输用血制品可导致严重且可致命的免疫性溶血。应使用筛选、洗涤过的低抗 TFC 滴度供血者的红细胞或血小板。

5. **外科治疗** 外科治疗的指征为:①发生气腹,穿孔病例中 63% 有放射影像特征(图7-6-2);②腹膜炎症状体征明显,腹壁明显红肿、有积气等多示有肠坏死或有脓肿;③经内科积极治疗临床情况继续恶化。

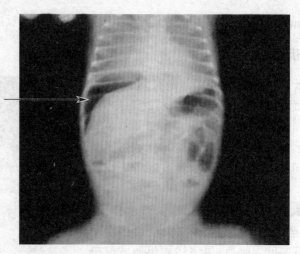

肠穿孔所致气腹，可见隔下游离气

图 7-6-2　肠穿孔影像学表现

外科手术通常包括腹腔穿刺引流,切除坏死或穿孔的肠段,再做肠造瘘或吻合术,手术有可能发生回肠结肠连接处狭窄,或由于切除肠段过多发生短肠综合征。术后需继续随访。

四、护理措施

1. **禁食水、胃肠减压的护理**　一旦发现有 NEC 表现后,立即给予禁食水、胃肠减压,对其进行良好的护理非常重要,可有效地降低临床感染。密切观察胃管是否通畅,记录引流液的量、性质和颜色。留置的减压装置要处于正常工作状态。每天更换一次引流瓶,若引流液满瓶时要及时更换;一般胃管每 3 天更换一次,如胃管发生堵塞也要及时更换。每班要严格胃管交接班,同时严格测量引流量,并记录于 24 小时的出入量中,以保证减压效果。腹胀时往往容易呕吐,因此要特别注意保持呼吸道通畅,防止胃内容物误吸导致窒息的发生;观察呕吐和腹胀是否减轻并做好记录,发现问题及时报告医生;要保持床单干净整洁,呕吐物污染时要及时更换,以防感染等并发症的发生;腹胀严重时,可给患儿肛管置管排气,操作动作轻柔,以防局部损伤。

2. **加强肠外营养支持**　NEC 患儿以肠外营养为主选用外周静脉、脐静脉置管或 PICC 输注营养液来满足机体需要量,保持体重稳定或增加(每天增加 15~30g),PICC 或脐静脉输注营养液时速度要大于 3ml/h,每班交接班时用生理盐水或稀释的淡肝素脉冲式冲管,以免发生堵塞而增加患儿的外周静脉穿刺。营养液要现配现用,混合均匀,避光输注,避免剧烈震荡。营养液在配制过程中要严格执行无菌操作技术,保证营养液处于无菌。在输注营养液过程中要巡视观察,防止药液渗漏而加重患儿的痛苦。

3. **规范消毒处置工作**　新生儿为易感人群,而感染是 NEC 重要的危险因素,并与病情严重程度密切相关。所有人员接触患儿前后均需洗手或使用免洗手消毒液进行处置,并戴一次性手套后方可接触患儿,手套一人一用。所有患儿住新生儿暖箱,保证合适的温、湿度,相对隔离的空间。对使用中的暖箱每天使用一次性消毒湿纸巾擦拭,每周更换,严格按照终末消毒处理流程进行处置。诊疗用物如体温表、听诊器等均一人一用。对使用中的仪器设备如心电监护仪、微量泵等每天擦拭消毒。

4. 口腔护理 由于患儿长期禁食、禁水而口干唇燥,口腔护理非常重要。每天用生理盐水或 2% 碳酸氢钠注射液清洗口腔 2~3 次。防止口腔细菌滋生及继发感染。口唇干燥时,可涂医用液状石蜡湿润。

5. 饮食管理 患儿腹胀消失后,肠鸣音恢复正常,有觅食反射,大便常规三次隐血阴性,临床症状好转后根据医嘱逐步恢复饮食,喂养应遵循渐进、少量少餐、多量多餐原则,先给予 0.5~1ml/6h,如在 24 小时后无呕吐及腹胀等症状出现,以后每天逐步增加 2ml/3h。之后就慢慢增加奶量直至全量;但每次喂养前要回抽胃管看有无奶量残余,若残余量等于原喂养量,要把残余奶喂回去,并在护理记录单上记录停喂一次;等下一餐喂奶回抽还见有一样的残余奶量,并且有腹胀表现,要把残余奶全部抽出,立即报告医生,要再一次长期禁食观察,以免病情反复,直至症状消失后才重新开奶。

6. 规范喂养方式 对胎龄 <34 周的早产儿给予鼻饲喂养,同时给予非营养性吸吮,促进胃肠动力及胃肠功能成熟,直至过渡到经口喂养。鼻饲喂养时在餐前均检查喂养耐受情况。然后经重力作用滴入,最后均给予适量空气将胃管内残余奶液注入胃内,防止污染。对出生胎龄 >34 周的早产儿一般给予经口喂养。每餐喂奶前后观察有无腹胀、呕吐发生。

7. 采用合适体位 促进胃排空常规采取头高脚低位,抬高头部 15° ~30°,喂食后取左侧卧位半小时,预防反流的发生。再改为俯卧位,可促进早产儿胃排空,减少胃潴留,降低腹胀和呕吐发生率。每天抚触 2 次,促进肠道蠕动,保持大便通畅。

五、健康指导

1. 加强围产期的宣传指导工作,减少早产儿、极低体重儿的出生,以便减少不良因素造成新生儿坏死性小肠结肠炎。

2. 严格执行消毒隔离措施,预防交叉感染,提高工作人员及其照护者手卫生的依从性。

3. 规范喂养方案,促进胃排空及肠道成熟,实行早期微量喂养,积极推行母乳喂养,规范口服药的使用。

4. 由于 NEC 病情死亡率较高,患儿痛苦较大,重症监护时间较长,医护人员要关怀备至,安抚家长的情绪,让家长有信任感和建立自信心。

5. 出院后嘱咐家属,人工奶喂养时配方奶浓度适宜,温度要在 40℃左右,以免浓度过大、温度过高刺激胃肠道;喂奶时速度要慢,少量多餐,按需哺乳,避免过饱,喂奶后要抱起患儿轻拍背部防止呕吐;观察患儿的腹部及大便情况,发现患儿有腹胀、呕吐、血便等及时就诊。

✎复习题

1. 新生儿坏死性小肠结肠炎的临床表现有哪些?

答案:腹胀一般为首发症状;呕吐物带胆汁或咖啡样物。无呕吐的患儿常可自胃中抽出含胆汁或咖啡渣样胃内容物;腹泻或血便,排水样便,肉眼或镜下血便,可为鲜血、果酱样或黑便或仅于大便中带血丝;感染中毒严重时,精神萎靡、反应差、体温不升、青紫、黄疸、休克、酸中毒,或有 DIC 表现,四肢厥冷,苍白甚至面色青灰;早产儿易有呼吸暂停、心动过缓;

并发败血症者,全身中毒症状更重,并发腹膜炎时,腹壁发红、发硬或发亮、浮肿,早期可有压痛,腹腔可有液体。如发生肠穿孔,腹部 X 线检查可有气腹表现。

2. 简述新生儿坏死性小肠结肠炎的护理要点。

答案:(1)禁食、水,胃肠减压是 NEC 的首选治疗方案。

(2)加强肠外营养满足机体需要量。

(3)感染是 NEC 重要的危险因素,并与病情严重程度密切相关,加强消毒隔离工作。

(4)由于患儿长期禁食、禁水而口干唇燥,需加强口腔护理。

(5)临床症状好转后根据医嘱逐步恢复饮食,加强饮食护理。

(6)采取合适的喂养方式。

(7)常规采取头高脚低位,抬高头部 15°~30°,喂食后先取左侧卧位半小时,预防反流的发生,再给予右侧卧位或俯卧位,促进胃排空。

3. 案例分析:患儿,男,出生30分钟,孕34周,因羊水早破8小时剖宫产娩出,Apgar评分1分钟5分,5分钟8分,出生体重2kg,以"早产儿,新生儿窒息"收住院。查体:体温35.5℃,心率134次/min,呼吸38次/min,无腹胀,予以置暖箱、抗炎等对症支持治疗。入院24小时后试喂糖水,入院40小时出现腹胀,呕吐咖啡色胃内容物,非喷射状,解黑便,肠鸣音消失,急行腹部平片检查,提示小肠扩张,多个细小液平面。诊断为:新生儿坏死性小肠结肠炎。护士应着重观察些什么?

答案:(1)观察患儿神志、面色、体温、脉搏、呼吸、血压的变化,是否有心动过速或过缓、呼吸暂停、低体温、烦躁不安、皮肤花斑、肢端冰冷等,随时做好抢救的准备,必要时机械通气,同时还要注意观察有无眼窝及前囟下陷、黏膜及皮肤颜色、皮肤弹性、尿量的变化等脱水症状。

(2)严密观察呕吐及大便的情况,呕吐物是否为咖啡色、青绿色、鲜红色等,呕吐物的量。大便的颜色、性质、量、黏稠度等,是否为水样便、黑便、墨绿色便、黏液便,了解大便变化的过程,及时留取大便标本送检。

(3)腹部体征的观察,观察腹胀的程度,如腹稍胀、腹胀如鼓、肠鸣音减弱或消失,若出现高度腹胀、腹壁红肿或极度腹壁压痛,常提示腹膜炎。

(张英娜)

第八章
新生儿血液系统疾病的护理

第一节 新生儿血液系统发育及特点

教学大纲

1. 熟悉胚胎期血液系统造血特点。
2. 了解新生儿生后造血特点。
3. 掌握新生儿期血象的正常值。

一、新生儿造血特点

婴儿发育是具有连续性的过程。造血可分为胚胎期造血及生后造血两个阶段。

（一）胚胎期造血

胚胎期造血开始于卵黄素,然后在肝、脾、胸腺和淋巴结,最后在骨髓。故胚胎期造血又分为三个时期:

1. **中胚叶造血期**　约自胚胎第 3 周开始,在卵黄囊壁上的中胚层间质细胞分化聚集成细胞团,称为血岛。血岛中间的细胞分化成初级原始红细胞。自第 6~8 周后,血岛开始退化,至第 12~15 周时消失。

2. **肝造血期**　肝脏造血约自胚胎第 6~8 周开始,4~5 个月时达高峰,6 个月后逐渐减退,于出生时停止。肝是胎儿中期的主要造血场所,主要是产生有核红细胞,并进一步分化为无核红细胞;也产生少量的粒细胞和巨核细胞。约于胚胎第 8 周左右脾参与造血,主要产生红细胞、粒细胞、淋巴细胞和单核细胞,至胎儿第 5 个月后,脾造红细胞和粒细胞功能减退至消失,而造淋巴细胞功能可维持终身。约自胚胎第 8 周胸腺开始生成淋巴细胞;自胚胎的第 11 周淋巴结开始造淋巴细胞,并成为终生造淋巴细胞和浆细胞的器官。

3. **骨髓造血期**　在胚胎的第 6 周开始出现骨髓,至胎儿 4 个月开始造血,并迅速成为胎儿后期的主要造血器官,至出生 2~5 周后成为唯一的造血器官。

（二）生后造血

生后造血为胚胎造血的延续，主要是骨髓造血，生成各种血细胞；淋巴组织产生淋巴细胞；特殊情况下出现骨髓外造血。

1. 骨髓造血 生成各种血细胞。婴幼儿期骨髓均为红骨髓，全部参与造血，以满足生长发育的需要。5~7岁开始，长骨中的红骨髓逐渐被脂肪组织（黄骨髓）所代替，至成年时红骨髓仅限于颅骨、锁骨、胸骨、肋骨、脊柱、盆骨等短骨或不规则骨及长骨近端。黄骨髓具有造血潜能，当需要增加造血时，黄骨髓可转变为红骨髓而造血。婴幼儿由于缺少黄骨髓，造血代偿能力低，当需要增加造血时，就容易出现骨髓外造血。

2. 骨髓外造血 在正常情况下，骨髓外造血极少。当严重感染或溶血性贫血等需要增加造血时，肝、脾、淋巴结恢复到胎儿时期的造血状态，而表现为肝、脾、淋巴结肿大，外周血中可见有核红细胞和／或幼稚粒细胞。这是小儿造血器官的一种特殊反应。

二、血液特点

新生儿期血象常有一些生理变化，也受标本采集部位、时间及脐带处理等因素的影响。因此新生儿血象及骨髓象具有与年长儿及成年人不同的特点，在评价是否异常时，必须首先了解其正常值及范围。

1. 血红蛋白、血细胞比容、红细胞计数及红细胞指数： 出生时脐血平均血红蛋白值约为170g/L，范围在140~200g/L者可认为正常；血细胞比容平均为0.55，正常范围0.43~0.63；红细胞计数平均为 5.5×10^{12}/L。在作出判断前必须考虑上述影响因素。生后数小时因代偿胎盘输血和分娩时循环中红细胞容量的增加，血浆移出血管外，故血红蛋白、血细胞比容及红细胞数均有上升，以后逐渐下降，1周末与脐血值相似。1周后足月儿及早产儿上述值均下降，早产儿降低幅度大且迅速。

新生儿红细胞体积相对较大，平均红细胞直径8.0~8.3μm（成人为7.5μm）；红细胞平均体积出生时为104~118μm³，早产儿更高，平均为（115±5.0）μm³；但新生儿平均血红蛋白浓度与正常成人相似，25%~30%（成人为32%~36%）。魏红等报道足月新生儿生后1~10天血红蛋白、红细胞、血细胞比容及红细胞指数值，见表8-1-1和表8-1-2。

表8-1-1　新生儿出生1~10天血红蛋白、红细胞计数及血细胞比容

日龄 （d）	血红蛋白（g/L）		红细胞计数（10^{12}/L）		血细胞比容（%）	
	n	$\overline{X} \pm S$	n	$\overline{X} \pm S$	n	$\overline{X} \pm S$
1	180	207.1 ± 30.0	180	5.7 ± 0.9	180	0.6 ± 0.1
2	180	202.0 ± 38.3	180	5.5 ± 0.8	180	0.6 ± 0.1
3	180	199.6 ± 28.5	180	5.5 ± 0.8	180	0.6 ± 0.1
4	172	192.9 ± 27.7	172	5.3 ± 0.7	168	0.6 ± 0.1
5	167	182.6 ± 30.1	167	5.2 ± 0.7	164	0.5 ± 0.1

日龄（d）	血红蛋白（g/L）		红细胞计数（10^{12}/L）		血细胞比容（%）	
	n	$\overline{X} \pm S$	n	$\overline{X} \pm S$	n	$\overline{X} \pm S$
6	145	176.8 ± 29.9	144	5.1 ± 0.7	146	0.5 ± 0.1
7	114	168.2 ± 27.9	114	4.9 ± 0.7	111	0.5 ± 0.1
8	90	162.1 ± 27.4	90	4.8 ± 0.6	90	0.5 ± 0.1
9	37	157.7 ± 26.5	37	4.7 ± 0.7	37	0.5 ± 0.1
10	16	149.2 ± 17.7	16	4.6 ± 0.5	16	0.5 ± 0.4

表 8-1-2　新生儿出生 1~10 天红细胞各指数值

日龄（d）	MCV（fl）		MCH（pg）		MCHC（%）	
	n	$\overline{X} \pm S$	n	$\overline{X} \pm S$	n	$\overline{X} \pm S$
1	180	107.2 ± 15.7	180	36.8 ± 5.8	180	0.34 ± 0.04
2	180	106.7 ± 15.7	180	36.7 ± 5.7	180	0.34 ± 0.04
3	180	106.4 ± 13.9	180	36.8 ± 5.8	180	0.34 ± 0.03
4	168	105.6 ± 14.1	172	36.6 ± 5.2	168	0.34 ± 0.03
5	164	104.9 ± 13.3	167	35.4 ± 5.7	164	0.33 ± 0.07
6	144	103.7 ± 11.4	144	35.1 ± 5.4	144	0.33 ± 0.03
7	111	103.7 ± 13.0	114	34.4 ± 4.4	111	0.32 ± 0.03
8	90	102.4 ± 14.8	90	35.6 ± 6.3	90	0.32 ± 0.03
9	37	101.7 ± 13.4	37	33.8 ± 5.4	37	0.32 ± 0.03
10	16	100.9 ± 14.2	16	30.7 ± 5.1	16	0.31 ± 0.03

2. **网织红细胞计数**　正常新生儿脐血网织红细胞比例平均为 0.04~0.05，早产儿计数更高。生后 2~3 天网织红细胞稍上升，但接着下降极快，生后第 7 天仅 0.01。

3. **白细胞计数及分类**　新生儿白细胞计数与采血部位有关。出生时脐血细胞数是毛细血管血的 72%，出生最初几天，静脉血白细胞数是毛细血管血的 82%，动脉血是毛细血管血的 77%。如婴儿大声啼哭后，白细胞从基础值增加 146%，并有 "核左移" 现象；中度活动，如胸部理疗增加 113%。出生最初 12 小时，中性粒细胞计数足月儿平均为 12×10^9/L，早产儿为（6~8）$\times 10^9$/L，分类中以多形核中性粒细胞为主，至生后 4~7 天，足月儿淋巴细胞开始占优势，并维持到 4 岁，嗜酸性粒细胞在足月儿生后 12 小时平均值为 0.27×10^9/L，早产儿生后第 1 天可能找不到嗜酸性粒细胞，但以后增加。

4. **血小板**　胎龄 30 周时，胎儿血小板计数已和年长儿及成人相似。因此不论胎龄大小，血小板计数 <150×10^9/L 表示血小板减少。第 1 个月末足月儿及早产儿血小板计数可升高至 300~400 $\times 10^9$/L。出生时脐动、静脉血中可见巨核细胞数增加。

5. 血容量　新生儿血容量占体重的比例约为10%。新生儿血容量受围产期各种因素如脐带处理、采血时间及宫内窒息的影响。足月儿血容量范围50~100ml/kg（平均85ml/kg）；早产儿血容量范围89~105ml/kg，这种血容量增加与血浆容量增加有关，而血浆量与胎龄增加成反比，在生后1个月中新生儿血容量逐渐变化，1个月后与成人相似，达73~77ml/kg（成人77ml/kg）。

6. 新生儿期正常骨髓象　出生时骨髓细胞增殖活跃，体内大多数骨髓腔正常都有血细胞生成，因此缺乏骨髓储备，如有溶血，为了达到红细胞增生的需要，骨髓腔向外扩大，同时出现骨髓外肝、脾造血。生后第1周骨髓细胞数减少，1~3个月达成人水平。

复习题

1. 简述新生儿造血的主要特点。

答案：造血可分为胚胎期造血及生后造血两个阶段。

（1）胚胎期造血：胚胎期造血开始于卵黄素，然后在肝脏、脾脏、胸腺和淋巴结，最后在骨髓。故胚胎期造血又分为三个时期：①中胚叶造血期：约自胚胎第3周开始，在卵黄囊壁上的中胚层间质细胞分化聚集成细胞团，称为血岛。血岛中间的细胞分化成初级原始红细胞。自第6~8周后，血岛开始退化，至第12~15周时消失。②肝造血期：肝脏造血约自胚胎第6~8周开始，4~5个月时达高峰，6个月后逐渐减退，约于出生时停止。③骨髓造血期：在胚胎的第6周开始出现骨髓，至胎儿4个月开始造血，并迅速成为胎儿后期的主要造血器官，至出生2~5周后成为唯一的造血器官。

（2）生后造血：生后造血为胚胎造血的延续，主要是骨髓造血，生成各种血细胞；淋巴组织产生淋巴细胞；特殊情况下出现骨髓外造血。

2. 新生儿期白细胞、红细胞、血红蛋白、血小板的正常值是多少？

答案：新生儿白细胞计数与采血部位有关。出生时脐血细胞数是毛细血管血的72%，出生最初几天，静脉血白细胞数是毛细血管血的82%，动脉血是毛细血管血的77%。红细胞计数平均为$5.5 \times 10^{12}/L$。出生时脐血平均血红蛋白值约为170g/L，范围在140~200g/L者可认为正常；血细胞比容平均为0.55，正常范围0.43~0.63；胎龄30周时胎儿血小板计数已和年长儿及成人相似。不论胎龄大小，血小板计数 $<150 \times 10^9/L$ 表示血小板减少。第1个月末足月儿及早产儿血小板计数可升高至$300~400 \times 10^9/L$。

（宋霞梅）

第二节 新生儿贫血及护理

新生儿贫血是新生儿时期常见的一种综合征,是指单位体积周围血液中红细胞、血红蛋白和血细胞比容低于正常值,或其中一项明显低于正常,也是新生儿血液学的一个重要内容。新生儿贫血的具体诊断标准在国际上尚不统一,涉及新生儿血象的判断、各种贫血表现、贫血的病因分析及处理原则等问题。发病率在国内亦未见统一报道。一般认为出生2周内,静脉血血红蛋白≤130g/L,毛细血管血的血红蛋白≤145g/L,红细胞数少于 4.6×10^9/L,血细胞比容 <0.43 可诊断为新生儿贫血。相对足月新生儿来说,早产儿体内红细胞寿命更短,促红细胞生成素水平低,造血物质先天储存不足,出生后吸吮和消化能力有限导致后天吸收不足,中枢神经系统调节功能差,因此极易发生贫血症状。若处理不及时,可引发呼吸和心率增快、频繁呼吸暂停、代谢性酸中毒及反复感染等,直接影响早产儿的生长发育,甚至危及生命。

新生儿期贫血原因较多,有生理性及病理性之分,后者一般由出血、溶血、红细胞生成障碍三种原因之一引起。急性失血可伴有周围循环衰竭,溶血可致严重高胆红素血症,必须及时诊断和治疗,特别是在输血治疗前应仔细检查以免诊断错误。

一、新生儿生理性贫血

生理性贫血是指足月生后 6~12 周,血红蛋白下降为 95~110g/L;早产儿生后 4~8 周,血红蛋白值为 65~90g/L。导致生理性贫血的主要原因有:①在宫内,胎儿血氧饱和度大约为 50%,这种相对的缺氧状态使血中红细胞生成素含量和红细胞生成活动在出生时增加,表现为网织红细胞及有核红细胞升高。生后通过肺呼吸,血氧饱和度增加至 95%,红细胞生成素下降,有核红细胞消失,网织红细胞 <0.01,血红蛋白浓度及骨髓产生红细胞活力下降。②新生儿红细胞寿命较短。③当新生儿随生长发育体重增加时,血容量扩充使红细胞稀释,血红蛋白浓度下降到组织氧需要量大大超过了氧的释放量时,刺激红细胞生成素的产生,骨髓红细胞生成活力恢复,网织红细胞增加,血红蛋白量上升。这时,以前衰老的红细胞破坏后储存于单核巨噬细胞系统的铁可用于血红蛋白的合成。正常足月儿体内所储存的铁在出生 5 个月内已足够用于血红蛋白的合成,此期间补铁不能用于预防血红蛋白的下降,只增加储存量以备后用,无血液学问题,一般不必治疗。

二、新生儿期贫血病因分类

1. 红细胞生成减少性贫血

（1）先天性纯红细胞再生障碍。

（2）感染：获得性贫血，先天性贫血。

（3）营养性缺陷：铁、叶酸。

（4）先天性白血病。

2. 失血性贫血

（1）出生前或分娩时隐匿出血：胎-母输血；胎-胎输血；胎-胎盘出血。

（2）产科意外，胎盘及脐带畸形。

（3）内出血：颅内出血；肝、脾破裂。

（4）医源性失血。

3. 红细胞破坏性贫血

（1）免疫性溶血性贫血：Rh、ABO 或少见血型不合；母亲自身免疫性溶血性贫血；药物性溶血性贫血。

（2）感染：①获得性：细菌性败血症；②先天性：风疹、梅毒、播散性单纯疱疹。

（3）维生素 E 缺乏。

（4）红细胞膜疾病：遗传性球形细胞增多症；遗传性椭圆形细胞增多症；遗传性口形细胞增多症。

（5）红细胞酶的缺陷：G-6-PD 缺陷、丙酮酸激酶缺陷、己糖激酶缺陷。

（6）地中海贫血。

三、临床表现

1. 新生儿贫血的临床表现与病因、失血量及贫血的速度有关。皮肤黏膜苍白是最常见的表现，需与新生儿重度窒息的苍白鉴别。新生儿急性失血时苍白伴有心律快、气急、低血压和休克，一般无青紫，给氧及辅助呼吸后症状无改善；而新生儿窒息则表现为心率及呼吸慢，常有三凹征，除苍白外有青紫，给氧及辅助呼吸后有明显改善。

2. 早产儿较足月儿更易发生贫血，表现为皮肤苍白、喂养困难、体重不增、气促、心动过速、活动减少、呼吸暂停等。少数病例有下肢、足、阴囊、颜面的轻度水肿。并发重症可致呼吸暂停，机体抵抗力减低易致各种感染，如上呼吸道感染、新生儿肺炎、新生儿败血症、生长障碍、营养不良等。胎龄越小，贫血出现时间越早，程度也越严重。

3. 贫血发生速度与临床表现密切相关。妊娠期有长期反复出血史者，贫血发展慢，胎儿有机会产生血流动力学代偿，婴儿出生时仅有苍白；但如在分娩时急性失血，则会出现一系列胎儿窘迫症状。新生儿急、慢性失血鉴别见表 8-2-1。

4. 新生儿溶血病患儿除苍白外，尚有黄疸，肝、脾大及水肿等症状，严重者有胆红素脑病。内出血患儿因血液仍在体内未丢失，红细胞破坏后，血胆红素量增加，亦伴有明显黄疸，甚至发生胆红素脑病；因内出血器官部位不同，可有与此器官相应的症状，如颅内出血的神经系统表现，肝破裂及腹膜后出血的腹部包块等。

表 8-2-1　新生儿急、慢性失血特征

特征	急性失血	慢性失血
临床表现	急性窘迫：苍白，呼吸浅促，心动过速，脉微弱或消失，血压低或无，肝、脾不肿大	偶有充血性心力衰竭，肝脾大
静脉压	低	正常或增加
血红蛋白浓度	出生正常，24h 内迅速下降	出生时低
红细胞形态	正细胞正色素性	小细胞低血素性，红细胞大小不均，异性红细胞
血清铁	静注液体和全血，以后补铁	出生时低
治疗	及时治疗贫血及休克	铁剂治疗，偶尔输血
转归	出生时正常	一般良好

四、治疗要点

新生儿贫血的治疗以综合治疗为主，主要包括以下几个方面：①去除病因：是治疗贫血的关键，对贫血病因未明的应积极寻找病因；②一般治疗：加强护理、预防感染、注意保证液量和热卡；③药物治疗：针对贫血病因选择有效的药物治疗；④输血疗法：当贫血引起心功能不全时，输血是抢救措施，慢性贫血如代偿功能良好者可不必输血；⑤治疗并发症。

贫血的病因主要有失血性贫血、溶血性贫血、生成红细胞及血红蛋白原料不足引起的贫血及感染性贫血。

1. **输血治疗**　新生儿失血性贫血的治疗必须正确区分急性贫血和慢性贫血。急性失血性贫血病情危急，临床症状常很重，甚至出现心力衰竭，患儿极度烦躁不安，应准确判断，立即处理，同时需要立即输注浓缩红细胞。遵从输血规范，如有下列情况之一者，可考虑输血：①血容积 30%~35% 或血红蛋白浓度 100~120g/L，伴有极严重心肺疾病；②血细胞比容 0.2~0.3 或血红蛋白浓度 60~100g/L，伴有中等严重心肺疾病；③血细胞比容 ≤0.2 或血红蛋白浓度 ≤60g/L，伴有网状红血细胞降低 <（100~150）× 10^9/L 和贫血症状，如体重增长不良、心搏过速（>180 次/min）、呼吸急促、呼吸不规律或暂停、窒息等。一般根据患儿的临床症状及实验室检测结果，决定是否需要输血。输血量为每次 15ml/kg，一般不超过 25ml/kg。一般输血将血红蛋白提高到 120g/L。

2. **铁剂治疗**　在新生儿期，铁的缺乏是慢性大量失血或铁储存减少的结果。早产儿铁的缺乏是很严重的。铁剂的治疗在红细胞破坏过多造成的贫血及红细胞生成减少性贫血时无效，但在失血性贫血是有效的。铁剂治疗的目的是既要提高血红蛋白浓度，又要增加铁储存。口服剂量以元素铁计算，一般每次 1~2mg/kg，每天 2~3 次，常用口服铁剂有硫酸亚铁、富马酸亚铁、葡萄糖亚铁等，铁剂最好在两餐间服用，可避免对胃刺激且利于吸收。维生素 C 能促进 3 价铁还原为 2 价铁，促进吸收，与铁剂同服，可使铁的吸收增加 3 倍。足月儿从母体获得的铁足够其生后 4~5 个月之用，但早产儿从母体获得的铁较少，容易发生缺铁。美国儿科协会建议早产儿从生后 2 个月开始补铁、足月儿从 4 个月开始补铁直至 3 岁。中国儿童铁缺乏防治中心推荐新的补铁方法为：小剂量元素铁 2mg/（kg·d）、短疗程（12 周）、每周 1 次间隔补铁，方法简便，不良反应少，疗效与每天补铁相同。维生素 A 不足、维生素 B_2 不足均可影响铁的吸收和储存。

3. 维生素 E 的应用　维生素 E 缺乏性溶血性贫血是由于未成熟儿体内维生素缺乏所致新生儿晚期的自限性溶血性贫血。维生素 E 是一种抗氧化剂，对维持红细胞膜的完整性很重要。维生素 E 缺乏时红细胞膜脂质过氧化物损伤胞膜，可引起溶血。可在出生后的前 6 周开始补充维生素 E 10~15mg，肌注或口服。如出生体重 <1 000g 者，每天补充 50mg 维生素 E，可使维生素 E 维持正常水平。若诊断维生素 E 缺乏伴溶血性贫血，则用 50~200mg/d，连用 2 周，可纠正溶血性贫血。补充维生素 E 应与铁剂分开，至少间隔 2 小时，以避免维生素 E 在肠道被氧化失去活性。治疗中避免维生素 E 过量引起相关并发症。

4. 叶酸与维生素 B_{12} 的应用　叶酸及维生素 B_{12} 缺乏可致巨幼红细胞性贫血。贫血的临床特征为进行性的巨幼红细胞性贫血，红细胞比血红蛋白下降更明显，红细胞以大细胞为主，中性粒细胞有分叶过多倾向，常伴反复感染或腹泻。为防止叶酸缺乏，对早产儿尤其是超低出生体重儿应每天补充叶酸，直至纠正胎龄 40 周，剂量为 25~50μg/（kg·d）。对于静脉营养者，足月儿为 140μg/d，早产儿为 56μg/（kg·d）。若发生叶酸缺乏时给予叶酸 100~200μg/d，口服或肌注 5~7 天。

5. 蛋白质及静脉营养　新生儿蛋白质的摄入不足也是贫血发生的重要原因。研究表明，在低出生体重儿，每天蛋白质的摄入量应为 3.5~3.6g/kg，而实际上只有 1.8~1.9g/kg。新生儿营养支持临床应用指南推荐除肾功能不全者外，早产儿生后第 1 天即可应用静脉氨基酸，从 1.0g/（kg·d）开始，按 0.5g/（kg·d）的速度逐渐增加，至 3~3.5g/（kg·d）。同时补充多种维生素及矿物质。

6. 促红细胞生成素的应用　新生儿生后由于脱离了低氧环境，胎儿时期的红细胞超出了机体需要，这样，在缺少低氧刺激的时候，重组人类红细胞生成素产生减少，血中促红细胞生成素浓度下降，造血功能快速下降，红细胞产生减少，导致血红蛋白急剧下降。促红细胞生成素的应用可防止新生儿贫血。

7. 防治感染　感染性贫血常继发于慢性感染或化脓性疾病，可能与红细胞生成减少、铁剂的利用减低及红细胞寿命缩短等因素有关，加强新生儿护理，防治感染，可减少贫血的发生。

五、护理措施

1. 做好围生期保健，减少新生儿失血性贫血。注意保护胎盘，防止胎盘血管破裂。早产儿脐带结扎可适当延迟，尽量增加早产儿体内的铁储量。

2. 正确补充多种维生素

（1）铁剂的补充：建议添加铁剂的同时补充维生素 C，增加铁在肠道内的溶解度，利于铁的吸收；口服铁剂时在两餐之间服，因口服铁剂可导致胃肠道反应，避免奶制品影响铁的吸收；口服铁剂时要保证铁剂的摄入，服用后大便变黑或成柏油样，停药后可恢复；服用铁剂 12~24 小时后，贫血症状缓解，进食奶量增加，血红蛋白计数于 1~2 周后逐渐上升，3~4 周后达到正常，若无效应积极寻找原因。

（2）维生素E：是一种抗氧化剂,对维持红细胞膜的完整性很重要,补充维生素E与铁剂分开,至少间隔2小时,避免维生素E在肠道被氧化失去活性。

（3）叶酸与维生素B_{12}：维生素C与叶酸同服,可抑制叶酸在肠道的吸收。维生素C对维生素B_{12}也有同样的影响,两者与维生素C同服时,时间最好间隔半小时以上。

3. 做好新生儿保暖、喂养、皮肤、口腔护理等工作,做好保护性隔离,避免感染等并发症的发生,防止早产儿贫血的加重。

4. 提高对医源性失血的认识。减少非必要性抽血,尽量考虑一个样本多种检查,以避免医源性失血；提高穿刺技术,对所需检查最好一次性抽血,并进行评估,依据患儿情况掌握好采血量。禁止实际采血量多于检查用血量,掌握采血后合适的压迫时间,避免采血后压迫时间短导致的出血。

5. 输血做好三查七对,掌握输血的速度、适应证及禁忌证,观察输血反应,避免输血并发症的发生。

6. 掌握新生儿常见贫血性疾病的评估,加强对贫血的监护。贫血的一般表现为皮肤黏膜逐渐苍白,以唇、口腔黏膜和甲床较明显,少活动,吃奶慢等情况。严重贫血可出现反应差、拒乳、气促、心动过速、呼吸暂停、血氧饱和度下降、肌张力低下、生长障碍、营养不良等。少数病例有下肢、足、阴囊、颜面的轻度水肿。机体抵抗力减低易致各种感染,如上呼吸道感染、新生儿肺炎、新生儿败血症等,胎龄越小,贫血出现时间越早,程度也越严重。

7. 指导合理母乳喂养,告知母乳中铁的吸收率高,方便卫生,各种营养成分比例合适。

8. 对患儿家长宣传贫血的防治知识,指导定期复查。

六、健康指导

1. 向家长讲解贫血的原因、表现和预防,增加家长对疾病相关知识的了解。

2. 教会家长观察贫血的特征性表现,当发现患儿精神差、嗜睡、面色苍白、吸吮无力、呼吸急促、心率增快时,及时就医。

3. 指导家长学会正确的新生儿护理知识和技能,鼓励参与患儿护理。贫血治疗比较缓慢,家长一定要为贫血患儿营造安静舒适的环境。

4. 提倡母乳喂养,告知母乳中铁的吸收率高,方便卫生,各种营养成分比例合适,婴儿易吸收。教会正确的挤奶方法和喂养姿势。

5. 贫血患儿因病情原因吸吮能力较弱,指导家长耐心喂养,并观察患儿进食情况和耐受程度。

6. 加强营养,鼓励母亲多吃黑木耳、瘦肉、肝脏等富含铁的食物,改变不良饮食习惯,增强乳汁质量。做好喂养指导,及时添加辅食。

7. 遵医嘱正确服用铁剂、补充维生素。定期进行户外活动,接受阳光照射,增加内源性维生素D合成量,1个月后可加服钙片和鱼肝油,4~6个月后按时添加辅食。

8. 少去人多的公共场所,防治感染,不适随诊。

✐ 复 习 题

1. 新生儿贫血皮肤黏膜苍白与新生儿重度窒息的苍白如何鉴别?

答案:新生儿急性失血时苍白伴有心律快、气急、低血压和休克,一般无青紫,给氧及辅助呼吸后症状无改善;而新生儿窒息则表现为心率及呼吸率慢,常有三四征,除苍白外有青紫,给氧及辅助呼吸后有明显改善。

2. 简述新生儿贫血的护理措施。

答案:(1)做好围生期保健,减少新生儿失血性贫血。注意保护胎盘,防止胎盘血管破裂。早产儿脐带结扎可适当延迟,尽量增加早产儿体内的铁储量。

(2)正确补充多种维生素。

(3)做好新生儿保暖、喂养、皮肤、口腔护理等工作,做好保护性隔离,避免感染等并发症的发生,防止早产儿贫血的加重。

(4)提高对医源性失血的认识:减少非必要性抽血,尽量考虑一个样本多种检查,以避免医源性失血;提高穿刺技术,对所需检查最好一次性抽血。

(5)输血做好三查七对,掌握输血的速度、适应证及禁忌证,观察输血反应,避免输血并发症的发生。

(6)掌握新生儿常见贫血性疾病的评估,加强对贫血的监护。

(7)指导合理母乳喂养,告知母乳中铁的吸收率高,方便卫生,各种营养成分比例合适。

(8)对患儿家长宣传贫血的防治知识,指导定期复查。

3. 案例分析:患儿,女,胎龄35周,出生时体重2.51kg,单纯母乳喂养,生后25天,因"脸色、唇周、指甲逐渐苍白20余天"入院。家属诉发现患儿少动、体重增长缓慢,未予特殊处理。

体格检查:体温36.8℃,心率135次/min,呼吸35次/min,体重2.61kg,面色苍白,皮肤、巩膜无黄染及出血点,双肺呼吸音清,无啰音。肝肋下3.5cm,脾肋下1.5cm,Hb 60g/L,RBC 3.0×10^{12}/L,红细胞中心浅染区扩大,网织红细胞、PLT、WBC均正常。该患儿应考虑的诊断是什么? 应如何对患儿家长进行饮食指导?

答案:诊断新生儿贫血。饮食指导:

(1)加强营养,鼓励母亲多吃黑木耳、瘦肉、肝脏等富含铁的食物,改变不良饮食习惯,增强乳汁质量。

(2)遵医嘱正确服用铁剂、补充维生素。定期进行户外活动,接受阳光照射,增加内源性维生素D合成量,1个月后可加服钙片和鱼肝油,4~6个月后按时添加辅食。

(宋霞梅)

第三节　新生儿红细胞增多症及护理

一、概述

新生儿红细胞增多症（neonatal polycythemia）为胎儿缺氧等致宫内红细胞增多或细胞经胎盘灌注过多，致继发性细胞输注，导致新生儿在出生两周内血液中红细胞（RBC）血红蛋白（Hb）及血细胞比容（Hct）异常增加所致的疾病。血细胞比容（Hct）、红细胞变形性及血黏度这三个因素决定全血黏度，但最重要的是血细胞比容。20%~25% 的新生儿血细胞容积大，影响了红细胞的变形能力，从而增加了血黏度。血液的流速同样是影响血黏度的重要因素，在缺氧及血 pH 降低时，小血管中的红细胞流速减慢，可使血黏度明显增加。除红细胞因素外，血内的其他成分如纤维蛋白原、白细胞、IgM 等也影响血黏度。血浆中的纤维蛋白原增加可使红细胞变形能力降低。而白细胞相对较大且僵硬，可堵塞小血管，使运动快的红细胞和其后运动慢的白细胞之间形成一个"无细胞区"，而白细胞后红细胞堆积，于是增加了血管阻力，使血黏度增加。

二、病因

1. 经胎盘灌注过多

（1）母亲－胎儿或胎儿－胎儿输血：前者为母亲红细胞进入胎儿血液循环；后者为单卵双胎，胎儿与胎儿输血，受血者为红细胞增多症。

（2）晚结扎脐带：使胎盘输入新生儿的血量达 72~107ml，其中 51%~78% 是在生后 1 分钟内输入，79%~82% 是在生后 5 分钟内输入，余量可在生后 10 分钟内输入。结果引起新生儿红细胞增多。

（3）夹住脐带前，胎盘的位置高于胎儿，使胎盘的血输入胎儿。

2. 胎盘功能不全　见于小于胎龄儿、低出生体重儿及母亲妊娠毒血症等，这类疾病常引起胎儿宫内缺氧，促使红细胞生成素分泌增加，引起胎儿造血旺盛。

3. 内分泌及代谢性疾病　胎儿甲状腺疾病，可因宫内耗氧量增加，氧相对供应不足，促使红细胞生成素增加，而引起红细胞增多；孕母患糖尿病时，血糖控制不理想可导致胎儿慢性缺氧，进而使红细胞生成增加。21－三体综合征、13－三体综合征、18－三体综合征，因宫内红细胞生成素增加,而引起红细胞增多症。

三、病理生理

当血细胞比容在 0. 60~0. 65(60%~65%)以下时,与血黏度呈线性相关;若继续增高,则两者呈指数相关,血流速度及氧运输明显下降。氧运输取决于血红蛋白和血液流速。血细胞比容降低时,血红蛋白浓度下降,氧容量下降,因此氧运输下降;而血细胞比容显著增加时,血黏度增高明显,各脏器血管阻力增加,血流速减慢,氧运输也会下降。当血细胞比容一定时,高血容量能扩张血管,降低周围血管阻力,增加血流速度,最终也增加了氧运输。这些生理学现象为治疗红细胞增多症提供了理论依据。由各种原因导致的红细胞增多症使血液黏度增加,血流减慢,引发组织缺氧,酸性代谢产物增加,引起多脏器损害。脑缺血缺氧引起脑损害,患儿出现神志改变、肌张力减低、惊厥等症状。心肌损害有缺血缺氧表现,心电图改变、心肌酶谱增高。肾血流量下降,肾小球滤过率降低,导致肾功能损害,主要表现为尿素氮、肌酐增高。高胆红素血症是由于红细胞增多及破坏增加;由于血流速度减慢,组织缺氧,肝脏代谢胆红素能力下降所导致。红细胞破坏增多时,血磷浓度增加,钙、磷结合沉积于骨骼,使血清钙离子浓度下降。降钙素基因相关肽升高与新生儿红细胞增多症的低钙血症也有关,高浓度的降钙素基因相关肽可迅速影响降钙素,引起血钙下降。

四、临床表现

影响新生儿血液黏滞度的主要是红细胞数量。红细胞增多导致黏滞度增高,降低了微循环毛细血管床的有效循环,表现为面色紫红、呼吸窘迫、心力衰竭、低血糖等。虽然红细胞增多症及高黏滞血症临床常见,但出现严重的并发症者很少。血液黏滞度增高累及的脏器及临床表现:

1. **神经系统** 淡漠、嗜睡、激惹、震颤、惊厥、对光反射差、肌张力降低。
2. **呼吸系统** 呼吸窘迫、呼吸暂停、气急、青紫。
3. **循环系统** 充血性心力衰竭、持续肺动脉高压。
4. **消化系统** 胃纳差、腹泻、呕吐、血便、腹胀、肝大、黄疸、坏死性小肠结肠炎。
5. **泌尿系统** 少尿、血尿、蛋白尿、肾静脉血栓、急性肾衰竭。
6. **代谢方面** 低血糖症、低钙血症。
7. **血液系统** 血小板减少、弥散性血管内凝血、肺出血。
8. **皮肤** 四肢发红,活动后更为明显,呈多血质貌,指(趾)端坏疽。

五、实验室检查

出生 2 小时后,静脉血 Hb ≥220g/L, RBC>7.0×10^{12}/L, Hct ≥0.65 或两次周围毛细血管血 Hct ≥0.70,上述三项指标不完全一致时,最主要的指标是 Hct,其次是 Hb,只要 Hct 和 Hb 符合,即可确诊,仅 Hct 符合者应短期内复查。

根据血液指标的不同,临床可分三度。①轻度:Hct ≥0.65, RBC>6.0×10^{12}/L, Hb ≥180g/L,临床可无症状;②中度:Hct ≥0.65, RBC>6.0×10^{12}/L, Hb ≥200g/L,可有轻度临床症状;③重度:Hct ≥0.70, RBC>6.0×10^{12}/L, Hb ≥220g/L,有重度临床表现。

六、治疗

1. 对症治疗　包括保暖、供氧、输液、血糖监测及其他对症处理,注意单纯输液并不能改善症状或降低血黏度。

2. 放血治疗　仅用于有血容量增多,尤其是当合并心力衰竭时,可从静脉放血5~8ml/kg,并注入20%白蛋白20ml。放血只能减轻心脏负担,不能降低血黏滞度,当Hct下降而心力衰竭症状持续时,应抗心力衰竭治疗。

3. 部分换血疗法　治疗的目的是降低血细胞比容,优先使用生理盐水或5%白蛋白作交换输入,交换量为15~30ml/kg,或计算公式换血量=血容量×(实际Hct−预期Hct)×体重(kg)/实际Hct。

换血前应对静脉Hct及患儿症状两方面综合评估,以决定是否部分换血。换血的目的是减少红细胞量,而应避免导致低血容量;换血时婴儿应处于温暖的环境中,如刚喂奶则需要抽吸排空;检测心率、呼吸、体温及皮肤颜色;准备好复苏设备;换血器械严格无菌;如脐静脉换血,其插管的尖端应在下腔静脉;换血后禁食2~4小时,检测血糖,有时需输注葡萄糖以防低血糖发生;注意有无腹胀、血便、腹泻等症状,以防NEC发生。临床现在多采用外周动−静脉同步换血术。

4. 右旋糖酐治疗　可降低血黏滞度,改善微循环血流,防止红细胞凝聚,起到改善微循环作用。

七、护理

1. 保暖　由于患儿血液黏滞,末梢循环差,四肢发凉,故应置于温暖的环境。新生儿病室室温22~24℃,给患儿使用辐射台或暖箱,辐射台使用肤温设置在36.5℃左右,注意勿遮挡探头;暖箱箱温设置在30~34℃,湿度保持在55%~65%为宜。护理操作应集中进行,操作时动作敏捷熟练,操作结束后及时关闭箱门,避免患儿暴露时间过长。每4小时测量体温,根据患儿体温变化及时调整辐射台、暖箱温度。

2. 供氧　给予患儿间断低流量吸氧,改善低氧血症,是本病治疗关键措施。新生儿采用头罩吸氧法,病情严重者可选用持续呼吸道正压通气。在用氧过程中,每天监测吸氧流量和吸入氧浓度,密切观察患儿呼吸的频率、节律、深浅度及缺氧状态是否改善,随时调节氧气流量,达到改善呼吸状况的目的,氧疗持续时间不宜过长,以免发生氧中毒。

3. 建立静脉通路　保持静脉通道的畅通,根据医嘱合理用药,并注意观察用药后的反应,可使用输液泵控制输入液体的速度,输液速度不宜过快,以免发生心衰或肺水肿。

4. 皮肤护理　患儿因静脉血容量不足,抵抗力下降,容易感染,应加强皮肤护理。保持床单清洁、干燥;及时更换尿布,减少粪便及尿液刺激;加强脐部护理,避免感染发生。

5. 部分换血疗法的观察与护理

(1)换血前:监测患儿的体温、血压、呼吸、心率,并观察神志、哭声、反应及周围循环情况。有发热、呼吸急促、血压不稳定、心率过快或过慢、周围循环差以及酸碱失衡、电解质紊乱等情况时按医嘱处理,恢复正常后才能换血。

(2)换血中:选择静脉或动脉穿刺,抽血同时根据医嘱同步输注等渗液体,缓慢进行,半小时内完成。换血时应注意患儿神志、周围循环以及穿刺部位皮肤颜色的变化。如果用动脉穿刺则应适当快些,否则易造成阻塞而需要重新穿刺。严格无菌操作,避免发生感染。

(3)换血后:换血完毕拔针后压迫 3~5 分钟,以免出血和形成血肿。动脉穿刺部位应间歇性压迫并检查其供血区域的血供情况。如有必要则于第二天重复换血。

6. 并发症的观察

(1)神经系统:每班观察患儿神志、意识、反应、肌张力的变化,观察是否有惊厥表现。

(2)呼吸系统:每班观察患儿皮肤颜色、呼吸情况、有无呼吸困难的临床表现;严密监测患儿心率、呼吸、氧饱和度的变化;观察及记录有无屏气、呼吸暂停发生。

(3)循环系统:使用心电监护仪,持续监测心率及心律、血氧饱和度、血压的变化,同时严密观察患儿四肢皮肤温、湿度,以评估患儿外周循环。

(4)消化系统:观察患儿进食情况及耐受程度:有无腹胀、呕吐的情况,评估粪便的性质,每天称重。鼻饲前需观察腹部体征,并检查胃残留物容量。合并坏死性小肠结肠炎的患儿应禁食。

(5)泌尿系统:每天称体重一次,评估患儿的增重情况,准确计入 24 小时出入量。入量包括所有经静脉入量和经口摄入量;出量包括尿量、胃肠减压量、胸腔引流量等。

(6)代谢系统:红细胞增多症易引起低血糖,原因为:①过剩的红细胞增加葡萄糖的消耗;②缺氧增加大脑对葡萄糖的消耗;③促红细胞生成素水平增加,导致高胰岛素血症;④肝循环减慢,降低肝葡萄糖的产生。红细胞增多症患儿在护理过程中应重视患儿的血糖变化,及时纠正低血糖的发生。

(7)血液系统:监测患儿白细胞、红细胞、血小板及血红蛋白的变化,发现异常及时处理。

(8)皮肤黏膜:加强观察,及时发现皮肤、黏膜颜色改变,如出现瘀点、瘀斑,及时通知医师处理。合并黄疸的患儿应注意黄疸的变化情况。

7. 注意护患沟通,加强心理护理 及时与患儿家长沟通,积极进行健康宣教,讲解红细胞增多症的防治知识。告知病情及应注意的事项,减少家长的恐惧、焦虑,取得家长的配合。

复习题

1. 简述新生儿红细胞增多症部分换血疗法的护理。

答案:

(1)换血前:监测患儿的体温、血压、呼吸、心率,并观察神志、哭声、反应及周围循环情况。有发热、呼吸急促、血压不稳定、心率过快或过慢、周围循环差以及酸碱失衡、电解质紊乱等情况时按医嘱处理,恢复正常后才能换血。

(2)换血中:选择静脉或动脉穿刺,抽血同时根据医嘱同步输注等渗液体,缓慢进行,半小时内完成。换血时应注意患儿神志、周围循环以及穿刺部位皮肤颜色的变化。如果用动脉穿刺则应适当快些,否则易造成阻塞而需要重新穿刺。严格无菌操作,避免发生感染。

（3）换血后:换血完毕拔针后压迫3~5分钟,以免出血和形成血肿。动脉穿刺部位应间歇性压迫并检查其供血区域的血供情况。如有必要则于第二天重复换血。

2. 简述新生儿红细胞增多症的健康指导。

答案:（1）由于患儿血液黏滞,末梢循环差,四肢发凉,故应置于温暖的环境。室温保持在22~24℃。

（2）患儿因静脉血容量不足,故皮肤抵抗力下降,容易感染,应加强皮肤护理。保持床单清洁、干燥;及时更换尿布,减少粪便及尿液刺激;加强脐部护理,避免感染发生。

（3）应重视患儿的血糖变化,密切观察有无低血糖症状,及时纠正低血糖的发生。

（4）每天加强观察,及时发现皮肤、黏膜颜色改变,如出现瘀点、瘀斑,及时通知医师处理。合并黄疸的患儿应注意黄疸的变化情况。

（5）讲解红细胞增多症的防治知识,减少家长的恐惧、焦虑,取得家长的配合。

3. 案例分析:患儿,男,孕1产1,胎龄37周,出生体重2.67kg,Apgar评分1分钟8分、5分钟10分,脐带、羊水、胎盘无异常。外院剖宫产娩出,因生后发现全身皮肤紫红,呼吸促转入我科。入院后体查,神志清楚,哭声可,体温36.2℃,心率158次/min,呼吸63次/min。查静脉血Hb≥230g/L,RBC>7.8×10^{12}/L,Hct≥0.75,该患儿最可能的诊断是什么? 应该如何护理?

答案:诊断新生儿红细胞增多症。

护理:（1）保暖:由于患儿血液黏滞,末梢循环差,四肢发凉,故应置于温暖的环境。新生儿病室室温22~24℃,给患儿使用辐射台或暖箱,辐射台使用肤温设置在36.5℃左右,注意探头勿被遮挡;暖箱箱温设置在30~34℃,湿度保持在55%~65%为宜。护理操作应集中进行,操作时动作敏捷熟练,操作结束后及时关闭箱门,避免患儿暴露时间过长。每4小时测量体温,根据患儿体温变化,及时调整辐射台、暖箱设置温度。

（2）供氧:给予患儿间断低流量吸氧,改善低氧血症,在用氧过程中,每天监测吸氧流量和吸入氧浓度,密切观察患儿呼吸的频率、节律、深浅度及缺氧状态是否改善,随时调节氧气流量,达到改善呼吸状况的目的,氧疗持续时间不宜过长,以免发生氧中毒。

（3）建立静脉通路:保持静脉通道的畅通,根据医嘱合理用药,并注意观察用药后的反应,可使用输液泵控制输入液体的速度,输液速度不宜过快,以免发生心衰或肺水肿。

（4）皮肤护理:患儿因静脉血容量不足,抵抗力下降,容易感染,应加强皮肤护理。保持床单清洁、干燥;及时更换尿布,减少粪便及尿液刺激;加强脐部护理,避免感染发生。

（黄琼）

第四节　新生儿高胆红素血症及护理

教 学 大 纲

1. 熟悉新生儿高胆红素血症的代谢特点。
2. 了解新生儿高胆红素血症的治疗要点。
3. 掌握新生儿高胆红素血症的临床表现、护理措施及健康指导。

新生儿高胆红素血症又称新生儿黄疸,是胆红素(大部分为未结合胆红素)在体内积聚而引起,其原因很多,有生理性和病理性之分。重者可致中枢神经系统受损,产生胆红素脑病,引起死亡或严重后遗症,故应加强对新生儿高胆红素血症的临床观察,尽快找出原因,及时治疗,加强护理。

胆红素在胎儿期就已产生,最早可以在孕 12 周时。胆红素主要来源于血红蛋白降解产物,还有 20%~30% 来源于其他非红细胞系血红蛋白的降解产物,如组织中肌红蛋白等,胆红素加氧酶将血红蛋白转化为胆绿素,随后胆绿素还原酶将胆绿素还原为胆红素,同时产生等分子量的一氧化碳(carbonmon oxide,CO)。胆红素被转运至血浆并与白蛋白结合,将血胆红素转运至肝脏,胆红素在肝脏通过葡萄糖醛酸转移同工酶作用与葡萄糖酸结合。结合胆红素主动转运至胆囊,并通过大便将胆红素排出体外。肠道内的结合胆红素在葡萄糖醛酸苷酶的作用下又可以被分解为未结合胆红素,重吸收入血液循环(图 8-4-1)。

一、新生儿胆红素代谢特点

1. 胆红素生成较多　新生儿每天生成胆红素约 8.8mg/kg,而成人仅为 3.8mg/kg。其原因是:①胎儿期处于氧分压偏低的环境,故生成的红细胞数较多,出生后环境氧分压提高,红细胞相对过多,破坏亦多;②胎儿血红蛋白半衰期短,新生儿红细胞寿命比成人短 20~40 天,形成胆红素的周期缩短;③其他来源的胆红素生成较多,如来自肝等器官的血红素蛋白(过氧化氢酶、细胞色素 P450 等)和骨髓中无效造血(红细胞成熟过程中有少量被破坏)的胆红素前体较多。

2. 运转胆红素的能力不足　刚娩出的新生儿常有不同程度的酸中毒,影响血中胆红素与白蛋白的联结,早产儿白蛋白的数量较足月儿为低,均使运送胆红素的能力不足。

3. 肝功能发育未完善　①新生儿肝细胞内摄取胆红素必需的 Y、Z 蛋白含量低,5~10 天后才达成人水平;②形成结合胆红素的功能差,即肝细胞内脲苷二磷酸葡萄糖醛酸基转移酶的含量低且活力不足(仅为正常的 0~30%),不能有效地将脂溶性未结合胆红素(间接胆红素)与葡萄糖醛酸结合成水溶性结合胆红素(直接胆红素);此酶活性在 1 周后逐渐正常。③排泄结合胆红素的能力差,易致胆汁淤积。

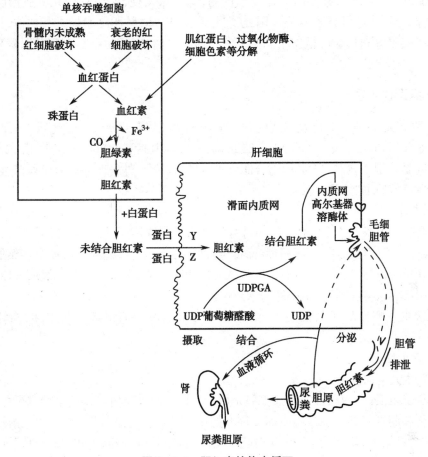

图 8-4-1　胆红素的体内循环

4. 肠肝循环的特性　初生婴儿的肠道内细菌量少,不能将肠道内的胆红素还原成粪胆原、尿胆原;肠腔内葡萄糖醛酸酶活性较高,能将结合胆红素水解成葡萄糖醛酸及未结合胆红素,后者又被肠吸收经门脉而达肝脏。

由于上述特点,新生儿摄取、结合、排泄胆红素的能力仅为成人的 1%~2%,因此极易出现黄疸,尤其当新生儿处于饥饿、缺氧、胎粪排出延迟、脱水、酸中毒、头颅血肿或颅内出血等状态时黄疸加重。

二、临床表现

(一)生理性黄疸

生理性黄疸特点:①一般情况良好。②足月儿生后 2~3 天出现黄疸,4~5 天达高峰,5~7 天消退,最迟不超过 2 周;早产儿黄疸多于生后 3~5 天出现,5~7 天达高峰,7~9 天消退,最长可延迟到 3~4 周。③每天血清胆红素升高 <85μmol/L 或每小时 <0.85μmol/L。

生理性黄疸是排除性诊断,判定其是"生理",还是"病理"的血清胆红素最高界值,由于受个体差异、种族、地区、遗传及喂养方式等影响,迄今尚无统一标准。通常认为,足月

儿 <221μmol/L, 早产儿 <256μmol/L 是生理性的, 但临床发现, 即使早产儿的血清胆红素水平低于此值, 也可发生胆红素脑病。因此, 采用日龄或小时龄胆红素值进行评估, 目前已被多数学者所接受, 同时, 也可根据不同胎龄和生后小时龄, 以及是否存在高危因素来评估和判断。

（二）病理性黄疸

病理性黄疸特点：①黄疸在出生后 24 小时内出现；②黄疸程度重, 血清胆红素 >205.2~256.5μmol/L, 或每天上升超过 85μmol/L；③黄疸持续时间长, 足月儿 >2 周, 早产儿 >4 周；④黄疸退而复现；⑤血清结合胆红素 >34μmol/L。对病理性黄疸应积极查找病因, 引起病理性黄疸的主要原因有：

1. 感染性

（1）新生儿肝炎, 大多为胎儿在宫内由病毒感染所致, 以巨细胞病毒最常见, 其他为乙型肝炎病毒、风疹病毒、单纯疱疹病毒、梅毒螺旋体、弓形体等。感染可经胎盘传给胎儿或在通过产道分娩时被感染。常在生后 1~3 周或更晚出现黄疸, 病重时粪便色浅或灰白, 尿色深黄, 患儿可有厌食、呕吐、肝轻至中度增大。

（2）新生儿败血症及其他感染, 由于细菌毒素的侵入加快红细胞破坏、损坏干细胞所致。

2. 非感染性

（1）新生儿溶血症。

（2）胆道闭锁：目前已证实本症多数是由于宫内病毒感染所导致的生后进行性胆管炎、胆管纤维化和胆管闭锁。多在出生后 2 周开始出现黄疸并呈进行性加重；粪色由浅黄转为白色, 肝进行性增大, 边硬而光滑；肝功能改变以结合胆红素增高为主。3 个月后可逐渐发展为肝硬化。

（3）母乳性黄疸：大约 1% 的母乳喂养婴儿可发生母乳性黄疸, 其特点是非溶血性未结合胆红素增高, 常与生理性黄疸重叠且持续不退, 血清胆红素可高达 342μmol/L, 婴儿一般状态良好, 黄疸于 4~12 周后下降, 无引起黄疸的其他病因。停止母乳喂养后 3 天, 如黄疸下降即可确定诊断。目前认为是因为此种母乳内 β- 葡萄糖醛酸酶活性过高, 使胆红素在肠道内重吸收增加而引起黄疸；也有学者认为是此种母乳喂养患儿肠道内能使胆红素转变为尿、粪胆原的细菌过少所造成。

（4）遗传性疾病：红细胞 6- 磷酸葡萄糖脱氢酶缺陷在我国南方多见, 胆红素脑病发生率较高；其他, 如红细胞丙酮酸激酶缺陷病、球形红细胞增多症、半乳糖血症、a_1- 抗胰蛋白酶缺乏症、囊性纤维病等。

（5）药物性黄疸：可由维生素 K_3、维生素 K_4、新生霉素等药物引起。

三、治疗要点

1. 找出引起病理性黄疸的原因, 采取相应的措施, 治疗基础疾病。

2. 降低血清胆红素, 给予蓝光疗法；早期喂养, 诱导正常菌群的建立, 减少肠肝循环；保持大便通畅, 减少肠壁对胆红素的再吸收。

3. 保护肝脏, 不用对肝脏有损害及可能引起溶血、黄疸的药物。

4. 控制感染,注意保暖,供给营养,及时纠正酸中毒和缺氧。

5. 适当用酶诱导剂、输血浆和白蛋白,降低游离胆红素。

四、护理措施

1. 观察病情,做好相关护理

（1）密切观察病情:注意皮肤、黏膜、巩膜的色泽,根据患儿皮肤黄染的部位和范围,估计血清胆红素的近似值,评价进展情况。注意神经系统的表现,如患儿出现拒食、嗜睡、肌张力减退等胆红素脑病的早期表现,立即通知医生,做好抢救准备。观察大小便次数、量及性质,如存在胎粪延迟排出,应予灌肠处理,促进粪便及胆红素排出。

（2）喂养:黄疸期间常表现为吸吮无力、食欲缺乏,应耐心喂养,按需调整喂养方式,如少量多次、间歇喂养等,保证奶量摄入。

2. 针对病因的护理,预防胆红素脑病的发生

（1）实施光照疗法和换血疗法,并做好相应护理。

（2）遵医嘱给予白蛋白和酶诱导剂。纠正酸中毒,以利于胆红素和白蛋白的结合,减少胆红素脑病的发生。

（3）合理安排补液计划,根据不同补液内容调节相应的速度,切忌快速输入高渗性药物,以免血 – 脑脊液屏障暂时开放,使已与白蛋白联结的胆红素进入脑组织。

五、健康教育

1. 向家长了解病情,取得家长的配合。

2. 若为母乳性黄疸,嘱可继续母乳喂养,如吃母乳后仍出现黄疸,可改为隔次母乳喂养逐步过渡到正常母乳喂养。若黄疸严重,患儿一般情况差,可考虑暂停母乳喂养,黄疸消退后再恢复母乳喂养。

3. 若为红细胞 G-6-PD 缺陷者,需忌食蚕豆及其制品,患儿衣物保管时勿放樟脑丸,并注意药物的选用,以免诱发溶血。

4. 发生胆红素脑病者,注意后遗症的出现,给予康复治疗和护理。

5. 评价患儿黄疸是否消退。

6. 评估患儿家长能否给予患儿正确的照护。

✎复习题

1. 新生儿胆红素代谢特点是什么?

答案:（1）胆红素生成较多:新生儿每天生成胆红素约 8.8mg/kg,而成人仅为 3.8mg/kg。

（2）运转胆红素的能力不足:刚娩出的新生儿常有不同程度的酸中毒,影响血中胆红素与白蛋白的联结,早产儿白蛋白的数量较足月儿为低,均使运送胆红素的能力不足。

（3）肝功能发育未完善:①新生儿肝细胞内摄取胆红素必需的 Y、Z 蛋白含量低,5~10 天后才达成人水平。②形成结合胆红素的功能差,即肝细胞内腺苷二磷酸葡萄糖醛酸基转移酶的含量低且活力不足（仅为正常的 0~30%）,不能有效地将脂溶性未结合胆红素（间接

胆红素）与葡萄糖醛酸结合成水溶性结合胆红素（直接胆红素）；此酶活性在 1 周后逐渐正常。③排泄结合胆红素的能力差，易致胆汁淤积。

（4）肠肝循环的特性：初生婴儿的肠道内细菌量少，不能将肠道内的胆红素还原成粪胆原、尿胆原；肠腔内葡萄糖醛酸酶活性较高，能将结合胆红素水解成葡萄糖醛酸及未结合胆红素，后者又被肠吸收经门脉而达肝脏。

2. 新生儿生理性黄疸与病理性黄疸的临床表现有什么不同？

答案：（1）生理性黄疸特点：①一般情况良好。②足月儿生后 2~3 天出现黄疸，4~5 天达高峰，5~7 天消退，最迟不超过 2 周；早产儿黄疸多于生后 3~5 天出现，5~7 天达高峰，7~9 天消退，最长可延迟到 3~4 周。③每天血清胆红素升高 <85μmol/L 或每小时 <0.85μmol/L。

（2）病理性黄疸特点：①黄疸在出生后 24 小时内出现；②黄疸程度重，血清胆红素 >205.2~256.5μmol/L，或每天上升超过 85μmol/L；③黄疸持续时间长，足月儿 >2 周，早产儿 >4 周；④黄疸退而复现；⑤血清结合胆红素 >34μmol/L。

3. 案例分析：患儿，女，生后 35 小时，皮肤黄染 1 天收治入院。患儿系 G_3P_2，孕 38^{+2} 周，顺产出生，出生体重 2 948g。无胎膜早破及宫内窒息史。无窒息抢救史，Apgar 评分 9~10 分，生后 2 小时开奶，人工喂养，吃奶尚可，大小便已解，已接种乙肝疫苗、卡介苗。昨天白天起家长发现患儿皮肤、巩膜发黄，逐渐加重，无发热，无腹胀、呕吐，无气促、呼吸困难，无青紫。为进一步治疗来我院急诊，遂收住入院。发病以来，患儿精神反应可，无抽搐、激惹等表现。体格检查：足月儿貌，反应可，全身皮肤严重黄染，巩膜中重度黄染，颈软，双侧瞳孔等圆等大，对光反射灵敏，口唇红润，呼吸平稳，双肺听诊呼吸音粗，未闻及干湿性啰音，心音有力，心率 138 次/min，心律齐。腹平软。肝脾肋下未及，肠鸣音正常。四肢肌张力正常，原始反射可引出。

辅助检查：总胆红素：359.1μmol/L，直接胆红 21.6μmol/L。血常规：WBC $19.8×10^9$/L；HGB 201.1g/L；PLT $196×10^9$/L；N% 60%；L% 30%；RET 6.5%；CRP<8mg/L。血气分析：pH 7.39；PCO_2 36mmHg；PO_2 79mmHg；Na^+ 140mmol/L；K^+ 3.8mmol/L；Glu 4.9mmol/L。血型 A 型，Rh 血型阳性，游离抗体试验：阳性。

请思考：患儿最可能的临床诊断是什么？可能出现的严重护理问题是什么？如何对患儿家属进行健康教育？

答案：（1）诊断新生儿病理性黄疸。

（2）可能出现的严重护理问题是潜在并发症：胆红素脑病，与血清胆红素过多有关。

（3）健康教育：①若为母乳性黄疸，嘱可继续母乳喂养，如吃母乳后仍出现黄疸，可改为隔次母乳喂养逐步过渡到正常母乳喂养。若黄疸严重，患儿一般情况差，可考虑暂停母乳喂养，黄疸消退后再恢复母乳喂养。②若为红细胞 G-6-PD 缺陷者，需忌食蚕豆及其制品，患儿衣物保管时勿放樟脑丸，并注意药物的选用，以免诱发溶血。③发生胆红素脑病者，注意后遗症的出现，给予康复治疗和护理。④评价患儿黄疸是否消退；评估患儿家长能否给予患儿正确的照护。

（张翠兰）

第五节 新生儿溶血病及护理

1. 熟悉新生儿溶血病的病理生理特点。
2. 了解新生儿溶血病的治疗要点。
3. 掌握新生儿溶血病的临床表现、护理措施及健康指导。

新生儿溶血病（hemolytic disease of newborn，HDN）是因母婴血型不合引起的同族血型免疫性疾病，临床上以胎儿水肿和／或黄疸、贫血为主要表现。严重者可致死或遗留严重后遗症。人类血型系统有 40 多种，以 ABO 和 Rh 血型系统母婴不合引起溶血者较为多见，其他如 MNS、Kell、Duffy、Kidd 等血型系统不合引起的溶血病极为少见。我国新生儿以 ABO 血型不合引起的溶血最常见。

一、发病机制

新生儿溶血病的发病机制是胎儿由父亲方面遗传来的血型显性抗原恰为母亲所缺少，在妊娠后期，胎儿血因某种原因进入母体，母体被致敏产生相应的 IgM 抗体。如母亲再次怀孕，胎儿血再次进入母体，母体发生再次免疫反应，产生大量 IgG 抗体，通过胎盘进入胎儿，使胎儿、新生儿发生溶血。只要 0.1~0.2ml 的胎儿红细胞进入母体循环就足以使母亲致敏，特别是反复的胎－母输血。

1. Rh 血型不合溶血病　Rh 血型系统共有 6 个抗原，即 C、c、D、d 和 E、e。其中 D 抗原最早被发现且抗原性最强，Rh 溶血病的母亲多数是 Rh 阴性，Rh 阳性母亲的婴儿同样也可以发病，以抗 E 较多见。Rh 溶血病在第一胎发病率很低，因为初次免疫反应产生 IgM 抗体需要 2~6 个月且较弱，不能通过胎盘进入胎儿体内，而胎儿红细胞进入母体多数发生在妊娠末期或临产时，故第一胎常处于初次免疫反应的潜伏阶段。当再次妊娠第二次发生免疫反应时，仅在数天就可出现，主要为 IgG 能通过胎盘的抗体，并能迅速增多，故往往第二胎才发病。Rh 系统的抗体只能由人类红细胞引起，若母亲有过输血史且 Rh 血型又不合，则第一胎也可发病。母亲的母亲（外祖母）为 Rh 阳性，母亲出生前已被致敏，则第一胎也可发病，此即外祖母学说。

2. ABO 血型不合溶血病　以母亲 O 型、胎儿 A 型或 B 型最为多见，但母亲 A 型、胎儿 B 型或 AB 型，或母亲 B 型、胎儿 A 型或 AB 型时亦可以发病，较少见。因为 A 或 B 型母亲的天然抗 A 或抗 B 抗体主要为不能通过胎盘的 IgM 抗体，而存在于 O 型母亲中的同种抗体以 IgG 为主，因此 ABO 溶血病主要见于 O 型母亲、A 或 B 型胎儿。ABO 溶血病可发生在第一胎，因为食物、革兰氏阴性细菌、肠道寄生虫、疫苗等也具有 A 或 B 血型物质，持续的免疫刺激可使机体产生 IgG 抗 A 或抗 B 抗体,怀孕后这类抗体通过胎盘进入胎儿体内可引起溶血。由于 A 和 B 抗原也存在于红细胞外的许多组织中,通过胎盘的抗 A 或抗 B 抗体仅少量与红细胞结合,其余都被其他组织和血浆中的可溶性 A 和 B 血型物质中和和吸收,因此虽然母婴 ABO 血型不合很常见,但发病者仅占少数。

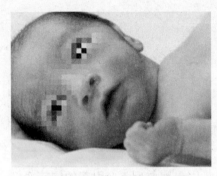

图 8-5-1　新生儿溶血病

二、临床表现

新生儿溶血病的临床表现轻重不一,取决于抗原性的强弱、个体的免疫反应、胎儿的代偿能力和产前的干预措施等因素。Rh 血型不合溶血病临床表现黄疸严重,进展快(图 8-5-1),而 ABO 血型不合溶血病的临床表现多数较轻。Rh 血型不合溶血病一般不发生在第一胎,而 ABO 血型不合溶血病可发生在第一胎。主要表现有胎儿水肿、黄疸、贫血、肝大、脾大、胆红素脑病,其他如低血糖、出血倾向等。

三、诊断

对疑有新生儿溶血病者应立即做以下实验室检查帮助诊断。

(1)血常规:了解红细胞及血红蛋白值及下降情况、网织红细胞增高、外周血有核红细胞增高。

(2)血清胆红素:主要为未结合胆红素升高。

(3)定血型。

(4)抗人球蛋白试验:即 Coombs 试验,可证实患儿红细胞是否被血型抗体致敏,如直接试验阳性说明患儿红细胞已被致敏,而释放试验阳性可检出血型抗体。ABO 溶血病者需做改良法抗人球蛋白试验。ABO 血型不合溶血病和 Rh 血型不合溶血病的鉴别参考,见表 8-5-1。

表 8-5-1　Rh 溶血病和 ABO 溶血病的鉴别

类别	Rh 溶血	ABO 溶血
血型	RhD 阳性	A 或 B
抗体类型	不完全(IgG)	免疫(IgG)
黄疸	生后 24h 出现并加重	生后 2~3 天出现
贫血	重症有严重贫血伴心力衰竭	很少发生严重贫血
肝脾大	不同程度的肝脾大	少数有轻度的肝脾大
胎儿水肿	全身水肿、胸腔积液、腹水	很少发生
需要产前检查	是	否
光疗的价值	有限	很大
换血的机会	约 67%	约 1%
晚期贫血的发生率	经常	很少

四、治疗及预防

1. **光疗**　如怀疑溶血病,首先给予新生儿蓝光及白光灯积极退黄治疗,随访评价病情。

2. **药物治疗**　静滴丙种球蛋白封闭新生儿单核 – 巨噬细胞系统巨噬细胞 FC 受体,抑制溶血。如胆红素明显上升,或存在低蛋白血症时,可给静脉白蛋白输注,增加与胆红素的联结,减少游离胆红素进入脑内。

3. **换血疗法**　如病情继续发展,尤其是确诊为 Rh 溶血病,需进行换血疗法,防止发生胆红素脑病,减少血型抗体。换血指征:血清胆红素达到换血标准,出现胎儿水肿或早期胆红素脑病表现。但现在更强调预防,给 Rh 阴性妇女肌内注射 RhD IgG 300μg。预防时机为:①在分娩 Rh 阳性婴儿 72 小时内;②流产后;③产前出血、宫外孕;④输入 Rh 阳性。在下次妊娠 29 周时再肌内注射 RhD IgG 300μg。

五、护理

1. **疾病的评估**　新生儿溶血病的患儿可能出现黄疸和苍白,伴有严重贫血、胎儿水肿或在出生时表现为完全正常。新生儿溶血病患儿的胰腺细胞有畸形生长的风险,从而有低血糖的风险。仔细的体格检查可以及时发现存在的头皮血肿或其他病变。全身有瘀点、瘀斑的发生可能与宫内感染或败血症有关。先天畸形应当引起重视,染色体疾病可增加黄疸的发生。

2. **黄疸的监测与评估**

（1）每 4~6 小时监测 TcB 或血清胆红素,判断其发展速度。

（2）观察新生儿有无胆红素脑病的早期症状,当出现纳差、嗜睡、呕吐、哭声弱、拥抱反射低、肌张力强直、手足不完全弯曲,应考虑为胆红素侵袭神经系统表现,晚期可出现角弓反张、颈后倾。

（3）当未结合胆红素超过白蛋白运载能力或超过肝脏代谢负荷,血中增高的游离胆红素可通过血 – 脑脊液屏障,弥散入脑组织而致脑细胞受损,导致胆红素脑病,新生儿并发胆红素脑病会出现呼吸暂停、癫痫、昏迷甚至死亡。

（4）观察大小便排出情况,注意量、性质、次数及颜色。

（5）观察有无出血倾向,体检中发现胎儿有头部血肿,身上有瘀斑、出血点或紫癜,考虑宫内感染或败血症可能。

3. **病情观察**

（1）生命体征:观察体温、脉搏、呼吸及有无出血倾向;光疗照射时监测体温,确保体温稳定,24 小时心电监护观察 SPO_2 的波动,必要时给予吸氧改善缺氧症状,同时防止因光疗诱发的呼吸暂停。

（2）神经系统:伴有新生儿溶血性黄疸极易引起脑损伤,临床护理中观察患儿哭声、吸吮力和肌张力,判断有无胆红素脑病的发生。

（3）大小便观察:大小便次数、量及性质,通过尿胆素的氧化,大便的颜色为棕色,当存在胎粪延迟排出,应考虑有无胎粪栓塞或外科疾病,及时发现,配合对症处理,促进大便及胆红素排出。

（4）处理感染灶:观察皮肤有无破损及感染灶,脐部是否有分泌物,如有异常及时处理。

4. 临床护理

（1）胎儿水肿的管理：患儿由于软组织的水肿会出现全身肿胀，大量的液体聚集在胸膜、心包和腹膜间，由于心肌缺氧表现出呼吸困难，护士应配合尽早地机械通气改善通气不足，实时监测血气分析，及时纠正代谢性酸中毒。

（2）耐心喂养患儿：黄疸期间常表现为吸吮无力、纳差，护理人员应按需调整喂养方式如少量、多次、间歇喂养等，保证奶量的摄入。

（3）补液管理：合理安排补液计划，及时纠正酸中毒。根据不同补液内容调节相应的速度，切忌快速输入高渗性药物，以免血 – 脑脊液屏障暂时开放，使已与白蛋白联结的胆红素进入脑组织。

（4）药物的管理：高胆红素血症药物的使用，可以加快正常代谢途径，清除胆红素，抑制胆红素的肝肠循环，干扰胆红素形成。输注白蛋白可加速胆红素的排出，丙种球蛋白可以降低胆红素上升的速度，特别是 TSB 接近于换血指标时降低同族免疫性溶血的换血需要。剂量为 0.5~1g/kg，静脉维持 2~4 小时，必要时 12 小时后重复使用一次。输注血制品时，应双人核对，单独一条静脉使用，输入 20% 的人血白蛋白时，为减少对外周血管的损伤应与等渗液体 1∶1 稀释。

（5）皮肤的保护：胎儿水肿或头部血肿的患儿应头部安放水枕，给予必要的缓冲，减轻头部与床单位产生的压力，全身水肿明显的患儿可以在身体下放水袋，减少局部皮肤的受压，并每隔 2~4 小时翻身检查皮肤情况并更换体位。血肿的患儿，每班观察记录血肿的大小，翻身时防止压迫。

（6）光照疗法的护理：①保证患儿安全：光疗对视网膜会产生毒性作用，新生儿在接受光疗时需佩戴合适的眼罩。光疗时，患儿应处于全程心电监护中，便于病情变化的观察。②患儿体位的安全：光疗前，患儿应置于床中央，确保患儿的全身皮肤可以被照射。若患儿烦躁、移动体位，巡回时应及时纠正，并及时调整光疗灯的位置。③温度控制：当患儿面对光疗时，皮肤面积最大化的暴露，此时处于全身裸露状态，睡在暖箱内的新生儿，由于光疗照射在暖箱的有机玻璃上，环境温度升高，因此需要注意监测新生儿的体温。每 4 小时测量体温一次，测量体温时应关闭光疗灯，减少误差。37.5℃≤肤温 <38℃时，给予下调环境温度0.5℃；当肤温≥38℃时，遵医嘱给予降温处理。④保证体液平衡：光疗下的足月儿及近足月儿易哭吵、出汗，显性失水增加，早产儿在光疗下的不显性失水造成的体液平衡失调对其影响更大，因此每 4 小时必须监测患儿的体重、尿量，必要时给予体液补足。传统的光疗会产生新生儿热环境的急速变化，增加外周血流速度和不显性水分丢失，但 LED 灯管的热量输出相对较低，引起不显性失水的可能性较低。有研究提出对于足月儿只要给予足够的奶量，额外的静脉补液通常是不需要的。⑤病情观察：光疗时，注意观察患儿的全身情况，有无抽搐、呼吸暂停及青紫等，对于烦躁的患儿应及时给予安抚及镇静，防止意外的发生。观察时，应关闭光疗灯，结果更可靠。观察患儿的皮肤情况，如出现大面积的光疗皮疹或青铜症，通知医师考虑暂停光疗。⑥胆红素监测：光疗能改变血胆红素的结果，当患儿接受光疗时，胆红素水平应该通过实时监测来评估光疗的效果，并决定是否需要换血。当护士抽取总胆红素时，应该关闭光疗灯。如在暖箱内进行光疗，患儿体温采用的是箱温控制，光疗停止后，应将暖箱温度上调同光疗前温度。光疗停止后，胆红素水平至少应随访 24 小时，防止明显反弹的发生。

（7）换血疗法的护理：①保持患儿安静：置患儿于温暖的远红外线保暖台上；术前按医嘱使用镇静药镇静，以减轻因患儿哭闹不安给穿刺置管带来的难度；并准备好安慰奶嘴，如术中患儿觉醒，及时给予吸吮安慰，减少因饥饿带来的四肢乱动和哭闹；术中及时更换湿尿布，减少大小便对患儿的刺激，增加舒适感；有肢体约束带固定的患儿，应采用柔软的夹板棉垫，松紧适度。②严格无菌操作：换血应在手术室内进行，保证环境的清洁无菌，换血前应准备好所需的药物和器械，检查各种导管和器械的完好，避免因准备不足而增加人员走动次数；换血时各管道连接严密，避免反复打开管道接头，最好采用全密封式换血，防止引起败血症的感染。③严密观察病情变化：术中除常规监测患儿的生命体征外，还要注意患儿的意识变化、皮肤黄染的进展、四肢肌张力情况、有无四肢抽搐抖动等；及时抽血送血标本，动态监测胆红素、血钙、血糖、血钾等，如检查提示低钙、低糖，每换血 100ml 按医嘱静注葡萄糖酸钙和静注 5%~10% 的葡萄糖 1~2ml。④保证血液质量：尽量使用 3 天内的新鲜血液，避免库血中的高血钾引起的心室纤维性颤动、心脏停搏。库血未经逐渐复温而立即输入，可引起心血管功能障碍。换血时，使用带有加温功能的输液器，对血液进行加温至 37~37.5℃。换血使用的输液泵要保证良好的运转功能，严密观察输入量与输出血量的平衡，换血前电子秤对血液收集袋去皮归零，每 30 分钟观察电子秤的数据，保证输入量与输出量相一致。换血同时有持续静脉补液时，应尽量减慢流速，避免输液过量、过速导致心力衰竭。

六、健康教育

1. 疾病的宣教　解释黄疸的原因及告知必要的治疗与检查，使家长了解病情，取得家长的配合。

2. 对于新生儿溶血症，作好产前咨询及孕妇预防性服药。

3. 发生胆红素脑病者，给予康复治疗和护理。

4. 若为红细胞 G-6-PD 缺陷者，需忌食蚕豆及其制品；患儿衣物保管时勿放樟脑丸，并注意药物的选用，以免诱发溶血。

✎复习题

1. 简述新生儿溶血病光疗的护理。

答案：（1）保证患儿安全：新生儿在接受光疗时需佩戴合适的眼罩。光疗时，患儿应处于全程心电监护中，便于病情变化的观察。

（2）患儿体位的安全：光疗前，患儿应置于床中央，确保患儿的全身皮肤可以被照射。若患儿烦躁、移动体位，巡回时应及时纠正，并及时调整光疗灯的位置。

（3）温度控制：当患儿面对光疗时，皮肤面积最大化的暴露，每 4 小时测量体温一次，测量体温时应关闭光疗灯，减少误差。37.5℃≤肤温 <38℃时，给予下调环境温度 0.5℃；当肤温≥38℃，遵医嘱给予降温处理。

（4）保证体液的平衡：光疗下的足月儿及近足月儿易哭吵、出汗，显性失水增加，早产儿在光疗下的不显性失水造成的体液平衡失调对其影响更大，因此每 4 小时必须监测患儿的体重、尿量，必要时给予体液补足。

（5）病情的观察：光疗时，注意观察患儿的全身情况，有无抽搐、呼吸暂停及青紫的表现，对于烦躁的患儿应及时给予安抚及镇静，防止意外的发生。观察时，应关闭光疗灯，结果更可靠。观察患儿的皮肤情况，如出现大面积的光疗皮疹或青铜症，通知医师考虑暂停光疗。

（6）胆红素监测：光疗能改变血胆红素的结果，当患儿接受光疗时，胆红素水平应该通过实时监测来评估光疗的效果，并决定是否需要换血。当护士抽取总胆红素时，应该关闭光疗灯。如在暖箱内进行光疗，患儿体温采用的是箱温控制，光疗停止后，应将暖箱温度上调同光疗前温度。光疗停止后，胆红素水平至少应随访 24 小时，防止明显反弹的发生。

2. 简述新生儿溶血病的健康指导。

答案：（1）疾病的宣教：解释黄疸的原因及告知必要的治疗与检查，使家长了解病情，取得家长的配合。

（2）对于新生儿溶血症，作好产前咨询及孕妇预防性服药。

（3）发生胆红素脑病者，给予康复治疗和护理。

（4）若为红细胞 G-6-PD 缺陷者，需忌食蚕豆及其制品；患儿衣物保管时勿放樟脑丸，并注意药物的选用，以免诱发溶血。

3. 案例分析：患儿，因"皮肤苍白 5 小时"入院。患儿系 G3P1，胎龄 38^{+4} 周，因"胎儿宫内窘迫"在外院行剖宫产娩出，Apgar 评分 9 分钟 9 分，出生体重 2 900g，无胎膜早破史，否认胎盘、脐带、羊水异常，生后不久出现皮肤苍白，渐加重，收入院。体检：神清，反应一般，全身皮肤苍白，前囟平软，口唇苍白，呼吸 40 次 /min，双肺呼吸音粗糙，可闻及少许湿啰音，心率 135 次 /min，律齐，未闻及杂音，腹平软。血常规：WBC 13.7×10^9/L，HB 60g/L，PLT 118×10^9/L。其母亲血型为 O 型，患儿血型为 B 型，RH 阳性，抗体筛查阳性。该患儿最可能的诊断是什么，应该怎样护理？

答案：诊断 ABO 血型不合溶血病。

护理：（1）疾病的评估：新生儿溶血病患儿可能出现黄疸和苍白，伴有严重贫血、胎儿水肿或在出生时表现为完全正常。

（2）黄疸的监测与评估：每 4~6 小时监测 TcB 或血清胆红素，判断其发展速度。观察新生儿有无胆红素脑病的早期症状，当出现纳差、嗜睡、呕吐、声音低、拥抱反射低、肌张力强直、手足不完全弯曲，应考虑为胆红素侵袭神经系统表现，晚期可出现角弓反张、颈后倾。观察大小便排出情况，注意量、性质、次数及颜色。观察有无出血倾向，体检中发现胎儿有头部血肿，身上有瘀斑、出血点或紫癜，考虑宫内感染或败血症可能。

（3）病情观察：观察体温、脉搏、呼吸及有无出血倾向；光疗照射时监测体温，确保体温稳定，24 小时心电监护观察 SPO$_2$ 的波动，必要时给予吸氧改善缺氧症状，同时防止因光疗诱发的呼吸暂停。伴有新生儿溶血性黄疸极易引起脑损伤，临床护理中观察患儿哭声、吸吮力和肌张力，判断有无胆红素脑病发生。大小便次数、量及性质，通过尿胆素的氧化，大便的颜色为棕色，当存在胎粪延迟排出，应考虑有无胎粪栓塞或外科疾病，及时发现，配合对症处理，促进大便及胆红素排出。

观察皮肤有无破损及感染灶，脐部是否有分泌物，如有异常及时处理。

（黄琼）

第九章
新生儿感染性疾病的护理

第一节 胎儿期的感染及出生后的护理

教学大纲

1. 熟悉胎儿期感染的病因。
2. 了解胎儿期感染的治疗要点。
3. 掌握胎儿期感染的护理措施和健康指导。

从精子与卵子结合,新生命开始到胎儿出生统称胎儿期。胎儿感染就是发生在胎儿期的感染,胎儿感染主要来自母亲孕期感染(少数为孕前的感染)。现代生物学对胎儿期的发展过程分为三个阶段,即胚种阶段、胚胎阶段和胎儿阶段。

一、病因

引起胎儿感染的病原体主要有:①病毒,如巨细胞病毒、风疹病毒、单纯疱疹病毒、人乳头瘤病毒、人类微小病毒B19、乙肝病毒、丙肝病毒、柯萨奇病毒、人类免疫缺陷病毒、带状疱疹病毒、腮腺炎病毒、流感病毒等;②原虫,如弓形虫;③衣原体,如沙眼衣原体;④支原体,如解脲支原体、肺炎支原体等;⑤螺旋体,如梅毒螺旋体;⑥细菌,如B族链球菌等、胎儿弯曲菌、结核分枝杆菌等。孕妇感染上述病原体后,多数无特殊症状或症状轻微,但部分感染可能对胎儿造成严重后果,引起流产、早产、死胎、畸形等。在胎儿发育异常中,主要以中枢神经系统受损为主,多脏器受累的临床综合征,包括小脑畸形、脑积水、白内障、视网膜脉络膜炎、迟发性中枢神经系统障碍、耳聋、先天性心脏病、肝大、脾大、骨髓抑制。

二、治疗要点

1. 预防和早期诊断 最好且最有效的治疗是预防和早期诊断,所有怀孕的妈妈在怀孕期间应该常规进行筛查,以便于早期采取有效的预防措施。

2. 产前预防 选择性剖宫产时,母婴垂直传播发生率低于紧急情况下的剖宫产或者经阴道分娩。所有孕期感染即将临产的孕母,推荐在孕 38 周时行进行性剖宫产。

3. 新生儿抗逆转录病毒预防 最初的抗逆转录治疗推荐用于所有的被诊断的小于 12 个月的患儿,不管他们的临床表现及自身免疫状况如何。目前改为治疗应基于其临床表现、自身免疫状态及病毒学结果,在胎儿期出生后尽早使用。

4. 疫苗接种免疫 所有生于乙肝表面抗原阳性母亲的足月产儿,在出生 24 小时内均应接受 HBV 疫苗及乙肝高效免疫球蛋白治疗,两者需在不同的部位注射,此外,还需完成后续的三倍剂量的疫苗复种。这种处理方式可预防 85%~95% 的感染发生,感染 HCV 的新生儿应该接受甲肝和乙肝疫苗免疫接种。但所有感染 HIV 的新生儿均应避免接受疫苗,以免引起疾病。

5. 宫内输注红细胞 对于 HPV-B19 感染,没有特异性的治疗措施,发生胎儿水肿或有胎儿贫血征象的病例,可推荐宫内输注红细胞。

三、护理措施

1. 仔细做好新生儿全身体检,注意有无头小畸形、先天性心脏病等先天畸形。

2. 仔细询问孕妇及胎儿孕期情况,孕妇有无感染迹象、是否接受过治疗、治疗情况以及检查结果等。

3. 密切观察病情。严密观察患儿的生命体征、意识状况等,如有异常及时通知医师,积极处理,必要时配合抢救工作。

4. 遵医嘱合理用药,控制感染,保护各脏器,注意观察药物疗效及副作用等情况。

5. 严格执行消毒隔离制度,避免继发感染和交叉感染的发生。在病区要戴口罩,接触新生儿前后要洗手。保持室内空气新鲜,定时进行空气和物体表面消毒。治疗和护理人员应相对固定,且操作集中进行。患儿用过的衣服、被褥等物品需经过消毒处理后才能进行清洗,其他物品均一人一用,非一次性物品使用后必须彻底消毒待用。

6. 医护人员做好自我防护,若皮肤有破溃等情况应暂时调离病区。如有血液或飞沫喷溅的可能应戴防护面罩,尤其是护理 HIV 感染患儿。病房要有特殊感染针刺伤的应急预案,如发生针刺伤立即处理。

四、健康指导

1. 母亲的营养、疾病、情绪以及服用药物等均可能影响胎儿的生长发育,甚至导致新生儿出生后生理和心理方面的异常。因此,患儿母亲如有感染性疾病应指导其积极治疗,疾病未治愈前用配方奶代替母乳喂养,出院前协助患儿母亲平复情绪,做好居家照顾新生儿的准备。出院后家庭环境尽量干净、整洁,减少家庭来访人员,防止新生儿继发感染。

2. 住院期间和出院后均应定期测量新生儿各项生长发育指标,评估神经行为,检查各系统或器官功能状况,评估患儿有无生长发育迟缓、神经系统后遗症和各系统或器官功能障碍等。在病情允许的情况下,尽早行新生儿抚触等干预措施,减少患儿后遗症的发生。

✎ 复习题

1. 乙肝表面抗原阳性母亲的足月产儿如何做好疫苗接种免疫？

答案：在出生24小时内应接受HBV疫苗及乙肝高效免疫球蛋白治疗,两者需在不同的部位注射,此外,还需完成后续的三倍剂量的疫苗复种。这种处理方式可预防85%~95%的感染发生,感染HCV的新生儿应该接受甲肝和乙肝疫苗免疫接种。但所有感染HIV的新生儿均应避免接受疫苗,以免引起疾病。

2. 胎儿期感染的患儿最好最有效的治疗是什么？

答案：最好且最有效的治疗是预防和早期诊断,所有怀孕的妈妈在怀孕期间应该常规进行筛查,以便于早期采取有效的预防措施。

3. 案例分析：患儿,男,胎龄37周,因"胎龄37周,出生体重2.05kg,巨细胞病毒IgM抗体阳性"入院,诊断:先天性巨细胞病毒感染。患儿入院时无发热,神志清,吃奶一般,予保暖,新生儿心电、呼吸、血氧饱和度监测等处理。查巨细胞病毒IgM抗体69.8AU/ml,巨细胞病毒定量>5.0E+07(阳性)拷贝/ml,遵医嘱予抗感染、营养支持等处理。康复后出院。针对这一患儿,住院期间应如何做好消毒隔离？

答案：严格执行消毒隔离制度,避免继发感染和交叉感染发生。在病区要戴口罩,接触新生儿前后要洗手。保持室内空气新鲜,定时进行空气和物体表面消毒。治疗和护理人员应相对固定,且操作集中进行。患儿用过的衣服、被褥等物品需经过消毒处理后才能进行清洗,其他物品均一人一用,非一次性物品使用后必须彻底消毒待用。

（黄美红）

第二节 新生儿败血症及护理

教学大纲

1. 熟悉新生儿败血症的病理生理特点。
2. 了解新生儿败血症的诊断及治疗要点。
3. 掌握新生儿败血症的临床表现、护理要点及健康指导措施。

新生儿败血症是指病原菌侵入婴儿血液循环,在其中生长、繁殖,产生毒素,由此造成全身各系统的严重病变,并需排除引起这种异常病理生理状态的非感染因素。生后3天内发病者常为胎内或产程中感染,以大肠埃希菌和B族溶血性链球菌多见;3天后发病多为金黄色葡萄球菌、克雷伯杆菌、变形杆菌等。新生儿败血症是新生儿,尤其是早产儿较常见的疾病,也是极低出生体重儿的重要死因之一。

一、病因

由于新生儿免疫系统未成熟,免疫功能较差,极易发生感染,发生感染后很难局限而导致全身广泛炎症反应,病情进展较快,按照时间划分可分为产前、产时及产后因素。

1. 产前因素 妊娠晚期孕母有感染,孕母有毒血症,前置胎盘,羊膜炎,胎盘、绒毛膜感染等。

2. 产时因素 产程延长,胎膜早破 >12 小时,羊水混浊 Ⅱ 度以上,窒息,急产及助产消毒不严格等。

3. 产后因素 气管插管、脐静脉插管消毒不严或时间长,皮肤、脐部感染,早产儿,低出生体重儿,存在先天性免疫功能缺陷等。

二、临床表现

新生儿败血症可分为早发型和晚发型。早发型多在出生后 7 天内起病,感染多发生于出生前或出生时,病原菌以大肠埃希菌等 G⁻ 杆菌为主,多系统受累,病情凶险,病死率高。晚发型在出生 7 天后起病,感染发生在出生时或出生后,病原体以葡萄球菌、肺炎克雷伯菌常见,常有脐炎、肺炎等局部感染病灶,病死率较早发型相对低。

新生儿败血症的早期临床表现常不典型,早产儿尤其如此。表现为进奶量减少或拒乳、溢乳、嗜睡或烦躁不安、哭声低、发热或体温不升,也可表现为体温正常、反应低下、面色苍白或灰暗、精神萎靡、体重不增等非特异性症状。

出现以下表现时应高度怀疑败血症:

1. 黄疸 有时可为败血症唯一的表现,具体为生理性黄疸消退延迟、黄疸迅速加深或黄疸退而复现,无法用其他原因解释。

2. 肝脾大 出现较晚,一般为轻至中度肿大。

3. 出血倾向 皮肤黏膜瘀点、瘀斑、紫癜、针眼处流血不止、呕血、便血、肺出血,严重时发生 DIC。

4. 休克 面色苍灰,皮肤花纹,血压下降,尿少或无尿。

5. 其他 呼吸窘迫、呼吸暂停、呕吐、腹胀、中毒性肠麻痹。

6. 可合并脑膜炎、坏死性小肠结肠炎、化脓性关节炎和骨髓炎等。

三、治疗要点

1. 抗生素治疗 依据细菌培养结果和药物敏感试验选用抗生素。用药原则:早用药,合理用药,联合用药,静脉给药。疗程足,注意药物毒副作用。病原菌未明确前可合用青霉素类联合第三代头孢菌素;若疗效不满意而培养阳性,可根据药敏选用敏感抗生素。疗程一般不少于 14 天,若形成迁徙病灶,疗程应适当延长。

2. 支持疗法 维持正常体温和内环境稳定;处理局部病灶;病情较重者可给多巴胺 5~7μg/(kg·min)和 / 或多巴酚丁胺 5~15μg/(kg·min),以增强心肌收缩力和改善循环。保证供给足够的热卡,重症者酌情输血治疗。

3. 对症处理 注意保暖,纠正缺氧、酸中毒及电解质紊乱。休克者扩充血容量及使用肾上腺皮质激素。伴有高胆红素血症可考虑光疗。

4. 免疫治疗　静脉用免疫球蛋白 200~400mg/kg。

5. 清除局部病灶　如脐炎、鹅口疮、皮肤破损等,促进皮肤早日愈合,防止感染蔓延扩散。

四、护理措施

1. 维持体温稳定

（1）保证抗生素有效进入体内,尤其是青霉素药物,一定要现配现用,确保疗效;用氨基糖苷类药物,注意药物稀释浓度对肾脏的影响,按时检查尿液。

（2）患儿体温易波动,除感染因素外,易受环境因素影响,当体温偏低或低温不升时,应及时予以保暖;当体温过高时,遵医嘱予以物理降温,必要时予药物降温。

（3）严密观察病情,加强巡视与观察,发现异常及时处理并报告医生,病情严重者需专人护理。

2. 清除病灶　加强皮肤护理,促进皮肤早日愈合,防止感染蔓延扩散。

3. 保证营养供给　尽量做到按需母乳喂养,细心喂养,不能进食时可行鼻饲或通过静脉补充能量和水,必要时输注丙种球蛋白、白蛋白以及输血治疗,以改善全身营养状态和机体的抗病能力。

4. 密切观察病情　如患儿出现面色青灰、呕吐、脑性尖叫、前囟饱满、两眼凝视,提示脑膜炎的可能;如患儿面色青灰、皮肤发花、四肢厥冷、脉搏细弱、皮肤有出血点等,考虑感染性休克或 DIC,应立刻报告医生。

五、健康指导

1. 向家长讲解本病的预防和护理知识,保持皮肤、黏膜和口腔的清洁,预防交叉感染。

2. 新生儿的衣服、被褥、尿布要保持干燥清洁,注意室内空气新鲜、流通,经常打开门窗通风换气。

3. 指导家长,如患儿发生脐部、皮肤、呼吸道和消化道感染时,应及时就医。

4. 指导家长掌握新生儿护理和喂养的正确方法。

✎ **复习题**

1. 简述新生儿败血症的临床表现。

答案:新生儿败血症可分为早发型和晚发型。新生儿败血症的早期临床表现常不典型,早产儿尤其如此。表现为进奶量减少或拒乳、溢乳、嗜睡或烦躁不安、哭声低、发热或体温不升;也可表现为体温正常、反应低下、面色苍白或灰暗、精神萎靡、体重不增等非特异性症状。出现以下表现时应高度怀疑败血症发生:①黄疸:有时可为败血症唯一的表现,具体为生理性黄疸消退延迟、黄疸迅速加深或黄疸退而复现,无法用其他原因解释。②肝脾大:出现较晚,一般为轻至中度肿大。③出血倾向:皮肤黏膜瘀点、瘀斑、紫癜、针眼处流血不止、呕血、便血、肺出血,严重时发生DIC。④休克:面色苍灰,皮肤花纹,血压下降,尿少或无尿。⑤其他：呼吸窘迫、呼吸暂停、呕吐、腹胀、中毒性肠麻痹。⑥可合并脑膜炎、坏死性小肠结肠炎、化脓性关节炎和骨髓炎等。

2. 简述新生儿败血症的营养指导。

答案：尽量做到按需母乳喂养，细心喂养，不能进食时可行鼻饲或通过静脉补充能量和水，必要时输注丙种球蛋白、白蛋白以及输血治疗，以改善全身营养状态和机体的抗病能力。

3. 案例分析：患儿，女，5天，拒食、反应差1天，皮肤黄染并加重10小时，面部、颈部可见多个散在性小脓疱，心肺无异常，脐部潮湿，肝肋下1.5cm。体温最高39℃，无寒颤、抽搐及意识改变，吃奶欠佳，尿量减少。针对这一患儿，请给出初步诊断，并提出主要护理措施？

答案：诊断新生儿败血症。护理：

（1）维持体温稳定：保证抗生素有效进入体内，尤其是青霉素类药物，一定要现配现用，确保疗效；用氨基糖苷类药物，注意药物稀释浓度对肾脏的影响，按时检查尿液。当体温过高时，遵医嘱予以物理降温，必要时予药物降温。严密观察病情，加强巡视与观察，发现异常及时处理并报告医生，病情严重者需专人护理。

（2）加强皮肤护理，促进皮肤早日愈合，防止感染蔓延扩散。

（3）保证营养供给：尽量做到按需母乳喂养，细心喂养，不能进食时可行鼻饲或通过静脉补充能量和水，必要时输注丙种球蛋白或者白蛋白以及输血治疗，以改善全身营养状态和机体的抗病能力。

（4）密切观察病情：如患儿出现面色青灰、呕吐、脑性尖叫、前囟饱满、两眼凝视，提示脑膜炎的可能；如患儿面色青灰、皮肤发花、四肢厥冷、脉搏细弱、皮肤有出血点等，考虑感染性休克或DIC，应立刻报告医生。

（方晓玲）

第三节 新生儿脑膜炎及护理

教学大纲

1. 熟悉新生儿脑膜炎的发病机制及病理特点。

2. 了解新生儿脑膜炎的诊断治疗及观察要点。

3. 掌握新生儿脑膜炎的临床表现、护理要点及健康指导措施。

新生儿化脓性脑膜炎是指出生后4周内细菌感染引起的脑膜炎症，是常见的危及新生儿生命的疾病，常并发于新生儿败血症，其致病菌以大肠埃希菌、B族溶血性链球菌、金黄色葡萄球菌、李斯特菌及铜绿假单胞菌为主。本病病死率高，幸存者多有中枢神经系统后遗症。

一、病因

1. **病原学** 包括脑膜炎双球菌、肺炎链球菌、流感嗜血杆菌引起的脑膜炎占化脓性脑膜炎的 80% 以上，其次为金黄色葡萄球菌、链球菌、大肠埃希菌、变形杆菌、厌氧杆菌、沙门氏菌、铜绿假单胞菌等。新生儿的常见致病菌为大肠埃希菌、B 族溶血性链球菌、葡萄球菌。

2. **免疫力** 新生儿尤其是早产儿、低出生体重儿机体免疫力较弱，血-脑脊液屏障功能差，患原发性或继发性免疫缺陷病。

3. **其他** 包括颅脑脑室液引流、皮肤窦道、脑脊膜膨出等均可继发化脓性脑膜炎，脉络丛及大脑皮质表面的脓肿破溃等原因。

二、临床表现

患儿表现为体温不稳，拒食，呕吐，精神萎靡，面色苍白。当有双眼凝视、面部肌肉小抽动、眼皮跳动、口部吸吮和咀嚼动作、呼吸暂停、肢体强直时，均可视为惊厥表现。由于新生儿囟门及骨缝未闭、脑膜刺激征常不明显。因此凡新生儿有全身感染征象，一般状况差，不论其是否有神经系统症状与体征，当无法用已知感染灶来解释其症状时，均应警惕化脑可能，应作脑脊液检查。

三、辅助检查

1. **脑脊液常规** 正常新生儿脑脊液（cerebrospinal fluid，CSF）常规的细胞数及蛋白质含量均高于其他年龄组，当 CSF 白细胞数 $>20 \times 10^6/L$，糖 $<1.5\~2.0mmol/L$，蛋白质 $>1.0g/L$，可视为异常。个别患儿因病程短，第 1 次 CSF 常规可以正常，需再次复查才发现异常。细菌性脑膜炎的 CSF 乳酸脱氢酶升高。

2. **CSF 沉淀涂片** 找病原菌并作细菌培养。

3. **B 超和 CT 检查** 有助于了解脑室炎、硬膜下积液、脑脓肿及脑积水。

四、治疗要点

1. **一般治疗** 维持正常体温和内环境稳定；处理局部病灶；病情较重者可给多巴胺 $5\~7\mu g/(kg \cdot min)$ 和 / 或多巴酚丁胺 $5\~15\mu g/(kg \cdot min)$，以增强心肌收缩力和改善循环。保证供给足够的热卡。重症者酌情输血治疗。注意保暖，纠正缺氧、酸中毒及电解质紊乱。休克者扩充血容量及使用血管活性药，如多巴胺、肾上腺皮质激素。高胆红素血症时进行光疗。

2. **抗生素应用** 应选用易透过血-脑脊液屏障的药物，如氨苄西林及第三代头孢菌素。新生儿化脓性脑膜炎时，氨苄西林剂量为 $60\~100mg/kg$，每 8 小时一次；头孢噻肟 $50mg/kg$，每 $8\~12$ 小时一次；头孢曲松 $50\~75mg/kg$，每 12 小时一次。血培养阳性者则按药敏选药。应用抗生素 $48\~72$ 小时后应复查脑脊液，如病程无好转，则需更换抗生素。抗生素疗程因不同病原菌而异，一般 $14\~21$ 天，革兰氏阴性杆菌及铜绿假单胞菌脑膜炎治疗时间需延长至 4 周或更长。停药指征为：临床症状消失，体温恢复正常 1 周，脑脊液无细菌，细胞数及生化均正常。

3. **降低颅内压** 可用 20% 甘露醇，适当控制入液量 $60\~80ml/(kg \cdot d)$。

4. 病情重者可用静脉注射用丙种球蛋白,每剂 400mg/kg,每天一次,共用 3~5 天。

5. 合并脑室膜炎者可通过侧脑室穿刺或放置保留导管于侧脑室注入抗生素,每天 1 次。并发硬膜下积液者,可行硬脑膜下穿刺,每次放液不超过 15~20ml,每天或隔天 1 次至症状消失。有积脓者可注入抗生素。保守治疗效果不佳者,可手术摘除囊膜。

五、护理措施

1. 维持有效呼吸,及时有效清除呼吸道分泌物,根据病情和血氧监测情况予适当的吸氧方式,监测吸入的氧浓度,防止早产儿视网膜病变的发生。

2. 密切监测患儿体温、脉搏、呼吸、血压等生命体征,观察患儿的意识状态、面色、神志、瞳孔、囟门等变化,详细记录观察结果,早期预测病情变化。若患儿出现意识障碍、囟门隆起或紧张度增高、瞳孔改变、躁动不安、频繁呕吐、四肢肌张力增高等情况,为惊厥发作先兆;若呼吸节律深而慢或不规则,瞳孔忽大忽小或两侧不等大,对光反射迟钝,血压升高,应警惕脑疝及呼吸衰竭的发生。

3. 患儿颅压增高时,常呈喷射状呕吐,注意患儿体位,防止误吸,并记录呕吐次数和呕吐量。

4. 患儿腰穿检查后,去枕平卧 6 小时后方可取其他卧位。

5. 保持患儿皮肤清洁,干燥。颅压高的患儿易哭闹、多汗,故应勤洗澡、勤换衣,对高热者及时采取降温措施,体温不升者注意保暖。及时为患儿修剪手指甲,防止患儿抓伤皮肤,荨麻疹部位外用炉甘石洗剂涂抹。

6. 因抗生素用量大、时间长及药物的副作用可导致患儿体内菌群紊乱,如发生鹅口疮、厌食、腹泻等症状,可针对不同情况给予处理,鹅口疮者加强口腔护理,遵医嘱给予对症治疗,可少量多次喂养,腹泻者加强臀部护理。

7. 供给足够的能量和水分,少量多餐,细心喂养,防止窒息,必要时给予静脉输液,维持水电解质平衡。按需喂养,合理体位,防止误吸。

六、健康指导

1. 利用各种方式宣传化脓性脑膜炎的预防知识,积极防治上呼吸道、消化道等感染性疾病,预防皮肤外伤和脐部感染。

2. 对恢复期和有神经系统后遗症的患儿,应与家长一起根据患儿具体情况,制订系统有效的功能训练计划,指导家长具体的护理措施,促进机体康复。

3. 加强营养,观察进食情况,补充足够热量。

✎ 复习题

1. 简述新生儿化脓性脑炎的典型临床表现。

答案:患儿表现为体温不稳,拒食,呕吐,精神萎靡,面色苍白。当有双眼凝视、面部肌肉小抽动、眼皮跳动、口部吸吮和咀嚼动作、呼吸暂停、肢体强直时,均可视为惊厥表现。由于新生儿囟门及骨缝未闭,脑膜刺激征常不明显。因此凡新生儿有全身感染征象,一般状况差,不论其是否有神经系统症状与体征,当无法用已知感染灶来解释其症状时,均应警惕化脑可能,应作脑脊液检查。

2. 简述新生儿脑炎的家属健康教育内容。

答案:(1)利用各种方式宣传化脓性脑膜炎的预防知识,积极防治上呼吸道、消化道等感染性疾病,预防皮肤外伤和脐部感染。

(2)对恢复期和有神经系统后遗症的患儿,应与家长一起根据患儿具体情况,制订系统有效的功能训练计划,指导家长具体的护理措施,促进机体康复。

(3)加强营养,观察进食情况,补充足够热量。

3. 案例分析:患儿,男,23小时,因"气促1小时"入院。系 G_2P_2,孕 39^{+2} 周,经阴道娩出。产前胎膜早破2小时,无胎儿宫内窘迫,产时羊水 $I°$ 粪染,出生体重 3 400g。入院后胸片提示双肺纹理增粗、模糊,左肺下野淡斑片、结节影,考虑感染可能,腰椎穿刺提示蛋白质 64.2mg/dl,白细胞 $52×10^6$/L,脑脊液培养(-);PCT 20.37 ng/ml,CRP 50mg/L,请给出初步诊断,并提出主要护理问题及原因。

答案:(1)初步诊断:新生儿肺炎,新生儿脑膜炎。

(2)主要的护理问题:①低效性呼吸形态:与呼吸道分泌物增多、羊水或胎粪吸入有关;②感染:与胎膜早破和羊水粪染有关;③潜在并发症为脑疝:与脑膜炎导致颅内压增高有关;④有窒息的危险:与分泌物增加不能及时排痰有关。

(方晓玲)

第四节 母婴传播性疾病及护理

教学大纲

1. 熟悉母婴传播性疾病的概念和常见母婴传播性疾病的种类。
2. 了解母婴传播性疾病的治疗要点。
3. 掌握常见母婴传播性疾病的临床表现、护理健康指导。

母婴传播疾病,主要是指胎儿经过产道感染、宫内感染或产后感染而患有与母亲相同的疾病。由于这种疾病传播是从母亲传至子代因而也称垂直传播。

一、常见母婴传播性疾病

1. 人类免疫缺陷病毒(human immunodeficiency virus,HIV) 母婴垂直传播是新生儿感染的主要途径,发生于宫内或生产时。母乳喂养也是传播方式之一。孕产妇HIV感染者,如果不及时进行母婴阻断,传染给孩子的概率很大。对于检测出的阳性孕妇,应采取恰当的干预措施,及时控制HIV的二代传播。

2. **乙型肝炎病毒（hepatitis B virus，HBV）**　母婴垂直传播是新生儿感染 HBV 的主要途径。HBV 的母婴传播主要包括 4 种途径：妊娠期胎儿受到宫内感染；分娩期胎儿在分娩过程中接触到母亲的血液、羊水和分泌物而感染；产褥期婴儿在喂养的过程中被感染；日常生活中接触母亲的唾液、血液以及其他体液感染。

3. **先天性梅毒（congenital syphilis，CS）**　先天性梅毒又称胎传梅毒，是梅毒螺旋体经胎盘直接侵入胎儿所致。患有先天性梅毒或生殖器官传染病的母亲在自然分娩时，阴道内的病原体可感染患儿，致使患儿发生相应疾病，患儿受感染的组织与器官常见有眼、骨及皮肤。

二、临床表现

1. **人类免疫缺陷病毒**　主要表现为生长发育障碍及重症反复性细菌感染、发热、病理性黄疸、持续性或复发性鹅口疮及肝、脾大等。

2. **乙型肝炎病毒**　新生儿乙肝主要表现为黄疸，可表现为出生后黄疸消退延迟或复现，部分患儿可伴有发热、食欲欠佳、纳差、肝大等。也有表现为持续性阻塞性黄疸，尿色加深如茶色，大便呈陶土色。多数患儿在出生时可完全没有其他临床症状，肝功能及血清亦可没有改变。

3. **先天性梅毒**　大多数早期梅毒患儿出生时无症状，出生后 2~3 周逐渐出现。如母亲在妊娠早期感染梅毒未及时治疗，则新生儿发病时间早且病情重。①一般症状：发育差、营养差、皮肤萎缩貌似老人、低热、黄疸、贫血、低血糖、哭声嘶哑、易激惹等。②皮肤黏膜损害：皮疹常于生后 2~3 周出现，为多形性。可表现全身散在斑丘疹、梅毒性天疱疮，最常见于口周、鼻翼和肛周，皮损数月后呈放射状裂痕。梅毒性鼻炎表现为鼻塞、脓血样分泌物，即"鼻溢"，含有大量病原体，极具传染性，鼻黏膜溃疡累及鼻软骨时形成"鞍鼻"，累及喉部引起声音嘶哑。③骨损害：约占 90%，多发生在生后数周，因剧痛而形成"假瘫"，X 线可见对称性长骨骨骺端横行透亮袋。④肝、脾、全身淋巴结肿大：几乎所有患儿均有肝、脾大，可出现黄疸、肝功能受损。滑车上淋巴结肿大有诊断价值。⑤中枢神经系统症状：新生儿罕见，多在生后 3~6 个月时出现急性化脓性脑膜炎样症状，脑脊液中细胞数增加以淋巴细胞为主，糖正常。⑥其他：尚可见视网膜脉络膜炎、胰腺炎、肺炎、心肌炎、肾小球病变等。

三、治疗要点

1. **预防和早期诊断**　最好且最有效的治疗是预防和早期诊断，所有怀孕的妈妈在怀孕期间应该常规进行筛查，以便于早期采取有效的预防措施。

2. **产前预防**　选择性剖宫产时，母婴垂直传播发生率低于紧急情况下的剖宫产或者经阴道分娩。所有孕期感染即将临产的孕母，推荐在孕 38 周时行进行性剖宫产。

3. **新生儿抗逆转录病毒预防**　最初的抗逆转录治疗推荐用于所有的被诊断的小于 12 个月的患儿，不管他们的临床表现及自身免疫状况如何。目前改为治疗应基于其临床表现、自身免疫状态及病毒学结果，在胎儿出生后尽早使用。

4. **疫苗接种免疫**　所有生于乙肝表面抗原阳性母亲的足月产儿，在出生 24 小时内均应接受 HBV 疫苗及乙肝高效免疫球蛋白治疗，两者需在不同的部位注射，此外，还需完成后续的三倍剂量的疫苗复种。这种处理方式可预防 85%~95% 的感染发生，感染 HCV 的新生儿应该接受甲肝和乙肝疫苗免疫接种。但所有感染 HIV 的新生儿均应避免接受疫苗,以免引起疾病。

5. 青霉素 为治疗先天性梅毒的首选药物,且一定要依据不同型的梅毒采取相应的治疗药剂、剂量和疗程,治疗方法为使用足量青霉素。

四、护理措施

1. 仔细做好新生儿全身体检,注意有无小头畸形、先天性心脏病等先天畸形。

2. 仔细询问孕妇及胎儿孕期情况,孕妇有无感染迹象、是否接受过治疗、治疗情况以及检查结果等。

3. 密切观察病情。严密观察患儿的生命体征、意识状况等,如有异常及时通知医师,积极处理,必要时配合抢救工作。

4. 遵医嘱合理用药,控制感染,保护各脏器,注意观察药物疗效及副作用等情况。

5. 严格执行消毒隔离制度,避免继发感染和交叉感染发生。在病区要戴口罩,接触新生儿前后要洗手。保持室内空气新鲜,定时进行空气和物体表面消毒。治疗和护理人员应相对固定,且操作集中进行。患儿用过的衣服、被褥等物品需经过消毒处理后才能进行清洗,其他物品均一人一用,非一次性物品使用后必须彻底消毒待用。

6. 医护人员做好自我防护,若皮肤有破溃等情况应暂时调离病区。如有血液或飞沫喷溅的可能应戴防护面罩,尤其是护理 HIV 感染患儿。病房要有特殊感染针刺伤的应急预案,如发生针刺伤立即处理。

7. 母亲的营养、疾病、情绪以及服用药物等均可能影响胎儿的生长发育,甚至导致新生儿出生后生理和心理方面的异常。因此,患儿母亲如有感染性疾病应指导其积极治疗,疾病未治愈前用配方奶代替母乳喂养,出院前协助患儿母亲平复情绪,做好居家照顾新生儿的准备。出院后家庭环境尽量干净、整洁,减少家庭来访人员,防止新生儿继发感染。

8. 住院期间和出院后均应定期测量新生儿各项生长发育指标,评估神经行为,检查各系统或器官功能状况,评估患儿有无生长发育迟缓、神经系统后遗症和各系统或器官功能障碍等。在病情允许的情况下,尽早行新生儿抚触等干预措施,减少患儿后遗症的发生。

9. 皮肤护理 皮肤损害是先天性梅毒患儿常见的问题,也是护理工作的难点和关键点,因此,加强皮肤护理对本病具有重要的意义。入院后予更换消毒过的柔软绵内衣,避免穿化纤衣裤。脓疱疹溃烂处用 0.5% 的碘伏消毒后涂以抗生素软膏,每天 4 次。若患儿皮肤干裂明显,则涂抹鱼肝油,防止皮肤裂伤。加强翻身,用纱布或人工皮保护患儿骨突处,以防压疮形成。加强患儿基础护理:眼部用生理盐水清洗,如分泌物多,清洗后给予眼部滴眼液;采用生理盐水或 1% 碳酸氢钠溶液清洁患儿口腔,如有鹅口疮可用制霉菌素溶液涂擦;保持脐部皮肤清洁、干燥,如脐部渗血、渗液可用 0.2%~0.5% 碘伏或 75% 的酒精由脐根部向外擦洗,根据具体情况决定频次;每次大小便后,及时清洗臀部,更换尿不湿,防止红臀、尿布皮炎发生。各种操作集中进行,动作应轻柔,尽量减少对患儿不必要的刺激。

10. 梅毒假性麻痹护理 90% 的患儿有不同程度的骨损害,较严重的出现梅毒假性麻痹。这些患儿四肢呈弯曲状态,张力大,不能自然放松伸直,牵拉时患儿出现尖叫,提示有剧烈的疼痛。在治疗过程中应注意动作轻柔,不采取强行体位。

五、健康指导

向患儿家属讲解有关母婴传播性疾病的相关知识及注意事项,并告知家长随访以及复查对疾病治疗和康复的重要意义,以保证患儿得到正确、全程、彻底的治疗。

复习题

1. 常见的母婴传播性疾病有哪些?

答案:人类免疫缺陷病毒、乙型肝炎病毒、先天性梅毒。

2. 先天性梅毒患儿应如何做好皮肤护理?

答案:皮肤损害是先天性梅毒患儿常见的问题,也是护理工作的难点和关键点,因此,加强皮肤护理对本病具有重要的意义。入院后予更换消毒过的柔软绵内衣,避免穿化纤衣裤。脓疱疹溃烂处用0.5%的碘伏消毒后涂以抗生素软膏,每天4次。若患儿皮肤干裂明显可涂抹鱼肝油,防止皮肤裂伤。加强翻身,用纱布或人工皮保护患儿骨突处,以防压疮形成。加强患儿基础护理:眼部用生理盐水清洗,如分泌物多,清洗后给予眼部滴眼液;采用生理盐水或1%碳酸氢钠溶液清洁患儿口腔,如有鹅口疮可用制霉菌素溶液涂擦;保持脐部皮肤清洁、干燥。如脐部渗血、渗液可用0.2%~0.5%碘伏或75%的酒精由脐根部向外擦洗,根据具体情况决定频次;每次大小便后,及时清洗臀部,更换尿不湿,防止红臀、尿布皮炎发生。各种操作集中进行,动作应轻柔,尽量减少对患儿不必要的刺激。

3. 案例分析: 患儿,男,胎龄38^{+4}周,因"母亲诊断为梅毒,生后1小时"入院,诊断:先天性梅毒。患儿来时全身皮肤黄染,四肢末梢凉,稍发绀。即予吸氧、保暖、退黄、新生儿心电、呼吸、血压、血氧饱和度监测等处理。入院后查传染病八项:梅毒螺旋体抗体定量27.97S/CO,快速血浆反应素试验阳性,快速血浆反应素(RPR)1:2阳性,快速血浆反应素1:4阴性。遵医嘱予青霉素抗感染、补液、营养支持等治疗。好转后出院。针对这一患儿,应如何对患儿家长进行出院健康指导?

答案:指导定期复查,追踪观察血清学试验,以保证患儿得到正确的全程的彻底的治疗,治疗后2、4、6、9、12个月时复查梅毒螺旋体抗体及RPR,治疗成功时快速血浆反应素试验(RPR)在3个月时滴度下降,6~12个月时转阴。若1岁时滴度仍未降低或升高,应再次进行正规治疗(10~14天)。

(廖小妹)

第十章
相关护理技能

新生儿窒息是新生儿死亡、伤残的重要原因,正确规范的复苏对降低窒息的死亡率和优生优育非常重要。因此应确保每次分娩时至少有 1 名熟练掌握新生儿复苏技术的医护人员在场,加强产儿合作,在高危产妇临盆前,儿科医生要参加分娩或剖宫产手术前的讨论,在产床前等待分娩及实施复苏,负责复苏后新生儿的监护及处理。

一、操作目的及意义

1. 保障新生儿的安全和健康。
2. 降低新生儿的死亡率和病残发生率。

二、操作步骤

(一)操作准备

1. 分娩前咨询、询问产科 4 个问题:孕周多少?羊水清吗?预期分娩的新生儿数目?有何高危因素?
2. 物品准备　保暖设备(辐射保温台、毛巾或毯子、塑料薄膜)、新生儿听诊器、氧气装置、通气装置(简易呼吸器、T− 组合复苏器、呼吸机)、胃管(6F、8F)和 20ml 注射器、喉镜(0 号和 1 号)、气管插管(2.5 号、3.0 号、3.5 号、4.0 号)、急救药品、转运暖箱、心电监护仪或脉氧仪、脐静脉导管,功能良好且处于备用状态。
3. 环境准备　分娩室室温设置为 26~28℃,并预热辐射保暖台。

（二）操作方法

1. 快速评估　足月吗？羊水清吗？有哭声或呼吸吗？肌张力好吗？如 4 项评估内容均为"是"，应快速彻底擦干全身皮肤，与母亲进行皮肤接触，进行常规护理。如 4 项中有 1 项为"否"，则需要进行初步复苏。

2. 初步复苏

（1）保暖：提前预热辐射保暖台，足月儿辐射保暖台温度设置为 32~34℃，或腹部体表温度 36.5℃；早产儿根据其中性温度设置。胎龄 <32 周的早产儿可将其头部以下躯体和四肢包裹塑料薄膜置于辐射保暖台上。

（2）体位：新生儿置于头轻度后仰，也就是鼻吸气位。

（3）吸引：必要时用吸引器或吸痰管先吸引口咽后鼻腔清理分泌物，吸引压力为 80~100mmHg，时间 <10 秒。

（4）羊水胎粪污染时：首先评估新生儿有无活力，有活力时，继续初步复苏；无活力时，应在 20 秒内完成气管插管及用胎粪吸引管吸引胎粪。如不具备气管插管条件且新生儿无活力，应快速清理口鼻后立即开始正压通气。

（5）擦干和刺激：快速彻底擦干头部、躯干和四肢皮肤，拿掉湿毛巾，以诱发新生儿自主呼吸，如仍无自主呼吸，用手轻拍或手指弹患儿足底或摩擦背部 2 次以诱发自主呼吸。如仍无效表明新生儿处于继发性呼吸暂停，需要正压通气。

3. 正压通气

（1）指征：呼吸暂停、喘息样呼吸或心率 <100 次 /min。如果新生儿有呼吸且心率≥100 次 /min，但在持续气道正压通气或常压给氧后，新生儿氧饱和度不能维持在目标值，可以考虑尝试正压通气，特别是早产儿。

（2）方法：双手握住面罩及推下颌的方法，即用双手的拇指和示指握住面罩向面部用力，每只手的其余 3 指放在下颌骨角并向面罩的方向轻抬下颌。操作者观察并保障面罩和面部的密闭并保持正确的体位，助手则站在新生儿侧面，挤压复苏囊或开闭 T– 组合复苏器控制呼气末正压的开关以实施正压通气，频率为 40~60 次 /min。

（3）给氧浓度：胎龄≥35 周的新生儿开始复苏时，空氧混合仪调至氧浓度为 21%。胎龄≤35 周的新生儿开始复苏时，空氧混合仪调至氧浓度为 21%~30%，流量调节至 10L/min。在脉氧仪的监测指导下，用空氧混合仪调节氧浓度，使氧饱和度达到目标值。胸外按压时给氧浓度要提高到 100%。

（4）评估：观察胸廓是否有起伏，必要时矫正通气步骤。矫正通气步骤后心率仍 <100 次 /min，可进行气管插管或使用喉罩气道。经 30 秒有效正压通气后，如有自主呼吸且心率≥100 次 /min，可逐步减少并停止正压通气，根据血氧饱和度决定是否常压给氧；如心率 <60 次 /min，应气管插管正压通气并开始胸外按压。持续面罩正压通气 >2 分钟可产生胃内充盈，应常规经口留置 8F 胃管，用 20ml 注射器抽出胃内气体并保持胃肠减压。

4. 气管插管

（1）指征：需要气管内胎粪吸引；气囊面罩正压通气无效或延长；胸外按压；经气管注入药物；需气管内给予肺表面活性物质；特殊复苏情况，如先天性膈疝或超低出生体重儿。

（2）准备：根据新生儿出生体重及胎龄选择合适的气管插管,如使用金属导丝,导丝前端不可超过管端。气管插管型号和插入深度的选择方法见表 10-1-1 和表 10-1-2。

表 10-1-1　不同气管插管内径适用的新生儿出生体质量和胎龄

导管内径（mm）	新生儿出生体重（g）	胎龄（w）
2.5	体重 <1 000	胎龄 <24
3	1 000 ≤体重≤ 2 000	24 ≤胎龄≤ 28
3.5	2 000< 体重≤ 3 000	28< 胎龄≤ 38
3.5~4	体重 >3 000	胎龄 >38

表 10-1-2　不同气管插管内径适用的新生儿气管插管深度

出生体重（g）	插入深度（cm）	出生体重（g）	插入深度（cm）
1 000	6~7	3 000	8~9
2 000	7~8	4 000	9~10

（3）方法

1）插入喉镜：左手持喉镜,使用带直镜片（早产儿用 0 号,足月儿用 1 号）的喉镜进行经口气管插管。将喉镜柄夹在拇指与 3 个手指间,镜片朝前。小指靠在新生儿颌部提供稳定性。喉镜片应沿着舌面右侧滑入,将舌推至口腔左侧,推进镜片直至其顶端达会厌软骨。

2）暴露声门：轻轻抬起镜片,上抬时需将整个镜片平行于镜柄方向移动,使会厌软骨抬起即可暴露声门和声带。如未完全暴露,操作者用自己的小指或由另一名医务人员用示指向下稍用力压环状软骨使气管下移,有助于暴露声门。在暴露声门时不可上撬镜片顶端来抬起镜片。

3）插管：插入有金属管芯的气管插管,将管端置于声门与气管隆突之间,接近气管中点。

4）注意事项：气管插管要求在 30 秒内完成。要避免重复插管,当面罩正压通气无效、气管插管不成功时,可用喉罩气道。

5）胎粪吸引管的使用：行气管内吸引胎粪时,将胎粪吸引管直接连接气管插管,以清除气管内残留的胎粪。吸引时复苏者用右手示指将气管插管固定在新生儿的上腭,左手示指按压胎粪吸引管的手控口使其产生负压,边退气管插管边吸引,3~5 秒将气管插管撤出气管外并随手快速吸引一次口腔内分泌物。

6）判断气管插管成功的方法：胸廓起伏对称；听诊双肺呼吸音一致,尤其是腋下,且胃部无呼吸音；无胃部扩张；呼气时导管内有雾气；心率、血氧饱和度和新生儿反应好转；呼气末二氧化碳监测出数值。

5. 喉罩通气

（1）适应证：新生儿复苏时如气囊 – 面罩通气无效,气管插管失败或不可行时；小下颌或相对大的舌头,如 Pierre-Robin 综合征和唐氏综合征；出生体重≥ 2 000g 的新生儿。

（2）方法采用盲插法，用示指将喉罩罩体开口向前插入新生儿口腔，并沿硬腭滑入至不能推进为止，使喉罩气囊还安放在声门上方。

6. 胸外按压

（1）指征：有效正压通气30秒后心率<60次/min。在正压通气同时须进行胸外按压。

（2）要求：应气管插管正压通气配合胸外按压，以使通气更有效。胸外按压时给氧浓度增加至100%。

（3）方法：胸外按压的位置为胸骨下1/3（两乳头连线中点下方），避让剑突。按压深度约为胸廓前后径的1/3。按压和放松的比例为按压时间稍短于放松时间，放松时拇指不可离开胸壁。按压的方法为拇指法：双手拇指的指端按压胸骨，根据新生儿体型不同，双拇指重叠或并列，双手环抱胸廓支撑背部。

（4）胸外按压和正压通气的配合：胸外按压与正压通气的比例为3:1，按压90次/min和呼吸30次/min，达到每分钟120个动作。45~60秒重新评估心率，如心率仍<60次/min，除继续胸外按压外，考虑使用肾上腺素。

7. 药物治疗

（1）肾上腺素：新生儿复苏应使用1:10 000的肾上腺素。剂量为静脉0.1~0.3ml/kg；气管内0.5~1ml/kg。必要时3~5分钟重复1次。给药途径首选脐静脉导管给药。如脐静脉插管尚未完成或没有条件做时，可气管内快速注入，若需要重复给药，则应选择静脉途径。

（2）扩容剂：推荐生理盐水。首次剂量为10ml/kg，经脐静脉或外周静脉5~10分钟缓慢静推。必要时可重复使用1次。

三、注意事项

1. 复苏后的新生儿可能有多器官损害的危险，应继续监测生命体征。

2. 应继续监测维持内环境稳定，包括血氧饱和度、呼吸、血压、血糖、血气分析、血电解质、尿量等。

四、操作并发症及护理

1. **低血糖** 应定期监测血糖，对于血糖低者应积极给予处理措施。

2. **低体温** 在复苏过程中应注意保暖，调节合适的辐射保暖台温度。

3. **医源性气胸** 早产儿由于肺发育不成熟，通气阻力大，不稳定的间歇正压给氧易使其受伤害，推荐使用T-组合复苏器进行正压通气。

4. **肺泡塌陷** 胎龄<30周，有自主呼吸或呼吸困难的早产儿，产房内应尽早使用持续气道正压通气。根据病情选择性使用肺表面活性物质。

5. **颅内出血** 由于早产儿发生层基质的存在，易造成室管膜下-脑室内出血。心肺复苏时要特别注意保暖，避免使用高渗药物，操作轻柔，维持颅压稳定。

6. **新生儿坏死性小肠结肠炎** 由于缺氧缺血易发生坏死性小肠结肠炎，应密切观察，延迟或微量喂养，观察尿量、心率和心律。

7. **氧中毒** 早产儿对高动脉氧分压非常敏感，易发生氧损害，需要规范用氧。复苏开始时使用低浓度氧，可获得更好的复苏效果，有效减少脑损伤的发生，避免氧中毒。

8. 合并中、重度缺氧缺血性脑病 如果需要,应迅速开始新生儿亚低温治疗,做好人员及器械的准备。

✎ 复习题

1. **新生儿初步复苏包括哪些内容?**

答案:(1)保暖:提前预热辐射保暖台,足月儿辐射保暖台温度设置为 32~34℃,或腹部体表温度 36.5℃;早产儿根据其中性温度设置。胎龄 <32 周的早产儿可将其头部以下躯体和四肢包裹塑料薄膜置于辐射保暖台上。

(2)体位:新生儿置于头轻度后仰,也就是鼻吸气位。

(3)吸引:必要时用吸引器或吸痰管先吸引口咽后鼻腔清理分泌物,吸引压力为 80~100mmHg,时间 <10 秒。

(4)羊水胎粪污染:首先评估新生儿有无活力,有活力时,继续初步复苏;无活力时,应在 20 秒内完成气管插管及用胎粪吸引管吸引胎粪。如不具备气管插管条件且新生儿无活力,应快速清理口鼻后立即开始正压通气。

(5)擦干和刺激:快速彻底擦干头部、躯干和四肢皮肤,拿掉湿毛巾,以诱发新生儿自主呼吸,如仍无自主呼吸,用手轻拍或手指弹患儿足底或摩擦背部 2 次以诱发自主呼吸。如仍无效表明新生儿处于继发性呼吸暂停,需要正压通气。

2. **新生儿复苏时气管插管的指征是什么?**

答案:需要气管内胎粪吸引;气囊面罩正压通气无效或延长;胸外按压;经气管注入药物;需气管内给予肺表面活性物质;特殊复苏情况,如先天性膈疝或超低出生体重儿。

(杜雪燕)

第二节 袋鼠式护理

教学大纲

1. 熟悉袋鼠式护理的概念和特点。
2. 掌握袋鼠式护理的操作步骤及要点。
3. 掌握袋鼠式护理实施的注意事项。

袋鼠式护理(kangaroo mother care,KMC)于 20 世纪 70 年代起源于哥伦比亚的波哥大,主要是针对早期新生儿的一种护理方式,其定义为:住院或较早出院的低出生体重儿在出生早期即开始同母亲进行一段时间的皮肤接触,并将此种方式坚持到校正胎龄为 40 周时。世界卫生组织在 2003 年发布 KMC 临床实践指南,总结 KMC 特点,包括母婴之间早期、持续的皮肤接触;纯母乳喂养;由住院时开始,可持续在家中;新生儿可早期出院;母亲在家中需要足够的支持和随访。作为一种低成本、易操作的早产儿护理方法,经过多年在发展中国家及发达国家的实践,KMC 已被临床及研究证明是提高早产/低出生体重儿生存率的有效干预疗法,并于 2015 年被世界卫生组织作为"强烈推荐"列入《提高早产儿预后的干预方法指南》中。指南建议,对于出生体重小于 2 000g 的早产儿,应在其生命指征稳定后立即开展 KMC 常规护理。

一、操作目的及意义

1. 改善早产儿临床指标。
2. 促进体重的增长。
3. 减轻疼痛。
4. 减少住院时间。
5. 促进母乳喂养。
6. 增进母子感情。
7. 对早产儿的长期心理和智力发展有促进作用。

二、操作步骤

1. 操作准备

(1)医护人员的培训:实施 KMC 的人员必须经过 KMC 理论及实践的培训,了解 KMC 实施的背景及意义,掌握操作流程(模拟实践)及要领(母乳喂养、KMC 实施过程中异常情况的观察和处理等),掌握如何指导家长进行 KMC 的技巧与方法。经过理论及操作考核后,方能单独实施 KMC。

(2)确定患儿及家长

1)婴儿的入选标准:生命体征稳定且不存在以下任一种情况:胸/腹腔引流等影响 KMC 体位的操作及治疗、呼吸支持(包括 CPAP 或呼吸机)下病情仍不稳定、脐血管插管 24 小时内。

2)家长的入选标准:自愿参加;身体健康:无感染性疾病、传染病及精神疾病,可以为家庭中的任一成员,鼓励母亲参与。

(3)医护人员准备

1)确定 KMC 实施对象。

2)电话联系家长,家长知情同意后预约实施时间;告知 KMC 当天家长准备事宜(皮肤清洁、更衣、穿宽松棉质开衫上衣、母亲不穿胸罩)。

3)开具 KMC 医嘱;实施当日与家长签署 KMC 知情同意书。

(4)家长准备

1)在护士指导下用模拟人模拟 KMC。

2)提前上卫生间,避免 KMC 过早中断。

3)洗手,必要时清洁前胸皮肤,穿 KMC 开衫或束巾。

(5)环境准备

1)室温 24~26℃。

2)婴儿床旁备躺椅、屏风。

3)急救设备准备:氧源、面罩、复苏囊、负压吸引装置等。

（6）婴儿准备：脱去衣服，更换尿裤，戴帽子。

2. 操作方法（图 10-2-1）

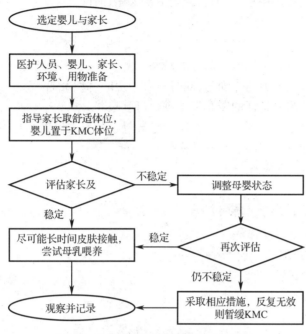

图 10-2-1　袋鼠式护理的操作流程图

（1）引导家长至患儿床旁，屏风遮挡。

（2）妥善安放监护电极、导线，整理输液管路等，便于婴儿抱离。

（3）协助家长取舒适半卧体位，将婴儿双臂双腿屈曲放置在家长胸前，使婴儿与家长充分皮肤接触，婴儿头戴帽子或遮盖，偏向一侧，保持气道通畅，头部有良好的支撑，避免过伸或俯屈。保持有效监护，注意保暖，父母可对婴儿轻声说话或唱歌。

（4）在 KMC 实施中观察并评估家长与婴儿情况

1）评估家长耐受情况，经干预仍不能耐受则暂缓此次 KMC。

2）评估婴儿状态、体温、脉搏、呼吸、经皮血氧饱和度（或肤色），必要时监测血压。

3）若婴儿情况不稳定应及时干预，若持续不缓解则暂缓此次 KMC 并做好家长的解释及安抚。

4）维持有效的体位，及时纠正错误体位。

（5）记录

1）KMC 开始前 10 分钟内记录婴儿的体温、脉搏、呼吸和血氧饱和度；必要时测量血压。

2）KMC 开始后的 10 分钟及 1 小时记录婴儿的体温、脉搏、呼吸和血氧饱和度等。

3）KMC 结束时（婴儿尚未离开家长）测量婴儿的体温、脉搏、呼吸和血氧饱和度。必要时测量血压。

4）出现特殊事件随时记录。

5）医护人员记录 KMC 开始及结束时间。

（6）KMC 实施过程中，若婴儿出现觅乳反射，可在医护人员指导下尝试哺乳，达到经口喂养指征的婴儿可鼓励母亲亲授乳或用小勺、喂养杯进行喂养,观察吸入与吞咽的协调性,防止呛咳及误吸;管饲的婴儿鼓励母亲将奶挤出,在护士的指导下给予重力喂养。

（7）KMC 结束后整理用物,与家长预约下次 KMC 时间。

三、注意事项

1. 维持 KMC 体位,保证有效地监护及观察。

2. 所有管道及输液管道适当固定,同时留有一定的挪动余地。

3. 指导具备经口喂养指征的婴儿母亲进行母乳喂养。

4. 应由母亲或其他人员观察婴儿情况。指导母亲及家人识别婴儿的危险征象:

（1）快速呼吸（每分钟呼吸大于 60 次）。

（2）呼吸快而不规则或有杂音。

（3）胸口凹陷。

（4）呼吸停止大于 20 秒（呼吸暂停）。

（5）嘴唇和唇周苍白或发紫。

（6）皮肤发黄（黄疸）。

（7）婴儿感觉冷和热。

（8）喂养困难,腹胀,反复呕吐、腹泻。

（9）抽搐。

5. 在实施 KMC 过程中,不能饮用过热饮料,以免烫伤婴儿。

6. 预防感染。不主张家长使用手机,带手机的家长要注意手机的消毒或使用手机保护套（擦拭后用一次性薄膜手套覆盖）。

7. 调低房间光照,保持病室安静,防止噪音。

8. KMC 可以是持续性或间断性,建议持续 KMC,最佳时间达到 20 小时,可以中断休息（实施视具体情况而定）。鼓励如条件许可,尽量延长 KMC 时间以及增加 KMC 频数。

9. 鼓励家庭成员的参与,防止母亲过度疲劳。出院后继续进行 KMC,并进行电话随访。

四、出院宣教

1. 出院后继续 KMC。

2. 指导母乳喂养。

五、应急事件的预防与处理

在 KMC 操作过程中需要积极采取防范措施,以预防窒息和坠落的发生。若发生上述事件,积极处理的同时做好家长的安抚和解释工作,并做好相关医疗文书的记录。

✎复习题

1. **简述袋鼠式护理的定义及特点。**

答案:袋鼠式护理定义为:住院或较早出院的低出生体重儿在出生早期即开始同母亲

进行一段时间的皮肤接触，并将此种方式坚持到校正胎龄为 40 周时。特点包括：母婴之间早期、持续的皮肤接触；纯母乳喂养；由住院时开始，可持续在家中；新生儿可早期出院；母亲在家中需要足够的支持和随访。

2. 简述 KMC 的注意事项。

答案：（1）维持 KMC 体位，保证有效地监护及观察。

（2）所有管道及输液管道适当固定，同时留有一定的挪动余地。

（3）指导具备经口喂养指征的婴儿母亲进行母乳喂养。

（4）应由母亲或其他人员观察婴儿情况。指导母亲及家人识别婴儿的危险征象。

（5）在实施 KMC 过程中，不能饮用过热饮料，以免烫伤婴儿。

（6）预防感染。不主张家长使用手机，带手机的家长要注意手机的消毒或使用手机保护套（擦拭后用一次性薄膜手套覆盖）。

（7）调低房间光照，保持病室安静，防止噪音。

（8）KMC 可以是持续性或间断性，建议持续 KMC，最佳时间达到 20 小时，可以中断休息，（实施视具体情况而定）。鼓励如条件许可，尽量延长 KMC 时间以及增加 KMC 频数。

（9）鼓励家庭成员的参与，防止母亲过度疲劳。出院后继续进行 KMC，并进行电话随访。

（蒙景雯）

第三节 动静脉通路的建立与护理

教学大纲

1. 熟悉新生儿脐静脉、脐动脉的生理解剖特点；留置针穿刺常用静脉的选择；CVC 常用血管的选择。

2. 掌握新生儿脐静脉置管术、脐动脉置管术的概念及操作步骤；留置针穿刺技术的操作步骤；CVC 概念及操作步骤。

3. 掌握新生儿脐静脉置管术、脐动脉置管术常见并发症预防及处理；留置针使用的常见并发症及处理；CVC 并发症及处理。

一、新生儿脐静脉置管术

脐带直径约 1.3cm，呈螺旋状扭转。最外面为羊膜上皮，内部为黏液性结缔组织，其中有脐动脉两条（也有新生儿为 1 条脐动脉），分别来自左、右髂内动脉。脐静脉只有 1 条，循脐带旋转走行。进入脐轮后在腹壁皮下沿中线偏右上行 3~4cm，然后穿过腹壁进入腹腔。脐静脉通过静脉导管与下腔静脉交通。还分支在肝下面左、右叶之间进入肝脏，与左门静脉交通。新生儿出生后 1 周内，脐静脉仍是开通的（图 10-3-1），便于插管，以后逐渐变为肝圆韧带。

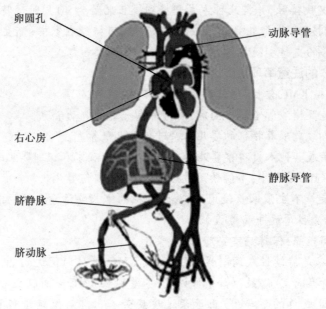

图 10-3-1　胎儿循环

卵圆孔

动脉导管

右心房

静脉导管

脐静脉

脐动脉

　　新生儿脐静脉置管术（umbilical venous catheterization, UVC），是指经脐静脉插入静脉导管，使其导管尖端位于下腔静脉的一种方法。此种方法可为危重新生儿的抢救及治疗提供安全、可靠、有效的静脉通路，因此，近年来广泛应用于临床护理中，并取得了很好的效果。

（一）操作目的及意义

　　1. 为危重新生儿的抢救及治疗提供安全、可靠、有效的静脉通路。

　　2. 可作为血管刺激性药物、血管活性药物输入的途径，避免外周静脉并发症的出现。

　　3. 可作为肠外营养输入途径，用于早产儿、重症营养不良、先天性消化道畸形的围手术期阶段等。

　　4. 可作为 ABO 溶血或 RH 溶血时交叉换血通路。

（二）操作步骤

1. 操作准备

　　（1）评估患儿及环境：医生和护士共同携知情同意书至患儿床旁，核对患儿腕带、姓名、床号、病历号；评估患儿脐带情况及腹部体征；评估环境，确保清洁、整洁。

　　（2）物品准备：按要求检查所需用物，符合要求方可使用。治疗车上层放置无菌生理盐水 1 瓶（检查生理盐水名称、有效期，液体有无沉淀和变色、瓶壁包装袋有无裂痕），脐血管导管（体重 <1 500g 者用 3.5Fr；体重 ≥1 500g 者可用 5Fr）2 根（其中 1 根备用），一次性无菌手术衣 2 件，无菌手套（适宜型号）3 副，三通 1 个，正压接头 2 个，水胶体敷料 2 贴，静脉切开包 1 个，无菌巾 1 个，3M 医用胶布 1 卷，未启封碘伏 1 瓶，根据医嘱所需检验项目准备相应颜色采血管若干（检查上述无菌物品均在有效期、包装完整无破损）；治疗车下层放置生活垃圾桶，医疗垃圾桶，锐器桶，500mg/L 含氯消毒液桶。

（3）患儿准备：将患儿置于远红外抢救台，充分暴露患儿脐带残端，远红外抢救台采取伺服式肤温控制模式，肤温控制在36.5~37.2℃。

2. 操作方法

（1）双人核对患儿信息。

（2）测量插管深度：测量脐－肩（锁骨外端上缘）距离确定插管深度后再加上1.5~2cm（为腹壁及脐残端长度）。亦可根据体重估计插管深度。不同体重患儿脐静脉插管深度，见表10-3-1。

表10-3-1　不同体重的脐静脉插管深度

体重（g）	插入深度（cm）	体重（g）	插入深度（cm）
<1 000	6	2 000~2 500	9
1 000~1 500	7	>2 500	10~12
1 500~2 000	8		

（3）操作医生及助手六步洗手法洗手，戴帽子、口罩，穿手术衣，戴手套。

（4）护士将患儿置于仰卧位，松解尿裤，充分暴露患儿上身，约束下肢（松紧适宜），确认心电监护连接正确，监测数据有效。

（5）常规消毒脐及周围皮肤，消毒范围上界平剑突，下界平耻骨联合，左右为腋中线，铺无菌巾，保障最大的无菌屏障。

（6）将脐血导管尾端与装有1U/ml肝素生理盐水的注射器连接，将肝素生理盐水液充满导管，确保导管内无空气后备用，并用肝素生理盐水将导管外壁湿润，保持外壁光滑。

（7）辨别脐静脉：在脐切面的"11点钟"至"1点钟"处可见一条腔大、壁薄、扁形的脐静脉，分清楚脐静脉后行插管（图10-3-2）。

（8）用血管钳将脐带拉直，导管沿脐静脉旋转缓缓插入，插至脐轮时把脐带拉向下腹壁倾斜成50°左右，导管向患儿头方向插入，如遇有阻力不能强行插入，应稍退出约2cm再插入，以免插穿血管壁。

（9）导管到达预计深度时，回抽注射器，有血顺利回流证实导管已入脐静脉。

（10）用缝线将导管固定于脐带组织（不要缝及皮肤）。护士协助用胶布做搭桥固定，外敷无菌敷料，固定在胸腹壁（图10-3-3）。

（11）连接输液系统。

（12）床边X线定位确定导管位置：如做交换输血，插管推进到有血顺利回抽即可，如做中心静脉压监测或给药输液，导管末端应位于下腔静脉（膈上1cm，目标位置为第9胸椎），见图10-3-4。

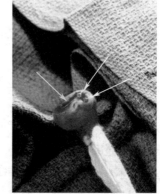

图10-3-2　脐静脉（黄色箭头）及脐动脉（白色箭头）示意图

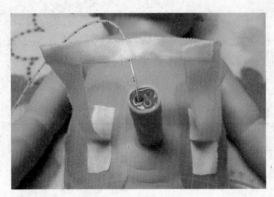

图 10-3-3　脐静脉导管胶布
做搭桥固定

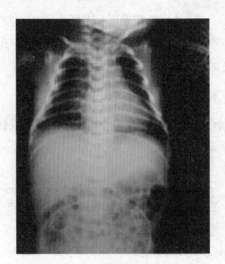

图 10-3-4　脐静脉导管尖端
位于第 8~9 胸椎

（三）注意事项

1. 严格进行无菌操作，置管时无菌屏障最大化，预防感染。

2. 条件不允许时禁止置入脐静脉导管，如新生儿出血、水肿、脐带局部感染、脐膨出、下肢或臀部有血运障碍、腹膜炎或坏死性小肠结肠炎等。

3. 置入导管过程中，操作者动作应轻柔，如遇有阻力应注意改变角度，切忌强行插入导管。

4. 理想的导管末端位置应位于第 8~10 胸椎，未确定在下腔静脉前，不能输入高渗液体。若导管位置过深，可根据深度外拔脐静脉导管；若管端位置打折或向右进入肝区，则拔除脐静脉插管。

5. 若一个患儿需同时脐动脉及脐静脉置管，则需先置脐动脉导管，以免脐静脉置管过程引起脐动脉痉挛而造成置管困难。

（四）操作并发症的预防及处理

1. 导管穿破脐动静脉

（1）临床表现：内出血的表现，如腹胀、血压下降、脉搏细速、肤色苍白、末梢循环差。

（2）预防：切忌强行插管，动作一定轻柔，以免损伤血管壁。

（3）处理：应拔除导管并遵医嘱给予药物治疗及相应的压迫止血。

2. 脐部出血

（1）临床表现：脐带断端渗血。

（2）预防：置管前评估患儿的出凝血指标，插管后给予牢固的外部缝合固定。

（3）处理：用无菌纱布按压脐根上方腹壁止血或给予重新缝合固定，如仍有渗血遵医嘱给予止血药止血。

3. 空气栓塞

（1）临床表现：患儿烦躁、呼吸急促、进行性呼吸困难、严重发绀，听诊心脏有杂音。

（2）预防：脐静脉保证24小时持续输液,输液速度≥3ml/h,并及时更换输液,更换液体时保证排空输液管路及正压接头内的气体,连接各输液接头紧密,保证无松脱。

（3）处理：①立即将患儿置于左侧卧位并头低足高位;②高流量吸氧,提高患儿的血氧浓度,纠正缺氧;③遵医嘱给予抢救药物。

4. 肺水肿

（1）临床表现：患儿面色发绀,严重的呼吸困难,咳白色或粉红色泡沫痰,两肺听诊为湿性啰音。

（2）预防：输液时严密观察,避免重力输液,应采用微量泵根据患儿病情、药物性质调整输液速度,防止肺水肿的发生。

（3）处理：给予患儿减慢输液速度,抬高床头,半坐卧位,遵医嘱给予患儿吸氧、强心、利尿、扩血管、镇静等药物治疗。

5. 动静脉血栓

（1）临床表现：导管内出现细小血凝块,细微的血栓临床表现不明显或出现血小板下降。

（2）预防：脐静脉内发生血栓的概率高于脐动脉血栓。脐带横切面可见脐血管内是血凝块时,置管前必须将血凝块清理干净,提高置管技术,操作时动作一定轻柔,避免损伤血管内皮。脐静脉保证24小时持续输液,输液速度≥3ml/h,避免患儿哭闹、导管打折等危险因素的发生,尽量减少从脐静脉导管内抽血及输血及血制品。

（3）处理：一旦怀疑下肢有血栓的形成,需立即行床旁超声检查,内科溶栓无效时需外科手术介入治疗取出栓子。

6. 感染

（1）临床表现：患儿出现脐部红肿、腹部膨隆、腹胀、肠鸣音减弱、精神反应差、喂养困难及不耐受、呼吸暂停等表现。

（2）预防：严格无菌操作,置管及维护过程中采取最大无菌化屏障。每天给予碘伏消毒脐带残端及脐轮3遍,更换无菌纱布,如有污染随时更换。保持脐部的清洁干燥,脐部勿涂抗生素软膏,以避免诱发真菌感染和细菌耐药。每天观察脐部,注意有无红肿、渗液,有无异味等感染征象,以便及时处理。

（3）处理：如发现有感染表现时立即通知医生,行血常规及C反应蛋白检查,评估感染与脐静脉置管有关时,应立即拔除导管,并行导管尖端培养。遵医嘱给予抗生素治疗。

7. 肝脏损伤

（1）临床表现：腹胀、肠鸣音减弱、黄疸加重等。

（2）预防：良好的导管尖端位置可减少肝脏损伤的出现。临床应密切观察患儿肝脏大小、腹部情况及肝功能。

（3）处理：若患儿出现肝脓肿或囊肿临床表现则及时行床旁腹部B超。若患儿无肝脓肿或囊肿临床表现,置管后第5天行腹部B超检查;若B超检查发现肝脏损伤,应拔除脐静脉置管,对症支持治疗;若B超未见异常,继续应用脐静脉置管。

（五）拔管和拔管后的护理

1. 导管留置时间　7~14天。每天评估导管的临床需要的必要性,如不需要时,立即拔除导管。

2. 拔管

（1）用碘伏严格消毒脐部及其周围皮肤，剪断导管周围缝线，将导管徐徐拔出，在离出口 2cm 处停留 2 分钟，以减少出血。确定无活动性出血后敷盖无菌敷料。

（2）若患儿合并感染或肝脓肿，则将导管末端用无菌剪刀剪断 5cm，放入装有 2ml 生理盐水的无菌小瓶内进行培养。

3. 拔管后护理 拔管后每 30 分钟检查一次脐部，至少 2 次。每天用碘伏常规消毒脐部，直到脐带残端脱落、伤口干燥为止。

二、新生儿脐动脉置管术

脐动脉置管术（umbilical artery catheterization, UAC）是指经脐动脉插入的导管，其导管尖端位于膈肌上第 6~10 胸椎的高度（高位）或位于第 3~5 腰椎的高度（低位），约在肾动脉及肠系膜动脉之间，通过此方法可以进行获取血化验标本、快速同步换血等临床操作，用于持续监测中心动脉压、监测动脉血气等。

（一）操作目的及意义

1. 为反复留取动脉血标本提供血管通路。
2. 新生儿溶血、红细胞增多症需进行动静脉换血，作为快速同步换血的通路。
3. 持续动脉血压监测。
4. 血管造影。

（二）操作步骤

1. 操作准备

（1）评估患儿及环境：医生和护士共同携知情同意书至患儿床旁，核对患儿腕带、姓名、床号、病历号；查看病历，检查患儿凝血指标；评估患儿脐带情况及腹部体征；评估环境清洁、整洁。

（2）物品准备：按要求检查所需用物，符合要求方可使用。治疗车上层放置无菌生理盐水 1 瓶（检查生理盐水名称、有效期、有无沉淀和变色、瓶壁包装袋有无裂痕），脐血管导管 2 根（2.8Fr，其中 1 根备用），一次性无菌手术衣 2 件，无菌手套（适宜型号）3 副，三通 1 个，正压接头 2 个，水胶体敷料 2 贴，无菌巾 1 个，3M 医用胶布 1 卷，未启封碘伏 1 瓶，根据医嘱所需检验项目准备相应颜色采血管若干（检查上述无菌物品均在有效期、包装完整无破损）；治疗车下层放置生活垃圾桶，医疗垃圾桶，锐器桶，500mg/L 含氯消毒液桶。

（3）患儿准备：将患儿置于远红外抢救台，充分暴露患儿脐带残端，远红外抢救台采取伺服式肤温控制模式，肤温控制在 36.5~37.2℃。

2. 操作方法

（1）双人核对患儿信息。

（2）测量插管深度

1）高位置管深度：置管长度（cm）=4 × 体重（kg）+7cm；或置管长度（cm）= 脐 − 肩（锁骨外端上缘）距离。

2）低位置管：置管长度（cm）= 体重（kg）+7cm。

（3）操作医生及助手六步洗手法洗手,戴帽子、口罩,穿手术衣,戴手套。

（4）护士将患儿置于仰卧位,松解尿裤,充分暴露患儿上身,约束下肢（松紧适宜）,确认心电监护连接正确,监测数据有效。

（5）常规消毒脐及周围皮肤,消毒范围上界平剑突,下界平耻骨联合,左右为腋中线,铺无菌巾,保障最大的无菌屏障。

（6）将脐血导管尾端与装有 1U/ml 肝素生理盐水的注射器连接,将肝素生理盐水液充满导管,确保导管内无空气后备用,并用肝素生理盐水将导管外壁湿润,保持外壁光滑。

（7）用有齿钳将脐带提起,距脐根部 1~5cm 切断脐带（注意止血）。

（8）用无齿镊取出脐带残端脐动脉中的血凝块。

（9）在脐切面的"4 点钟"和"8 点钟"处,腔小、壁厚、圆形、白色的为脐动脉,分清楚脐动脉后行插管。

（10）用血管钳将脐带拉直,导管沿脐动脉旋转缓慢插入,进腹壁后与水平成 45° 向尾侧旋转推进。助手将脐带向头侧牵拉以牵直脐动脉（脐动脉进腹壁后折向下行）,有助插入。如遇有阻力不能强行插入,应稍退出约 2cm 再插入,以免损伤血管壁。置管过程中动作缓慢、轻柔。

（11）导管到达预计深度时,回抽注射器,有血顺利回流证实导管已入脐静脉。

（12）用缝线将导管固定于脐带组织（不要缝及皮肤）。护士协助用胶布做搭桥固定,外敷无菌敷料,固定在胸腹壁。

（13）连接输液系统,肝素盐水 1U/ml 以 0.5~1.0ml/h 的速度匀速泵入。

（14）床边 X 线定位确定导管位置:脐动脉置管自脐部先向下行,其后转为上行。高位置管管端应位于第 6~10 胸椎;低位置管管端应位于第 3~5 腰椎。

（三）注意事项

1. 严格进行无菌操作,置管时无菌屏障最大化,预防感染。

2. 条件不允许时禁止置入脐动脉,如新生儿水肿、脐带局部感染、脐膨出、腹膜炎或坏死性小肠结肠炎、下肢或臀部有血运障碍、脐血管损伤等;有出血倾向、凝血功能障碍的患儿留置动脉置管时可造成出血不止;蛋白 C 缺乏的患儿应避免动脉置管。

3. 置入导管过程中,操作者动作应轻柔,如遇有阻力应注意改变角度,切忌强行插入导管。

4. 高位脐动脉插管与低位插管相比,相应的并发症如肢体缺血、血栓发生率较低、相对导管留置时间长,因此推荐使用高位。

5. 留置期间应密切关观察患儿下肢及臀部皮肤颜色、皮肤温度及循环状态,警惕下肢及脏器循环缺血情况的发生。

6. 脐动脉插管意外脱管出血时,沿着脐动脉走行方向,用手捏紧患儿的脐带下方的皮肤至少 5 分钟以达到止血效果。

7. 脐动脉置管禁用药物,如氨茶碱、多巴胺、多巴酚丁胺、吲哚美辛、两性霉素 B、万古霉素、钙剂、碳酸氢钠、苯巴比妥。

8. 若一个患儿需同时脐动脉及脐静脉置管,则需先置脐动脉导管,以免脐静脉置管过程引起脐动脉痉挛而造成置管困难。

（四）操作并发症及处理

1. 导管穿破脐动脉

（1）临床表现：内出血的表现，如腹胀、血压下降、脉搏细速、肤色苍白、末梢循环差。

（2）预防：切忌强行插管，动作一定轻柔，以免损伤血管壁。

（3）处理：应拔除导管并遵医嘱给予药物治疗及相应的压迫止血。

2. 脐部出血

（1）临床表现：切断脐残端时出血，或导管置入固定后脐部难以止血。

（2）预防：置管前评估患儿的凝血指标，插管后给予牢固的外部缝合固定。

（3）处理：用预先准备的扎脐绳拉紧止血，如脐动脉出血可用止血钳将脐及周围组织捏紧止血，遵医嘱给予止血药物。

3. 空气栓塞

（1）临床表现：患儿烦躁、呼吸急促、进行性呼吸困难、严重发绀，听诊心脏有杂音。

（2）预防：脐动脉保证 24 小时持续输液，肝素盐水 1U/ml 以 0.5~1.0ml/h 的速度匀速泵入，并及时更换输液，更换液体时保证排空输液管路及正压接头内的气体，连接各输液接头紧密，保证无松脱。

（3）处理：①立即将患儿置于左侧卧位并头低足高位；②高流量吸氧，提高患儿的血氧浓度，纠正缺氧；③遵医嘱给予抢救药物。

4. 动脉血栓

（1）临床表现：导管内出现细小血凝块，双下肢循环灌注下降等。

（2）预防：脐带横切面可见脐血管内有血凝块时，置管前必须将血凝块清理干净，提高置管技术，操作时动作一定轻柔，避免损伤血管内皮。脐静脉保证 24 小时持续输液，肝素盐水 1U/ml 以 0.5~1.0ml/h 的速度匀速泵入，避免患儿哭闹、导管打折等危险因素的发生。每班评估双下肢循环灌注状态，如足背动脉搏动、足底毛细血管充盈时间、趾端皮肤颜色和皮温的变化，及早发现下肢血栓的早期症状，当患儿出现高血压、少尿、无尿或者血尿时要怀疑肾动脉栓塞的可能。

（3）处理：一旦怀疑下肢有血栓形成，需立即行床旁超声检查，遵医嘱使用尿激酶进行溶栓治疗，如检查血小板继续下降或无上升趋势，应立即拔除脐动脉导管。

5. 动脉痉挛

（1）临床表现：出现一侧下肢变白或发紫。

（2）预防：若一个患儿需同时脐动脉及脐静脉置管，则需先置脐动脉导管，以免脐静脉置管过程引起脐动脉痉挛。

（3）处理：将插管退出 0.5~1.0cm，并按摩、热敷缺血肢体；如无效则拔除导管。

6. 感染

（1）临床表现：患儿出现脐部红肿、腹部膨隆、腹胀、肠鸣音减弱、精神反应差、喂养困难及不耐受、呼吸暂停等表现。

（2）预防：严格无菌操作，置管及维护过程中采取最大无菌化屏障。每天给予碘伏消毒脐带残端及脐轮 3 遍，更换无菌纱布，如有污染随时更换。保持脐部的清洁干燥，脐部勿涂抗生素软膏，以避免诱发真菌感染和细菌耐药。每天观察脐部，注意有无红肿、渗液，有无异味等感染征象,以便及时处理。

（3）处理:如发现有感染表现时立即通知医生,行血常规及 C 反应蛋白检查,评估感染与脐动脉置管有关时应立即拔除导管,并行导管尖端培养。遵医嘱给予抗生素治疗。

（五）拔管和拔管后的护理

1. 导管留置时间 不超过 5 天。每天评估导管的临床需要的必要性,如不需要时,立即拔除导管。

2. 拔管

（1）用碘伏严格消毒脐部及其周围皮肤,剪断导管周围缝线,将导管徐徐拔出,在拔管过程中勿拆除"搭桥固定",最后 5cm 的导管长度应以每分钟 1cm 的速度缓慢取出,将动脉痉挛的发生降到最低。确定无活动性出血后敷盖无菌敷料。

（2）若患儿合并感染或肝脓肿则将导管末端用无菌剪刀剪断 5cm,放入装有 2ml 生理盐水的无菌小瓶内进行培养。

3. 拔管后护理 拔管后每 30 分钟检查一次脐部,至少 4 次。每天用碘伏常规消毒脐部,直到脐带残端脱落、伤口干燥为止。

三、静脉留置针

静脉留置针又称静脉套管针。核心的组成部件包括可以留置在血管内的柔软的导管 / 套管,以及不锈钢的穿刺引导针芯。使用时将导管和针芯一起穿刺入血管内,当导管全部进入血管后,回撤出针芯,仅将柔软的导管留置在血管内从而进行输液治疗。

（一）留置针穿刺技术

1. 留置针常用静脉的选择

（1）静脉输液留置针血管选择的基本原则为:柔软、粗直、有弹性;皮肤完整性好;充盈易触及;易固定;无静脉瓣。

（2）可以考虑手部、前臂以上腋窝以下的上臂部位的静脉。新生儿可以考虑头皮静脉、脚部静脉,避免失败率较高的肘前区域。

（3）避免在吸吮手指上穿刺。

（4）进行先天性心脏缺陷的治疗过程后,可能会减少锁骨下动脉的血流,应该避免使用右臂上的静脉。

2. 操作目的及意义

（1）输液时间长、输液量较多的患儿。

（2）躁动不安的患儿。

（3）输全血或血液制品的患儿。

（4）连续多次采集血标本的患儿。

3. 操作步骤

（1）操作准备

1）护士准备:仪表整洁,符合要求。洗手,戴口罩。

2）物品准备:①治疗车上层放置治疗盘,内放备用输液器、外周静脉留置针（24G、

26G）、无针接头、透明贴膜各 2 套、配制好的输液、安尔碘、无菌棉签、盛排液用小碗、止血带、输液垫巾、快速手消毒剂和输液卡。以上物品符合要求，均在有效期内。②治疗车下层放置生活垃圾桶，医疗废物桶，锐器桶，含有效氯 500mg/L 消毒液桶。③按要求检查药物有无破损、沉淀，检查输液袋外包装名称、有效期，液体有无沉淀和变色、有无渗漏、混浊及破损。检查输液器、外周静脉留置针、无针接头、透明贴膜、安尔碘及无菌棉签有效期、包装是否紧密无漏气。

3）患儿准备：查看患儿纸尿裤情况，给患儿更换干净纸尿裤，摆舒适体位。维持室温 24~26℃，湿度 55%~60%。辐射台或暖箱温度是 36.7~37.4℃。

4）评估：①双人核对医嘱，核对患儿床号、姓名、病历号、药名、浓度、剂量、给药途径、给药时间和药物过敏史。查看病历，了解患儿生命体征、体重、病情和用药目的。②携带治疗单至患儿床旁，核对患儿床号、姓名、病历号和腕带（请家长说出床号和姓名）。③评估患儿的过敏史、既往静脉穿刺史、输注史、治疗周期和药物对血管的影响、配合程度和肢体约束对患儿病情的影响、患儿局部皮肤的清洁及完整程度。④向家长讲解输液目的和方法，告知所输注药物名称，取得家长的同意和配合。⑤调整输液架，或备好输液架置床旁，并告知家长在床旁活动时注意安全。⑥评估环境：治疗室及病房宽敞整洁、安静明亮，30 分钟内无打扫。

（2）操作方法

1）携用物推车至患儿床旁，核对床号、姓名、病历号和腕带（请家长说出床号和姓名）。

2）将输液袋置于输液架上，取出输液器，将输液器外包装弃于生活垃圾桶内，排气管弃于锐器桶内，打开水止，排气至过滤器下方，关闭水止。打开留置针和无针接头外包装连接至输液器，再次排气至穿刺针上方。打开透明贴膜，准备胶布贴于治疗盘内。

3）向患儿家长解释操作过程，给患儿摆放舒适卧位，充分暴露穿刺部位，放输液垫巾于穿刺部位下方。

4）在穿刺点上方 7.5cm 处给患儿系止血带。

5）安尔碘棉签消毒穿刺部位皮肤，以穿刺点为中心向外螺旋式旋转擦拭，并自然待干，消毒面积为 8cm×8cm，撤去留置针护针帽，排净留置针下端气体。

6）与家长核对患儿床号和姓名。

7）护士握紧患儿穿刺肢体，使静脉充盈，绷紧皮肤，以 15°~30°角刺入静脉，见到回血后再进针少许，送入外套管，撤出针芯，松开止血带，松开水止，放松患儿皮肤，但仍需控制肢体活动。

8）以穿刺点为中心，无张力放置透明贴膜，固定留置针柄，胶布固定留置针尾部，进行 U 形固定。再次观察回血，调节输液滴速。

9）核对患儿床号、姓名和药名。

10）将止血带与输液垫巾对折取出，输液垫巾弃于生活垃圾桶内，止血带放于含有效氯 500mg/L 消毒液桶中。整理患儿衣物及床单位或鸟巢，观察有无输液渗出或外渗、堵塞及不良反应，并向患儿家长进行宣教（如"我已经把滴速调好，请您不要给孩子调节滴速。我会定时来巡视病房，如果孩子有什么不舒服，请您按呼叫器叫我，我将呼叫器放置孩子枕边，谢谢您的配合"）。

11）快速手消毒剂消毒双手，注明穿刺日期和时间。推车回治疗室，按医疗废物分类处理原则整理用物。

12）洗手，在输液卡上签字并记录时间。

4. 穿刺后宣教

（1）留置针使用期间避免穿刺部位受压，避免打折扭曲。

（2）请家长协助保持穿刺部位干燥，不要被大小便污染。如发现污染、贴膜松动卷边，立即通知责任护士。

（二）外周静脉留置针维护

1. 操作步骤

（1）操作准备

1）护士准备：衣帽整洁，洗手，戴口罩。

2）物品准备：①治疗车上层放置快速手消毒剂，治疗盘内放置安尔碘、酒精，无菌棉签，5ml注射器2个，配制好的适宜浓度的肝素盐水1袋或生理盐水1袋。②治疗车下层放置生活垃圾桶，医疗废物桶，锐器桶。③按要求检查所需用物。

3）患儿准备：查看患儿纸尿裤情况，给患儿更换干净纸尿裤，摆舒适体位。

（2）操作方法

1）护士巡视病房时发现患儿输液即将输完，评估穿刺点情况（无红肿、渗出、疼痛），可进行封管。

2）携带治疗单，推车至患儿床旁，与家长核对患儿信息。

3）观察输液，确认输液完毕，关闭输液器水止，将输液器与无针接头分离。

4）用酒精棉签用力擦拭肝素盐水配液口。

5）打开5ml注射器，抽取适量肝素盐水/2遍生理盐水取下注射器针头，弃于锐器盒内。

6）与家长核对患儿信息，将注射器与平衡压力的无针接头连接，一手固定无针接头，另一手脉冲式注入适量肝素盐水，肝素盐水未推尽时，先关闭留置针延长管上的小夹子，再拔出注射器，弃于黄色垃圾袋中。

7）再次与家长核对患儿信息。

8）撤除输液袋和输液器，输液袋置于生活垃圾桶中，将输液器毁形处理。

9）快速手消毒剂消毒双手，整理患儿衣物及床单位，向家长进行输液间歇期宣教。

10）快速手消毒剂消毒双手，推车回治疗室，按医疗废物分类处理原则整理用物。

11）洗手，需要时按护理级别书写护理记录单并签字。

2. 维护后宣教

（1）请家长不要打开留置针接头上的小夹子，若发现夹子松动或打开，立即通知责任护士。

（2）更换衣物或纸尿裤时，动作轻柔，若发现导管脱出、贴膜卷边、夹子打开等立即通知责任护士。

（三）外周静脉留置针的撤除

1. 操作步骤

（1）操作准备

1）护士准备：衣帽整洁，洗手，戴口罩。

2）物品准备：①治疗车上层放置快速手消毒剂，治疗盘内放置安尔碘、酒精，无菌棉签，5ml注射器2个，配制好的适宜浓度的肝素盐水1袋或生理盐水1袋。②治疗车下层放置生活垃圾桶,医疗废物桶,锐器桶。③按要求检查所需用物。

3）患儿准备:查看患儿纸尿裤情况,给患儿更换干净纸尿裤,摆舒适体位。

（2）操作方法

1）遵医嘱停止输液,与家长核对患儿腕带、床号和姓名。

2）向家长解释操作过程,给患儿取舒适体位。

3）去除固定留置针尾部的胶布,以 0 或 180°平拉去除透明贴膜。

4）缓慢拔除导管,用无菌棉签纵向按压穿刺点止血。

5）使用无菌敷料覆盖伤口。

6）重新评估患儿舒适度。告知家长注意事项。

7）快速手消毒剂消毒双手,推车回治疗室,按医疗废物分类处理原则整理用物。

8）按六步洗手法洗手,按护理级别书写护理记录单。

2. 注意事项

（1）所有导管为一次性物品,禁止重复使用,即使穿刺不成功也不得再次送入血管。

（2）穿刺工具和输液设备最好为螺口连接。

（3）避免使用桡静脉腕关节部位。

（4）置管首选前避静脉,粗直、弹性好,应避开关节和静脉瓣。

（5）不得在置有外周静脉留置针的一侧肢体上端用血压袖带和止血带。

（6）固定留置针的透明贴膜应以穿刺点为中心覆盖,胶布不可覆盖穿刺点,以免影响观察。

（7）封管用肝素盐水浓度范围为 0~10U/ml,封管的肝素盐水最小剂量为导管管腔容量 + 延长装置的 2 倍。

（8）穿刺及维护时应选择合适的皮肤消毒剂。避免对新生儿使用碘伏,因为它对新生儿甲状腺有潜在影响。避免使用氯己定,因为它带有皮肤刺激性和化学灼伤的危险。

（9）使用消毒措施后,不要再对穿刺部位进行触诊,除非再次消毒。

（10）对静脉穿刺困难的新生儿,可使用可视化技术辅助静脉的识别和选择（可视化技术仅需使用仪器的冷光源）。

3. 拔除留置针后宣教

（1）拔除留置针后,在止血后,再用无菌敷料覆盖穿刺点。

（2）穿刺部位 24 小时内不要沾水,避免污染,保持穿刺点干燥。

（3）如果穿刺部位出现红肿热痛、流血不止、渗液等情况,立即通知责任护士。

4. 常见并发症及处理

（1）静脉炎

1）原因:在置管时,过多探针或者操作;导管移动处对血管刺激性;液体的过高或过低pH 以及渗透压;消毒液待干不充分。

2）预防:熟练的穿刺技术;消毒后使消毒液充分待干;选择合适的输液部位;确认药物的浓度、pH 及渗透压。

3）处理原则:①应拔除留置针;及时通知医生,给予对症处理。②将患肢抬高、制动,避免受压,必要时应停止患肢静脉输液。③应观察局部及全身情况的变化并记录。

（2）输液渗出和输液外渗:输液渗出是指静脉输液过程中,非腐蚀性药液进入静脉管腔以外的周围组织;输液外渗是指静脉输液过程中,腐蚀性药液进入静脉管腔以外的周围组织。

1）原因：导管移动对静脉腐蚀；穿刺时刺破静脉后壁；溶液的过高或者过低 pH 以及渗透压。

2）预防：置管技术熟练；适当的导管和血管比例；良好的固定。

3）处理原则：①应立即停止在原部位输液，抬高患肢，及时通知医生，给予对症处理。②观察渗出区域的皮肤颜色、温度、感觉等变化及关节活动和患肢远端血运情况并记录。

四、中心静脉导管

中心静脉导管（central venous catheter，CVC）是指经锁骨下静脉、颈内静脉、股静脉置管，尖端位于上腔静脉或下腔静脉的导管。

（一）CVC 的穿刺技术

1. 操作目的及意义

（1）危重及大手术、需要长期补液、需要插入漂浮导管行血流动力学监测及中心静脉压（CVP）监测的患儿。

（2）由于失血、过敏等各种原因造成血容量低，需要快速、大量输血、输液补充血容量的患儿。

（3）外周穿刺困难但需要进行完全胃肠外营养（TPN）治疗及需要长期使用高渗、发泡剂等对血管有刺激性药物的患儿。

（4）需要进行血滤、血透、血浆置换和血液净化的患儿。

（5）急性复苏的患儿，由于外伤和疾病造成呼吸心搏停止的抢救。

2. 操作步骤

（1）操作准备

1）护士准备：仪表整洁，符合要求。洗手，戴口罩。

2）物品准备：①治疗车上层放置治疗盘，CVC 套件两套，无针接头、透明贴膜 2 套，利多卡因注射液，5ml 注射器 2 个，10ml 注射器 2 个，静脉切开包或一次性穿刺包。配制好的输液、碘伏、无菌棉球、无菌纱布、盛排液用小碗、快速手消毒剂和输液卡。以上物品符合要求，均在有效期内。②治疗车下层放置生活垃圾桶，医疗废物桶，锐器桶，含有效氯 500mg/L 消毒液桶。③按要求检查所有物品。

3）患儿准备：查看患儿纸尿裤情况，给患儿更换干净纸尿裤，摆舒适体位。维持室温 24~26℃，湿度 55%~60%。辐射台或暖箱温度是 36.7~37.4℃。

4）评估：①双人核对医嘱，核对患儿床号、姓名、病历号、药物名称、浓度、剂量、给药途径、给药时间和药物过敏史。查看病历，了解患儿年龄、病情和用药目的。携治疗单至患儿床旁，核对患儿床号、姓名、病历号和腕带（请家长说出床号和姓名）。②评估患儿的过敏史、既往静脉穿刺史、输注史、治疗周期和药物对血管的影响、配合程度和自理程度、患儿局部皮肤的清洁及完整程度。③和家长讲解操作过程及注意事项等，并签署知情同意书。

（2）操作方法

1）以穿刺点为中心消毒两遍，消毒面积 10cm×10cm 以上，铺孔巾。

2）根据血管的解剖位置，右手持穿刺针进行静脉穿刺。

3）边穿刺边回抽，见有回血再将穿刺针送入少许，并送外套管，将针芯拔除。

4）送导丝。

5）将导丝送入合适位置后，撤出穿刺针。

6）将穿刺鞘送入导丝。

7）旋转分离皮下组织，并撤离穿刺鞘。

8）中心静脉导管由导丝送入。

9）导管送入后，抽回血。

10）抽另一条通路的回血。

11）确定在血管内后，使用导管固定装置，固定于皮肤上。

12）覆盖透明贴膜。

13）再次核对患儿床号、姓名。

14）快速手消毒剂消毒双手，注明导管类型、穿刺日期和时间。推车回治疗室，按医疗废物分类处理原则整理用物。

15）洗手，在置管记录单签字并记录时间，书写中心静脉导管维护单。

3. 置管后健康教育

（1）向家长宣教，置管后避免穿刺部位剧烈活动。

（2）告知家长观察穿刺点出血、渗血、渗液情况，发现问题及时告知责任护士，不可自行撕除贴膜。

（3）如发现外露导管避免扭曲打折受压及牵连，包裹附加装置的无菌纱布污染需要及时更换。

（4）患儿翻身移动时注意保护导管，以防导管脱出。

（5）穿刺部位保持清洁干燥，如透明贴膜有卷边、松动或透明贴膜下有汗渍、血渍，立即通知责任护士更换。

（6）穿刺部位出现红肿热痛、渗出、外渗、发痒，应及时通知责任护士。

（二）CVC 维护

1. 操作步骤

（1）操作准备

1）护士准备：衣帽整洁，洗手，戴口罩。查看 CVC 维护记录单。

2）物品准备：①治疗车上层放置快速手消毒剂，治疗盘内放置安尔碘、酒精、无菌棉签，10ml 注射器 2 个，配制好的适宜浓度的肝素盐水 1 袋或生理盐水 1 袋，无菌手套 1 副。②治疗车下层放置生活垃圾桶，医疗废物桶，锐器桶。③按要求检查所需用物。

3）患儿准备：查看患儿纸尿裤情况，给患儿更换干净纸尿裤，摆舒适体位（尽量完全暴露穿刺点），告知家长维护目的。

4）环境准备：整洁、安静、光线充足、温度适宜。

5）评估：①评估 CVC 导管完整性、留置时间。②评估穿刺点皮肤有无红、肿、压痛、硬结、皮温升高、分泌物等。③评估输液接头、透明贴膜有无潮湿、松动、污染、更换时间。④评估导管外露长度是否正确。

（2）操作方法

1）将 10ml 预充式注射器与输液接头连接，排气后放入无菌治疗盘中备用。

2）铺治疗巾,移除输液接头。

3）快速手消毒剂消毒双手。

4）用75%乙醇棉球擦拭导管接口,反复用力擦拭至少15秒,连接输液接头。回抽血液,判断导管通畅性,使用10ml预充式导管冲洗器,脉冲式冲洗导管,并用肝素盐水正压封管。

5）去除敷料,0或180°平拉去除透明敷料。

6）评估穿刺点有无异常、局部皮肤完整性。

7）碘伏消毒穿刺点及周围皮肤,以穿刺点为中心顺－逆－顺时针由内向外螺旋式消毒皮肤及附加装置,完全待干。

8）洗手,戴无菌手套,调整导管位置。

9）无张力粘贴贴膜,导管塑型,从预切口处移除边框,一边移除一边按压透明贴膜,避免周边卷曲。

10）脱手套,标明更换日期、时间,标签粘贴于透明贴下端。

11）使用高举平台法将导管固定于皮肤上。

12）给患儿摆放舒适卧位,整理床单位。

13）整理用物,摘口罩,洗手,记录。给家长进行维护后的宣教。

2. 维护后宣教

（1）告知家长不要打开接头上的小夹子,若发现夹子松动或打开,立即通知责任护士。

（2）更换衣物或纸尿裤时动作轻柔,若发现导管脱出、贴膜卷曲、接头上的纱布掉落、夹子打开等,立即通知责任护士。

（三）CVC导管的拔除

1. 拔除指征

（1）患儿若无并发症,可应用到治疗结束。

（2）出现并发症或治疗结束时应立即拔除导管。

（3）怀疑发生导管相关性血流感染,待确定血培养结果后立即拔管。

2. 操作步骤

（1）操作准备

1）护士准备:衣帽整洁,洗手,戴口罩。查看CVC维护记录单。

2）物品准备:①治疗车上层放置无菌弯盘1个,无菌手套(适合型号)2副,无菌剪刀1个,无菌镊子1个,无菌纱布2块,无菌棉球1包,伤口敷料1个,碘伏,免洗手消毒液。②治疗车下层放置生活垃圾桶,医疗废物桶,锐器桶。③按要求检查所需用物。

3）患儿准备:查看患儿纸尿裤情况,给患儿更换干净纸尿裤,摆舒适体位(尽量完全暴露穿刺点)。

4）评估:①双人核对医嘱,核对患儿腕带、床号和姓名。②评估穿刺点有无发红、肿胀、渗血及渗液。③查看中心静脉维护单,查看CVC外露长度及透明贴膜完整性。④评估输液接头及透明贴膜有无潮湿、脱落、污染等。

（2）操作方法

1）与家长核对患儿腕带、床号和姓名。

2）协助患儿仰卧成头底脚高位,暴露CVC穿刺点(位置置于心脏水平或低于心脏水平以减少发生空气栓塞的危险）。

3）洗手，戴口罩，撤除贴膜。

4）以穿刺点为中心，0 或 180° 平拉去除透明敷料。

5）评估穿刺点情况、局部皮肤的完整性。

6）洗手，打开无菌镊子、无菌剪刀、无菌弯盘备用。戴无菌手套。

7）用碘伏棉球以穿刺点为中心向外螺旋消毒穿刺部位和缝合口，范围 10cm×10cm 以上。

8）无菌剪刀去除缝线，助手戴无菌手套，取无菌纱布覆盖于穿刺点上。

9）操作者右手持无菌纱布夹住近穿刺端，左手持导管尾部，平静脉方向，向外缓慢匀速拔管，每次 1~3cm。

10）切勿暴力拔管，以防止导管断裂。

11）拔除导管后立即按压穿刺部位，通常 10~15 分钟至不出血为止。

12）双人仔细检查拔管导管的完整性、有无异常情况，核对拔除长度是否与记录长度相符。

13）止血后观察 1 分钟，无出血后给予碘伏再次消毒穿刺部位。

14）伤口敷料覆盖穿刺点，嘱患儿安静平卧 30 分钟。

15）整理用物，垃圾分类处理。

16）再次与家长核对患儿姓名、床号，书写护理记录单。

3. 拔管后宣教

（1）拔管后患儿需静卧休息 30 分钟，避免剧烈哭闹。

（2）覆盖穿刺点的无菌敷料 24 小时后取出，穿刺点 48 小时避免沾水及污染，保持穿刺点清洁干燥。

（3）如穿刺点部位出现红肿热痛、流血不止、渗液等情况，立即通知责任护士。

4. 注意事项

（1）血管常选择颈内静脉、锁骨下静脉及股静脉。

（2）评估导管是否已被正确放置：CVC 穿刺后通过回抽血液和推注 0.9% 氯化钠溶液来判断导管放置是否正确；通过胸部 X 线检查或超声检查。

（3）评估导管通畅性：输注药物前宜通过输入 0.9% 氯化钠溶液确定导管在静脉内。

告知患儿家长拔除 CVC 后保持伤口敷料清洁干燥，通常导管拔除 24 小时后去除敷料。

5. 置管相关并发症

（1）血气胸或胸腔积液

1）原因：左侧肺尖与胸膜顶较右侧高，因此左侧穿刺时易损伤静脉后外侧的胸膜顶而造成气胸；患儿正压通气时穿刺也容易对肺和胸膜造成损伤。

2）临床表现：呼吸时疼痛，患儿哭闹明显，胸壁运动幅度变小；患儿呼吸音减弱；呼吸急促；缺氧；严重时休克；X 线或超声检查协助确诊。

3）预防：患儿进行正压通气时，可调低压力进行穿刺；对于高危患儿或穿刺极度困难者，在超声多普勒引导下穿刺可以明显提高穿刺成功率。

4）处理：若导管不慎进入胸腔，在输液过程中可引起剧烈胸痛、呼吸困难等，此时应立即停止输液，给予患儿吸氧以改善缺氧症状；拔除导管，视积液量的多少，决定是否行胸腔闭式引流术；如考虑气胸，则应立即行 X 线胸片检查，确诊后可行胸腔穿刺抽气或闭式引流。

（2）空气栓塞

1）原因：颈内静脉离心脏较近，当心房舒张时管腔压力较低，穿刺时易进入空气形成气栓。

2）预防及处理：熟练操作技术，若空气不慎进入静脉，立即将患儿处于头低足高位，使肺动脉入口空气飘向右心室尖端，通过心脏的搏动使气体进入肺动脉、肺泡而排出。

（3）误入动脉

1）原因：对穿刺的解剖部位不熟悉；患儿躁动。

2）临床表现：导管内回血呈鲜红色伴有搏动；有皮下血肿形成。

3）预防：熟悉穿刺部位的解剖结构；穿刺过程中可以进行压力测量。

4）处理：立即停止穿刺，拔除穿刺针，在穿刺点按压 5~10 分钟；加压包扎；监测生命体征。

（4）心脏并发症

1）原因：心脏并发症主要表现为心律失常，主要与导管插入过深有关，操作不当还可导致心肌穿孔，严重时导致心包填塞。

2）临床表现：ECG 异常；呼吸困难，可能出现呼吸性碱中毒；患儿出现烦躁、意识淡漠或昏迷等精神症状。

3）预防：操作时应选择型号、质地合适的导管，避免导管插入过深，置管后常规行 X 线导管定位检查，发现异常及时调整；如不能得到纠正，则拔除导管，选择对侧重新置管。

4）处理：患儿及时进行气管插管或气管切开，纠正心律失常，发生心包填塞时及时心包引流。

（5）导管堵塞

1）原因：输液滴速过慢，导管扭曲打折；药物结晶沉淀；经导管采集血标本后冲管操作不当；留置时间过长导致微血栓的形成等。

2）临床表现：回抽无回血；冲管阻力大；输液速度变慢或不通畅。

3）预防：保持管路通畅，勿扭曲打折，掌握正确的冲管和封管技术，预防血液回流；严格掌握使用中的药物配伍禁忌；定期更换输液附加装置；每天观察每分钟滴速并记录，速度减慢时及时排查原因。

4）处理：分析堵管原因；正确冲封管；在医生指导下进行溶栓治疗；及时拔除无效导管。

五、新生儿经外周静脉置入中心静脉导管及护理技术

经外周静脉置入中心静脉导管（peripherally inserted central catheter, PICC）是指经上肢贵要静脉、肘正中静脉、头静脉、肱静脉、颈外静脉（新生儿还可通过下肢大隐静脉、头部颞静脉、耳后静脉等）穿刺置管，尖端定位于上腔静脉或下腔静脉的导管。此项技术于 20 世纪 70 年代首次应用于美国新生儿科临床，我国新生儿临床于 1996 年开展。该技术操作方便、安全，保留时间长，可以耐受高渗药物、钙剂、血管活性药物等，近年来广泛应用于临床护理中，并取得了很好的效果。

（一）操作目的及意义

1. 为新生儿、早产儿，尤其是极低出生体重儿，提供中长期的静脉输液治疗（>14 天）。

2. 经静脉给予刺激性药物，接受高渗（渗透压 >900mOsm/L）或非生理性 pH（<5 或 >9）

刺激性液体或药物的静脉输入。

3. 进行肠外营养支持。

4. 缺乏外周静脉通路的患儿。

（二）操作步骤

1. 操作准备

（1）评估患儿及环境：置管护士携病历及知情同意书至患儿床旁，与责任护士共同核对患儿腕带、姓名、床号、病历号，并进行如下评估：

1）评估患儿的治疗方案、所输注的药物名称、性质及疗程。

2）评估患儿身体整体状况及对插管操作的耐受性。

3）评估预穿刺静脉周围皮肤黏膜的完整性，有无外伤及感染。

4）评估预穿刺静脉的充盈度及弹性，首选右侧贵要静脉。

5）评估患儿近期的血常规及凝血五项。

6）评估环境清洁，干净明亮。

（2）物品准备：按要求检查所需用物，符合要求方可使用。治疗车上层放置无菌生理盐水1瓶，肝素盐水稀释液（10U/ml）1袋（检查药品名称、有效期、液体有无沉淀和变色、瓶壁包装袋有无裂痕），PICC导管包（包含穿刺鞘、导管、孔巾、治疗巾、10ml注射器2个、无菌输液贴1张、透明贴膜1张、纱布、止血带、纸尺、胶布和无齿镊子），PICC导管（1.9FR）2根（1根备用），一次性无菌手术衣3件，无菌手套4副，正压接头1个，未启封碘伏1瓶；治疗车下层放置生活垃圾桶，医疗垃圾桶，锐器桶，500mg/L含氯消毒液桶。

（3）患儿准备：将患儿置于远红外抢救台，仰卧位，充分暴露患儿穿刺侧肢体，远红外抢救台采取伺服式肤温控制模式，肤温控制在36.5~37.2℃，心电监护连接正确，监测数据有效。

2. 操作方法

（1）操作者及助手六步洗手法洗手，戴口罩和一次性帽子。

（2）双人核对医嘱单、PICC知情同意单、患儿床头卡及腕带信息，确认患儿身份无误。

（3）选择穿刺静脉：首选右侧贵要静脉。

（4）测量双侧上臂中段臂围，以评估有可能出现的并发症如输液外渗和血栓。

（5）测量导管尖端所在位置

1）上腔静脉测量法：去枕仰卧位，手臂外展与躯干呈90°，从预穿刺点沿静脉走向量至右胸锁关节再向下至第3肋间隙。理想的尖端位置应位于上腔静脉的中下1/3，上腔静脉与右心房交界处的上方，不能进入右心房和右心室。

2）下腔静脉测量法：去枕仰卧位，身体垂直，下肢不得屈曲，从预穿刺点沿静脉走向量至膈肌上1cm。理想的尖端位置应位于下腔静脉的中上1/3，下腔静脉与右心房交界处的上方，不能进入右心房和右心室。

（6）建立无菌区域，消毒穿刺点。

1）洗手，建立无菌区，戴无菌手套，打开PICC导管包，嘱助手将患儿手臂举起，将第一块治疗巾垫于患儿手臂下。

2）消毒穿刺点及周围皮肤。以穿刺点为中心，上至患儿肩胛及腋窝，下至指尖，进行整个手臂的消毒。擦碘伏 3 遍后用生理盐水脱碘 3 遍。每遍消毒之间要做到充分待干（顺序：顺时针 - 逆时针 - 顺时针）。

（7）放置 PICC 导管

1）洗手，更换手套，穿无菌手术衣。将患儿手臂从孔巾洞中伸出，铺第二、三块治疗巾，扩大无菌区，保证最大化无菌屏障。

2）检查导管的完整性，按预先测量的长度切割导管。

3）将导管尾端与装有 10U/ml 肝素生理盐水的注射器连接，将肝素生理盐水充满导管，导管外壁用肝素生理盐水润滑后备用。

4）去掉穿刺鞘的保护套，松动针芯，检查穿刺针与导入鞘完全吻合。

5）请助手加压上臂（止血带或手指），使静脉充盈。穿刺进针角度为 5°~10°，直刺血管，一旦有回血立即放低穿刺角度，再进少许，松开止血带，退出针芯。

6）用无齿镊子夹住导管尖端，从导入鞘将导管逐渐送入静脉，当导管进入肩部时，让患儿头转向穿刺侧，下颌靠肩以防导管误入颈内静脉。送管速度不宜过快，边送管边间断抽吸回血，确保导管始终在静脉内，将导管置入预计深度。

7）指压穿刺静脉所在的上方血管，从导管上移除导入鞘，使其远离穿刺点，撕裂并移出导入鞘。

8）抽吸回血，确保导管在静脉内。

（8）固定

1）清理穿刺点周围皮肤，将体外导管放置呈"L"形或"U"形弯曲，在穿刺点上方放置小方纱，吸收渗血，覆盖透明贴膜在导管及穿刺部位上加以固定。

2）连接正压接头，用肝素生理盐水正压封管，标注置管日期及时间。

（9）脱手套及无菌手术衣。洗手，核对患儿信息，整理用物。

（10）将 PICC 耗材条形码黏贴在 PICC 知情同意书上。

（11）X 线确定导管尖端位置是否正确，确定导管尖端位置正确后连接输液。

（12）记录置管过程，包括穿刺静脉、置管深度、胸片结果、穿刺时间及术中有无病情变化。

（三）导管的维护

1. 操作准备

（1）评估患儿及环境：责任护士携医嘱及 PICC 维护单至患儿床旁，双人核对患儿腕带、姓名、床号、病历号；导管置入日期和外露刻度评估导管有无移位；穿刺点有无渗血渗液、红肿及硬结；手臂有无肿胀；贴膜有无潮湿、松动、脱落等。

（2）用物准备：按要求检查用物，合格后方可使用。治疗车上层放置治疗巾 2 包、10ml 以上注射器 2 个、无针密闭接头 1 个、医用纱布 1 包、碘伏、棉签 2 包、生理盐水、配制好的 10U/ml 的肝素盐水、无菌输液贴、垫巾、签字笔、软尺、免洗手消毒液等；治疗车下层生活垃圾桶、医疗垃圾桶、锐器盒、500mg/L 含氯消毒液桶。

（3）患儿准备：将患儿置于远红外抢救台，仰卧位，充分暴露患儿穿刺侧肢体，远红外抢救台采取伺服式肤温控制模式，肤温控制在 36.5~37.2℃，心电监护连接正确，监测数据有效。

2. 操作方法

（1）六步洗手法洗手，戴口罩，核对护理记录单、PICC 维护记录并查对医嘱。

（2）双人核对患儿床号、姓名、病历号与 PICC 维护记录单信息一致。

（3）在穿刺肢体下铺垫巾，观察贴膜及贴膜下皮肤、穿刺点、导管外露刻度。

（4）用软尺测量肘正中上方 2cm 处双侧臂围并记录。

（5）洗手，揭开固定输液接头的胶布，清洁皮肤、去除胶迹。

（6）更换输液接头

1）洗手。

2）用 ≥10ml 生理盐水注射器预冲输液接头待用。

3）卸下旧接头。

4）取酒精棉签（棉片）消毒导管接头横断面及侧面，反复用力多方位摩擦大于 15 秒，消毒 3 遍。

5）连接新输液接头。

6）抽回血（回血不可抽至接头或注射器）并脉冲式冲洗导管。

7）当封管液剩余 0.5~1ml 时，边推注射器边夹闭卡子，再分离注射器。

（7）去除原有透明敷料：一手拇指轻压导管圆盘处，另一手沿四周 0 角度平拉透明敷料，逆体外导管方向 180° 去除原有透明敷料。

（8）评估患儿，再次观察穿刺点、导管外露刻度。

（9）消毒穿刺点及周围皮肤

1）六步洗手法洗手。

2）打开无菌治疗包，戴无菌手套。将第一块无菌治疗巾铺在患儿手臂下面；将第二块无菌治疗巾铺在患儿手臂上导管圆盘处，左手按住导管圆盘处，右手持碘伏棉球以穿刺点（避开穿刺点）为中心直径大于 5cm 消毒 3 遍。

3）碘伏完全待干，取生理盐水棉球以穿刺点为中心，顺时针消毒皮肤及导管，第二根逆时针消毒皮肤及导管，左手翻转导管，第三根顺时针消毒皮肤及导管至导管连接器翼型部分（消毒范围要略小于碘伏，大于透明敷料范围）。

（10）固定

1）调整导管位置，上臂导管以 U 形或 L 形摆放，第一条无菌免缝胶带粘贴导管圆盘处。

2）以穿刺点为中心，无张力粘贴透明敷料，透明敷料下缘覆盖导管圆盘处，手按压导管先塑型，然后按压整片敷料，边压边去除纸质边框。

3）将第二条无菌免缝胶带打折，蝶形交叉固定导管与透明敷料。

4）将第三条无菌免缝胶带贴于蝶形交叉固定胶带上方。

5）胶带上标注导管名称及换药日期，贴于透明敷料上缘。

（11）脱无菌手套，洗手，整理用物。

（12）洗手，将输液接头用无菌纱布包好，整理患儿床单位。

（13）洗手，填写护理记录单 PICC 维护记录。

（四）注意事项

1. PICC 置管操作应由经过 PICC 专业知识与技能培训、考核合格并且有 5 年以上临床工作经验的护士完成。

2. 上腔静脉综合征、穿刺部位有感染或破损、血液黏滞度高、有血栓病史及出凝血时间异常者禁忌插管。

3. 脓毒血症和真菌血症未控制时禁忌插管。

4. UVC 留置后的第 7 天拔除 UVC 并置入 PICC 进行持续治疗,是减少中心静脉血流感染的一项措施,如无 UVC 建议出生 48 小时后留置 PICC,因为刚出生的早产儿身体内环境尚不稳定,血管壁薄而通透性强,如置管时导管尖端未能达到上腔静脉,极易造成导管渗液,不建议早产儿出生后 24 小时内置管。

5. PICC 置管时应在心电监护下进行,穿刺前确认报警极限,导管置入过深时,因靠近窦房结可能诱发心律失常,故穿刺时一旦发生心律失常应及时将导管退至上、下腔静脉。

6. 1.9Fr 的 PICC 导管禁止输血和采集血标本,输注黏稠性液体如白蛋白后,应用生理盐水冲洗导管。

(五)置管时并发症的预防及处理

1. **送管困难** 主要的原因是选择的血管细小、静脉瓣多;应尽量选择粗直及静脉瓣少的血管进行穿刺,尽量不要选择头静脉进行穿刺。送管速度不宜过快,可一边送管一边推注肝素生理盐水,并适当调整患儿体位。

2. **穿刺点出血** 穿刺过程中随时注意止血,每个患儿的出血量因选择静脉的粗细及患儿凝血情况而不同。拔出导入鞘后注意局部按压止血,止血后在穿刺点上放置小方纱以吸收渗血。

3. **心律失常** 主要原因与导管尖端位置过深,刺激上腔静脉丛有关。应准确测量静脉长度,避免导管插入过长。但需注意外部测量不能十分准确地显示体内静脉的解剖位置,置管过程中需严密监测患儿心律及心率变化,置管后 X 线确定导管尖端位置是否正确。

4. **误伤动脉** 主要原因为辩认动脉失误或穿刺过深导致误入动脉。一旦确认误入动脉,应立即拔除并加压包扎止血。

(六)置管后并发症的预防及处理

1. **静脉炎** 分为机械性静脉炎、化学性静脉炎、细菌性静脉炎、血栓及血栓性静脉炎;机械性静脉炎常发生在置管后 72 小时内。

(1)常见原因:多次穿刺、置管过程不顺利,置管侧肢体初期活动过频繁,导管尖端未进入上腔静脉,不合理药物稀释,不正确洗手、敷料护理不良,穿刺时污染导管及封管技术不当等。

(2)预防:正确洗手、严格无菌操作技术,选择合适的血管,提高穿刺技巧,合理稀释药物使用带有滤器的输液装置,采取正确的封管技术。

(3)处理:发生静脉炎时可暂停输液,抬高患肢,可轻微活动,避免剧烈活动。可局部涂抹多磺酸黏多糖乳膏,按摩直至吸收。也可采取短波紫外线照射,每天 1 次,连续 3 天,持续处理直到症状消失。

2. **导管堵塞** 在 Franceschi 等的调查中,新生儿 PICC 导管堵塞的发生率高达 19.44%,是 PICC 严重的并发症之一。

(1)常见原因:与患儿哭闹、输液速度过慢、未及时更换输液、输液泵故障、药物配伍禁忌、脂肪乳剂沉淀致管腔阻塞、未脉冲冲管及正压封管、穿刺侧上肢测量血压、体外导管打折等因素有关。

（2）预防：避免上述不良因素的发生。严禁在 PICC 侧肢体测血压。采用正确的冲管、封管技术。1.9FrPICC 导管输液速度≥2.5ml/h，严禁在 1.9FrPICC 导管处抽血、输血及血制品，以防导管堵塞。

（3）处理：一旦出现堵塞现象，首先检查导管是否打折，并确认导管顶端位置，用 10ml 注射器缓慢回抽，检查血凝块是否抽出，不能强行推注液体，避免栓塞和导管断裂的危险发生。可酌情考虑拔管或导管再通。

3. 导管移位

（1）常见原因：不正确的导管固定、敷料密闭不牢、操作中牵拉导管外移。

（2）预防：采取正确的固定技术，导管尖端位置在上腔静脉，每班监测体外导管长度并进行记录。

（3）处理：抽回血，观察导管功能。X 线确定导管尖端位置，不要重复插入、外移导管以免引起感染。考虑拔管或重新置管。

4. 拔管困难　7%~12% 的 PICC 导管拔出时有困难。

（1）常见原因：导管置入的时间过长和静脉壁黏附、静脉炎、静脉痉挛、化学药物对静脉的刺激、患儿哭闹血管痉挛等。

（2）处理：血管痉挛导致的拔管困难可先稍等再拔，拔管时应用力均匀，切忌暴力拔除。也可对静脉部位进行 20~30 分钟热敷，待血管扩张后再尝试拔管。

5. 导管相关感染　包括导管病原菌定植、出口部感染、隧道感染、导管相关血流感染（catheter related blood steam infection，CRBSI）等，其中 CRBSI 是增加患病率、死亡率、医疗支出的一个重要原因。

（1）常见原因：穿刺时皮肤天然屏障作用被破坏，皮肤表面细菌通过导管定植，其他感染灶的微生物通过血行播散到导管，微生物污染导管接头和内腔等。革兰氏阳性菌为主要病原体，常见的致病菌包括凝固酶阴性葡萄球菌、金黄色葡萄球菌、耐万古霉素肠球菌；近年来，其他病原体，如铜绿假单胞菌、嗜麦芽窄食单胞菌、鲍曼不动杆菌、真菌也较为常见。研究表明导管细菌定植、导管相关血流感染的发生率与性别、体重、胎龄无关，与脂肪乳剂使用、导管堵塞、留置时间长短有关。

（2）预防：严格执行操作规范，严格执行无菌技术。中心静脉置管时，使用最大限度的无菌防护屏障（口罩、帽子、无菌手套、无菌衣、大的无菌巾）加以保护。2% 的葡萄糖酸洗必泰作为皮肤消毒剂选择首选，但目前国内不建议应用于 <2 个月的婴儿，在临床中 2 个月以下婴儿或皮肤完整性受损的患儿在碘伏干燥后必须用生理盐水或消毒水擦洗以去除碘伏，并强调消毒剂充分待干。选用无菌的透明、半透性敷料覆盖穿刺部位，敷料潮湿、粘贴不牢固或有明显污染时应立即更换，透明敷料至少每 7 天更换一次。选择静脉无针接头来避免血流感染，消毒接头时采用酒精多方位摩擦，消毒时间大于 15 秒，输入静脉营养液及血液后应更换接头。对于体重 <1 000g 或胎龄 <27 周的早产儿预防性应用氟康唑，应用方案为 3mg/kg，每周 2 次，从生后第 1 天开始，持续 6 周。肝素具有抗凝作用，也能增强脂蛋白酶活性，促进脂肪代谢，在 10% 脂肪乳剂中加入 2U/ml 肝素是安全的。

（3）处理：严密观察患儿病情变化，临床感染症状无特异性，通常表现为精神萎靡、不哭、少动、黄疸持续不退、体温不升及末梢循环差等。一旦有临床感染症状,应积极查找病原菌,明确为血流感染应尽早拔管,并根据药敏结果合理选用抗生素治疗。

6. 胸腔积液

（1）常见原因：胸导管栓塞,导管异位,上腔静脉回流受阻,血管壁的机械性摩擦损伤血管内膜,增加液体外渗的机会等。

（2）预防：提高操作者穿刺技术,首选贵要静脉穿刺,避免反复穿刺损伤血管内皮增加合并症的发生。导管尖端位置以进入上腔静脉中下段为最佳位置。置管后定期进行胸片监测,防止导管移位。在导管维护过程中操作要轻柔,每次输注药物前要回抽回血,回抽的动作要轻柔,避免导管前端顶住血管壁造成药物对血管壁的刺激以及损伤。应避免患儿明显哭闹。

（3）处理：一旦患儿出现不明原因进行性加重的呼吸困难,需要考虑是否合并胸腔积液,尽快行床旁 X 线胸片或超声检查明确诊断；合并胸腔积液应及时拔除 PICC 导管并胸腔穿刺放液。

7. 导管断裂 可分为体外导管断裂和体内导管断裂。

（1）常见原因：置管过程中利器损伤导管,不正确导管固定法,操作不当（不正确换药、用力冲管及高压注射、暴力拔管）等。

（2）预防：置管过程及维护中,导管要远离利器。使用大于 10ml 注射器冲管、封管,遇有阻力时切忌暴力冲管。采用正确方式固定导管,导管呈体外 U 形或 L 形摆放,不要在导管处缝合或贴胶带。避免使用过程中用力牵拉导管。拔除导管时检查其完整性,与置管时长度相核对,并进行记录。

（3）处理：一旦出现,快速反应处理。患儿应制动,保持安静,避免哭闹。体外导管断裂应立即加压固定导管,末端反折固定,在无菌操作下拔除导管。体内导管断裂应立即联系血管介入科进行手术取管。断裂的导管应保留,进行不良事件进行上报,并进行原因分析及持续改进。

（七）拔管和拔管后的护理

1. 每天评估导管的临床需要的必要性,如不需要时立即拔除导管。

2. 拔除导管时,先用碘伏消毒穿刺点及周围皮肤 3 遍（以穿刺点为中心直径大于5cm）,并以生理盐水脱碘。

3. 缓慢拔出导管,避免用力,穿刺点覆盖纱布,给予短暂加压,观察穿刺点有无出血。纱布覆盖穿刺点 24 小时后去除。

4. 双人核对与测量导管的长度,检查导管的完整性,并做好记录。

5. 当怀疑与导管相关感染而拔除导管时,则将导管末端用无菌剪刀剪断 5cm,放入装有 2ml 生理盐水的无菌小瓶内进行培养,同时抽取血标本进行培养。

✍ 复 习 题

1. 新生儿脐静脉置管通常保留时间为几天？
答案：7~14 天。

2. 简述新生儿脐静脉置管的常见并发症。

答案:(1)导管穿破脐动静脉。

(2)脐部出血。

(3)空气栓塞。

(4)肺水肿。

(5)动静脉血栓。

(6)感染。

(7)肝脏损伤。

3. 新生儿脐动脉置管最长保留时间为几天?

答案:5天。

4. 简述新生儿脐动脉置管的常见并发症的临床表现、预防及处理。

答案:(1)导管穿破脐动脉。

(2)脐部出血。

(3)空气栓塞。

(4)动脉血栓。

(5)动脉痉挛。

(6)感染。

5. 简述留置针静脉的选择。

答案:(1)静脉输液留置针血管选择的基本原则为:柔软、粗直、有弹性;皮肤完整性好;充盈易触及;易固定;无静脉瓣。

(2)可以考虑手部、前臂以上腋窝以下的上臂部位的静脉。新生儿可以考虑头皮静脉、脚部的静脉,避免失败率较高的肘前区域。

(3)避免在吸吮手指上穿刺。

(4)进行先天性心脏缺陷的治疗过程后,可能会减少锁骨下动脉的血流,应该避免使用右臂上的静脉。

6. 简述输液渗出及外渗的处理原则。

答案:(1)应立即停止在原部位输液,抬高患肢,及时通知医生,给予对症处理。

(2)观察渗出区域的皮肤颜色、温度、感觉等变化及关节活动和患肢远端血运情况并记录。

7. 新生儿经外周静脉置入中心静脉导管时可选择哪些静脉进行穿刺?哪条静脉应作为首选?

答案:可选择上肢贵要静脉、肘正中静脉、头静脉、肱静脉、颈外静脉,还可通过下肢大隐静脉、头部颞静脉、耳后静脉等穿刺置管。首选右侧的贵要静脉。

8. 简述新生儿经外周静脉置入中心静脉导管的导管尖端位置。

答案:导管尖端应位于上腔静脉或下腔静脉。理想的尖端位置应位于上腔静脉中下1/3和下腔静脉的中上1/3,上、下腔静脉与右心房交界处的上方,不能进入右心房和右心室。

（蒙景雯　曲建楠）

第四节　标本采集

1. 熟悉常见采血部位的解剖与生理特点。
2. 了解血、尿、粪便三大常规标本及痰液标本采集的目的、注意事项及并发症。
3. 掌握血、尿、粪便三大常规及痰液标本采集的操作步骤。

一、血标本的采集

（一）桡动脉穿刺采血法

桡动脉穿刺采血是根据医嘱或临床需要，从患儿桡动脉采取血液标本并送检的过程。桡动脉位置：始行于前臂桡侧，分支营养前臂肌，穿刺点可选为腕部皮下桡侧腕屈肌肌腱外侧可摸到脉搏搏动的部位。因桡动脉相对较易穿刺，出现皮下血肿时易于消退且相对安全，故新生儿动脉采血时首选桡动脉。

1. **操作目的及意义**　主要用于新生儿血常规检查、生化检查、微生物检查、交叉配血、血气分析等动脉采血检查。

2. **操作步骤**

（1）操作准备

1）护士准备：着装整洁，洗手，戴口罩、帽子。

2）物品准备：治疗盘、一次性注射器、一次性采血针、棉签、胶布、0.5% 碘伏。根据需要准备相应的试管、血培养瓶等。

3）患儿准备：评估新生儿病情以及穿刺部位皮肤情况。

4）环境准备：病房内保持清洁、安静，减少人员走动。

（2）操作方法

1）携带用物至床旁，核对新生儿腕带上床号、姓名、住院号、性别。

2）置患儿仰卧位，将手臂展开与身体保持 90°，使腕部伸展。

3）做 Allen 实验。抬高患儿一侧手臂，从腕部向心方向挤压前臂，然后同时压迫该侧桡动脉和尺动脉以阻断动脉血流，待手掌肤色转白后放开尺动脉，若在 10 秒内手掌迅速恢复正常颜色，提示尺动脉侧支循环良好；否则说明该侧的尺动脉侧支循环不良，应更换对侧肢体进行 Allen 试验，Allen 试验阴性，方可在该侧行桡动脉穿刺术。

4）临床上常用十字定位法给桡动脉穿刺点定位：自桡侧外 1/4 处作一垂直线，桡骨茎突出作横截水平线，两线十字交叉点可触及明显的桡动脉搏动，此处为最佳穿刺点（图 10-4-1）。

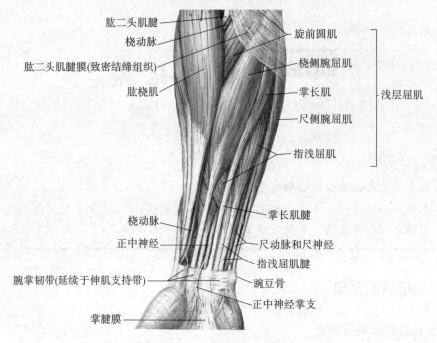

肱二头肌腱
桡动脉
肱二头肌腱膜(致密结缔组织)
肱桡肌

旋前圆肌
桡侧腕屈肌
掌长肌
尺侧腕屈肌
指浅屈肌

浅层屈肌

桡动脉
正中神经
腕掌韧带(延续于伸肌支持带)
掌腱膜

掌长肌腱
尺动脉和尺神经
指浅屈肌腱
豌豆骨
正中神经掌支

图 10-4-1　桡动脉解剖图

5）根据采血量选择合适注射器并连接采血针,采血过程中注意无菌原则。

6）局部消毒皮肤并待干。

7）左手握住患儿手掌,持穿刺针斜面向上,进针方向与皮肤成 30°角,见回血后放平针头再缓慢进针少许,然后固定针头。

8）抽取所需血量后,拔针。

9）为防止针眼出血,动脉穿刺点应延长按压止血时间,按压针眼处 5 分钟,注意观察末梢指端皮肤颜色。

10）取下针头,将血液沿标本管壁缓慢注入,将标本管放平轻轻滚动,使血液与抗凝剂充分混合。有血培养时,应在更换新的针头后第一个留取血培养标本,再留取其他标本。

11）置患儿为舒适体位,适当安慰。保持床单位清洁。

12）清理用物,洗手记录。

13）标本送检。

3. 操作并发症及处理

（1）出血或血肿

1）临床表现:①数小时后可见穿刺点或穿刺点上方皮肤青紫,有肿块且边界不清,水肿明显;②穿刺部位大出血时,可见穿刺点有大量的血液流出,速度过快时可呈喷射性。

2）处理:①穿刺完毕应采用正确的按压方法,针头穿刺若是经皮下直接进入血管,拔针后按压部位应为皮肤穿刺入口;穿刺时若见到回血是在进针点上方,拔针后按压方法是棉签与血管走向平行,大拇指竖向同时按压进针针眼和见回血点。②压迫止血无效时可采用弹力绷带或明胶海绵局部加压止血 5~10 分钟,直至出血停止。③若已经发生血肿,24 小时内采用局部冷敷使血管收缩止血;若 24 小时以上,为促进血肿吸收可局部热敷,注意热敷温度,防止烫伤。

（2）感染

1）临床表现:针眼部位出现红肿和渗出。严重者可出现全身感染症状,如体温波动、菌血症、败血症或 NEC 等。

2）处理:观察、评估和记录患儿感染的临床表现和严重程度,穿刺局部可给予药物或敷料外敷、湿热敷,并遵医嘱应用抗生素治疗。

（3）筋膜间隔综合征和桡神经损伤

1）临床表现:若出现筋膜间隔综合征,患儿会有明显疼痛和肢体活动障碍,患儿多烦躁易哭闹,进而穿刺侧肢体可见肿胀和明显压痕、出现皮肤颜色改变如红斑或皮下淤血、水疱等。严重加剧时,可见肿胀侧肢体皮肤透亮,温度下降并出现活动障碍,肌肉变硬和广泛性压痛;远端肢体被牵拉受累时,会产生剧烈疼痛。若出现桡神经损伤,患儿该侧肢体会出现功能障碍、肌张力下降,如垂腕、握持反射引不出。

2）处理:①安抚患儿,减轻疼痛;②对比观察双侧肢体血运、感觉、运动能力和肢端温度,如双侧肢体温差在 3℃以上,患侧肢端会出现肿胀、运动障碍和皮肤颜色苍白等,应及时请骨科医生做相应处理,必要时行筋膜间室切开减张术。

（二）颞浅动脉穿刺采血法

颞浅动脉穿刺采血是根据医嘱或临床需要,从患儿颞浅动脉采取血液标本并送检的过程。颞浅动脉位于耳屏前方,为颈外动脉两终支之一,其位置表浅、管径粗大不易滑动,易于穿刺。

1. 操作目的及意义　同桡动脉穿刺采血法。

2. 操作步骤

（1）操作准备

1）护士准备:着装整洁,洗手,戴口罩、帽子。

2）物品准备:治疗盘、一次性注射器、一次性采血针、棉签、胶布、0.5% 的碘伏、剃毛刀。根据需要准备相应试管、血培养瓶等。

3）患儿准备:评估新生儿病情及穿刺部位皮肤情况。

4）环境准备:病房内保持清洁、安静,减少人员走动。

（2）操作方法

1）携带用物至患儿床旁,核对新生儿腕带上床号、姓名、住院号、性别。

2）置患儿侧卧位,用备皮刀剃去颞浅区头发。

3）穿刺点定位（图 10-4-2）,找到颞浅区动脉搏动点,若触摸不到搏动点,颞动脉及其颅面部分支均可用于穿刺。

4）根据采血量选择合适注射器,连接采血针与注射器,注意无菌原则。

5）局部消毒皮肤并待干。

6）左手绷紧皮肤,持穿刺针斜面向上,进针方向与皮肤成 15°角,见回血后放平针头再缓慢进针少许,然后固定针头。

7）抽取所需血量后,拔针。

8）为防止针眼出血,动脉穿刺点应延长按压止血时间,按压针眼处 5 分钟。

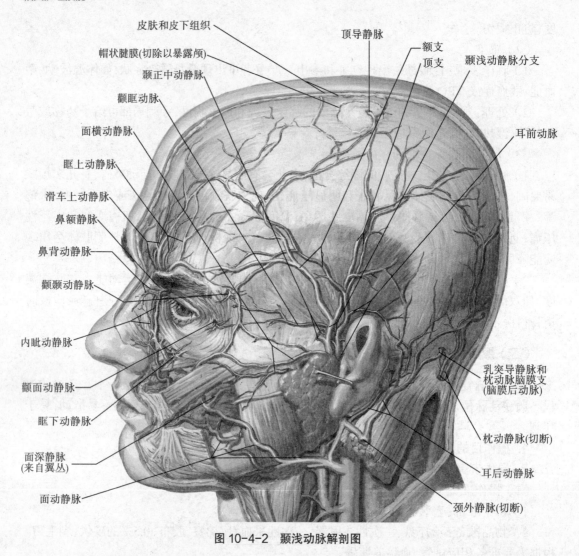

皮肤和皮下组织

帽状腱膜(切除以暴露颅)

颞正中动静脉

颧眶动脉

面横动静脉

眶上动静脉

滑车上动静脉

鼻额静脉

鼻背动静脉

颧颞动静脉

内眦动静脉

颧面动静脉

眶下动静脉

面深静脉
(来自翼丛)

面动静脉

顶导静脉

额支
顶支

颞浅动静脉分支

耳前动脉

乳突导静脉和
枕动脉脑膜支
(脑膜后动脉)

枕动静脉(切断)

耳后动静脉

颈外静脉(切断)

图 10-4-2　颞浅动脉解剖图

9）取下针头,将血液沿标本管壁缓慢注入后将标本管放平轻轻滚动,使血液与抗凝剂充分混合。有血培养时,应在更换新的针头后第一个留取血培养标本,再留取其他标本。

10）置患儿为舒适体位,适当安慰。保持床单位清洁。

11）清理用物,洗手,记录。

12）标本送检。

3. 操作并发症及处理

（1）出血或血肿:同桡动脉穿刺采血法。

（2）感染:同桡动脉穿刺采血法。

（三）股静脉穿刺采血法

股静脉穿刺采血是根据医嘱或临床需要,从患儿股静脉采取血液标本并送检的过程。股静脉位于髂前上棘和耻骨结节连线中点,扪及股动脉搏动最强处,搏动处内侧 0.3~0.4cm 为股静脉穿刺采血点。经外周血管采血困难的患儿,可选用此法采集血标本。

1. 操作目的及意义 主要用于新生儿血常规检查、生化检查、微生物检查、交叉配血等采血检查。

2. 操作步骤

(1)操作准备

1)护士准备:着装整洁,洗手,戴口罩、帽子。

2)物品准备:治疗盘、一次性注射器、一次性采血针、棉签、胶布、0.5% 碘伏。根据需要准备相应试管、血培养瓶等。

3)患儿准备:评估新生儿病情及穿刺部位皮肤情况,注意保暖。

4)环境准备:病房内保持清洁、安静,减少人员走动。

(2)操作方法

1)携带用物至床旁,核对新生儿腕带上床号、姓名、住院号、性别,根据采血量选择注射器。

2)置患儿仰卧位,为免排尿液污染穿刺点,采血时可用尿布包裹会阴部。用一小枕垫高穿刺侧臀部,小腿弯曲,大腿外展与躯干呈 45°(呈蛙腿姿势)。

3)充分暴露局部,常规消毒局部皮肤、待干,并消毒穿刺者左手示指和中指(或戴无菌手套)。在穿刺部位触摸定位股动脉穿刺点(图 10-4-3),以髂前上棘与耻骨结节连线的中点为股动脉搏动易触及处,后手指固定不动,右手持针。①直刺法:自股动脉搏动最明显处内侧 0.3~0.4cm 处垂直刺入,深度为针体的 1/2~2/3(因患儿胖瘦而异),然后向上提针并同时抽吸,见回血时立即停止提针,固定针头。②斜刺法:针尖斜面向上,自股动脉搏动点内侧 0.3~0.4cm 处,选择此部位下方 2cm 与皮肤呈 45° 进针,有刺入感,见回血后固定针头(图 10-4-4)。

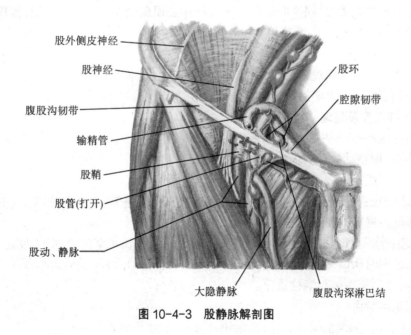

图 10-4-3 股静脉解剖图

4）按照要求抽取所需血量后（图 10-4-5），拔针。

5）为防止针眼出血，穿刺点应延长按压止血时间，按压针眼处 5 分钟，注意观察该侧肢体末梢血运情况。

6）将针头取下，血液沿采血管壁缓慢注入，将采血管放平轻轻滚动，使血液与抗凝剂充分混合。有血培养时，应在更换新的针头后第一个留取血培养标本，再留取其他标本。

7）置患儿为舒适体位，包好尿布，防止尿液污染穿刺点，适当安慰。清理用物，保持床单位清洁。

8）洗手，记录。标本及时送检。

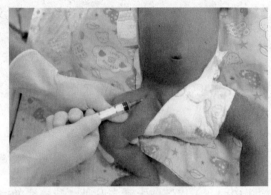 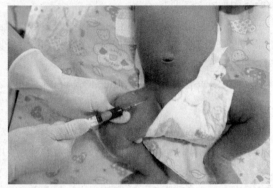

图 10-4-4　股静脉穿刺　　　　　　　　图 10-4-5　股静脉穿刺采血

3. 注意事项

（1）严格进行无菌操作和查对制度。因腹股沟处易被大小便污染，穿刺前应提前更换纸尿裤，充分消毒皮肤，同时注意遮盖会阴，避免穿刺过程中患儿大小便污染穿刺点，造成感染。

（2）有出血倾向或凝血功能障碍者慎用此法，避免止血困难出现局部血肿。

（3）为避免穿刺失败、同侧肢体反复多次操作或误刺股动脉及神经组织，操作者应正确了解股动脉及股静脉解剖位置和相关操作流程。如抽出血液颜色较鲜红，提示可能误入股动脉。

（4）操作过程中密切观察患儿，如有异常立即停止操作。

（5）穿刺后按压力度要适宜，观察局部有无继续出血。

4. 操作并发症及处理

（1）出血或血肿：同桡动脉穿刺采血法。

（2）感染：同桡动脉穿刺采血法。

（3）血栓形成

1）临床表现：患儿穿刺侧肢体足背动脉搏动减弱或消失，皮肤颜色改变，呈青紫或苍白，皮温下降，经皮氧饱和度下降或测不出。

2）处理：①采血时，宜选用较小的针头；②拔针后，按压足够的时间，力度适中，保证动脉血流通畅的同时伤口又不渗血，以指腹仍能感到动脉搏动为宜；③尽量不在同一穿刺点反复穿刺；④必要时遵医嘱行溶栓治疗。

（4）误抽动脉血

1）临床表现：如误抽动脉血，回血较快，采得血液颜色较静脉鲜红。

2）处理：立即拔出针头，按压穿刺处 5 分钟至不再出血，重新定位股静脉的解剖位置，选择新的穿刺点。

（四）足跟采血

足跟采血是指当只需要少量血样或静脉采血困难时所采取的方法。

1. 操作目的及意义　临床检验仅需要少量血样（<1ml）时可选用足跟采血，如末梢血常规、微量血电解质、肾功能、胆红素、血糖和血气分析，或先天性甲状腺功能减退、苯丙酮尿症、G-6-PD 缺乏症等新生儿遗传性疾病的筛查。

2. 操作步骤

（1）操作准备

1）护士准备：着装整洁，洗手，戴口罩、帽子。

2）物品准备：一次性专用采血针、75% 乙醇、棉签、专用采血滤纸或适当的血样收集容器。

3）患儿准备：评估穿刺部位皮肤情况。

4）环境准备：病室内保持整洁，安静。

（2）操作方法

1）携带用物至床旁，核对新生儿腕带上床号、姓名、性别、住院号。

2）选择足后跟采血部位：患儿足底外缘与外踝向足底外侧缘连接的垂直线交接点为采血处。

3）采血前局部热敷或用手指反复按摩采血部位 1~2 分钟，促进局部毛细血管扩张，加强血运。

4）用 75% 乙醇消毒足跟皮肤、待干。

5）大拇指与其他四指呈 C 形握住患儿足跟。

6）用安全型自动采血针快速进针，深度约 2~3mm（图 10-4-6）。

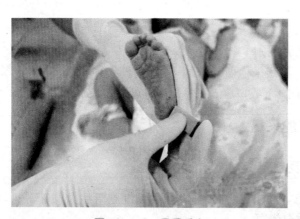

图 10-4-6　足跟采血

7）采血针自动弹回，可见血液自然流出，用适宜的血样收集容器收集血样。

8）采血结束后，用无菌棉签压迫采血部位以止血。

9）置患儿为舒适体位，适当安慰。清理用物，保持床单位清洁。

10）整理用物,洗手,记录。

11）标本送检。

3. 注意事项

（1）在同一部位反复穿刺采血可致皮肤萎缩或形成瘢痕,应注意避免。

（2）按压 5 分钟,若凝血功能差的患儿可延长按压时间或加压包扎。

（3）严格无菌操作技术,防止穿刺较深,避免感染。

（4）操作时应注意观察患儿对疼痛的反应,可采用疼痛评分 PIPP 进行评估,根据评分结果选择合适的镇痛措施,可给予患儿口服蔗糖水、母乳喂养或使用安慰奶嘴,慎用药物止痛。

（5）挤压采血部位或刮取血液,可造成溶血发生高血钾的假象,在做血电解质测定时要注意。

（6）做毛细血管血血气分析时应热敷或按摩采血部位,促使毛细血管动脉化,提高其测定值尤其是氧分压的可靠性。

4. 操作并发症及处理

（1）感染、蜂窝织炎

1）临床表现:穿刺部位红、肿、热、痛,患儿血象炎性指标上升,生命体征不平稳等。

2）处理:严格执行无菌操作。如发生感染可采集感染部位的组织作培养并合理使用抗生素。

（2）跟骨骨髓炎

1）临床表现:高热不退、跟骨肿胀,且患儿病情变化急,生命体征波动明显,严重者可出现休克。

2）处理:如果发生骨髓炎,遵医嘱立即组织培养并使用抗生素治疗。

（3）足跟部瘢痕形成

1）临床表现:瘢痕形成。

2）处理:避免在同一部位反复穿刺,并注意保护穿刺后针眼,减少暴露,必要时考虑更换其他采血法。

（4）疼痛

1）临床表现:患儿哭闹。

2）处理:早产儿足跟采血所导致的疼痛可表现为血氧饱和度下降,可在采血前局部使用利多卡因（0.5%~0.8%）,或口服 5% 葡萄糖也可减轻疼痛。

二、尿液标本的采集

（一）操作目的及意义

检验尿液的颜色、性质、比重、蛋白、糖定性、细胞管型及气味等,以明确诊断,为临床治疗和判断预后提供重要依据。

（二）操作步骤

1. 操作准备

（1）护士准备:着装整洁,洗手,戴口罩、帽子。

（2）物品准备：一次性集尿袋、集尿管、清洁手套、无菌干棉球。

（3）患儿准备：评估新生儿膀胱是否充盈。

（4）环境准备：关闭门窗,调节室温,病室内保持整洁、安静,必要时屏风遮挡。

2. 操作方法

（1）携带用物至床旁,核对新生儿腕带上床号、姓名、性别、住院号。

（2）取一次性集尿袋,去除外包装和集尿袋上的胶纸(女婴要将无菌干棉球放置于集尿袋口)。

（3）戴手套,为新生儿清洁会阴部及臀部并擦干,更换纸尿裤。将准备好的集尿袋贴于尿道口处,用纸尿裤轻轻压住集尿袋,防止上翻(图10-4-7)。

（4）脱手套,洗手。

（5）0.5~1 小时后,取出集尿袋,将适量尿液倒入集尿管中(图10-4-8),贴好标签(图10-4-9)。

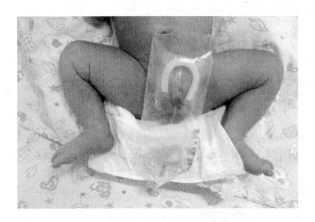

图 10-4-7　集尿袋留取尿标本

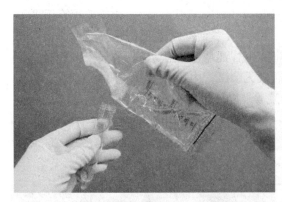

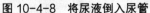

图 10-4-8　将尿液倒入尿管

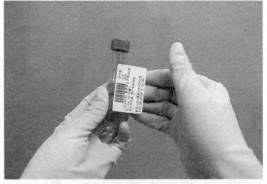

图 10-4-9　贴上标签

（6）再次核对新生儿床号、姓名、性别、住院号。

（7）为患儿取舒适体位,适当安慰。清理用物,保持床单位清洁。

（8）洗手,记录留取尿标本时间、尿液颜色、性质、气味等。

（9）标本送检。

（三）注意事项

1. 使用一次性集尿袋要经常巡视，观察有无尿液。收集过程中避免粪便污染。

2. 尽量保持患儿安静，避免哭闹使尿袋移位。

3. 留取标本后 2 小时内送检，不能立即送检标本时应放在 2~8℃冰箱保存，但不得超过 6 小时。

4. 尿常规标本不少于 5ml，对于留尿困难的患儿不少于 3ml。

三、粪便标本的采集

（一）操作目的及意义

进行物理、化学和显微镜检查，或进行细菌学培养，检验粪便的颜色、性质、混合物、寄生虫卵、致病菌或隐血试验的检查等，以协助临床诊断。

（二）操作步骤

1. 操作准备

（1）护士准备：着装整洁，洗手，戴口罩、帽子。

（2）物品准备：一次性粪便采集杯、清洁手套。

（3）患儿准备：评估患儿病情及肛周皮肤情况。

（4）环境准备：关闭门窗，调节室温，病室内保持整洁、安静，必要时屏风遮挡。

2. 操作方法

（1）携带用物至床旁，核对新生儿腕带上床号、姓名、性别、住院号。

（2）为患儿清洁会阴部及臀部并擦干，更换纸尿裤。

（3）戴手套，用干燥、清洁、无吸水性的一次性粪便采集杯留取，再用加盖的粪便标本盒内的小勺挑取新鲜粪便标本，约 3~5g（蚕豆大小），见图 10-4-10。如有脓血、黏液、组织碎片等，则取病变部分。如为液体粪便取絮状物，一般取 1~3ml。此法用于粪便常规、粪便培养、粪便隐血检查。

（4）直肠拭子采集粪便标本：将棉拭子前端用甘油或生理盐水润湿，插入肛门括约肌 2~3cm，与直肠黏膜表面接触，轻轻旋转，迅速插入无菌试管内塞紧，及时送检。

（5）再次核对新生儿床号、姓名、性别、住院号。贴好标签（图 10-4-11）。

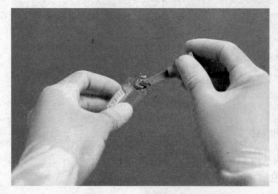

图 10-4-10　留取大便标本

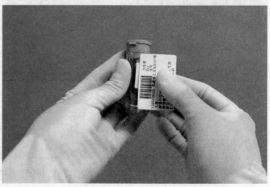

图 10-4-11　贴上标签

（6）脱手套，洗手，为患儿取舒适体位，适当安慰。清理用物，保持床单位清洁。

（7）洗手，记录留取粪便标本时间、粪便颜色、性质、气味等。

（8）标本送检。

（三）注意事项

1. 标本避免混有尿液、消毒液、污水等各种物质，以免破坏有形成分。

2. 一般粪便标本应在留取 2 小时内送检。粪便培养标本及直肠拭子室温 1 小时内送检。

3. 腹泻患儿易发生红臀、肛周皮肤破溃，指导腹泻患儿家长做好肛周皮肤护理。

四、痰液标本的采集

（一）操作目的及意义

对患儿痰液进行细菌培养，对检测出的病原菌进行药物敏感试验，分析新生儿肺炎的病原菌分布及其对常用抗生素的耐药情况，指导临床合理用药。

（二）操作步骤

1. 操作准备

（1）护士准备：着装整洁，洗手，戴口罩、帽子。

（2）物品准备：负压吸引器、一次性使用吸引管、一次性使用吸痰包、生理盐水、无菌棉签。检查一次性物品及药品是否在有效期内、包装有无漏气情况，负压吸引器运转情况。

（3）患儿准备：评估患儿病情、治疗、排痰情况、口腔黏膜有无异常。

（4）环境准备：病室内保持清洁、安静、明亮，减少人员走动。

2. 操作方法

（1）携带用物至床旁，核对新生儿腕带上床号、姓名、性别、住院号。

（2）患儿取仰卧位或侧卧位，必要时翻身、拍背。

（3）用无菌棉签蘸取生理盐水清洗口腔。

（4）调节负压吸引器压力≤13.3kPa，将一次性使用吸痰器末端与负压吸引器上一次性使用吸引管相连。戴手套，取一次性吸痰器前端，吸取痰液不少于1ml（图10-4-12）。抽吸生理盐水冲洗管内痰液（图10-4-13）。将一次性吸痰器上盖取下，按医疗垃圾分类处理，再将瓶底盖取下盖好，贴上标签。

（5）咽拭子采集：用生理盐水清洗口腔，取出无菌拭子蘸取生理盐水，迅速擦拭患儿口腔两侧腭弓及咽、扁桃体的分泌物，避免咽拭子触及其他部位，迅速将咽拭子插入无菌试管内盖紧。

（6）再次核对新生儿床号、姓名、性别、住院号。

（7）为患儿取舒适体位，适当安慰。清理用物，保持床单位清洁。

（8）洗手，记录留取痰液标本时间、痰液颜色、性质、量、黏稠度等。

（9）标本送检。

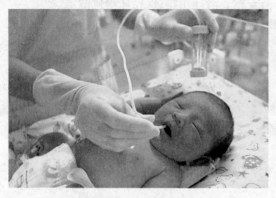

图 10-4-12　吸取痰液

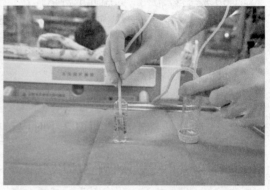

图 10-4-13　抽吸生理盐水冲洗管内痰液

（三）注意事项

1. 痰量少或无痰患儿可采用 10% 盐水加温至 45℃ 雾化吸入，再进行吸痰。

2. 避免在进食后 2 小时内留取痰培养标本及咽拭子标本，以防反流或呕吐将唾液、奶汁等混入痰液中。

3. 留取标本后 2 小时内送检，不能立即送检标本放在 2~8℃ 冰箱保存，但不得超过 24 小时。

复习题

1. 简述桡动脉采血出现筋膜间隔综合征和桡神经损伤的临床表现及如何处理。

答案：（1）临床表现：若出现筋膜间隔综合征，患儿会有明显疼痛和肢体活动障碍，患儿多烦躁易哭闹，进而穿刺侧肢体可见肿胀和明显压痕，出现皮肤颜色改变如红斑或皮下淤血、水疱等。严重加剧时，可见肿胀侧肢体皮肤透亮，温度下降并出现活动障碍，肌肉变硬和广泛性压痛；远端肢体被牵拉受累时，会产生剧烈疼痛。若出现桡神经损伤，患儿该侧肢体会出现功能障碍、肌张力下降，如垂腕、握持反射引不出。

（2）处理：①安抚患儿，减轻疼痛；②对比观察双侧肢体血运、感觉、运动能力和肢端温度，如双侧肢体温差在 3℃ 以上，患侧肢端会出现肿胀、运动障碍和皮肤颜色苍白等，应及时请骨科医生做相应处理，必要时行筋膜间室切开减张术。

2. 简述足跟采血的注意事项。

答案：注意事项：①反复在同一部位穿刺采血可致皮肤萎缩或形成瘢痕，应注意避免；②按压 5 分钟，凝血功能差的患儿应延长按压时间，必要时加压包扎；③局部消毒不严，而且针刺较深，可引起感染；④操作时应注意观察患儿对疼痛的反应，选择合适的镇痛措施，可给予患儿口服蔗糖水、母乳喂养或使用安慰奶嘴，慎用药物止痛；⑤挤压采血部位或刮取血液，可造成溶血发生高血钾的假象，在做血电解质测定时要注意；⑥毛细血管血血气测定值特别是氧分压较动脉血气值低，做毛细血管血血气分析时应热敷或按摩采血部位，毛细血管动脉化后，可提高其测定值尤其是氧分压的可靠性。

3. **案例分析**：患儿，男，39^{+1}周，体重3 250g，顺产，生后10小时，经股静脉穿刺采血后，穿刺点渗血不止，且穿刺点周围皮肤青紫，局部有肿块且边界不清。该患儿发生了什么并发症？如何处理？

答案：该患儿股静脉采血后局部出现了渗血和血肿。处理方法：①穿刺完毕应采用正确的按压方法，针头穿刺若经皮下直接进入血管，拔针后按压部位应为皮肤刺入口；若穿刺时见到回血是在进针点上方，拔针后按压方法是棉签与血管走向平行，大拇指竖向同时按压进针针眼和见回血点。②压迫止血无效时可采用弹力绷带或明胶海绵局部加压止血5~10分钟；直至出血停止。③若已经发生血肿，24小时内采用局部冷敷使血管收缩止血；若24小时以上，为促进血肿吸收可局部热敷，注意热敷温度。④凝血功能差的患儿避免股静脉采血。

（周燕梅）

第五节　鼻　饲

教 学 大 纲

1. 熟悉胃管插管术的意义和操作目的。
2. 掌握新生儿胃管插管术、管饲和持续胃管喂养的操作步骤。
3. 掌握新生儿管饲的并发症及处理。

一、新生儿胃管插管术

新生儿胃管插管术是指将导管从患儿口腔插入胃内的方法。

（一）操作目的及意义

1. 对不能经口进食的患儿，通过胃管灌入新生儿所需的奶量和药物，保证供给足够能量，增强抗病能力，以维持新生儿营养和治疗需要。
2. 胃肠道手术的术前准备，以减少胃肠胀气。术后吸出胃肠道内的气体和胃内容物，减轻新生儿腹胀。

（二）操作步骤

1. 操作准备

（1）护士准备：核对医嘱，评估患儿腹部症状和体征，洗手、戴口罩。

（2）物品准备：0.9%氯化钠注射液、10ml注射器1个、一次性胃管6Fr或8Fr、一次性治疗碗（备适量温开水）、治疗巾或小毛巾、一次性无菌手套、胶布、敷贴、标识贴、水胶体敷料、听诊器、棉签。

（3）患儿准备：清洁患儿口鼻腔，保持清洁。

（4）环境准备：保持适宜的环境温度（26~28℃），保持安静。

2. 操作方法

（1）双人核对医嘱。

（2）携用物至床旁，核对患儿腕带：床号、姓名、住院号。

（3）患儿取仰卧位，头偏向一侧。

（4）经鼻放置胃管：①检查鼻腔有无畸形、破损，清洁鼻腔，选择合适型号胃管，准备胶布。②戴无菌手套，取出胃管，检查胃管是否通畅。③测量胃管置入长度，即从患儿发际→鼻尖→剑突 +1cm（图 10-5-1）。④胃管前端用 0.9% 氯化钠注射液润滑。⑤用注射器连接胃管末端。⑥护士插管时站于患儿右侧，左手固定患儿头部，右手持胃管前端，沿一侧鼻孔缓缓插入至所量长度。⑦插管时，如患儿面色苍白、呼吸急促、皮肤青紫，应暂停片刻。⑧开口端接注射器，证实胃管在胃内后，将胃管用胶布固定于鼻翼两侧。

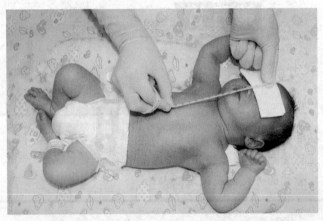

图 10-5-1 新生儿胃管插管术（插管长度外测量）

（5）经口放置胃管：①戴无菌手套，取出胃管，检查胃管是否通畅。②测量胃管置入长度，即患儿从鼻尖→耳垂→到剑突的长度。③用 0.9% 氯化钠注射液润滑胃管前端。④用注射器连接胃管。⑤护士插管时站于患儿右侧，左手轻轻捏住患儿面颊部使其张口，右手持胃管前端经口腔缓缓插入（图 10-5-2）。⑥开口端接注射器，证实胃管在胃内后，将胃管用胶布固定于患儿口角一侧（早产儿可用小块水胶体敷料贴于脸颊，再将胃管贴在水胶体敷料上），见图 10-5-3。

（6）在标识贴上注明胃管的置入日期、深度并签名，固定在胃管末端。

（7）置患儿舒适体位。

（8）整理床单位，用物处理。

（9）洗手，记录。

3. 操作评价 胃管位置及长度合适，通过以下方法确定胃管在胃内：①可抽吸到胃液；②胃管一端放在水中，管口无气泡冒出；③用注射器将少许空气注入胃管中，听诊有水泡音。

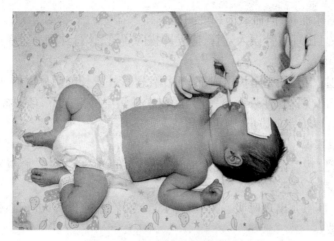

图 10-5-2　新生儿胃管置入术

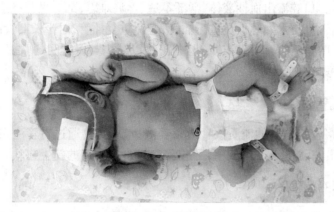

图 10-5-3　胃管固定

（三）注意事项

1. 操作时动作应轻柔,观察有无黏膜损伤、出血等并发症。

2. 胃管置入不畅时,检查胃管是否盘在口中,将胃管抽回一小段,再轻轻置入胃内。

3. 鼻饲前均要检查胃管是否在胃内。

4. 润滑胃管前端不可使用液状石蜡油,以免引起吸入性肺炎的危险。

5. 置管时如发生呛咳、呼吸困难、发绀等怀疑误入气管等现象时,应立即拔出,休息片刻后重新置入。

6. 为昏迷患儿置管时在置管前将患儿头后仰,当胃管置入至会厌部时,以左手将患儿头部托起向前屈,使下颌靠近胸骨柄,以增大咽喉部通道的弧度,便于胃管顺利通过会厌部,徐徐插入至所需长度,以提高置管的成功率。

（四）操作并发症及处理

1. 误入气管

（1）临床表现:患儿出现剧烈呛咳、呼吸困难、面红耳赤,并有憋气、发绀等症状;也有少数患儿无明显临床症状,但血氧饱和度明显下降。

（2）处理:一旦出现胃管误入气管,应立即拔除胃管,休息片刻后重新插管。

2. 胃管脱落

（1）临床表现:胃管被完全拔出或部分脱出,胃管外露长度明显增加,固定胶布松脱。

（2）处理:若出现胃管往外脱出一部分,在未被污染的情况下,可按插置胃管法将胃管直接插入胃内。若胃管完全拔出,则更换胃管。

3. 呼吸、心搏骤停

（1）临床表现:拔管困难,患儿突发面色青紫、恶心、呕吐、抽搐、血氧饱和度下降,继之大动脉搏动消失,呼吸停止。

（2）处理:一旦患儿出现呼吸、心搏骤停,应立即停止插胃管,进行心肺复苏,同时立即报告医生进行抢救。

4. 食管黏膜损伤和出血

（1）临床表现:口腔流出血性液体、咽部不适、疼痛难忍,部分患儿有感染症状,如发热。

（2）处理:由置管技术熟练人员进行插管,避免重复插管,对于长期管饲的患儿,每天行口腔护理,保持鼻腔清洁,及时清除口鼻腔分泌物以减少与胃管间的摩擦。妥善固定胃管,防止过度牵拉。每周更换胃管一次。

二、新生儿管饲

管饲喂养是将营养丰富的流质饮食或营养液、水和药物通过胃管注入胃内的方法。适用于病情危重新生儿、胎龄小的早产儿、不能经口进食或昏迷的新生儿。

（一）操作目的及意义

通过胃管提供新生儿所需的奶量和药物,保证供给足够的能量,增强抗病能力,以维持新生儿的营养和治疗需要。

（二）操作步骤

1. 操作准备

（1）护士准备:核对医嘱,评估患儿腹部症状和体征,洗手、戴口罩。

（2）物品准备:一次性胃管 6Fr 或 8Fr、一次性治疗碗（备适量温开水）、10ml 注射器、治疗巾或小毛巾、无菌手套、胶布、敷贴、听诊器、棉签、水胶体敷料、0.9% 氯化钠注射液、标示贴、奶或药物。

（3）患儿准备:清洁患儿口鼻腔,保持清洁。

（4）环境准备:保持适宜的环境温度（26~28℃）,保持安静。

2. 操作方法

（1）双人核对医嘱。

（2）携用物至床旁,核对患儿腕带:床号、姓名、住院号。

（3）患儿取仰卧位,头偏向一侧。

（4）查看胃管刻度,确定胃管在胃内,抽吸胃液,了解胃内有无潴留,如有潴留需记录潴留量。

（5）核对奶瓶上床号、姓名、奶量、种类,试温,注射器撤去针栓,注射器针管接胃管接口,倒入奶液,以重力作用缓慢流入（图10-5-4）。

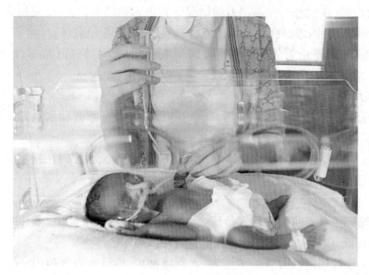

图 10-5-4　新生儿管饲

（6）为避免食物存积管腔中变质,造成胃肠炎或堵塞管腔。喂毕注入少量温开水以冲净胃管或注入适量空气,并封闭胃管。

（7）抬高患儿体位。

（8）整理床单位,用物整理。

（9）洗手,记录管饲时间、完成奶量、种类、胃排空情况。

3. 操作评价

（1）确保胃管在胃内:同新生儿胃管插管术。

（2）确保新生儿胃排空情况:潴留量 <25%,说明胃排空良好,可继续管饲喂养。

（三）注意事项

1. 管饲前均需证实胃管在胃内。

2. 需经鼻饲药物时,可将药片研碎,溶解后再灌入。

3. 如有潴留情况报告医师,适当调整喂奶量（潴留量 <25% 可忽略不计,潴留量 <50% 补足奶量,潴留量 >50% 停奶一顿）。

4. 胃管按时更换,每天行口腔护理,每 4 小时一次。

5. 避免空气进入胃内引起胀气。

（四）操作并发症及处理

1. 腹泻

（1）临床表现:患儿大便次数增多;粪便稀薄不成形,大多为水样便,含有脓血、黏液,或为黄色稀水、绿色稀便。

（2）处理:严重腹泻患儿,要防止肛周皮肤浸渍、糜烂、破溃,需注意保持肛周皮肤清洁、干燥,每次排便后用温水清洗肛周,必要时外涂氧化锌软膏。

2. 胃食管反流、误吸

（1）临床表现：在无恶心和不用力的情况下胃内容物涌入口腔,反流物多呈酸性。误吸主要表现为呛咳、呼吸困难、气喘、心动过速、咳出或经气管吸出乳汁。

（2）处理：立即停止管饲,保持呼吸道通畅,取头低右侧卧位,尽快吸出呼吸道吸入物。

3. 吸入性肺炎

（1）临床症状：患儿出现体温升高、气急、肺部可闻及湿啰音和水泡音。胸部拍片有渗出性病灶或肺不张。

（2）处理：立即停止管饲及改变体位,吸净口、鼻反流物,必要时用纤维支气管镜吸出反流物。有肺部感染迹象者应及时使用抗生素。

4. 胃管堵塞

（1）临床表现：喂养前抽吸胃管负压大,无胃液或食物残渣抽出；灌注时推入有阻力或无法灌注。使用滴入法时,鼻饲液不滴或低速过慢。

（2）处理：若管饲前抽吸胃管负压大,无胃液抽出,应认真查找原因。①检查胃管外露长度、胃管是否盘曲在口腔等,若确定胃管在口腔内盘曲,可将胃管向外拉直后,重新置管后牢固固定。②若胃管堵塞,可用注射器抽吸温水接胃管进行反复推、吸动作。无效时应该报告医生,重新置管。

三、新生儿持续胃管喂养

新生儿持续胃管喂养：为不能经口喂养或喂养不耐受的患儿,通过胃管给予所需的奶量,并用输液泵以恒定的速度泵入患儿胃内。

（一）操作目的及意义

通过胃管提供新生儿所需的奶量和药物,保证供给足够的能量,增强抗病能力,以维持新生儿的营养和治疗需要。

1. 操作准备

（1）护士准备：核对医嘱,评估患儿腹部症状和体征,洗手、戴口罩。

（2）物品准备：一次性胃管 6Fr 或 8Fr、一次性治疗碗（备适量温开水）、10ml 注射器、治疗巾或小毛巾、无菌手套、胶布、敷贴、听诊器、棉签、水胶体敷料、0.9% 氯化钠注射液、标示贴、奶、输液泵。

（3）患儿准备：清洁患儿口鼻腔,保持清洁。

（4）环境准备：保持适宜的环境温度（26~28℃）,保持安静。

2. 操作方法

（1）双人核对医嘱。

（2）携用物至床旁,核对患儿腕带：床号、姓名、性别、住院号。

（3）患儿平卧,头偏向一侧。

（4）查看胃管刻度,抽吸胃液,确定胃管是否在胃内。

（5）抽出胃潴留量,持续喂养,每 4 小时抽胃潴留一次。

（6）将输液泵用消毒湿纸巾擦拭后放进患儿暖箱内备用。

（7）核对奶瓶上床号、奶量、种类,试温,用注射器抽取奶液并放在注射泵上,在注射器上标明床号、姓名、名称、时间、调节速度,按下开始键(图 10-5-5)。

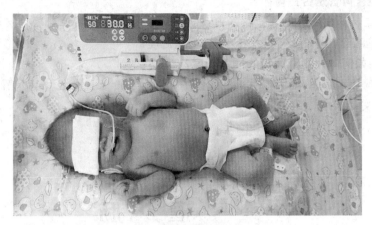

图 10-5-5　新生儿持续胃管喂养

（8）喂完后注射器打入适量空气,并封闭胃管。

（9）抬高患儿体位。

（10）整理床单位,用物整理。

（11）洗手,记录喂奶时间和完成奶量。

3. 操作评价

（1）确保胃管在胃内:同新生儿胃管插管术。

（2）确保新生儿胃排空情况:潴留量 <25%,说明胃排空良好,可持续胃管喂养。

（二）注意事项

1. 每次持续胃管喂养之前均需评估患儿的腹部体征、症状。

2. 每次持续胃管喂养之前均需证实胃管在胃内。

3. 潴留量超过 1 小时,需要通知医师适当调整持续喂养的量。

4. 持续胃管喂养过程中若患儿出现溢奶、恶心、呕吐等,均需再次评估患儿腹部情况及胃潴留情况,并报告医生根据实际情况决定是否继续持续胃管喂养。

5. 每天行口腔护理,每 4 小时一次,胃管按照规定时间更换。

（三）操作并发症及处理

1. **腹泻**　同新生儿管饲。

2. **胃食管反流、误吸**　同新生儿管饲。

3. **吸入性肺炎**　同新生儿管饲。

4. **胃管堵塞**　同新生儿管饲。

复习题

1. 如何检查胃管是否在胃内？

答案：通过以下方法确定胃管在胃内：①可抽吸到胃液；②用注射器将少许空气打入胃管中，听诊有水泡音；③胃管一端放在水中，无气泡逸出。

2. 插管前如何体外测量胃管的插入长度？

答案：经鼻插入胃管：患儿从发际→鼻尖→剑突+1cm长度。经口插入胃管：患儿从鼻尖→耳垂→剑突的长度。

（练素斌）

第六节 灌 肠

教学大纲

1. 熟悉新生儿灌肠的目的。
2. 掌握新生儿灌肠的概念及操作步骤。
3. 掌握新生儿灌肠的并发症及处理。

一、新生儿清洁洗肠

新生儿清洁洗肠是以帮助患儿排气、排便为目的，将溶液通过肛管，从肛门经直肠灌入结肠。

（一）操作目的及意义

1. 帮助患儿刺激肠蠕动，刺激排便，排除肠内积存气体和积便。
2. 为术前检查做准备，帮助患儿清洁肠道。

（二）操作步骤

1. 操作准备

（1）护士准备：核对患儿基本信息，查看病历，评估患儿肛周皮肤情况，肛周有无窦道，有无红臀等。

（2）用物准备：治疗盘内放置垫巾、弯盘、水温计、石蜡油棉球、纱布、手套、肛管（若无合适的肛管，可用硅胶胃管代替）、2个10ml注射器、纸尿裤。灌肠溶液，一般为开塞露和0.9%生理盐水（温度39~41℃）。

（3）患儿准备：水平卧位或左侧卧位。

（4）环境准备：室温 24~26℃。

2. 操作方法

（1）携用物至床旁，核对患儿身份（床头卡和腕带信息）。

（2）注意保暖。

（3）解开患儿纸尿裤，取左侧卧位，在臀下铺垫巾，弯盘放于床尾（纱布放弯盘内）。

（4）核对灌肠液无误后测量温度。

（5）撕开肛管，连接注射器。

（6）抽取灌肠液，检查肛管是否通畅，润滑管端。

（7）左手适当撑开肛门，右手持肛管经肛门缓缓插入 5~10cm，左手固定肛管，使灌肠液缓慢注入（图 10-6-1），注意患儿反应，注完后用纱布包裹反折肛管轻轻拔出。

（8）将肛管置弯盘内，撤去垫巾，脱手套。

（9）为患儿摆舒适体位。

（10）整理用物。

（11）洗手，记录。记录内容：灌肠液名称及量、排出大便性状及量、患儿灌肠后症状变化等。

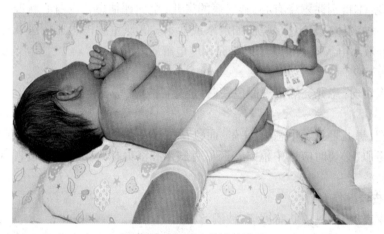

图 10-6-1　新生儿清洁洗肠

（三）注意事项

1. 充分润滑肛管，插管动作轻柔，以免引起患儿不适，避免损伤患儿肛门皮肤及肠黏膜。

2. 灌肠液注入不可过快。

3. 出现以下情况立即停止灌肠并报告医生：如患儿面色苍白或青紫、出冷汗、脉搏细数等。

（四）并发症的预防与处理

1. 肠黏膜的损伤

（1）临床表现：轻者肛门疼痛，重者肛门出血或便血，甚至排便困难。

（2）处理：停止灌肠，密切观察患儿情况，测量生命体征，按医嘱予止痛、止血等处理。

2. 肠道出血

（1）临床表现：肛管头端有血迹、肛门有滴血或排便带有血丝、血凝块，严重出血会造成失血性贫血，影响患儿的病情恢复。

（2）处理：如有肠道出血者密切观察患儿排便情况，根据有无便血采取相应措施。

3. 肠穿孔、肠破裂

（1）操作过程中注意患儿有无突然腹胀、腹痛，腹部压痛或反跳痛，重者可致休克和死亡。腹部平片或 CT 检查可示膈下游离气体征或 B 超可发现腹腔积液。

（2）处理：一旦患儿出现面色苍白、脉搏细数、出冷汗或异常哭闹、心率加快、气促，需停止操作。高度疑似肠穿孔、肠破裂者，立即报告医生，遵医嘱禁食，行腹部 X 线平片检查。一旦确诊，急行剖腹探查和肠修补术。

4. 水中毒、电解质紊乱

（1）临床表现：水中毒早期表现为烦躁、嗜睡、抽搐、昏迷，查体时皮肤黏膜干燥、心动过速、血压下降、尿量减少、尿色变深；血钾低者心电图显示出现 U 波，ST–T 改变，心律失常。

（2）处理：①特别注意患有心、肺疾病的患儿；全面评估患儿的身心状况。②清洁灌肠时避免使用一种液体反复多次灌洗，如清水或盐水。③严重腹泻患儿按医嘱可给予止泻剂口服或静脉补液。电解质紊乱者予以补充相应电解质溶液。

5. 虚脱

（1）临床表现：患儿突然出现面色苍白、全身冒冷汗、恶心、呼吸表浅、四肢肌张力松弛，甚至昏厥、意识不清。

（2）处理：患儿一旦发生恶心、头晕、面色苍白、全身出冷汗等现象，应立即平卧休息，给予温热糖水送服，必要时应用中枢兴奋药尼克刹米和洛贝林等。腹泻严重者可给予止泻剂口服或静脉补液。

6. 肛周皮肤擦伤

（1）临床表现：肛周皮肤有擦痕、破溃、红肿。

（2）处理：皮肤破溃按外科无菌换药法处理肛周伤口，同时可用 TDP 治疗仪治疗每天两次，每次 15~30 分钟。

二、新生儿回流洗肠

新生儿回流洗肠（也称结肠灌洗）是利用灌洗器将洗肠液通过肛管灌入结肠，再将含粪渣的液体被动吸出，直至洗出液体澄清不含粪渣为止。回流洗肠是治疗小儿先天性巨结肠的重要方法。

（一）操作目的及意义

（1）刺激患儿肠蠕动、促进排便，以清除肠内积气、积便，达到减轻腹胀的目的。

（2）为术前肠道准备，减轻肠管张力，改善肠道血运，促进肠道炎症修复。

（3）清除肠内积便，维持排便功能。

（二）操作步骤

1. 操作准备

（1）护士准备：核对患儿基本信息，查看病历，评估患儿肛周皮肤情况，肛周有无窦道，有无红臀等。

（2）用物准备：治疗盘内放置：视患儿情况选择粗细及软硬适中的肛管（年龄小的患儿及长段性的巨结肠患儿可采用纯硅胶导尿管）、灌洗器或20ml注洗器1个、治疗碗1个（内放纱布2块）、弯盘、石蜡油棉球、手套2副、一次性垫巾及水温计、灌洗溶液。

（3）患儿准备：水平卧位或左侧卧位。

（4）环境准备：关闭门窗和空调，使室温在24~26℃。

2. 操作方法

（1）携用物至床旁，认真核对患儿身份（床号、腕带、床头卡）。

（2）将患儿置于辐射台上，平卧位，并充分暴露肛门。

（3）操作者站于患儿右侧，戴手套，铺一次性垫巾于臀下。

（4）润滑肛管前端，连接注射器或灌洗器，并排尽管内气体。

（5）左手轻轻撑开肛门，右手持肛管轻轻插入肛门，缓慢通过痉挛段，进入扩张段时突感无阻力且有落空感，同时伴有潴留粪便及大量恶臭气体自肛管排出。

（6）当确认插入扩张肠段后，助手用手固定患儿双足及肛管。操作者持注洗器抽吸温盐水，经肛管注入结肠内（新生儿每次抽取温盐水15~20ml缓缓注入硅胶管中），灌洗时应从远端到近端，然后再将液体抽出或放低末端引流出粪水，反复冲洗排出积粪，直至灌肠液变清，把整个扩张段完全灌洗干净。

（7）协助者站于患儿左侧，待温盐水完全注入，顺肠管方向按摩患儿腹部使盐水在肠内流动，软化粪便，使其易于排出。

（8）操作完，用纱布包裹反折肛管轻轻拔出放入弯盘内，擦净肛门。

（9）注意灌入液量应基本等于回流量。观察大便性状，必要时留取标本送检。

（10）整理床单位，清理用物。

（11）洗手，记录积粪的颜色、性状及患儿的反应。

（三）注意事项

1. 注意保暖，操作前调节好室温（24~26℃），防止受凉。

2. 回流洗肠过程中，应注意灌洗液的出入量，并注意观察患儿的面色、呼吸等，发现异常应停止操作并通知医生，配合进行相应处理。

3. 因反复回流洗肠容易刺激黏膜，导致黏膜出血、水肿，甚至穿孔，故插入动作要轻柔，管端充分润滑，可选择小号肛管（管径3~5mm）。

4. 严格控制洗肠液的温度，使其维持在39~41℃，寒冷天气可把容器浸泡在水温高于洗肠液的热水中，以保持洗肠液的温度。

（四）并发症的预防与处理

1. 新生儿回流灌肠的并发症 如肛周皮肤擦伤、肠黏膜损伤、出血、肠穿孔、肠破裂、电解质紊乱、水中毒、虚脱，处理同新生儿清洁洗肠术。

2. 新生儿寒冷损伤综合征

（1）临床表现：新生儿寒冷损伤综合征的表现为皮下硬肿、缺氧、心功能低下、能量代谢紊乱、代谢性酸中毒、严重者导致多器官衰竭等。

（2）处理：①对于低体温的患儿进行复温处理，主要通过皮肤传导或静脉输入热液体进行复温；②合理喂养，补充患儿足够的营养和热量摄入；③严格遵守无菌操作原则，预防感染，做好患儿的基础护理如口腔、皮肤、脐部护理，保持皮肤完整性，并经常更换体位；④病情观察：观察患儿的生命体征、硬肿范围与程度、皮肤颜色、循环状况、尿量变化、有无出血倾向等；⑤合理用氧，及时调节用氧浓度。

3. 洗肠液潴留

（1）临床表现：操作中未把注入液体彻底排出体外，造成结肠对水、钠的过分吸收，导致肠壁水肿甚至全身水肿，严重者可致心力衰竭或肠穿孔。

（2）处理：①洗肠液引出不畅时，可移动肛管方向和深度，并在适宜位置稍作停留，至液体完全排出后再拔出肛管。总入量和总出量达到平衡时方可结束操作。②如长段型巨结肠，可用将肛管（用肛管代替）保留的方法，直至将洗肠液全部引出。

4. 呕吐

（1）临床表现：出现呃逆或呕吐的症状，由于新生儿肠腔容量小，灌入液体后导致腹压增高，胃食管反流。

（2）处理：洗肠过程中如发生溢奶和呕吐，及时将患儿头偏一侧，轻拍背部，较虚弱患儿用吸球吸出呕吐物。

5. 腹泻

（1）临床表现：腹痛、肠痉挛、呕吐、大便次数增多（每天排便可达 10 次以上），且粪便多稀薄或不成形，呈液体状。

（2）处理：保持皮肤完整性，便后应用婴儿柔湿巾轻擦肛门，温水洗净，保持干燥，必要时涂油膏保护肛周皮肤。严重腹泻者，按医嘱给予相应的处理。

复习题

简述新生儿回流洗肠术的注意事项。

答案：（1）注意保暖，操作前调节好室温（24~26℃），防止受凉。

（2）回流洗肠过程中，应注意灌洗液的出入量，并注意观察患儿的面色、呼吸等，发现异常应停止操作并通知医生，配合进行相应处理。

（3）因反复回流洗肠容易刺激黏膜，导致黏膜出血、水肿，甚至穿孔，故插入动作要轻柔，管端充分润滑，可选择小号肛管（管径 3~5mm）。

（4）严格控制洗肠液的温度，使其维持在 39~41℃，寒冷天气可把容器浸泡在水温高于洗肠液的热水中，以保持洗肠液的温度。

（练素斌）

第七节 气管插管内药物滴入

教学大纲

1. 掌握新生儿气管插管药物滴入的操作步骤。
2. 掌握新生儿气管插管药物滴入的并发症及处理。

新生儿气管插管内药物滴入是将所需药物通过气管插管的方法送入呼吸道,可经肺泡毛细血管膜被吸收,而达到治疗目的的给药方法。该给药方法具有起效快、给药剂量低、直接作用于治疗部位的优点。

一、操作目的及意义

气管插管内局部给药,常用的药物包括肺泡表面活性物质、止血药、肾上腺素等。

二、操作步骤

1. 操作准备

(1)护士准备:核对患儿基本信息,查看病历,确认家属是否签署知情同意书。规范洗手,戴口罩,连接心电监护仪,监测心率、呼吸、血氧饱和度。

(2)物品准备:各种型号的气管导管、喉镜、叶片、金属导丝、5ml 注射器、无菌手套、胶布、剪刀、吸引器、听诊器、复苏囊、氧气。

(3)患儿准备:将患儿置于远红外辐射台,注意保暖。

(4)环境准备:维持室温 24~26℃,湿度 55%~65%,辐射台温度设置在 36.7~37℃。

2. 操作方法

(1)严格执行查对制度,双人核对患儿信息。

(2)根据需要准备呼吸机,调节呼吸机参数。

(3)根据患儿的胎龄及体重,选择合适的气管导管。

(4)双人操作,将患儿置于远红外辐射台上,操作者站于患儿头侧,使其仰卧位,头轻后仰,肩部垫 3~5cm 薄枕,开放气道。

(5)医生行气管插管术,插管操作时动作应轻柔、准确、熟练。

(6)确认插管成功后先用胶布固定好气管导管,彻底吸出气管内的分泌物。

(7)抽吸药液。

(8)在患儿 SpO_2 平稳时,立即断开呼吸机,用 75% 乙醇由内向外消毒气管导管的接口处,沿管壁缓慢滴入药液,如果有密闭式吸痰管的可经由密闭式吸痰管注药口滴入药物(图 10-7-1)。

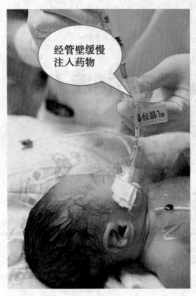
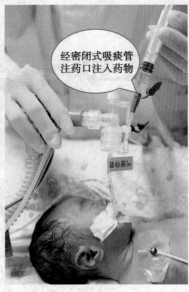

图 10-7-1　新生儿气管插管内药物滴入

（9）配合患儿的呼吸运动，用复苏囊正压通气（图 10-7-2）。

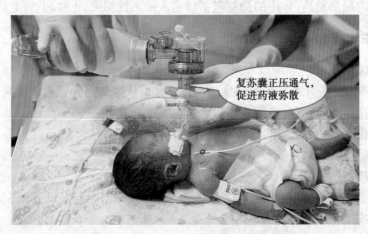

图 10-7-2　新生儿药物滴入后使用复苏气囊加压

（10）用药完毕，再次用 75% 乙醇由内向外消毒气管导管接口处（图 10-7-3），连接呼吸机，固定呼吸机管道。

（11）观察患儿面色、氧饱和度及呼吸道是否通畅，病情是否好转。

（12）擦净患儿面部。

（13）整理床单位，清理用物。

（14）洗手，记录。

3. 操作评价

（1）气管导管位置正确的体征：①每次呼吸时胸廓有起伏，肤色转红，心率上升；②双肺听诊呼吸音对称；③通气时胃无扩张；④呼气时，蒸汽凝结在导管内壁。

（2）患儿生命体征稳定：患儿面色红润、呼吸平稳，各项生命体征平稳。

三、注意事项

1. 给药前评估患儿气管内、口鼻腔分泌物情况，操作前予吸痰护理，痰液黏稠者可于吸痰前向气道内滴入生理盐水 0.5~1ml，以稀释痰液。

2. 给药过程中要妥善固定导管位置，防止导管滑脱。

3. 给药过程要注意及时给予胃肠减压，减轻腹胀。

4. 使用复苏囊正压给氧应配合患儿呼吸运动进行，以防患儿因呛咳造成药物浪费。

5. 继续保持患儿仰卧位，用药后 6 小时内尽量避免气管内吸痰；若存在明显呼吸道阻塞症状者，按需吸痰。

6. 控制感染：气管插管内滴入药物属于侵入性操作，外加使用机械通气，气道长期处于开放状态，可增加肺部感染机会，故应严格无菌操作，整个操作过程应遵循无菌操作原则。

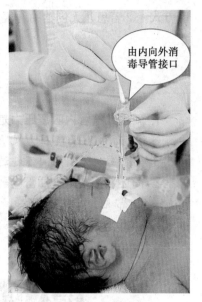

图 10-7-3　用药结束后
消毒导管接口处

7. 密切观察病情变化：严密监测患儿各项生命体征，及时调整呼吸机参数并做好记录，同时密切观察有无并发症如肺出血和颅内出血的发生。

四、操作并发症及处理

1. 低氧血症

（1）临床表现：常可见面色青紫、呼吸困难，缺氧状态，血氧饱和度下降。

（2）处理：用气囊面罩预输氧，插管超过 20 秒应立即停止，防止插管时间过久引起缺氧。

2. 张力性气胸

（1）临床表现：突发进行性加重的呼吸困难，三凹征明显，烦躁不安，面色苍白，氧饱和度下降，呼吸道压力显著升高。双肺听诊呼吸音不对称，一侧呼吸音明显降低，X 线进一步确诊。

（2）处理：紧急情况下用一小注射器针头在锁骨前中线第 2 肋间行胸腔穿刺，是快速确诊和缓解症状的手段，然后行胸腔闭式引流。

3. 气管导管堵塞

（1）临床表现：患儿突发呼吸困难，缺氧加重，进行性发绀，烦躁，吸气时有严重的三凹征，两肺呼吸音减低或消失。

（2）处理：立即给予生理盐水稀释痰液，气管内吸痰，若严重堵管应考虑重新插管。

4. 气管导管滑脱

（1）临床表现：①气管导管脱出，其远端已经到达声门以上；②患儿出现呼吸困难、氧饱和度下降、腹胀。

（2）处理：①拔出气管导管，用复苏囊正压通气，根据患儿自主呼吸情况选择合适的给氧方式。②若患儿无创辅助通气无法维持正常血氧饱和度,立即协助医生重新插管。

✎ 复习题

1. 新生儿气管内吸痰压力是多少? 吸痰管插入深度及吸引时间是多少?

答案:新生儿吸痰压力足月儿不超过13.3kPa;吸痰管插入深度为气管插管长度+(0.5~1)cm;每次吸引时间不超过15秒。

2. 简述新生儿气管插管内药物滴入的常见并发症。

答案:常见并发症:①低氧血症;②张力性气胸;③气管导管堵塞;④气管导管滑脱。

(许小霞)

第八节 新生儿微量血糖测定

教学大纲

1. 掌握新生儿血糖值的诊断标准。
2. 熟悉新生儿微量血糖监测的并发症及护理。

新生儿微量血糖测定是指采集少量外周毛细血管血样通过血糖仪测定新生儿血液内葡萄糖的含量。因为新生儿从手指尖较难收集到足够的血量,对血糖测定结果将产生一定影响,所以常采用足跟采血。

一、操作目的及意义

危重新生儿易发生糖代谢紊乱,通过监测新生儿的血糖,及时纠正血糖的异常情况,对减少神经系统后遗症的发生、提高危重新生儿抢救成功率有重要意义。

二、操作步骤

1. 操作准备

(1)护士准备:严格手卫生消毒,戴口罩。

(2)物品准备:血糖仪、75%乙醇、棉签、血糖试纸、一次性安全型采血针、弯盘、快速手消毒剂、一次性薄膜手套。

(3)患儿准备:患儿足底或者手指的皮肤完整无破损;循环较差的患儿要先用热水袋温暖患儿的足底以增加血液循环,加温时需要控制温度以免烫伤。

(4)环境准备:采血前室温应保持在24~26℃,湿度在55%~65%,室温或患儿体温过高、过低都会影响血糖检测结果。

2. 操作方法

（1）遵医嘱核对患儿床号、姓名、住院号、双腕带身份识别。

（2）准备好血糖仪待用，将血糖试纸插入血糖仪中，核对试纸编号，准确无误后才可使用。

（3）选择合适的采血部位，新生儿一般选择足跟侧面皮肤针刺取血，区域为新生儿外侧足踝前缘向足底外侧缘做垂直线，此线与足底外侧缘交界处为采血点。

（4）用手指反复摩擦采血部位1~2分钟或局部热敷。

（5）用75%乙醇常规消毒穿刺部位（图10-8-1），待干。

（6）左手大拇指与其他四指呈C形握住新生儿足跟。

（7）用一次性安全型采血针快速进针，深度为2~3mm（图10-8-2）。

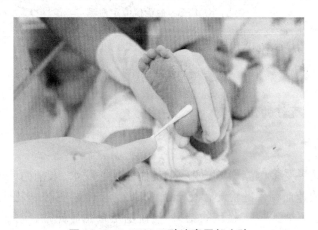

图 10-8-1　75% 乙醇消毒局部皮肤

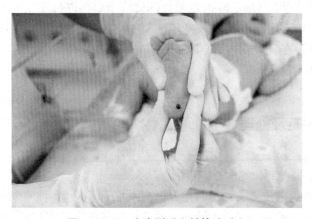

图 10-8-2　安全型采血针快速采血

（8）采血针自动弹回，可见血液自然流出，不可挤压。

（9）用血糖仪上的血糖试纸吸取流出的少量血样（图10-8-3）。

（10）血样采集后，用棉签压迫采血部位止血。

（11）5~10秒，血糖仪显示血糖特定结果，读取血糖测定结果并记录。

（12）取出试纸，关闭仪器，再次核对患儿。

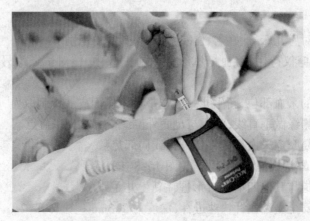

图 10-8-3　血糖仪测定血糖

（13）整理床位,清理用物。

（14）洗手,记录。

3. 操作评价

患儿的采血部位无红肿、无淤青。

三、注意事项

1. 血糖测定结果受多因素影响,如严重贫血、水肿、脱水、末梢循环不良及采血部位损伤等,某些药物对快速血糖仪的检测存在干扰,如维生素 C、甘露醇、多巴胺等。

2. 快速血糖仪不能代替实验室的结果,当血糖结果明显异常,应采集静脉血送检验科检测,以确定血糖测量结果。

3. 血糖测定时,应用 75% 乙醇消毒采血部位待干后再进行皮肤穿刺,并弃去第一滴血液,以降低皮肤消毒液对血糖测定的影响。

4. 检查试纸是否在有效期内,试纸应保存在干燥原装容器中,每次取出试纸后都应立即盖上瓶盖,保持其干燥、清洁。

5. 血糖仪每 6 个月校对一次。

四、操作并发症及处理

1. 局部血肿

（1）临床表现:采血部位红肿、压痛明显。

（2）处理:严格消毒皮肤,24 小时内及时对肿胀部位冷敷,注意勿冻伤足底。24 小时后局部热敷,热敷后涂抹多磺酸黏多糖乳膏并进行局部按摩,随时观察患儿病情,有异常及时处理。

2. 出血

（1）临床表现:采血后少量血自针刺部位流出。

（2）处理:①采血前先评估足底皮肤情况,选择合适部位,尽量避免血肿部位;②评估患儿的凝血功能,功能障碍者延长按压足底的时间;③采用合理的采血方法,要有一定的按压力度,避免用力挤压和按摩。

✏️复 习 题

新生儿血糖的诊断标准是多少?

答案:新生儿血糖的正常值一般为 3.9~6.1mmol/L。无论胎龄和日龄,全血血糖小于 2.2mmol/L,诊断为新生儿低血糖,而低于 2.6mmol/L 为临床需要处理的界限值。全血血糖大于 7.0mmol/L,诊断为新生儿高血糖。

（许小霞）

第九节 新生儿换血术

教学大纲

1. 熟悉新生儿换血术的定义及目的。
2. 掌握新生儿换血术的操作步骤。
3. 掌握新生儿换血术的并发症及处理。

换血疗法是通过来自 1 名或多名供血者的红细胞和血浆,替换受血者大部分甚至全部的红细胞和血浆,可达到换出致敏红细胞和血清中的免疫抗体,阻止继续溶血,降低未结合胆红素,使之降低到安全水平,防止胆红素脑病发生,换血也可纠正贫血,防止缺氧及心功能不全。换血疗法可用于治疗新生儿儿溶血、高胆红素血症、新生儿弥散性血管内凝血和败血症等。

一、操作目的及意义

1. 降低未结合胆红素,防止胆红素脑病的发生。
2. 换出致敏红细胞和血清中的免疫抗体,阻止溶血并纠正贫血。
3. 降低体内的各种毒素等。

二、操作步骤

1. 评估患儿身体,了解病史、诊断、日龄、体重、生命体征、黄疸等情况。
2. 准备
（1）环境准备:在手术室或者是经消毒处理的环境中进行,预热辐射台,室温保持在 26~28℃,或者是在温箱内,根据患儿的胎龄、日龄、体重调节合适的箱温。
（2）物品准备:葡萄糖液、生理盐水、10% 葡萄糖酸钙、肝素、20% 鱼精蛋白、苯巴比妥、地西泮等,并按需要准备急救药物;脐静脉插管或静脉留置针、注射器及针头若干、三通管、换药碗、弯盘、手套、量杯、心电监护仪、辐射台或温箱、采血管、绷带、夹板、尿袋、消毒用物、换血记录单等,根据需要备输液泵或输血泵。

（3）血源选择：Rh 血型不合应采用 Rh 血型与母亲相同,ABO 血型与患儿相同,或抗 A、抗 B 效价不高的 O 型供血者；ABO 血型不合者,可用 O 型的红细胞加 AB 型血浆或用抗 A、抗 B 效价不高的 O 型血。根据换血目的决定换血量,新生儿溶血换血量为 150~180ml/kg,约为患儿全身血量的 2 倍,应尽量选用新鲜血,库血不应超过 3 天。

（4）护士准备：操作前洗手、戴口罩。

3. 操作方法

（1）患儿换血前停止喂养 1 次,或于换血前抽出胃内容物,以防止换血过程中呕吐和误吸,必要时可术前半小时肌注苯巴比妥 10mg/kg。

（2）患儿在辐射台或温箱内仰卧,固定四肢。

（3）可选择脐静脉插管换血或其他较大静脉进行换血,也可选脐动、静脉或外周动、静脉同步换血。

1）脐动、静脉插管换血：协助医生消毒皮肤置管,上至剑突,下至耻骨联合,两侧至腋中线,铺巾,将硅胶管插入脐静脉。

2）外周动、静脉换血：选择合适的动静脉穿刺,动脉首选桡动脉,常规消毒后穿刺。

（4）打开输血加温器并设置温度,连接输血加温器（图 10-9-1）。

（5）连接抽血通路,将 2 个红色三通一端接输液泵管,接废液袋；另一端接患儿动脉出血处。将输液泵管反接装上竖泵,废液袋置于秤上称重。

（6）换血皮条末端接蓝色三通（图 10-9-2）,用来抽取血袋内血液,静脉留置针接上另一个蓝色三通输血用。

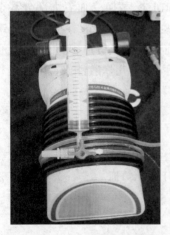

图 10-9-1　输血加温器

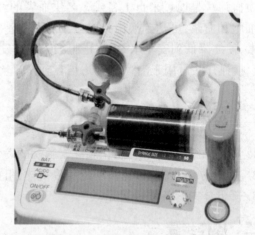

图 10-9-2　换血皮条末端接蓝色三通

（7）换血开始前监测生命体征,如呼吸、心率、血压、体温,抽取动脉血测血糖、血气分析、血清胆红素、肝肾功能、电解质、凝血全套、血常规,记录抽血量。

（8）双人再次核对血袋及床头卡、腕带,确认无误开始换血。

（9）准确调节出血与输血的速度,并在竖泵上设置好换血总量。

（10）每隔 5 分钟监测一次无创血压。

（11）换血 5 分钟,测体温、SpO$_2$ 及心率。

（12）保持抽血通路通畅,每抽出50ml血用（1ml=1U）稀释过的肝素0.5ml间断正压冲洗动脉留置针,观察血袋、皮条及红色三通内有无凝血来调节肝素浓度（图10-9-3）。

（13）监测血糖,每换100ml血测一次血糖,维持血糖正常,观察废液袋内重量有无持续增加。

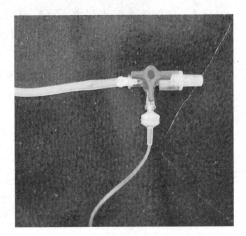

图10-9-3　肝素、血液通过
红色三通连接

（14）换血至总量的1/2时复查血气、血常规、电解质及血清胆红素,记录抽血量。两袋血间以0.9%NaCl冲洗换血皮条及输血通路。

（15）换血结束后,抽血复查血气、血常规、电解质、血糖、凝血全套及血清胆红素,监测血压、心率、SpO$_2$及体温。

（16）废液袋秤重以计算换出血量,并记录。

（17）换血后配合医生拔管,结扎缝合,消毒。

（18）记录,监测生命体征、血糖和局部伤口情况,观察心功能情况和低血糖征象。

三、注意事项

1. 脐静脉换血可测定静脉压以决定换血速度,换血速度开始每次10ml,逐渐增加到每次20ml,以2~4ml/（kg·min）速度匀速进行。如果采用外周动静脉同步换血,可用输液泵控制速度。

2. 注意保暖；输入的血液要置于室温下预温,保持在27~37℃,过低的库血温度可能会导致心律失常,温度过高则会导致溶血。

3. 密切监测心率、呼吸、血压、血氧饱和度及胆红素、血气、血糖变化,换血过程中患儿如有激惹、心电图改变等低钙症状时,应给10%葡萄糖酸钙1~2ml/kg缓慢静推。

4. 详细记录每次出量、入量、累计出入量及用药等。

5. 单管换血过程中抽注速度应均匀,注射器内不能有空气。

6. 换血后应继续光疗。

7. 脐静脉换血伤口未拆线前不宜沐浴,防止切口感染。

8. 如情况稳定,换血6小时后可试喂糖水,若无呕吐可进行正常喂养。

✐复习题

新生儿换血术中的注意事项是什么?

答案:（1）脐静脉换血可测定静脉压以决定换血速度,换血速度开始每次10ml,逐渐增加到每次20ml,以2~4ml/（kg·min）速度匀速进行。如果采用外周动静脉同步换血,可用输液泵控制速度。

（2）注意保暖；输入的血液要置于室温下预温,保持在27~37℃,过低的库血温度可能会导致心律失常,温度过高则会导致溶血。

（3）密切监测心率、呼吸、血压、血氧饱和度及胆红素、血气、血糖变化，换血过程中患儿如有激惹、心电图改变等低钙症状时，应给 10% 葡萄糖酸钙 1~2ml/kg 缓慢静推。

（4）详细记录每次出量、入量、累计出入量及用药等。

（5）单管换血过程中抽注速度应均匀，注射器内不能有空气。

（6）换血后应继续光疗。

（7）脐静脉换血伤口未拆线前不宜沐浴，防止切口感染。

（8）如情况稳定，换血 6 小时后可试喂糖水，若无呕吐可进行正常喂养。

（张翠兰）

第十节 亚低温治疗的护理

教学大纲

1. 熟悉亚低温治疗的目的和意义。
2. 掌握亚低温治疗的概念及操作步骤。
3. 掌握亚低温治疗操作并发症及处理。

亚低温治疗是采用循环水冷却法进行全身降温，通过降低患儿头部温度 2~5℃，以减少患儿脑代谢率及脑耗氧量，尽可能减少缺血缺氧对患儿脑细胞结构破坏，同时促进患儿脑组织细胞结构及功能的修复。

一、操作目的及意义

1. 通过降低脑细胞耗能和无氧酵解，减少乳酸和细胞毒素的大量积聚，减少细胞死亡，从而促进缺血缺氧患儿脑组织细胞结构及功能修复。

2. 加强对缺血缺氧脑病患儿心、肺、血管的保护作用。

二、操作步骤

1. **亚低温治疗的入选条件**　①生后 6 小时内；②胎龄 ≥ 36 周，体重 ≥ 2 500g；③脐动脉血气分析 pH<7.0，或剩余碱（BE）≤ -16mmol/L，或生后 1 分钟 Apgar 评分 ≤ 3 分，5 分钟 ≤ 5 分；④生后 6 小时内出现昏迷、呼吸不规则、肌张力异常、惊厥、反射异常等或 aEEG 明显异常等缺血缺氧性脑病的症状。

2. **亚低温治疗的排除条件**　①严重先天性疾病；②并发感染；③其他原因导致颅内损伤；④严重贫血（Hb<10g/L）。

3. **实施前准备**

（1）将患儿放置在暖箱或远红外线辐射式抢救台，关闭暖箱或辐射式抢救台电源。

（2）除去患儿身上的所有加温设施，脱去患儿包被、衣物，裸露患儿躯干。

（3）监测心电、经皮氧饱和度、动脉血压和体温（皮肤温度和直肠温度）、使用 aEEG 监测脑功能。

（4）建立动、静脉血管通路。

（5）完善治疗前检查：血常规，肝、肾功能，血培养，血糖，C 反应蛋白，血气分析（乳酸），凝血功能，水电解质，头颅 B 超。

4. 核心温度探头放置的具体要求

（1）放置直肠温度探头，插入深度为 5cm，使用蝶形胶布进行固定，并将探头导线固定于患儿大腿一侧。

（2）放置鼻咽部温度探头，探头放置外测量长度为鼻孔至耳垂的距离，探头放置完毕后使用蝶形胶布进行妥善固定。

（3）放置食管温度探头，探头放置外测量长度为鼻孔至耳垂，向下由耳垂至剑突的距离再减去 4cm，探头放置完毕后用蝶形胶布妥善固定。

5. 具体操作步骤（图 10-10-1）

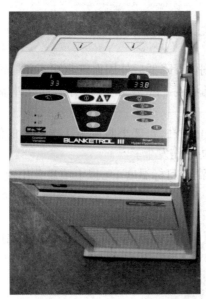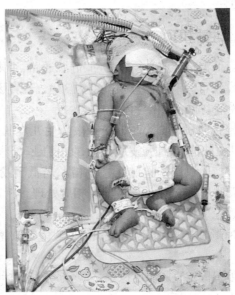

图 10-10-1　亚低温治疗的护理

（1）开机准备　①在治疗仪水箱中注入灭菌注射用水，水量以达到最合适刻度为宜；②将冰毯与治疗仪连接，并放置于患儿身体下；③打开电源开关，设备进行自检；④通过菜单调节设定目标温度为 34℃，根据患儿体重设定水温差，每公斤体重上调水温差 3.3℃，温度调节完毕后，启动亚低温治疗。

（2）快速降温阶段

治疗开始后 1~2 小时，目标温度是维持直肠温度维持在 33.5~34℃，可接受温度为33~34.5℃。

1）若新生儿直肠温度在可接受温度范围内，可直接进入维持治疗状态。

2）若新生儿直肠温度没有达到可接受温度范围，即 33~34.5℃，应开始诱导亚低温治疗,1~2 小时内达到亚低温治疗目标温度,即 33.5~34℃。

（3）维持治疗阶段

1）达到亚低温治疗目标温度后维持治疗时间为 72 小时。

2）连续监测直肠温度:开始亚低温治疗后每 15 分钟监测并记录直肠温度,达到目标温度并保持稳定后 1 小时,然后每 2 小时监测并记录 1 次温度。

（4）缓慢复温阶段

1）自然复温法:关闭亚低温治疗仪的功能键,监测直肠温度,逐渐开始复温,暂不开启远红外辐射式抢救台或暖箱电源开关,可通过加盖包被逐渐复温。

2）人工复温法:设定直肠温度,使患儿直肠温度每半小时上升 0.2℃,直至温度升至 36.5℃。

3）复温期间每半小时记录 1 次直肠温度,直至温度升至 36.5℃。

4）复温宜缓慢,复温时间不少于 6 小时,复温幅度应控制在每小时 0.4℃,复温过程中若患儿发生抽搐,可暂停复温或治疗抽搐,同时降低复温幅度,控制在每小时 0.2℃。复温结束后,开启复温台或暖箱,再连续监测直肠温度 24 小时,并确保患儿直肠温度维持在 36.5~37℃。

三、注意事项

1. 亚低温治疗前必须建立动、静脉通路,否则体温降低后外周血管收缩不易置管。

2. 设置可调节最低直肠温度为 33℃,若直肠温度下降至 33℃,应开启远红外辐射式抢救台或暖箱电源给予维持体温。

3. 维持阶段每 2 小时检查 1 次新生儿皮肤完整性,每 2 小时调节 1 次患儿的体位,应注意全身皮肤情况,加强皮肤护理,防止压疮,严防冻伤发生。

4. 维持阶段严密监测新生儿体温,若低于或高于目标温度 1℃以上或患儿出现烦躁、颤抖等症状时,应通知主治医生给予相应处理。

5. 冰毯应保持干燥。

6. 惊厥时首选苯巴比妥,咪达唑仑应减量使用,因水合氯醛对心脏存在副作用应慎用。

7. 妥善固定直肠温度探头,外露部分做好标记,防止脱出,并做好班班交接。

四、操作并发症及处理

1. 肺部感染

（1）临床表现:患儿常表现为发热、气促、咳嗽等呼吸系统症状,听诊时可闻及较固定的中、细湿啰音。

（2）处理:①控制感染,根据药敏实验结果选择合适的抗生素;②对症治疗,若患儿出现发热、咳嗽、咳痰症状,给予保持呼吸道通畅、退热、雾化吸痰等处理。

2. 惊厥

（1）临床表现:可出现双侧瞳孔不等大或放大,对光反应差,前囟门张力高,反复呼吸暂停,心率减慢,四肢抖动,拥抱反射和吸吮反射消失等。

（2）处理:①选用苯巴比妥钠,负荷量为 20mg/kg,15~30 分钟静脉滴注,以控制患儿惊厥症状;②若苯巴比妥钠疗效不明显,可用地西泮,剂量为 0.1~0.3mg/kg 静脉滴注,若合用时应注意呼吸抑制的可能性。

3. 压疮

(1)临床表现:皮肤受压部位出现暂时的血液循环障碍,呈暗红色,解除压力 30 分钟后皮肤颜色不能恢复正常,但皮肤完整,继续解除压力,可阻止其进一步发展。

(2)处理:①进行亚低温治疗时,每 2 小时检查 1 次患儿皮肤完整性,并变动 1 次体位;②保持患儿皮肤清洁干燥,床单位平整无杂物,各类导线和导管需妥善固定,勿压于患儿身下;③头部垫自制水枕,骶尾部等皮肤易受压部位贴水胶体敷料予以保护;④班班交接皮肤情况。

4. 硬肿

(1)临床表现:皮肤和皮下组织出现硬肿,有伴发水肿者压之有轻度凹陷。

(2)处理:①复温,将新生儿置于预热至中性温度的暖箱中,一般在 6~12 小时内体温可恢复正常,应采用热水袋、温水浴、电热毯、母亲怀抱等方式。②合理喂养,轻者能吸吮者,可经口喂养;若患儿胎龄较小,吸吮无力者可用滴管、鼻饲喂养或静脉营养保证能量供给,有利于体温恢复。

5. 严重凝血功能障碍

(1)临床表现:呈暴发性紫癜,多为针尖大小出血点,出现也可瘀斑、紫癜,遍布全身,以四肢较多;可见血便、球结膜下出血,偶见血尿或颅内出血。

(2)处理:使用肾上腺皮质激素,常用泼尼松、地塞米松等。

6. 皮下脂肪坏死

(1)临床表现:皮下硬结、红斑,伴有疼痛,主要分布在面部、背部、肩膀和臀部。

(2)处理:①加强皮肤护理,可予以按摩;②小幅度更换体位,防止压疮。

复习题

1. 简述新生儿复温过程的注意事项。

答案:亚低温治疗结束后必须复温,复温过程宜缓慢,复温时间不少于 6 小时,复温幅度应控制在每小时 0.4℃,复温过程中若患儿发生抽搐,可暂停复温或治疗抽搐,同时降低复温幅度,控制在每小时 0.2℃。严禁复温过快,以免造成低血容量性休克、颅内压反跳等并发症。复温结束后,开启复温台或暖箱,再连续监测直肠温度 24 小时,并确保患儿直肠温度维持在 36.5~37℃。

2. 简述新生儿亚低温治疗的常见并发症。

答案:肺部感染、惊厥、压疮、硬肿、严重凝血功能障碍、皮下脂肪坏死。

（赵晓燕）

第十一节 体外膜肺治疗的护理配合

教学大纲

1. 了解体外膜肺仪器治疗的工作原理。
2. 熟悉体外膜肺仪器各管路的连接。
3. 掌握体外膜肺治疗时的常见并发症及处理。

体外膜肺(extracorporeal membrane oxygenation, ECMO)是通过将血液从体内引到体外, 经膜肺氧合再用泵将血灌入体内, 替代或部分替代人的心、肺功能, 从而为危重患儿提供氧供的一种方法。原理是: ECMO 有静脉-静脉(V-V)ECMO 和静脉-动脉(V-A)ECMO 两种转流方式, (V-V)ECMO 主要用于严重的呼吸衰竭而不需要循环支持的患儿; (V-A)ECMO 用于严重呼吸衰竭和循环衰竭的患儿。V-A 管路采用股动静脉插管, 转流途径为: 股静脉→离心泵→膜肺→股动脉; V-V 管路采用股静脉→颈内静脉插管, 转流途径为: 股静脉→离心泵→膜肺→颈内静脉(图 10-11-1)。通过以上方法为患儿后续治疗获得宝贵时间。

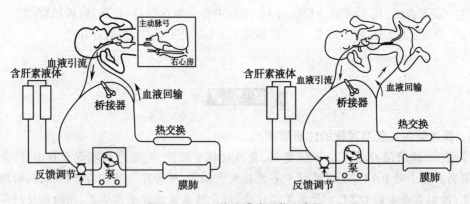

图 10-11-1　体外膜肺调节示意图

一、操作目的及意义

1. 为患儿提供心肺支持治疗。
2. 为循环不稳定的患儿提供循环支持与治疗。

二、操作流程

1. 操作准备

(1) 环境准备: 术前 30 分钟使用紫外线灯照射, 禁止人员走动。室温维持在 24~26℃; 湿度 55%~60%；辐射台温度设置在 36.7~37℃。

（2）物品设备准备：体外循环机和变温水箱各 1 个，氧合泵、驱动泵、氧饱和度监测仪、体外循环管道、动静脉插管、复苏气囊和抢救面罩各 1 个，隔离衣、无菌手套各 2 套，止血钳 4 把，缝合包 1 个，肝素帽、三通各 1 个。

（3）护士准备：穿隔离衣，洗手，戴口罩。预先检查所有设备的性能，确保处于良好备用状态。评估及清洁穿刺部位的皮肤。

（4）患儿准备：将患儿置于远红外辐射台上，充分镇静，摆好体位，保证患儿各静脉通路通畅，接好三通以备推药使用，做好保暖。

2. 操作方法

（1）协助体外循环师在体外循环机上进行无菌安装管道系统，将空氧混合气体连接到氧合器上面，固定管道各连接处。

（2）用预充液进行管道排气，管道开放处用肝素帽封闭，使其形成密闭的回路，检查所有管路有无渗漏。

（3）医生为患儿制动，建立动、静脉通路。

（4）体外循环师和护士再次使用晶体、蛋白附着或血液预充连接好的管道回路。

（5）医生建立好患儿动静脉通路后，用止血钳阻断动脉及静脉出口，体外循环操作医师和护士分离 ECMO 管道的动、静脉端，并用止血钳夹闭护士将管路的动、静脉端递给外科医生与患儿相对应的动、静脉插管连接，连接时注意排尽管路中的空气，按照静脉 –ECMO 管路系统 – 动脉的顺序松开管路上的止血钳，引导患儿血液充满整个管路系统（图 10-11-2）。

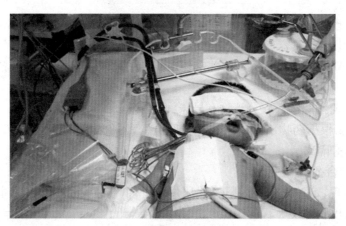

图 10-11-2 体外循环系统的建立

（6）医生将建立的动、静脉创面用无菌敷料进行保护，并妥善固定。

（7）护士观察患儿生命体征，待平稳后体外循环操作师调节仪器的各项参数。

（8）妥善固定各管路，脱无菌手套。

（9）整理床单位，记录。

（10）洗手，摘口罩。

（11）消毒和维护，所有一次性使用物品按照医疗垃圾分类进行处置，ECOM 治疗结束后所有仪器设备表面使用有效氯或季铵盐类消毒剂进行擦拭消毒，传感器类使用酒精擦拭消毒,处理完毕后放置回仪器室防尘备用。

三、注意事项

1. 应用体外膜肺技术支持的患儿,创伤大、管道多、介入性操作频繁,加之患儿抵抗力低、易继发感染,所以在插管、更换敷料、介入性操作、拔除管路等操作时需严格无菌操作,并密切观察伤口有无红、肿、热、痛等感染征象和渗血情况,及时更换被污染的敷料,发现任何感染征象,立即进行细菌培养,并予相应的抗感染治疗。

2. 使用液体预充管路时,防止管路中进入空气,引起管路内出现气栓,注意各接头连接时务必牢靠,接头应光滑,减少涡流对血液的破坏,预充血液时应在肝素化的同时补充钙剂;定时检查管道各接口是否固定牢固,为保持管道功能位,应避免对管道拖、拉、拽,动、静脉插管要与皮肤缝合处进行固定;保持患儿充分镇静状态,避免患儿躁动引起管路滑脱、伤口出血、血液引流不畅等问题的出现。

3. 持续有创血压、中心静脉压监测,密切观察体外膜肺流量情况;流量不足可能会出现患儿 PO_2 下降、气胸,体外循环中重点观察出入量,患儿容易发生电解质平衡紊乱。

4. 操作前充分了解患儿的凝血功能、电解质的情况,引血过程中根据患儿的具体情况选择个体化的首剂量肝素和预充液,并随时监测血气、ACT 调整肝素量,ACT 维持在160~200 秒;整个引血过程越快越好,尽可能在 3 秒内完成,防止血栓形成。

四、操作并发症及处理

1. 出血

(1)临床表现:穿刺处可见出血,Hct 下降,血压下降,心率升高,尿量减少。

(2)处理:①补充血容量;②监测 ACT 值,调整肝素量;③给予止血药或对症处理,必要时进行手术;④床头抬高 15°~30°,并密切观察患儿意识、瞳孔的变化及各种出血征象。

2. 感染

(1)临床表现:体温增高、分泌物有异味,血象高。

(2)处理:①根据药物敏感试验选择合理抗生素;②定时监测体温;③严格无菌操作;④对患儿进行床旁隔离。

3. 低心排综合征

(1)临床表现:心率增快,血压偏低,尿量减少,低于 1~2ml/(kg·h),中枢性高热,四肢末梢湿冷、苍白、皮肤花纹等。

(2)处理:①密切观察患儿生命体征变化,四肢末梢的颜色、温度;②每小时记录患儿的出入量,并观察尿量颜色、性质变化;③遵医嘱给予对症处理。

✎复习题

1. ECMO 治疗时常见并发症及临床表现是什么?

答案:(1)出血:穿刺处可见出血,Hct 下降,血压下降,心率升高,尿量减少。

(2)感染:体温增高、分泌物有异味,血象高。

（3）低心排综合征：心率增快，血压偏低，尿量减少低于 1~2ml/（kg·h），中枢性高热，四肢末梢湿冷、苍白、皮肤花纹等。

2. 分别简述 V-A、V-V 两种转流途径。

答案：V-A：股静脉→离心泵→膜肺→股动脉；V-V 管路：采用股静脉→颈内静脉插管，转流途径为：股静脉→离心泵→膜肺→颈内静脉。

（王自珍）

第十二节 有创血压监测

教学大纲

1. 掌握有创血压监测的概念及操作步骤。
2. 掌握有创血压监测的并发症及处理。

有创血压（invasive blood pressure，IBP）监测是通过有创方式监测动脉内的压力，其方法是将动脉导管置入动脉内，通过连接压力换能器直接显示血压数值在监护仪上。有创血压监测的原理是：首先将导管通过穿刺，置于被测部位的血管内，导管的外端直接与压力传感器相连接，由于流体具有压力传递作用，血管内的压力将通过导管内的液体传递到外部的压力传感器上，从而可获得血管内实时压力变化的动态波形，通过特定的计算方法，可获得被测部位血管的收缩压、舒张压和平均动脉压。脉压能反映每一个心动周期收缩压、舒张压和平均动脉压（mean artery pressure，MAP）的变化。新生儿的置管部位有脐动脉、桡动脉、股动脉、腋动脉、肱动脉、足背动脉，其中首选桡动脉。

一、操作目的及意义

1. 进行连续直接动脉血压监测，及时、准确反映患儿血压动态变化。
2. 通过动脉置管处采集血标本，避免频繁动脉穿刺给患儿带来的痛苦或血管壁损伤。
3. 了解有效血容量、心功能及周围循环阻力的综合情况。
4. 对不明原因的急性循环衰竭进行鉴别。
5. 需大量输血、补液时，可观察血容量的动态变化、循环超负荷的危险。

二、操作步骤

1. 操作准备

（1）人员准备：仪表整洁、符合要求，洗手，戴口罩。核对患儿基本信息、体温、凝血功能，评估患儿病情和选择有创动脉血压监测的必要性，查看患儿动脉导管的位置、置管深度、动脉远端肢体皮温、颜色情况,穿刺部位皮肤及血流通畅等情况。评估穿刺动脉导管固定的方法是否正确,固定管道肢体是否环形包扎过紧,评估穿刺点是否有肿胀、渗出。

（2）用物准备：合适的动脉穿刺针或动脉导管、压力连接管、压力换能器、压力袋及电子监护仪、肝素盐水（100ml 生理盐水 +1.6ml 肝素）。

（3）患儿准备：评估患儿选择有创动脉血压监测的必要性,患儿动脉穿刺端肢体情况,穿刺部位皮肤及血流情况。评估患儿意识、体位及配合程度、环境。评估穿刺动脉侧远端肢体颜色及皮温情况,导管固定的方法是否正确,固定管道肢体是否环形包扎过紧,评估穿刺点是否有肿胀、渗出。

（4）环境准备：①调节适宜的箱温保持患儿体温在 36.5~37.2℃；②维持室温 24~26℃,湿度 55%~60%。

2. 操作方法（图 10-12-1）

（1）根据医嘱携相关用物至患儿床头,双人核对患儿床号、姓名、ID 号。

（2）确认动脉血流是否通畅。如需穿刺选择合适型号的动脉穿刺针,严格无菌操作,如穿刺失败及时按压止血,避免造成失血过多。

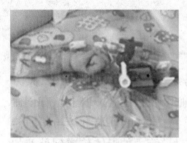
传感器连接动脉通道

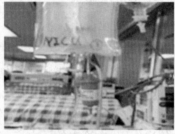
持续加压冲洗液

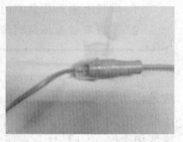
导联线连接传感器

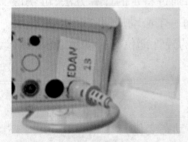
导联线连接监护仪

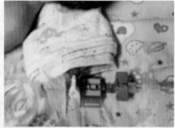
固定传感器

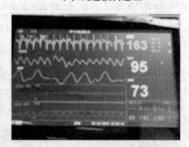
显示波形和数据

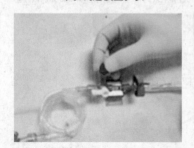
传感器与大气压相通

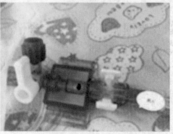
传感器与动脉相通

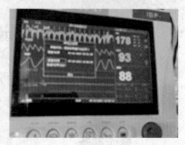
IBP校准

图 10-12-1　操作方法

（3）连接可以使用有创血压监测的心电监护仪,监测心率、呼吸、血氧饱和度。

（4）调试:将监护仪模块调出有创动脉血压模块(红色有创动脉血压)并连接导线,将导线与压力套装相连接。

（5）将换能器与第 4 肋腋中线平齐,肝素盐水放子压力袋中,充气至 150mmHg(出现绿色线),连接压力套排气,连接动脉穿刺处。

（6）校零:将换能器固定的高度与右心房保持在同一水平,将监护仪 ABP 模块调至校准零刻度线,并同时关闭动脉穿刺端,当屏幕出现"0"并听到"嘟"声后开放穿刺端,屏幕上出现动脉血压数值,校准完成。

（7）留置有创动脉置管后,应定时巡视动脉血压监测情况并记录,保证敷料干燥、无渗血,导管固定良好、无脱出。

（8）采取血液标本时需注意严格无菌操作,动作迅速,避免空气栓塞,将接头部位冲洗干净,无残留血渍。

（9）协助患儿恢复舒适体位,整理床单位,做好解释工作。

（10）再次核对患儿床号和姓名。

（11）快速手消毒剂消毒双手,推车回治疗室。

（12）整理用物,洗手,按要求书写护理记录单。

3. 操作评价

（1）严格无菌操作,程序正确。

（2）动脉导管固定通畅,无回血和气泡,穿刺部位无感染,无其他并发症发生。

（3）有创血压监测过程顺利,有持续的血压波形和数值,能获得准确数据。将测量结果与临床结果进行分析,评估患儿心率、尿量、肢温、甲床颜色和意识状态,了解病情的动态变化。发现所监测的血压与病情不相符,于对侧用无创血压与有创血压监测对比。

三、注意事项

1. 操作后做好肢体活动约束或镇静,避免脱出。

2. 有创血压监测过程中严格遵守无菌原则,置管部位每 3~7 天换药 1 次,有渗血、敷料松脱随时更换。观察局部有无红肿、疼痛等异常情况,一旦发生立即拔除导管。

3. 桡动脉置管前应做 Allen 实验。方法:术者双手同时按压受检手的桡动脉和尺动脉,至手掌变白,松开对尺动脉的压迫,继续保持压迫桡动脉,观察手掌颜色变化。若手掌颜色 10 秒内由苍白变红,表明尺动脉和桡动脉间存在良好的侧支循环,Allen 试验阴性;相反,若 10 秒手掌颜色仍不变红,这表明手掌侧支循环不佳,Alen 试验阳性。结果阳性时严禁经桡动脉穿刺做介入手术等治疗护理操作。

4. 监测新生儿有创血压,压力袋充气压为 150mmHg,肝素盐水 24 小时更换一次,换能器位置正确。

5. 观察动脉压力波形,如有异常及时调试。当数值或波形异常变化时,除观察病情变化外,应注意压力传感器是否在零点。

6. 正确判断监测动脉血压的情况。当患儿体位变动,抽血时重新校"0",以保证所得结果准确。保持动脉测压导管通畅。

7. 血压监测新生儿收缩压平均为 50~90mmHg,收缩压的 2/3 为舒张压。

8. 根据血压的异常值排除故障,观察导管及传感器内有无回血、气泡及阻塞;在调试零点、抽血等操作过程中,防止气体进入动脉内造成栓塞。观察动脉插管的远端肢体及皮温情况。患儿出现寒战、高热时,评估局部有无红肿、疼痛。注意观察,避免血栓、栓塞、皮肤坏死、感染、失血等并发症的发生。

四、常见并发症及处理

1. 远端肢体缺血 引起远端肢体缺血的主要原因是血栓形成,其他如血管痉挛及局部长时间包扎过紧等也可引起。血栓的形成与血管壁损伤,导管太硬、太粗及置管时间长等因素有关,监护中应加强预防,具体措施如下。

(1)桡动脉置管前需做桡动脉穿刺侧支循环试验,判断尺动脉是否有足够的血液供应。

(2)穿刺动作轻柔稳准,避免反复穿刺造成血管壁损伤,必要时行直视下桡动脉穿刺置管。

(3)选择适当的穿刺针。

(4)密切观察术侧远端手指的颜色与温度,当发现有缺血征象,如肤色苍白、发凉及有疼痛感等异常变化时,应及时拔管。

(5)固定置管肢体时,切勿行环形包扎或包扎过紧。

2. 局部出血、血肿 穿刺失败及拔管后要有效地压迫止血,尤其对应用抗凝药的患儿,压迫止血应在 5 分钟以上。必要时局部用绷带加压包扎,30 分钟后予以解除。

3. 感染 动脉置管后可并发局部感染,严重者也可引起血液感染,应积极预防。

(1)所需用物必须经灭菌处理,置管操作应在严格的无菌技术下进行。

(2)置管过程应加强无菌技术管理。

(3)加强临床监测,每天监测体温 4 次、查血象 1 次。如患儿出现高热、寒战,应及时寻找感染源。必要时,取创面物培养或做血培养以协助诊断,并合理应用抗生素。

(4)置管时间一般不应超过 7 天,一旦发现感染迹象应立即拔除导管。

✐复习题

1. 新生儿如何在桡动脉置管前做 Allen 实验?

答案:术者双手同时按压受检测手的桡动脉和尺动脉,至手掌变白,松开对尺动脉的压迫,继续保持压迫桡动脉,观察手掌颜色变化。若手掌颜色 10 秒内由苍白变红,表明尺动脉和桡动脉间存在良好的侧支循环,Allen 试验阴性;相反,若 10 秒手掌颜色仍不变红,这表明手掌侧支循环不佳,Alen 试验阳性。结果阳性时,严禁经桡动脉穿刺做介入手术等治疗护理操作。

2. 简述有创血压监测的常见并发症及处理。

答案:(1)远端肢体缺血:引起远端肢体缺血的主要原因是血栓形成,其他如血管痉挛及局部长时间包扎过紧等也可引起。血栓的形成与血管壁损伤,导管太硬、太粗及置管时间长等因素有关,监护中应加强预防,具体措施如下:①桡动脉置管前需做桡动脉穿刺侧支循环试验,判断尺动脉是否有足够的血液供应。②穿刺动作轻柔稳准,避免反复穿刺造成血管壁损伤,必要时行直视下桡动脉穿刺置管。③选择适当的穿刺针,切勿太粗及反复使用。④密切观察术侧远端手指的颜色与温度,当发现有缺血征象,如肤色苍白、发凉及有疼痛感等异常变化,应及时拔管。⑤固定置管肢体时,切勿行环形包扎或包扎过紧。

(2)局部出血、血肿:穿刺失败及拔管后要有效地压迫止血,尤其对应用抗凝药的患儿,压迫止血应在 5 分钟以上,并用胶布加压覆盖。必要时局部用绷带加压包扎,30 分钟后予以解除。

(3)感染:动脉置管后可并发局部感染,严重者也可引起血液感染,应积极预防。①所需用物必须经灭菌处理,置管操作应在严格的无菌技术下进行。②置管过程应加强无菌技术管理。③加强临床监测,每天监测体温 4 次、查血象 1 次。如患儿出现高热、寒战,应及时寻找感染源。必要时,取创面物培养或做血培养以协助诊断,并合理应用抗生素。④置管时间一般不应超过 7 天,一旦发现感染迹象应立即拔除导管。

(黄美红)

第十三节　胸腔闭式引流

教学大纲

1. 熟悉胸腔闭式引流的概念和目的。
2. 掌握胸腔闭式引流的操作步骤和注意事项。
3. 掌握胸腔闭式引流的并发症及处理。

　　胸腔闭式引流是以重力引流为原理,将引流管一端放入胸腔内,另一端接入比其位置更低的水封瓶或引流袋,以便排出气体或收集胸腔内的液体,使得肺组织重新张开而恢复功能。胸腔闭式引流是治疗脓胸、外伤性血胸、气胸、自发性气胸的有效方法。

一、操作目的及意义

1. 抢救危重、休克患儿时,准确记录胸腔引流液的量、性质、颜色,为病情变化提供依据。
2. 排除胸内积液、积气,调整胸内负压,维持纵隔正常位置,促使术后肺膨胀。
3. 行胸腔镜下手术后,胸内有渗血、积液、积气,为了排除胸内积液、积气,消灭残腔,使余肺膨胀,并使两侧胸腔压力趋于平衡,避免因纵隔摆动而引起的心肺功能紊乱。

二、操作步骤

1. 操作准备

(1)护士准备:仪表整洁,符合要求。洗手,戴口罩。

（2）物品准备：一次性胸腔闭式引流管、一次性胸腔穿刺包、听诊器、灭菌注射用水500ml、止血钳；根据病情需要准备胸腔闭式引流瓶1个、血管钳、消毒液、手套及手术所需药品。

（3）患儿准备：患儿置于开放式辐射台或温箱内，充分暴露穿刺部位。

（4）环境准备：①安静整洁，宽敞明亮，保护隐私；②调节适宜的箱温，保持患儿体温在36.5~37.2℃；③维持室温24~26℃，湿度55%~60%。

2. 操作方法

（1）双人核对患儿床号、姓名、ID号，协助患儿取合适体位。

（2）将胸腔闭式引流瓶中加入灭菌注射用水至所需水位。检查胸腔引流包包装是否完好、有无漏气，是否在有效期内。

（3）协助医生实施胸腔闭式引流术。积气常选锁骨中线第2肋间；低位积液一般于腋中线和腋后线之间第6~8肋间插管引流；脓胸常选择脓液积聚的最低位置。插管后听诊患儿呼吸音正常，注意观察引流液的颜色、性质和引流量。

（4）正确连接胸腔引流管和吸引装置，注意无菌原则。用两把血管钳交叉夹紧患儿引流管近心端，避免空气进入胸腔。检查吸引装置的密封性能，保持连接紧密，防止滑脱，吸引压力一般为1.5~2.2kPa。

（5）消毒液棉球消毒胸导管与接管连接处，分离引流管和接口，接口与已准备的引流瓶上的引流管连接，松开血管钳，观察长管水柱波动情况。

（6）记录胸腔引流瓶更换时间，用胶布做好刻度标记，每班总结并记录引流量和性状。

（7）引流瓶悬挂在床架或温箱上，确保引流瓶保持直立状态，保持管道的密闭性和有效固定。水封瓶长管应浸入水中3~4cm，引流瓶应保持低于胸腔60cm，不可放置在地上。适当留出足够长的管道便于患儿移动。

（8）妥善固定引流管、防止脱落。固定引流管不可过短，不可扭曲、折叠，应留出足够患儿翻身、活动的长度。

（9）安置患儿于舒适体位，整理床单位。

（10）按医疗废物分类处置原则处理用物。

（11）洗手，记录。

3. 操作评价

（1）医疗护理操作规范，患儿能维持正常的呼吸功能，疼痛和压迫症状缓解，达到治疗效果。

（2）严格无菌操作，安全正确更换胸腔闭式引流瓶，操作过程无漏气、漏液、污染，未发生人为气胸和胸腔逆行感染。

（3）引流管固定、通畅，引流效果好，能顺利拔管。

三、注意事项

1. 根据病情需要及时准确记录引流量 出血量>100ml/h，持续2小时不减，呈鲜红色，同时伴有脉搏逐渐增快、血压逐渐下降，或血压有短暂回升又迅速下降，或者躁动不安、大汗等早期休克的表现时，提示有活动性出血的可能，及时通知医生。

2. 置管过程中严密监测患儿生命体征 注意有无烦躁不安、呼吸困难、发绀、四肢湿冷、血压下降等,警惕休克发生。

3. 定时正确挤压引流管 1~2 小时一次,防止引流管扭曲、折叠、受压或堵塞。引流液多或者有血凝块时需要正确挤压,捏紧引流管的远端,向胸腔的方向挤压,再缓慢松开捏紧的引流管,防止引流瓶中液体倒吸,如接有负压装置,吸引压力应适宜,过大负压可引起胸腔内出血及患儿疼痛。

4. 及时更换引流瓶和引流液 每 3 天更换引流瓶一次,每天更换引流液。翻身时注意防止管道受压、扭曲。搬运患儿或更换引流瓶时用 2 把止血钳双向夹闭管道,更换时严格无菌操作防止污染,同时注意夹闭引流管,防止气体进入胸腔,导致气胸的发生。引流装置应密闭并保持无菌,保证长管浸入液面下,保持胸壁引流口处敷料清洁、干燥。

5. 观察胸腔引流管水柱波动 为防止引流不畅,水柱波动 4~10cmH$_2$O 为宜,如波动幅度过大,提示残腔过大或肺膨胀不全;咳嗽时无波动为引流管堵塞;水柱负压不能维持或有气体排出,考虑有肺、胸壁、管道等处漏气;水柱不断上升,可能在胸腔引流管近端有"活瓣"形成。如一般状态下,呼吸有大量气体排出,提示有漏气;呼吸时无气泡逸出而咳嗽时出现,提示余气未排尽。以上情况均应及时处理。瓶打破或接头滑脱时,要立即夹闭或反折近胸腔的引流管。

6. 掌握拔管的有效指征 48~72 小时后,引流量明显减少且颜色变淡;患儿无呼吸困难,X 线示肺膨胀良好,无漏气,可考虑拔出引流管。在吸气末协助医生迅速拔管,并立即用凡士林纱布和厚敷料封闭胸壁伤口并包扎固定。拔管后 24 小时内应密切观察患儿是否有胸闷、呼吸困难、发绀、切口漏气、渗液、出血和皮下气肿等,若发现异常及时通知医生处理。

四、操作并发症及处理

1. 胸膜反应

(1)临床表现:穿刺或置管过程中或置管后出现头晕、气促、心悸、面色苍白、血压下降等表现。

(2)处理:应立即停止操作,平卧,吸氧,皮下注射 0.1% 肾上腺素 0.3~0.5ml。

2. 出血

(1)临床表现:多为引流管、插管口有鲜血流出,重者呈失血性休克表现。复查胸片见肋膈角变钝或消失,胸腔积血。

(2)处理:局部换药加压处理,如出现低血压、出血性休克,需要输血、输液,甚至行胸腔镜检查或开胸探查止血。

3. 引流不畅或皮下气肿、积液

(1)临床表现:多由于插管的深度不够或固定不牢致使引流管或其侧孔位于胸壁软组织中,或引流管被凝血块、纤维素条索堵塞。引流管连接不牢,大量漏气也可造成皮下气肿。

(2)处理:调整引流管位置甚至重新置管,或胸带加压包扎。

4. 复张性肺水肿

(1)临床表现:对于肺萎陷时间较长者,大量排出积气或积液后,受压肺泡快速复张后引起复张性肺水肿,突然出现气促、咳泡沫痰等表现。

(2)处理:置管后排放气体或液体速度不能过快,交替关闭、开放引流管,可预防肺水肿及纵隔摆动的发生。治疗以限制液体入量、利尿为主,必要时可使用小剂量激素处理。

5. 重要脏器损伤

（1）临床表现:穿刺过于暴力、胸腔粘连可能致肺损伤;穿刺置管部位选择过低,可能有损伤肝、脾、膈肌的危险。

（2）处理:尽量避免暴力置管操作,胸腔粘连者经 B 超或 CT 引导下定位后置管,避免在肩胛下角线第 9 肋间和腋后线第 8 肋以下操作。

6. 气胸复发

（1）临床表现:拔管后再次出现胸闷、气促,查体患侧呼吸音减低,叩诊呈鼓音,复查 X 线胸片示患肺再次被压缩,一般是拔管时患儿屏气不佳、配合不好,气体自切口进入,或肺破口未能完全愈合,气胸再次发作所致。

（2）处理:气胸量少时可密切观察或胸膜腔穿刺排气,气胸量大时需再次置管引流。

7. 引流口排液

（1）临床表现:引流口渗血、渗液,多由于胸腔内残留少许积液自切口溢出。

（2）处理:无需特殊处理,予加压包扎即可。同时纠正可能合并的心力衰竭、肝肾功能不全等引起胸腔积液的原因。

8. 引流管脱落

（1）临床表现:引流管自胸壁口脱出,多由于引流管牵拉或患儿哭闹、烦躁不安引起,患儿可能出现气促、呼吸困难的表现。

（2）处理:若引流管从胸腔滑脱应立即用手捏闭伤口处皮肤,消毒处理后,用凡士林纱布封闭伤口,并协助医生进一步处理。绝不可擅自将脱出的引流管再插入胸膜腔内,以免造成污染或损伤。

9. 其他并发症 包括心律失常、胸痛、伤口感染、愈合不佳、窦道形成等,予清创等对症处理。

✎ **复习题**

---

1. 胸腔闭式引流拔管的有效指征有哪些?

答案:48~72 小时后,引流量明显减少且颜色变淡;患儿无呼吸困难,X 线示肺膨胀良好,无漏气,可考虑拔出引流管。在吸气末协助医生迅速拔管,并立即用凡士林纱布和厚敷料封闭胸壁伤口并包扎固定。拔管后 24 小时内应密切观察患儿是否有胸闷、呼吸困难、发绀、切口漏气、渗液、出血和皮下气肿等,若发现异常及时通知医生处理。

2. **若胸腔闭式引流管意外脱离应该如何处理?**

答案:若引流管从胸腔滑脱应立即用手捏闭伤口处皮肤,消毒处理后,用凡士林纱布封闭伤口,并协助医生进一步处理。绝不可擅自将脱出的引流管再插入胸膜腔内,以免造成污染或损伤。

（刁莉萍）

第十四节 造口袋的更换

1. 了解新生儿肠造口的适应证及分型。
2. 熟悉新生儿肠造口并发症的处理方法。
3. 掌握新生儿肠造口袋更换的步骤及方法。

新生儿肠造口术是抢救肛肠先天性畸形、肠坏死合并休克以及腹腔广泛感染所致肠穿孔、先天性巨结肠不能Ⅰ期根治手术患儿而进行的暂时性粪便改流术,是挽救患儿生命、为疾病根治提供前提基础的重要手段。造口术改变了新生儿粪便排出体外的方式,将肠管的一端或两端引出到体表以形成一个开口,或者形成一个袢,用于排泄粪便、减轻肠梗阻、保护远端肠道口的吻合或损伤、促进肠疾病的痊愈、肠道减压等。

新生儿肠造口可分为小肠造口和结肠造口。小肠造口因位置不同,分为十二指肠造口、空肠造口和回肠造口;结肠造口分为升结肠造口、横结肠造口、降结肠造口和乙状结肠造口。造口的类型依据病变的部位及手术性质有所不同,各种造口的做法也依照疾病性质及手术而异。常见有袢式造口、分离造口、单腔造口和双腔造口(图 10-14-1)。

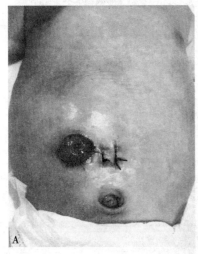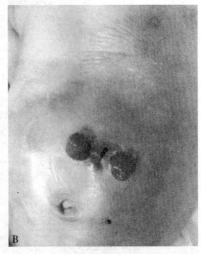

图 10-14-1 造口
A. 单腔造口;B. 双腔造口

一、操作目的及意义

1. 新生儿肠造口手术中大部分是紧急手术,肠造口也均为临时性治疗措施,使用造口袋可保证患儿基本生存需要。

2. 及时观察肠造口及周围皮肤情况,发现问题及时采取有效措施。

3. 集中收集患儿粪便,穿着衣物后外观与其他小儿无异,避免因肠造口带给患儿及家属心理负担。

二、操作步骤

1. 操作准备

(1)护士准备:洗手,戴口罩,查对患儿信息。

(2)物品准备:造口袋、封口条、皮肤保护膜、造口护肤粉、弯剪、生理盐水(清水)、棉球、棉签。

(3)患儿准备:协助患儿取仰卧位。

(4)环境准备:消毒辐射保暖台,预热。

2. 操作方法(图10-14-2)

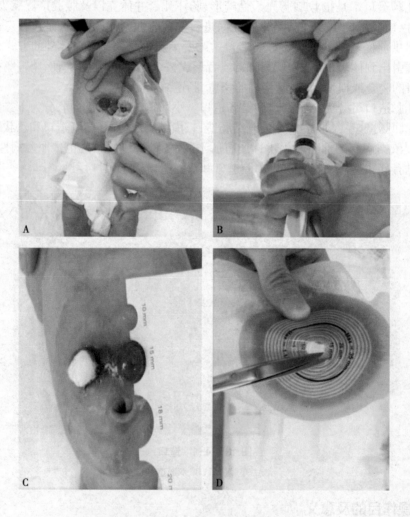

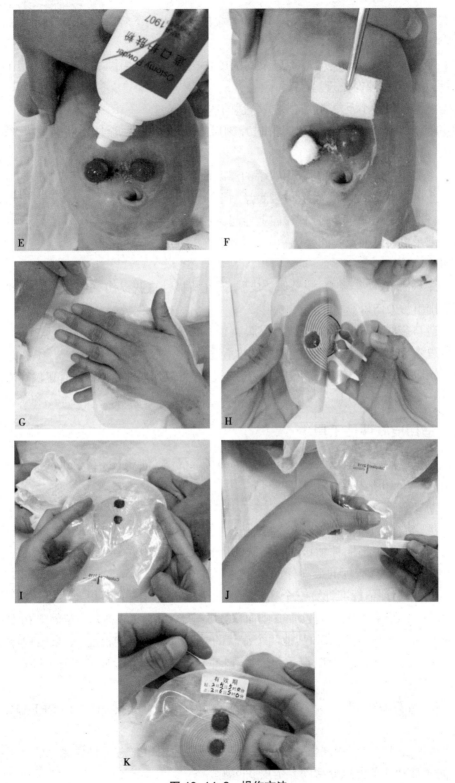

图 10-14-2　操作方法

A. 揭除造口袋底盘；B. 清洁造口及周围皮肤；C. 测量造口大小；D. 剪裁造口袋底盘；E. 均匀涂抹造口粉；F. 涂抹皮肤保护膜；
G. 手心预热底盘；H. 除去造口袋底盘保护纸；I. 造口袋底盘贴于造瘘口；J. 封闭造口袋尾端；K. 记录更换日期及时间

（1）一只手按住腹部皮肤，另一只手小心缓慢地由上向下轻柔揭除造口袋底盘，并仔细观察内容物的情况。

（2）生理盐水或清水清洁造瘘口及周围皮肤。评估造口周围皮肤情况（表10-14-1）。做好记录，发现问题及时处理。

（3）根据瘘口大小及个数测量裁剪合适的造口袋底盘。

（4）将造口粉均匀涂抹于造口周围，片刻后清除多余粉末，涂抹皮肤保护膜，待干后形成一层无色透明的保护膜。

（5）将造口袋放于双手手心，用双手的温度预热底盘，可使造口袋底盘黏胶与皮肤更贴合。除去造口袋底盘保护纸，将造口袋底盘贴于造瘘口位置。

（6）将造口袋尾端包裹封口条，向上卷起，关闭夹子两端。

（7）记录更换日期及时间。

3. 操作评价

（1）注意保暖，动作轻柔，注意保护皮肤，防止机械性皮肤损伤，更换造口袋要注意防止袋内容物排出污染伤口。

（2）造口袋底盘开口应大于造口黏膜直径1~2mm，过大粪便易刺激皮肤引起皮炎，过小则底盘边缘与造口黏膜摩擦将会导致患儿不适，甚至黏膜出血。

（3）衣服、新生儿尿布不可将造口袋包得过紧，可以用腹带包裹腹部，建议穿着连体衣服，避免裤子腰带压迫造口。

三、造口皮肤评估工具

DET评分包括：D-颜色改变，discolouration；E-浸渍/溃疡，erosion/ulcerate；T-组织增生，tissue over growth（表10-14-1）。

使用方法：

第一步：检查造口周围的皮肤（不是黏膜）及根据以下DET（D-变色、E-侵蚀、T-组织增生）三个症状的描述，评估该部位皮肤的情况。每个症状的最高分值：受影响面积的大小最高分是3分，严重程度的最高分是2分。

第二步：根据评估标准计算三个症状中每一个症状受影响的面积大小和分数。如受访者的皮肤没有变色说明皮肤是健康的，则面积分数等于0和DET总分一定等于0；如受访者的皮肤有变色，评估这个症状和其他两个症状的受累面积和严重程度；如果面积评分是0，不管是侵蚀还是组织增生症状，严重程度得分将同样自动计为0；对每一个症状分别计算单项总分。

第三步：计算DET总分。将每个症状所得的单项总分加起来，计算出DET总分（最高分15分）。

每次做评估时都要应用评估系统中每个评估的描述。DET总分提供总体的严重程度信息，同时每个症状的单项总分帮助界定皮肤问题。

注意：在大面积轻度损伤的范围内有一小部分属于严重损伤时，不管损伤的部分有多小，都应该按照最高的严重程度计分。

表 10-14-1　造口皮肤 DET 评估表

症状 1：D- 变色					得分
皮肤变色的面积（包括受侵蚀及组织增生部分）	**0分** 造口周围皮肤正常（凭肉眼观察，没有发现任何表皮上的改变或损伤） 如变色面积得分为0分，症状1得分肯定是0+0，则DET总分肯定是0+0 由于这一限制，DET得分不可能为1分	**1分** 底盘覆盖下的造口周围皮肤变色的面积 <25% 请再评估其严重程度	**2分** 底盘覆盖下的造口周围皮肤变色的面积在25%~50% 请再评估其严重程度	**3分** 底盘覆盖下的造口周围皮肤变色的面积 >50% 请再评估其严重程度	
症状 1：D- 变色 皮肤变色的严重程度		**1分** 造口周围皮肤有颜色改变	**2分** 造口周围皮肤颜色改变并伴有并发症，如疼痛、发光、硬结感、发热、发痒或烧灼感等		
症状 2：E- 侵蚀					
侵蚀/溃疡的面积	**0分** 没有侵蚀 如侵蚀面积得分是0分，则症状2得分一定是0+0	**1分** 底盘覆盖下的造口周围皮肤被侵蚀的面积 <25% 请再评估其严重程度	**2分** 底盘覆盖下的造口周围皮肤被侵蚀的面积在25%~50% 请再评估其严重程度	**3分** 底盘覆盖下的造口周围皮肤被侵蚀的面积 >50% 请再评估其严重程度	
症状 2：E- 侵蚀 侵蚀/溃疡的严重程度		**1分** 损伤累及表皮	**2分** 损伤累及真皮层并伴有并发症（潮湿、渗血或溃疡）		
症状 3：T- 组织增生					
组织增生的面积	**0分** 没有组织增生 如组织增生的面积得分是0分，则症状3的总分一定是0+0	**1分** 底盘覆盖下的造口周围皮肤组织增生的面积 <25% 请再评估其严重程度	**2分** 底盘覆盖下的造口周围皮肤组织增生的面积在25%~50% 请再评估其严重程度	**3分** 底盘覆盖下的造口周围皮肤组织增生的面积 >50% 请再评估其严重程度	
症状 3：T- 组织增生 组织增生的严重程度		**1分** 皮肤表面有高出的组织	**2分** 皮肤表面有高出的组织并伴有并发症（出血、疼痛、潮湿）		
			总分		

四、操作并发症及处理

1. 伤口污染

（1）临床表现：排泄物污染伤口。

（2）处理：造口旁有伤口者，以无菌生理盐水棉球清洗伤口。清洗时少量渗血属于正常,只需用棉球轻按渗血点即可,也可撒造口粉止血。

2. 出血

(1)临床表现:肠管表面出血。

(2)处理:应避免刺激造口,用清洁棉球按压造口渗血处,出血就会停止。下次清洗时,只要动作轻点,这个情况便可避免。如果发现是造口内部出血,而造口又有不寻常表现时,则需找医生检查。

3. 皮肤造口黏膜分离

(1)临床表现:皮肤与造口分离形成开放性伤口。

(2)处理:用生理盐水棉球清洗伤口及造口皮肤,皮肤黏膜分离处可以填充清创胶或藻酸盐银离子敷料,水胶体敷料外敷,再以透明贴膜加固,最后涂上防漏膏,粘贴造口袋。可每2~3天换药一次,如有渗漏及时更换。

4. 造口脱垂

(1)临床表现:肠管脱出于腹壁,常见于横结肠造口,经常无疼痛感。

(2)处理:①避免造成腹压太大;如患儿剧烈哭闹,需及时给予有效安抚;②及时通知医生,密切观察造口黏膜颜色的改变,出现黏膜颜色发黑、发紫,需要立即请医生处理,进行手法复位,用生理食盐水纱布盖住,顺势缓慢将造口推回腹腔;③造口袋底盘开口按照口基底大小裁剪,并剪成放射状,以预防脱垂时底盘开口嵌顿造口。

5. 造口回缩

(1)临床表现:肠造口凹陷于皮肤表面或低于腹壁皮肤。

(2)处理:①加强造口周边皮肤保护,如使用保护膜或水胶体敷料,应用防漏膏垫高造口边缘;②造口袋底盘大小以造口基底裁剪并剪成放射状凸面造口袋;③注意术后婴儿体重增长不宜过快。

6. 造口狭窄

(1)临床表现:外观皮肤开口缩小看不见黏膜,指诊时造口呈现紧缩或狭窄,粪便流出形状细、不成形;排便困难、腹胀、常有便秘现象,导致原因包括手术原因;造口黏膜受损;瘢痕组织形成等。

(2)处理:①手指或扩肛器扩张开口处;②服用软便剂;③放置引流管;④灌肠;⑤出现梗阻者需要手术矫正。

7. 造口与脐孔相邻

(1)临床表现:造口与脐孔相邻,造成脐孔难以保持干燥,哭闹时脐孔突出也使得造口袋容易渗漏。

(2)处理:①使用水胶体敷料或透明薄膜覆盖脐孔;②选择合适的造口袋,修剪造口袋底盘,使肚脐残端能暴露出来。

✎复习题

1. 哪些可行措施可帮助造口袋粘贴的更牢固?

答案:(1)造口附属产品的正确使用。使用造口护肤粉时,涂薄薄一层,等待片刻,涂皮肤保护膜,不等保护膜完全干透时粘贴造口袋;造口袋底盘放于手心温热后再粘贴于腹部造口处,黏性更好。

（2）粘贴造口袋底盘时可刺激患儿啼哭,使腹部张力增高,粘贴腹部部位有支撑力,粘贴更加牢固。

2. 造口袋底盘粘贴处皮肤破损、出血,该如何处理?

答案:根据造口皮肤评估工具 DET 评估表评估。更换造口袋时手法轻柔,撕除造口袋底盘时可先将底盘浸湿,生理盐水冲洗腹部皮肤,待干后碘伏消毒,待干,再用生理盐水冲洗掉碘伏,待干,涂以造口护肤粉,再涂皮肤保护膜,再涂造口护肤粉及皮肤保护膜,由此形成"三明治"结构,对破损皮肤多层保护后再粘贴造口袋。

3. 案例分析:患儿 40 周,因肛门闭锁行横结肠双腔造瘘术,术后第 7 天,患儿造口周围皮肤与肠管分离,肠管周围形成宽度约为 0.5cm 的分离伤口,在更换造口袋时,该如何处理?

答案:患儿肠造口发生了皮肤黏膜分离。给予生理盐水充分冲洗肠造口周围皮肤,尤其分离伤口的凹陷处,彻底清洗,待干或以无菌纱布蘸干,涂以清创胶,填充藻酸盐银离子敷料,外敷水胶体敷料,使其形成密闭的湿性愈合环境,再常规更换造口袋。

（张英娜）

第十五节　常用仪器设备的使用与维护

教学大纲

1. 了解婴儿辐射保暖台的操作目的及意义;婴儿培育箱的操作目的及意义;注射泵概念;输液泵概念;无创呼吸机的操作目的及意义;有创呼吸机的操作目的及意义;蓝光灯的种类;T- 组合复苏器的概述;一氧化氮治疗仪工作的原理;连续性肾脏替代治疗的原理。

2. 熟悉婴儿辐射保暖台的操作常见问题;婴儿培育箱的操作常见问题;注射泵各个部位的名称;心电监护仪的操作目的及意义;无创呼吸机的操作常见问题;有创呼吸机的操作常见问题;蓝光灯使用的目的和意义;T- 组合复苏器的注意事项;一氧化氮治疗仪及呼吸机管路的连接。

3. 掌握婴儿辐射保暖台的操作方法及注意事项;婴儿培育箱的操作方法及注意事项;微量泵的操作步骤、常见问题及处理;输液泵的操作步骤、操作常见问题及处理;心电监护仪的操作步骤、操作常见问题及处理;无创呼吸机的操作方法及注意事项;有创呼吸机的操作方法及注意事项;蓝光灯操作的注意事项;T- 组合复苏器的操作步骤;一氧化氮治疗仪的开关机流程;进行床旁连续性肾脏替代治疗时的常见并发症及处理;连续性肾脏替代治疗仪器各管路连接方法及设备维护。

一、婴儿辐射保暖台使用方法

婴儿辐射保暖台又称新生儿抢救台。它能在敞开的环境中通过远红外辐射方式给婴儿提供热能,可以通过自动控制,调节辐照强度,使婴儿的皮肤温度保持在设定值（图 10-15-1,图 10-15-2 ）。

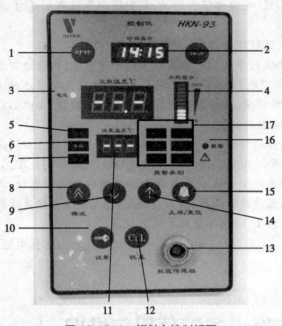

图 10-15-1　辐射台控制板面

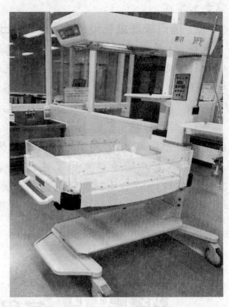

图 10-15-2　婴儿辐射保暖台

1. 时间设置键；2. 时间显示窗；3. 电源指示灯；4. 加热指示灯；
5. 预热模式指示灯；6. 手控模式指示灯；7. 肤温模式指示灯；
8. 模式设置键；9. 减键；10. 键盘锁键；11. 设置温度显示窗；
12. 校正键；13. 肤温传感器插座；14. 加键；15. 止闸／复位键；
16. 报警指示灯；17. 报警类别显示窗

（一）操作目的及意义

1. 快速复温、保暖。
2. 便于新生儿敞开式的医疗护理操作或抢救。

（二）操作步骤

1. 操作准备

（1）护士准备：详细了解患儿胎龄、日龄、体重、病情及体温等。

（2）物品准备：婴儿辐射保暖台、床单。

（3）患儿准备：脱去衣物、更换纸尿裤。

2. 操作方法

（1）洗手、戴口罩。

（2）检查婴儿辐射保暖台清洁度、消毒日期、挡板及脚轮等安全性能。

（3）接通电源，开启总电源开关及温控仪电源开关，控制仪出现一声短促"嘀"的鸣叫声，所有显示器发亮，设备进行系统自检，持续时间约为 5 秒。

（4）预热保暖台：①使用手控模式：按下"键盘锁"→"模式"进入"手控"，根据患儿要求，按加键或减键设置加热输出比例；②使用肤温模式：正确连接肤温传感器，将肤温传感器放置在床中心位置。

（5）待床垫表面温度达到适当温度,脱去患儿衣物,将患儿置于辐射台上正中央。

（6）根据患儿的日龄及体重设定"设置温度"。

（7）将肤温传感器头部的金属面固定在患儿剑突与脐部连线的中点处。

（8）拉上四周挡板,摇动床倾角操纵柄,观察记录床温,并做好交接班。

（9）操作完毕或患儿体温达到预计温度,轻轻撤下固定在患儿腹部的肤温传感器。

（10）用包被包裹好患儿,将患儿抱入暖箱中,脱去患儿包被。

（11）使用完毕终末消毒,拆卸婴儿辐射保暖台,取出床垫,并将床套从床垫中取出→取出婴儿床→取出4块有机玻璃挡板→取出X线拍片板,使用含有效氯500mg/L的湿润毛巾或一次性医用消毒巾擦拭床体表面、有机玻璃挡板内外两个侧面,30分钟后清水毛巾擦拭干净。

（三）注意事项

1. 手控模式是辐射保暖台按设定的加热比例固定输出热量的模式,该模式预期用于对患儿作短时处理、急救或低体温的复温,该模式下不受肤温传感器所测得的肤温温度控制,因此要密切注意患儿体温的波动。

2. 肤温模式是一种使患儿皮肤温度自动维持在设定温度值的运行模式,该模式预期用于保持患儿的体温。为了确保患儿安全,一般情况下推荐使用肤温模式。

3. 使用肤温模式时,必须确保肤温传感器的探头与患儿皮肤可靠接触,为了使探头与患儿皮肤可靠接触,应辅助使用医用胶带予以固定;与患儿皮肤接触的部分应为探头的金属表面部分,在固定肤温传感器探头之前,先使用酒精或温水擦净探头的金属表面以及安置点的皮肤,以去除可能存在的污垢或油渍。

4. 如患儿是仰卧位,应将探头放置于患儿腹部剑突和肚脐之间。

5. 有机玻璃挡板被翻下时,不能让患儿处于无人照看的状态,否则患儿有坠床的危险。

6. 为防止偶然移动造成的患儿伤害,使用期间的保暖台须锁紧脚轮。

7. 为避免婴儿辐射保暖台有机玻璃挡板出现银丝裂纹,不能使用酒精、丙酮或其他有机溶液进行清洁;也不能让其处于紫外线的直接辐照之下。

（四）操作常见问题

1. **断电报警** 无电源供给时,断电报警启动,断电报警指示灯闪烁显示,设备发出连续的报警声。

2. **传感器报警** 肤温传感器内部的温度检测探头或用于超温检测的温度探头发生短路或断路故障,或未与保暖台连接时,传感器报警启动,传感器报警指示灯闪烁显示,设备发出连续的报警声。

3. **超温报警** 肤温模式下,肤温传感器测得的温度大于38.5℃时,超温报警启动,超温报警指示灯闪烁显示,设备发出连续的报警声。

4. **偏差报警**

（1）上偏差报警:温度报警校验状态下,皮肤温度显示窗的皮肤温度高于设置值1℃时,偏差报警启动,偏差报警指示灯闪烁显示,设备发出连续的报警声。

（2）下偏差报警:温度报警校验状态下,皮肤温度显示窗的皮肤温度低于设置值1℃

时,偏差报警启动,偏差报警指示灯闪烁显示,设备发出连续的报警声。

5. **设置报警**　肤温模式下,当肤温传感器测得的温度始终低于设置温度3.5℃以上,约2分钟后设置报警启动,设置报警指示灯闪烁显示,设备发出连续的报警声。

6. **检查报警**　手控模式下,每隔15分钟,检查报警启动,检查报警指示灯闪烁显示,设备发出连续的报警声。

二、婴儿培育箱的使用与维护

婴儿培养箱是一个给婴儿提供温度和湿度适宜环境的新生儿医疗设备。在对新生儿、早产儿和病弱儿进行观察、培养和治疗的过程中,可减少其热量的散失及能量的过度消耗,使患儿的体温保持稳定,以提高未成熟儿的成活率,避免低体温造成的一系列不良后果,对降低婴儿死亡率起着重要的作用。

(一)操作目的及意义

为患儿提供一个空气洁净、温湿度适宜的独立的培养治疗环境。

(二)操作步骤

1. 操作准备

(1)护士准备:评估患儿日龄、出生体重及体温。

(2)物品准备:婴儿培育箱、蒸馏水、布床单、一次性中单、护理记录单。

(3)患儿准备:脱去衣物,更换纸尿裤。

2. 操作方法

(1)洗手、戴口罩。

(2)检查婴儿培育箱消毒日期及性能。

(3)将蒸馏水加入婴儿培育箱水槽中1/2~2/3位置,固定婴儿培育箱轮子。

(4)接通电源,打开开关,检查婴儿培育箱工作情况,确认所有的显示器和指示灯变亮,且婴儿培育箱风机无噪音(图10-15-3)。

(5)将已消毒的布床单平整铺在婴儿培育箱床垫上。

(6)根据患儿的日龄及体重设定婴儿培育箱温度及湿度(表10-15-1),预热。

(7)打开婴儿培育箱门,核对患儿信息,脱去患儿衣物,将患儿抱入婴儿培育箱中,关闭婴儿培育箱门。

(8)再次检查婴儿培育箱各门均处于关闭状态。

(9)定时测量患儿体温,根据体温调节箱温,并做好记录。

(10)患儿抱出婴儿培育箱时,打开婴儿培育箱门,为患儿包裹包被,将患儿抱出婴儿培育箱,关闭婴儿培育箱电源,拔除电源线。

(11)使用完毕终末消毒,用含有效氯500mg/L的消毒液擦拭培育箱恒温罩、水槽、婴儿床、空气过滤器及空气循环系统箱体的内外侧面;使用含有效氯500mg/L的消毒液浸泡水箱、密封条、操作窗垫圈、旋转窗套、窗塑料套30分钟,用清水擦拭暖箱内外及各部件,最后用干毛巾进行擦拭,臭氧消毒30分钟后悬挂消毒标志,防尘罩遮盖,推入仪器室存放备用。

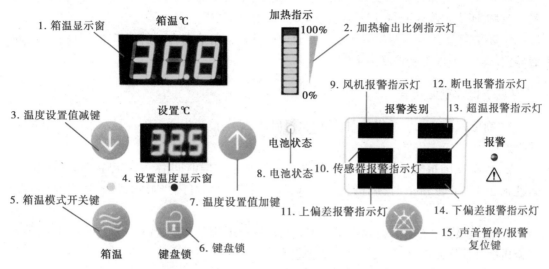

图 10-15-3　婴儿培育箱控制板面

1. 箱温显示窗；2. 加热输出比例指示灯；3. 温度设置值减键；4. 设置温度显示窗；5. 箱温模式开关键；6. 键盘锁；7. 温度设置值加键；8. 电池状态；9. 风机报警指示灯；10. 传感器报警指示灯；11. 上偏差报警指示灯；12. 断电报警指示灯；13. 超温报警指示灯；14. 下偏差报警指示灯；15. 声音暂停 / 报警复位键

表 10-15-1　婴儿培育箱温湿度调节

日龄	体重≥1 500g		体重 <1 500g	
	箱内温度	箱内湿度	箱内温度	箱内湿度
0 天	35℃	90%	35℃	100%
5 天	35℃	80%	35℃	90%
10 天	33℃	70%	34℃	80%
20 天	33℃	65%	33℃	70%
30 天	32℃	55%~65%	32℃	65%

（三）注意事项

1. 按照患儿体重及生后日龄正确设置婴儿培育箱温度。严密监测患儿体温变化,结合患儿自身情况调节婴儿培育箱温度。

2. 使用中的培育箱,水槽中的水需每天更换一次;箱体每天擦拭一次,如培育箱未被患儿血液、体液所污染且为非感染患儿使用,每天使用清水擦拭一次即可,反之,应使用含有效氯 250mg/L 消毒液或一次性医用双链季铵盐消毒巾进行擦拭消毒;使用中的培育箱应每 7 天更换一次,进行终末消毒,对于消毒后未使用的培育箱应每 7 天进行臭氧消毒一次。

3. 为避免培育箱出现裂纹,不能使用酒精等有机溶剂清洁恒温罩,也不能使其处于紫外线的直接辐照之下。

4. 清洁后将部件重新安装进暖箱中,安装时要注意部件放置的位置、方向、旋钮须锁紧,密封条四周须确保密封,以免床面受热不均匀。

5. 不能将婴儿培养箱放置于阳光直射或有其他辐射热源存在的场所中,以防止热辐射而导致培养箱温度不受控制的上升。

(四)操作常见问题

1. **断电报警**　无电源供给时,断电报警启动,断电报警指示灯闪烁显示,设备发出连续的报警声。

2. **风机故障报警**　婴儿培育箱的循环风道堵塞一段时间后,风机停止转动时或风机转速低于1 000转/min时,风机报警启动,风机报警指示灯闪烁显示,设备发出连续的报警声。

3. **偏差报警**　箱温传感器测得的温度与设置温度相差大于3℃时,偏差报警启动,偏差报警指示灯闪烁显示,设备发出连续的报警声。

三、注射泵的使用与维护

注射泵是一种新型泵力仪器,可供微量静脉给药,具有操作简单、定时、精确、流速稳定、易于调节、小巧便携的优点(图10-15-4),在危重患儿抢救及新生儿已普遍应用,不仅提高了工作效率,还解决了患儿因客观因素导致输液速度改变的难题。

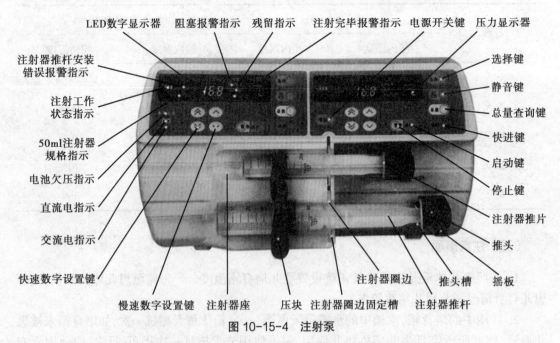

图 10-15-4　注射泵

(一)操作目的及意义

1. 精确、持续地输入药液。
2. 保持稳定、安全的输液速度。

（二）操作步骤

1. 操作准备

（1）护士准备：详细了解患儿病史、心功能、输液部位、输注药液及其作用、输注速度。

（2）物品准备：注射泵、治疗车、手消毒液、治疗盘、棉签、碘伏、输液泵管、头皮针、配制好的药品（用50ml注射器抽吸）、执行单。

（3）患儿准备：向患儿家属解释使用注射泵的目的及注意事项，并取得配合，备有通畅在位的静脉留置针。

2. 操作方法

（1）洗手、戴口罩。

（2）携用物至床旁。

（3）核对患儿床号、姓名。

（4）将注射泵妥善固定在输液架上，接通交流电源，长按"电源"键2秒开机。

（5）快速手消毒液消毒手部。

（6）将配有药液的注射器连接泵管、头皮针，排去空气。

（7）将注射器放入注射器座中，注意注射器圈边必须插入注射泵圈边固定槽内。

（8）捏紧推头及摇板，移动推头至注射器推杆尾部，将注射器推片卡入推头槽中，最后用压块压住注射器针筒。

（9）按下"快速数字设置""慢速数字设置"键，遵医嘱设置泵速，设置完毕后，连续按两次"快进"键，第二次按住不放，待头皮针排出1~2滴药液后松手。

（10）消毒患儿留置针肝素帽，将头皮针插入肝素帽并用胶布固定，打开留置针卡子。

（11）按下"启动"键，注射泵开始输注。

（12）协助患儿取舒适体位，整理床单位。

（13）在执行单上对应的输注液体处打钩签名、签时间。

（14）药液输注完毕，关闭注射泵。

（15）长按电源开关键2秒关机。

（16）洗手，摘口罩。

（17）消毒与维护：使用完毕，及时清除黏附在推进器、导轨上的药液、灰尘，使用含氯消毒溶液或含季铵盐类长效消毒擦巾擦拭输液泵表面，置于通风干燥处备用。

3. 操作评价

（1）注射泵输注过程无异常报警。

（2）药液按预计时间顺利输入。

（三）注意事项

1. 接交流电，按住电源开关键2秒后开机，注射泵进入自动检测程序检查注射泵各功能是否处于正常状态。充电时，先将电源开关关闭，然后才能充电；若在首次使用或长时间不用后重新使用时，先将电池充满电后再开始使用。

2. 输注药液时，按规范使用输液泵管：①持续输注药液时，每24小时更换输液泵管1次；②输注不同种药物时，需更换输液泵管；③输注避光药液时，需使用避光输液泵管；

④输注特殊药物时,需贴特殊标识。

3. 任何报警出现后,注射泵发出间断或连续报警声,相应的提示灯闪烁,此时应先按下"静音"键消除报警音,及时处理报警。①"管路堵塞"报警:检查泵管有无打折、是否被暖箱门挤压,患儿留置针是否肿胀、回血、渗液等;②"残留提示":此时注射器剩余药液约为1.5±0.8ml,按一次"暂停"键,继续输入剩余药液,同时准备下组待输药液;③"电池欠压"报警:检查电源线有无松脱或交流电源有无故障,及时插上或更换交流电源;④"电池电量耗尽"报警:此时电池耗尽,注射泵停止工作且发出连续声光报警,及时更换微量泵继续输入;⑤"输液完毕"报警:此时注射泵发出间断报警声,微量泵以0.5ml/h的速率进行输注,连续按两次"暂停"键停止药液输入,更换药液或进行封管。

4. 每月1次对注射泵进行开机检查,检查注射泵性能、流量、容量与堵塞压力测试,若更换重要部件、维修或对注射泵性能有怀疑时,应随时校准。

(四)操作常见问题及处理

1. **药物外渗** 处理:①做好患儿及家长的健康宣教;②使用微量注射泵前,先向家长说明注射泵的作用、使用方法、目的及注意事项,禁止自行调节;③输液过程中,指导家长正确观察输液部位,教会家属照顾静脉输液患儿的方法,尽量保持患儿安静,避免因患儿哭吵、躁动导致针头脱出或连接处脱落;④留置针穿刺部位避免潮湿。

2. **静脉回血处理不当** 处理:①微量注射泵放置高于穿刺部位。②当发现静脉回血时,勿直接挤压输液管道。③对给药速度要求不严的药物,回血量极少时可直接按快进键;若回血量较大时,可用10ml注射器抽取生理盐水接在针头上将回血推入。④对输注血管活性药物发生静脉回血时不能直接将回血推回,应及时更换延伸管并排净管内空气。

3. **使用方法不正确** 处理:①每名护士均应熟悉注射泵的性能,正确掌握使用方法和各键的设置,了解注意事项,对注射泵常见的问题及并发症有高度的认识并掌握其处理措施。②加强工作责任心,使用注射泵时应确认注射泵运转正常后方可离开。③更换药物或调整药物浓度时,应按医嘱及时、准确无误地调节速率。④熟悉所用药物的性质、剂量、用途。对于一些高危药物,如酚妥拉明等要求双人床头核对无误后方可输入。

4. **维护与保养不当** 处理:①科室定时请相关技术人员对注射泵进行保养及检测,确保机器的运作正常;②对注射泵进行操作时,勿用湿手接触电源插头,存放时避免阳光直射或在强光直射下使用;③发现故障及时送医学工程科维修。

5. **药液残留导致药量不准** 处理:针对输液完毕延伸管内药液残留的问题,常规采用生理盐水冲管,遵医嘱予10ml生理盐水按药液输注速度冲管后拔针,避免药液浪费及药量不准。

四、输液泵的使用与维护

输液泵是一种能够准确控制输液滴数和输液流速的精密仪器,保证药物能够速度均匀、药量准确并且安全地进入患儿体内,减少了输液速度过快带来的并发症,用于婴幼儿药液输注及危重患儿的抢救治疗。

（一）操作目的及意义

1. 精确、匀速、持续地输入药液。
2. 保持稳定、安全的输液速度，减少输液并发症的发生。

（二）操作步骤

1. 操作准备

（1）护士准备：详细了解患儿病史、心功能、输液部位、输注药液及其作用、输注速度。

（2）物品准备：性能良好的输液泵、治疗车、手消毒液、治疗盘、棉签、碘伏、输液器、所配制药液、执行单。

（3）患儿准备：备有通畅在位的静脉留置针。

2. 操作方法（图 10-15-5）

（1）洗手，戴口罩。

（2）携用物至床旁。

（3）核对患儿床号、姓名。

（4）将输液泵妥善固定在输液架上，接通交流电源。

（5）手消毒液消毒手部。

（6）消毒液体瓶口，打开输液器，将针头插入输液瓶口内，挂置在输液架上，排净输液器内空气至针头 1/2~2/3 处，关闭输液器水止。

（7）向上拉锁柄，打开泵门，按输液方向指示将输液器嵌入动力盒定位槽中并卡入超声传感器槽内。

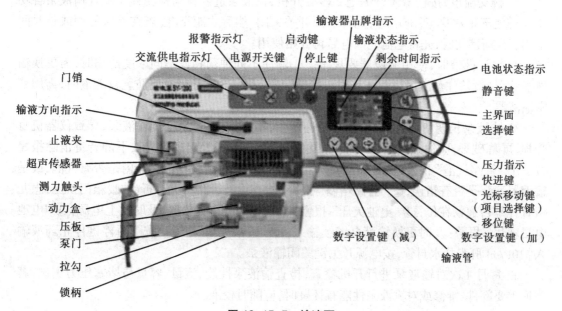

图 10-15-5　输液泵

（8）向上提起锁柄,将拉钩扣住门销向下压锁柄关闭泵门,打开输液器水止。

（9）长按电源开关键2秒开机。

（10）在主界面按"光标移动"键移动光标至输液器品牌指示处,按"数字设置"键选择使用的输液器品牌名称或序号,按"光标移动"键至"确认"二字,再按"选择"键。

（11）在主界面按"光标移动"键移动光标至速率的数字上,按"移位"键选择数位,按"数字设置加减"键改变数字大小,遵医嘱设置速率,按"光标移动"键移动光标至"确认"二字,再按"选择"键。

（12）同样方法设置输液量或输液时间。

（13）连续按两次"快进"键,第二次按住不放,排尽管内空气直至针头滴出1~2滴药液后松手。

（14）消毒患儿留置针肝素帽,将头皮针插入肝素帽并用胶布固定,打开留置针卡子。

（15）按下"启动"键,输液泵开始输注。

（16）协助患儿取舒适体位,整理床单位。

（17）执行单上打钩签名签时间。

（18）药液输注完毕,关闭输液器水止。

（19）长按电源开关键2秒关机,向上拉锁柄,打开泵门,撤下输液器,关闭泵门。

（20）10U/ml肝素盐水对留置针进行封管,封闭夹子,拔除头皮针。

（21）协助患儿取舒适体位,整理床单位。

（22）洗手,摘口罩。

（23）消毒与维护:使用完毕,及时清除黏附在推进器、导轨上的药液、灰尘,使用含氯消毒溶液或含季铵盐类长效消毒擦巾擦拭输液泵表面,置于通风干燥处备用。

（三）注意事项

1. 接交流电,按住电源开关键2秒后开机,输液泵进入自动检测程序检查输液泵各功能是否处于正常状态;充电时,先将电源开关关闭,然后才能充电;若在首次使用或长时间不用后重新使用时,先将电池充满电后再开始使用。

2. 输注药液时,使用输液器要规范。①输注不同种药物或不同浓度药物时,需更换输液器;②持续输注药液时,每24小时更换输液器一次;③输注带有脂肪乳营养液时,需用精密输液器。

3. 输液泵长期使用后,滑轮会有锈迹产生,不好推动,容易推倒输液泵,导致仪器机身受损、屏幕破裂,应加强仪器定期维护,更换滑轮,任何报警出现后先按下静音键消除报警音。①"管路气泡"报警:关上输液器水止,打开泵门,重新检查输液器内是否有气泡,或是输液器安装是否有错误;②"管路堵塞"报警:检查输液管路有无打折、被暖箱门挤压,患儿留置针是否通畅在位;③"电池欠压"报警:检查电源线有无松脱,及时插上电源;④"电池电量耗尽"报警:及时更换输液泵继续输入;⑤"输液完毕"报警:按下暂停键停止药液输入,10U/ml肝素盐水封管,按电源开关键关闭输液泵。

4. 每月1次对输液泵进行开机检查,检查输液泵性能、流量、容量与堵塞压力测试,若更换重要部件、维修或对输液泵性能有怀疑时,应随时校准。

（四）操作常见问题及处理

1. 药物外渗 处理：

（1）做好患儿及家长的健康宣教。

（2）使用输液泵前，先向家长说明注射泵的作用、使用方法、目的及注意事项，禁止自行调节。

（3）输液过程中，指导家长正确观察输液部位，教会家属照顾静脉输液患儿的方法，尽量保持患儿安静，避免因患儿哭吵、躁动导致针头脱出或连接处脱落。

（4）留置针穿刺部位避免潮湿。

2. 静脉回血处理不当 处理：

（1）输液泵放置高于穿刺部位。

（2）当发现静脉回血时，勿直接挤压输液管道。

（3）对给药速度要求不严的药物，回血量极少时，可直接按快进键；若回血量较大时，可用10ml注射器抽取生理盐水接在针头上将回血推入。

（4）对输注血管活性药物发生静脉回血时不能直接将回血推回，应及时更换延伸管并排净管内空气。

3. 使用与管理不规范 处理：

（1）对于新入职的护士由年资高的护士一对一带教，使其了解输液泵相关知识，并能熟练、准确及安全使用。

（2）对输液泵的使用人员进行不定期培训与考核，包括输液泵的工作原理、操作规程、使用过程中出现的故障、报警排除方法及维护保养方法等。

（3）参考设备使用说明，制作设备使用手册或者简明操作规程，悬挂于相应输液泵上，方便临床使用时查阅或参照。

（4）科室应建立"医疗设备使用管理登记本"，由专人负责登记使用、维修信息等。

4. 维护与保养不当 处理：

（1）设定专人负责设备的维修与保养，定期送医学工程科对输液泵的各项技术参数进行维修校准，更换易损易耗件，做好维护保养记录。

（2）防止任何固体微粒进入输液泵体。

（3）输液泵的工作压力不要超过规定的最高压力，否则会使高压密封环变形，产生漏液。

（4）输液泵的保存：①使用时传感器插头要插紧，否则导致不能正常工作，不用时要放到输液泵顶部的座上将其锁定，避免移动存放时碰坏；②对输液泵进行操作时勿用湿手接触电源插头，存放时避免阳光直射或强光直射下使用。

五、心电监护

心电监护是通过心电监护导线连接到患儿身上从而实现动态、连续监测患儿生命体征的方法。通过此方法可以实时、动态、连续地监测患儿的心电图、血压、呼吸、经皮血氧饱和度，适用于危重症患儿。

（一）操作目的及意义

1. 直观、实时、快速地监测患儿各项生命指征的变化。
2. 为医护人员提供患儿病情变化的客观数据。
3. 提高临床工作的预见性和抢救成功率。

（二）操作步骤

1. 操作准备

（1）护士准备：着装整齐，评估患儿胸前区皮肤有无破溃、疖肿、瘢痕；评估床旁以及病房有无电磁波干扰。

（2）物品准备：心电监护仪、电源线、相应模块的连接导线、适合的血压袖带、血氧饱和度监测接头、与患儿体型合适的电极片。

（3）患儿准备：患儿保持安静。家属已了解操作目的及其可能造成相应的并发症，并积极配合。

2. 操作方法

（1）洗手，戴口罩。

（2）携用物至床旁，核对患儿信息。将监护仪各插件紧密接于显示器右侧，将电源线两端与监护仪和电源连接，打开显示器开关。

（3）调节屏幕选择 NSR 模式，检查监护仪性能，心电波形设置为Ⅱ导联，根据患儿胎龄、病情等设置各监测项目上下报警线。

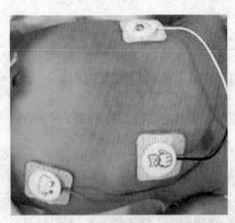

图 10-15-6　电极片粘贴部位

（4）将患儿置于平卧位，将电极片贴于胸前皮肤完好处（图 10-15-6），正电极位于左锁骨下第 2 肋间（黑），负电极位于右锁骨下第 2 肋间（白），接地电极可放于左锁骨下第 5 肋间（红）。

（5）连接心电导线，屏幕显示心电波形和呼吸波形。

（6）连接经皮血氧饱和度接头与患儿四肢末端，屏幕显示经皮血氧饱和度及脉搏。

（7）测量血压，排尽袖带空气，缠绑袖带测血压。

（8）整理用物，洗手，在特护单上准确记录各项数值。

（三）注意事项

1. 将患儿平卧或半卧位。

2. 选择合适的电极片贴于胸腹部皮肤完整处。

3. 连接心电导联线，屏幕上显示心电波型。

（1）正确连接监护导联，正电极位于左锁骨下第 2 肋间（黑），负电极位于右锁骨下第 2 肋间（白），接地电极可放于左锁骨下第 5 肋间（常见于左胸大肌下）（红）。

（2）电极线不要从腋下引出，以免患儿翻身时拉脱电极扯断导线，影响病情观察。

（3）通常选用Ⅱ导联作为显示波型。

（4）测血压时将袖带绑至肘窝上 1~2 横指处，按开始键（表示即刻测量 1 次）。

（5）放置氧饱和度探头：①血压与氧饱和度探头不要放在同一肢体上，以免影响监护的效果；②每 2~4 小时更换一次探头位置，防止灼伤及压疮；③进行心电监护时，注意避免干扰所致的伪差，一有报警立即处理，以免延误病情。

4. 停止心电监护后，应及时将电极片去除，并擦除电极片粘贴痕迹。

5. 保持仪器外部清洁无尘，监护仪表面每天由主班以 250~500mg/L 有效氯消毒液擦拭，监护仪屏幕用无水酒精擦拭，电缆、传感器和仪器的所有附件每次使用后需用 250~500mg/L 有效氯消毒液擦拭，注意勿让液体流入仪器内部。

（四）操作常见问题及处理

1. 心电监测中的常见问题与处理

（1）常见问题：①电极位置放置不准确，电极脱落，电极、导联线、电线连接不良，导联线内导丝断裂，导致心电图波形无显示或显示不良；②电极粘贴处皮肤发红或水泡，患儿肌肉颤动、基线游走导致心电图人为干扰。

（2）处理：①若是导联线断裂则予更换导联线或联系器械修理组维修。②若是导联线没有断则是电极片脱落，予更换电极片，用 75% 的乙醇进行黏贴部位表面清洁，长时间监护的患儿应每天或隔天更换电极片，同时更换黏贴部位，防止长时间刺激同一部位引起局部皮肤损害。还可能是患儿本身的一些因素造成的，尽量让患儿保持平静，减少活动。

2. 呼吸监测中的常见问题与处理

（1）常见问题：呼吸参数异常或显示"–？""–0"等。

（2）处理：应检查电极放置是否妥当、是否脱落。电极安放很重要，同时应密切观察患儿病情变化，有无窒息、缺氧、呼吸不规则等，及时采取措施，以缓解患儿呼吸窘迫症状。

3. 血氧饱和度监测中的常见问题与处理

（1）常见问题：①传感器损坏或脱落，传感器位置不准确，患儿移动过度、躁动不安，患儿末梢循环不良、肢体温度过低，使氧饱和度探头测不到血氧饱和度和脉率值。②同侧手臂测量血压时，也会影响末梢循环而使测量值有误差；探头戴的时间过长影响血液循环，使测量精确度受影响。③血液中有染色剂、皮肤涂色或手指甲上涂有指甲油，也会影响测量精确度；由于患儿移动过度致氧饱和度迅速变化，信号强度游走不定。

（2）处理：①屏幕上无氧饱和度和脉率值时，使患儿肢体保持不动或将传感器移到活动少的肢体，对于意识模糊、烦躁的患儿适当使用约束带制动。患儿注意保暖，必要时更换传感器。②不在同一手指测量过长时间，尽可能每 1~2 小时更换一次手指部位，防止指端血液循环障碍引起青紫、红肿，避免在同侧手臂测量血压；③当出现血氧探头正常工作，而开机自检后探头内发出较暗红光或红光较亮且闪烁不定，需及时更换 SpO_2 探头或是延长线。④保持患儿指端清洁干燥。

4. 无创血压监测中的常见问题与处理

（1）常见问题：①袖带漏气、与袖带连接的管道接头漏气、袖带过松或过紧、管道打结、所选用的袖带过大或过小、袖带绑的位置不正确都是导致测量不准确的主要原因；②应使患儿被测肢体与心脏在同一水平线上,被测肢体在身体上方或下方均对血压测量结果有影响;③患儿肢体活动大、频率高,对血压测量结果都有一定的影响。

(2)处理:①选择正确的模式、大小合适的袖带,使用前认真检查袖带管路连接处是否漏气,有漏气及时更换袖带,将袖带管路整理好以防漏气或卡死。②绑袖带时应缠绕在患儿肘关节上1~2cm处,松紧适宜,可插入1个手指为宜,且与心脏处于同一水平位置,测量血压时尽量取平卧位,保持安静状态。③建议间隔6~8小时更换监测部位一次,防止连续监测同一部位,给患儿造成的不必要的皮肤损伤。

5. 误报警

(1)常见问题:由于各参数上下界限范围设置不合理,上限设置过低、下限设置过高均可出现频繁报警。

(2)处理:密切观察病情,根据患儿病情适当调节高低限报警值。报警值的设置一般为患儿基础生命体征的20%,对于生命体征在正常范围内的患儿,报警范围上下限的设置可按照正常值的上下限进行设置,异常生命体征可与医生沟通后根据病情设置合适的范围。

六、无创呼吸机的使用与维护

无创呼吸机使用法是指呼吸机通过与鼻塞或口鼻罩相连,为患儿提供有效机械通气的方法。此方法可以辅助患儿的自主呼吸运动,以达到肺内气体交换的功能,来提高肺泡通气能力,降低人体的消耗,以利于呼吸功能的恢复。适用于纠正低氧血症和高碳酸血症的患儿。

(一)操作目的及意义

1. 具有操作简便、迅速的优点,能有效、快速地纠正患儿的缺氧情况。
2. 可明显减少气管插管、气管切开的发生,避免其相应的并发症发生。
3. 减少患儿呼吸肌疲劳,减少患儿的痛苦。

(二)操作步骤

1. 操作准备

(1)护士准备:评估患儿病情。

(2)物品准备:无创呼吸机、呼吸管路、湿化瓶、鼻塞/罩、管路固定帽、皮肤保护贴、湿化水、简易呼吸器。

(3)患儿准备:患儿仰卧。

2. 操作方法

(1)洗手,戴口罩。

(2)携用物至患儿床旁,核对患儿信息。

(3)连接气源。

(4)连接电源。

(5)连接呼吸机管路及湿化瓶装置,湿化瓶中的液面高度不得超过湿化瓶上的最高水位限制线。

(6)打开主机电源及湿化开关。

（7）根据患儿病情调节呼吸机参数。

（8）协助患儿取仰卧位,根据患儿选择适宜的鼻塞/罩、固定帽。

（9）根据患儿的鼻孔大小、间距及鼻翼厚度修剪水胶体敷料,用于鼻部保护。

（10）为患儿清理口鼻分泌物,鼻部贴好皮肤保护贴,戴好鼻塞/罩,并用固定绳及固定帽妥善固定鼻塞/罩及呼吸管路(图10-15-7,图10-15-8)。

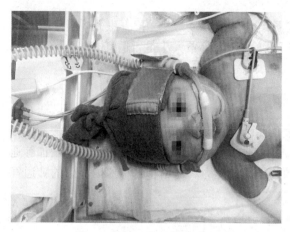

图10-15-7　鼻导管固定法

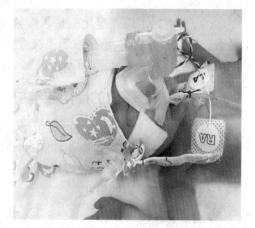

图10-15-8　鼻罩(鼻塞)固定法

（11）观察呼吸机是否正常运行、通气是否良好。

（12）观察患儿血氧饱和度等生命体征及呼吸状况。

（13）协助患儿取舒适卧位,整理用物。

（14）使用完毕终末消毒,用含有效氯500mg/L消毒液或75%乙醇擦拭呼吸机进行消毒,一次性呼吸机管路装入黄色垃圾袋内,密封弃去,复用呼吸机管路装入黄色垃圾袋内,密封送至消毒供应科进行消毒处理。

（三）注意事项

1. 湿化瓶内的液体,只能使用湿化用水,湿化瓶的水位不能超过最高水位线,及时检查管路内是否有冷凝水并及时倾倒,及时添加湿化水,保持湿化37℃。

2. 无创呼吸机使用期间应加强巡视病房,避免因鼻塞/罩的脱落而造成患儿病情加重。

3. 拔除呼吸管路加热线时,应手捏金属接头轻轻拔除,禁止拽拉管路加热线,以防损坏加热线。

4. 呼吸机冷凝水应及时倒入装有1 000mg/L的含氯消毒液的初消桶中。

（四）操作常见问题及处理

1. 鼻部损伤

（1）常见问题:患儿鼻中隔黏膜潮红、溃疡、坏死,鼻腔不对称,鼻梁压缩,朝天鼻,鼻中隔横断及鼻中隔凹痕等。

（2）处理:①根据患儿鼻腔大小选择型号适宜的鼻塞/罩;②佩戴鼻塞/罩之前,使用保护贴进行鼻部皮肤保护;③两边固定鼻塞/罩的固定绳力度均衡,避免勒得过紧,导致鼻部压力过大;④无创呼吸机使用期间应定期检查鼻部皮肤,鼻塞、鼻罩交替使用,以减少鼻部局部皮肤受压时长。

2. 漏气

(1)常见问题:呼吸机压力表显示异常,患儿不能达到有效通气,经皮氧饱和度低,患儿出现呼吸急促、费力等。

(2)处理:①检查湿化瓶是否旋紧、破损,给予旋紧或更换;②检查患儿呼吸管路系统是否连接紧密或破损,给予重新连接或更换;③检查鼻塞/罩大小是否适宜、佩戴是否紧密,给予调整合适的鼻塞/罩,重新佩戴。

七、有创呼吸机的使用与维护

有创呼吸机使用法是对可替代患儿自主通气功能的机器进行使用的一种方法。此方法可把含氧气的空气送入患儿肺部,将含二氧化碳的气体排出体外,从而帮助患儿增加肺通气量,改善呼吸功能,减轻呼吸功消耗,节约心脏储备能力。适用于各种原因所致的肺通气和/或换气功能障碍的患儿。

(一)操作目的及意义

1. 维持代谢所需的肺泡通气。

2. 减少呼吸肌的负担,降低氧耗量,改善缺氧,减轻心脏负担。

(二)操作步骤

1. 操作准备

(1)护士准备:评估患儿病情,选择合适类型的呼吸机。

(2)物品准备:呼吸机、湿化水、呼吸管路系统、模拟肺。

(3)患儿准备:患儿取仰卧位。

2. 操作方法

(1)洗手,戴口罩。

(2)携用物至患儿床旁,核对患儿信息。

(3)连接气源。

(4)安装管路系统(图10-15-9)。

(5)连接电源。

(6)打开电源开关,系统测试。

(7)根据患儿病情选择通气模式,调节呼吸机参数。

(8)呼吸机运行正常后连接患儿气管插管。

(9)观察患儿呼吸情况及生命体征。

(10)为患儿擦拭干净,协助患儿取舒适体位,整理床单位。

(11)使用完毕终末消毒,用含有效氯500mg/L消毒液或75%乙醇擦拭呼吸机进行消毒,一次性呼吸机管路装入黄色垃圾袋内,密封弃去,复用呼吸机管路装入黄色垃圾袋内,密封送至消毒供应科进行消毒处理。

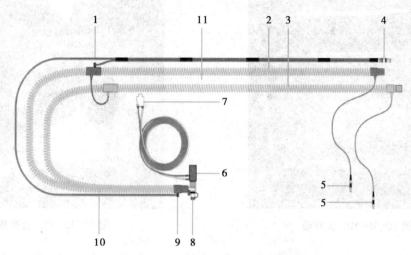

图 10-15-9　有创呼吸机的管路连接

1. 远端温度传感器探头；2. 吸气管路；3. 呼气管路；4. 温度传感器插头；5. 管路加热插头；6. 流量传感器；
7. 流量传感器插头；8. Y 形接头；9. 近端温度传感器探头；10. 不加热部分；11. 加热部分

（三）注意事项

1. 湿化瓶的水位不能超过最高水位线，在使用过程中要经常检查湿化瓶的水位。

2. 永远不要在设备工作时拆下湿化瓶，在添加湿化水过程中，只能使用自动注水系统或带注射器的鹿耳接头给湿化瓶注水。

3. 不论是进行连接还是断开管路操作，都要抓握单元管路的接头处而非加热丝，否则容易损坏加热丝。

4. 呼吸机冷凝水应及时倒入装有 1 000mg/L 的含氯消毒液的初消桶中。

（四）操作常见问题及处理

1. **气源压力低报警**　检查中央气源连接是否紧密。

2. **温湿化故障**　检查湿化瓶内水位是否太低；检查加热管路、温度传感器、加热棒是否损坏。

3. **压力过低**　处理：①检查湿化瓶是否旋紧、破损，给予旋紧或更换；②检查呼吸管路系统是否连接紧密或破损，给予重新连接或更换；③检查患儿气管插管有无脱出。

八、蓝光灯的使用

蓝光灯治疗新生儿黄疸的原理在于胆红素能够对蓝光进行快速的吸收，使其化学结构发生改变，由脂溶性变为水溶性，随尿液排出体外，实现降低胆红素水平的目标。目前常见的黄疸光疗设备有光疗箱（单面和双面）、光疗毯、蓝光灯（普通型和 LED 型），见图 10-15-10~图 10-15-13。本部分主要介绍普通型蓝光灯的使用操作。

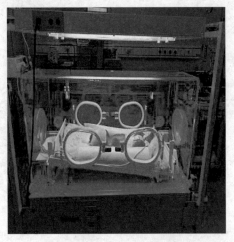

图 10-15-10　光疗箱

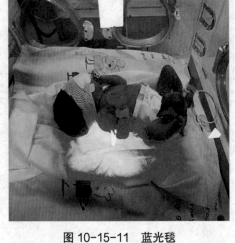

图 10-15-11　蓝光毯

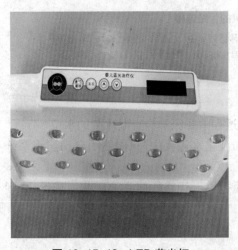

图 10-15-12　LED 蓝光灯

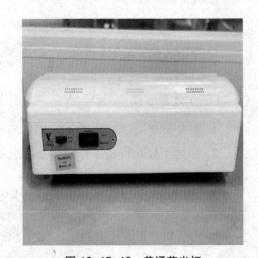

图 10-15-13　普通蓝光灯

（一）操作目的及意义

1. 新生儿高胆红素血症及溶血病的辅助治疗。

2. 通过光照疗法，促进胆红素的排泄（图 10-15-14）。

（二）操作步骤

1. 操作准备

（1）护士准备：衣帽整洁，核对医嘱，备齐用物，七步洗手法进行手卫生消毒。

（2）物品准备：新生儿暖箱、蓝光灯、新生儿光疗防护眼罩、尿布、体温表、心电监护仪、洗手液。

（3）患儿准备：清洁皮肤，根据患儿疾病危重度选择擦浴或沐浴；修剪指甲，带上棉质手套，防止抓破皮肤；更换尿布。

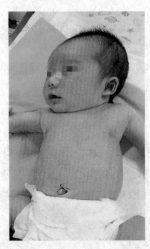

图 10-15-14　新生儿黄疸

（4）环境准备：环境清洁，维持室温 24~26℃；湿度 55%~60%。

2. 操作方法

（1）连接新生儿暖箱电源并检测，根据患儿的体重和出生时间设置暖箱温度，见表 10-15-1。

表 10-15-1　根据患儿的体重和出生时间设置暖箱温度

体重（kg）	暖箱温度			
	35℃	34℃	33℃	32℃
1.0	≤10 天	>10 天	>3 周	>5 周
1.5	—	≤10 天	>10 天	>4 周
2.0	—	≤2 天	>2 天	>3 周
2.5	—	—	≤2 天	>2 天

（2）清洁蓝光灯表面的灰尘，检查并确保蓝光灯所有灯管均能发光，计时器能正常计时。

（3）将蓝光灯放置在新生儿暖箱有机玻璃罩顶部的适当位置，调节暖箱内的婴儿床高度，使蓝光灯的辐照光源与婴儿床之间的距离保持在 40cm。

（4）核对患儿信息和医嘱。

（5）脱去患儿衣裤使其裸体，穿好尿布，保护会阴；给患儿带上新生儿光疗防护眼罩，松紧适宜避免脱落或过紧（图 10-15-15）。

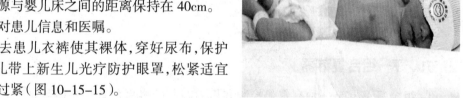

（6）将患儿放置在暖箱中央，给予心电监护。

图 10-15-15　蓝光治疗患儿的防护

（7）接通蓝光灯电源，开启开关，记录光疗开始时间。

（8）光疗的过程中加强巡视，观察眼罩有无脱落，是否压迫鼻腔，每 4 小时检测患儿体温，观察是否有腹泻、皮疹等。单面光疗时每 2~4 小时翻身 1 次，仰卧、俯卧交替，常巡视，避免窒息。

（9）光疗结束关掉蓝光灯电源，记录光疗停止时间。

（10）脱掉眼罩，更换尿布，清洁全身皮肤。测量体温、呼吸、脉搏及黄疸情况，签名，交班继续观察黄疸情况。

（11）消毒和维护。首次使用的蓝光灯或连续时间达到了 1 周，必须进行彻底清洁和消毒处理。在进行清洁前需断开电源，关闭设备开关。使用含氯消毒溶液或季铵盐类长效消毒纸巾擦拭蓝灯外所有表面，包括角落和凹处，然后再使用干净的布或纸巾擦干。辐照光源超过寿命后，为确保光照治疗的效果，即使仍能正常工作，也必须予以全部更换。

（三）注意事项

1. 蓝光治疗开始后，操作人员应及时退出光线能辐射到的区域，以免长时间受到光辐射,若中途需要对患儿进行护理或检查时,不应直视辐射光源。同时,也应对周边非蓝光治疗的患儿做好防护措施。

2. 使用婴儿纸尿裤保护患儿会阴时,遮盖范围不宜过大,应充分暴露光照部位。

3. 蓝光灯照射中及时巡视,注意眼罩的位置,防止脱落后光线进入患儿眼睛引起损伤。

4. 患儿的配合能力差,光疗时容易移动体位,在光疗的过程中应注意观察患儿在暖箱中的位置,及时纠正不良体位。

5. 在蓝光治疗期间,胆红素的光致异构体可能会引起毒性作用,患儿会出现腹泻、皮疹、贫血等症状,护理人员应加强监护。

6. 蓝光治疗的时间应该遵医嘱执行。

7. 为了避免蓝光灯有机玻璃防护罩出现银丝裂纹,不能使用酒精等有机溶液进行清洁,也不能使用紫外线直接辐射。清洗的过程中需避免将液体通过设备的散热孔流入设备的内部。

(四)操作常见问题及处理

1. 所有光源均不发亮

(1)常见问题:①停电;②供电电源线未连接;③电源开关未开启;④灯管损坏。

(2)处理:①关闭电源开关;②连接好供电电源线;③开启电源开关;④更换新的蓝光灯管。

2. 计时器不工作

(1)原因分析:电源开关未开启。

(2)处理:开启电源开关。

九、T- 组合复苏器

T- 组合复苏器是一种有气流控制和压力限制的机械装置(图 10-15-16),能为新生儿提供恒定一致的呼气末正压(PEEP)和吸气峰压(PIP)。恒定的 PEEP 可在呼气时保持肺开放,避免肺萎陷,建立功能残气量。

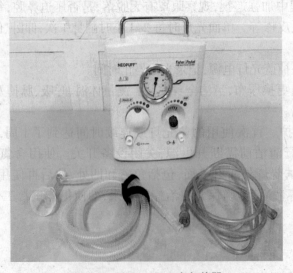

图 10-15-16 T- 组合复苏器

（一）操作目的及意义

1. 适用于新生儿复苏抢救或用于转运途中的正压通气。

2. 提供可控的 PIP 和恒定精确的 PEEP，减少肺气漏的发生。

3. T-组合复苏器操作简单，患儿不易疲劳，适用于危重新生儿转运途中的复苏配合。

（二）操作步骤

1. 操作准备

（1）环境准备：维持室温 24~26℃，湿度 55%~60%；辐射台温度设置在 36.7~37℃。

（2）物品准备：T-组合复苏器、一次性 T 形管、氧气装置 1 套、一次性面罩 1 个、管模肺 1 个、吸痰装置 1 套。

（3）护士准备：洗手，戴口罩。预先检测 T-组合复苏器的性能，确保处于良好备用状态。

（4）患儿准备：将患儿置于远红外辐射台上，平卧，头稍后仰，清理呼吸道分泌物。

2. 操作方法

（1）检查压力表读数是否为 0，如果不是，先校准设备。

（2）连接气源：通过供气管将复苏器连接到不同的气源，如氧流量计、双流量计、氧气瓶、空氧混合器。

（3）连接患儿输气管：①将 T 形管与气体输出口连接；②将模拟肺连接在 T 形管上。

（4）调节所需气流量（5~15L/min），新生儿常用的气流量为 8L/min，儿童为 15L/min。

（5）设置限制压力（设置后不需要每次都设置）：①用拇指堵住 PEEP 阀，顺时针旋转 PIP 压力调节旋钮（右侧），直到按钮不能再转，此时压力表上所示的压力即为限制压力；②将限制压力调节旋钮（左侧）上的保护盖打开，旋转限制压力调节旋钮，使压力表指针指示的压力为 40cmH$_2$O；③将限制压力调节旋钮上的保护盖盖好。

（6）设定送气压力 PIP：①用大拇指堵住 PEEP 阀；②旋转调节 PIP 控制钮至所需吸气峰压。

（7）设置 PEEP：大拇指松开 PEEP 阀，旋转调节 PEEP 阀旋钮至所需气道末正压值。

（8）检查参数设置，用拇指点击几次呼吸末压力阀的送气控制孔，验证一下当拇指堵住 PEEP 阀送气控制孔时，压力表指示的压力是否为设置的 PIP；松开时，压力是否为设置的 PEEP。

（9）断开模拟肺，连接气管插管或安装面罩：①连接面罩于患儿口鼻上，确保密封良好；②如果密封良好，压力表会显示预设的 PEEP 值。

（10）开始复苏：患儿的头轻度后仰。操作者站在患儿的侧面或头侧，通过大拇指堵住和放开 PEEP 阀进行复苏。NRP 复苏指南推荐呼吸频率为 40~60 次 /min，吸呼比为 1∶2（图 10-15-17，图 10-15-18）。

（11）复苏结束，将湿化瓶流量计上的气体流速调到零，拆开进气管、患儿管路和面罩 / 气管插管的连接。

（12）消毒与维护：使用含氯消毒溶液或季铵盐长效消毒纸巾擦拭复苏器外壳，切不可让水进入主机。机器使用的管路和面罩为一次性使用，使用后按医疗垃圾处理。正常情况下，T-组合复苏器不需要过多的清洁和维护。

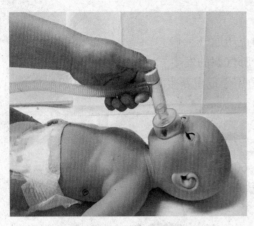

图 10-15-17　面罩复苏

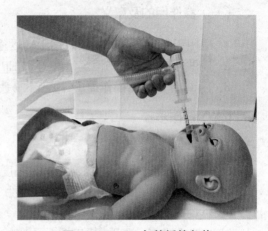

图 10-15-18　气管插管复苏

（三）注意事项

1. 气源复苏时建议使用空氧混合气体,空氧混合气源中氧浓度要可控,可以用氧浓度分析仪检测,或根据空氧混合表预先设定氧气与空气流量。

2. 在复苏前要确保仪器表盘的指针在"0"位置。

3. T- 组合复苏器使用前必须设定好 PIP 和 PEEP,并且要检查压力是否准确。

4. 复苏前要先打开患儿气道并清理气道分泌物。

5. 在使用面罩复苏时,面罩的尺寸和位置对维持良好密封至关重要。可按照婴儿面部的大小选择合适的面罩,面罩必须罩住下颌、口鼻,但不包括眼睛。面罩过大,压力会损伤眼睛;面罩过小,不足以罩住口,会造成漏气或堵住鼻子。

6. 拇指堵住和松开 PEEP 的频率为 40~60 次 /min,呼吸比为 1:2,送气时应在呼气末,不能过快或过慢,以免影响复苏效果。

7. T- 组合复苏器复苏患儿的最大体重为 10kg。

（四）常见问题及处理

1. 每分通气量过多或不足

（1）临床表现:患儿胸廓起伏不明显、呼吸急促、呼吸困难不能缓解,血氧饱和度恢复不理想。

（2）处理:拇指堵住和松开 PEEP 的频率为 40~60 次 /min,呼吸比为 1:2,不能过快或过慢。

2. 实际压力与预设压力不一致

（1）原因分析:①使用前指针未指零;②管道有破损或老化,存在漏气;③气管插管或面罩大小选择不合理,存在漏气。

（2）处理:①在复苏前要确保仪器表盘的指针指零;②仔细检查管路各处,必要时更换管道;③选择适合患儿的面罩和插管,面罩在使用时一定要罩住口鼻,周边密封良好。

十、一氧化氮治疗仪

一氧化氮治疗仪主要用于新生儿肺动脉高压的治疗。外源性 NO 吸入可经肺泡直接弥散进入邻近的血管平滑肌细胞,舒张支气管平滑肌,扩张血管,传递神经信息,调控血液凝聚性,抑制病原体和各种炎性细胞聚集及释放炎性介质,达到降低肺动脉高压的目的。

NO 治疗仪具有配气和检测两大功能,一般与呼吸机联合使用,在呼吸机辅助通气的基础上,将 NO 气体经减压阀减压后以低流量加入呼吸机输出环路内(湿化器前),所需 NO 流量由一氧化氮治疗仪根据预先设定治疗需要浓度自行调节(图 10-15-19)。

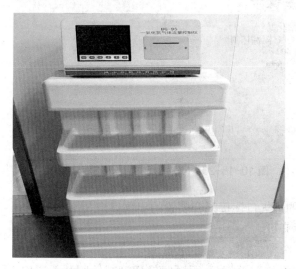

图 10-15-19　一氧化氮治疗仪

(一)操作目的及意义

治疗新生儿持续肺动脉高压(PPHN)和低氧血症,促进新生儿早期 BPD 通气血流比值比例协调,降低氧合指数及吸氧浓度,减轻高氧诱导肺损伤。

(二)操作步骤

1. 操作准备

(1)环境准备:要具备充分的供呼吸机和 NO 治疗仪摆放和操作的空间。

(2)物品准备:NO 治疗仪、移动小车、NO 标气钢瓶、减压阀、一次性连接管路、混合装置、转接头。

(3)护士准备:衣帽整洁,洗手,戴口罩,核对医嘱,评估患儿情况和呼吸机类型,检查设备,准备用物。

(4)患儿准备:患儿保持舒适体位,气管插管及呼吸机管道通畅无扭曲。

2. 操作方法

(1)安装减压阀,连接仪器配气进气口与气瓶。

(2)正确连接呼吸管路、混合装置、配气管、取样管及废气管。

1）将混合装置配气气嘴与 NO 治疗仪配气出气管路相连接。

2）将混合装置取样气嘴连接 NO 治疗仪监测进气口。

3）混合装置的进气口一端接一次性连接管,另一端接呼吸机进气口（图 10-15-20）。

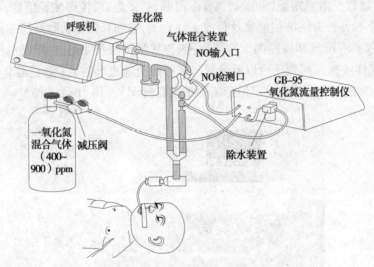

图 10-15-20　NO 治疗仪与呼吸机连接示意图

4）呼吸机管路的进气口连接混合装置的出气口。

（3）连接电源并开机。

（4）等待预热 5 分钟、清零 3 分钟完成。

（5）先逆时针打开气瓶总阀门,再顺时针扭动减压阀开关,打开减压阀,调节输出压力在 0.3~0.4 之间。

（6）设置治疗参数,参数设置需要通过"→""←""↑""↓""OK"键完成设置。潮气量、吸呼比、呼吸频率可参照呼吸机参数,高频模式时参照常频模式设置,设置标气浓度与气瓶上所挂标牌需一致,治疗时间和治疗浓度根据患儿的病情决定。

（7）参数设置完成后,按下"OK"键进入参数核对界面,再次按下"OK"键进入治疗界面。

（8）治疗结束,可按任意键消除报警。

（9）关机:关机的顺序如下:

1）先顺时针转动 NO 气瓶总阀门,直到拧不动为止,关闭总阀门;

2）重新进入治疗模式,直至减压阀两个表示数为零,返回参数设置界面;

3）逆时针转动减压阀旋钮,关闭减压阀;

4）拆卸混合装置并整理仪器管路;

5）还原呼吸机和湿化器的管路;

6）在参数设置界面,待 NO 监测值、NO_2 监测值为 0,关闭仪器电源;

7）往上按气体除水器的排水阀,将积水排除;

8）拔出电源线,收拾各附件,将仪器、小车、附件放回储物间。

（10）消毒与维护:呼吸管、混合装置、配气管及取样管送消毒室消毒;仪器外壳、移动小车等使用含氯消毒液或季铵盐长效消毒纸巾拭擦,注意水不能进入主机内部。

（三）注意事项

1. **正确连接混合装置和呼吸机管路**:NO 治疗仪的配气管路和检测管路在与混合装置进行连接时一定要连接正确,不能相反,避免因检测值不准确造成对肺的毒性损伤。

2. 减压阀气瓶、仪器连接后都需做泄漏测试。

3. 医护人员知晓气瓶阀、减压阀两个表头作用;掌握气瓶阀与减压阀的开关的不同顺序。减压阀旋松为关,但不可旋到最后,容易损坏减压阀,顺时针为开,逆时针为关,减压阀的输出压力不应超过 0.4MPa。

4. 每瓶气瓶上的标气浓度都不一样,所以每次更换 NO 气瓶后均需核查标气浓度,重新在 NO 治疗仪中设置。

5. 混合装置中接口较多,在治疗的过程中容易出现管道脱落现象,应加强巡视,妥善固定,及时发现问题。

6. 治疗完毕,务必按照严格的关机流程关闭 NO 治疗仪。

（四）常见问题及处理

1. **浓度偏差报警** NO 偏低或偏高。

（1）原因分析:①浓度监测传感器损坏;②NO 配气管路和检测管路连接相反。

（2）处理:①检查 NO 仪配气管路和检测管路的连接是否正确;②及时联系医学工程科更换新的浓度监测传感器;③此时仪器不会停止 NO 气体供应。

2. **浓度超标报警** NO 监测浓度超过 80mg/L;NO_2 监测浓度超过 5mg/L。

（1）原因分析:①参数设置过高;②减压阀输出压力过大;③仪器损坏。

（2）处理:①立即关闭瓶阀,查看 NO 参数的设置是否合适;②查看减压阀的输出压力设置是否合理,减压阀输出压力不超过 0.4MPa;③超标报警时,系统会自动关闭质量流量控制器,断开 NO 气体的供给。

3. **管道滑脱**

（1）原因分析:①混合装置中过渡接头与加长接头之间较松,容易脱落;②混合装置固定位置不合理,管道牵拉造成脱落。

（2）处理:①在连接管道时要将混合装置中过渡接头与加长接头连接牢固,在治疗的过程中加强巡视,及时发现管道滑脱现象,以免影响治疗;②妥善安排呼吸机和 NO 治疗仪的位置,混合装置要固定妥当,避免出现拖拽管路现象。

十一、血液透析的使用

连续性肾脏替代治疗是指将患儿血液引至体外并通过净化装置清除体内过多水分、代谢废物、毒物,纠正水电解质紊乱,确保营养支持,促进肾功能恢复及清除各种细胞因子、炎症介质。该方法多用于各种心血管功能不稳定的高分解代谢的或伴脑水肿的急慢性肾衰,以及多脏器功能障碍综合征、急性呼吸窘迫综合征、挤压综合征、急性坏死性胰腺炎、慢性心衰、肝性脑病、药物及毒物中毒等患儿。

（一）操作目的及意义

1. 替代肾脏功能，清除体内毒素和多余的水分，纠正水、电解质和酸碱失衡。
2. 清除炎症介质，提供营养支持。

（二）操作流程

1. 操作准备

（1）护士准备：洗手，戴口罩。详细核对医嘱，查对患儿信息。

（2）物品准备：要求有专门放置透析物品的治疗车或台面、常规消毒液、生理盐水、肝素生理盐水等，推血液净化治疗仪器至患儿床旁，根据体重及透析类型选择合适的透析管路及滤器，确保包装完好无损。按照使用性质、使用前后顺序分类放置。

（3）患儿准备：将患儿摆放合适的体位方便操作。

2. 操作方法

（1）携机器及用物至患儿床旁，核对患儿信息，协助患儿取舒适体位。

（2）打开电源开关，机器自检，选择模式。

（3）自检结束后，绿灯闪烁。

（4）安装透析器和管路

1）根据患儿体重和治疗目的选择合适的管路与滤器。

2）遵医嘱备生理盐水，配制透析液、抗凝剂及冲洗管路用肝素盐水。一次性使用物品的包装、型号及血泵管路的规格与机器驱动泵的标准匹配。

3）将透析器静脉端朝上安装，检查透析管路所有接头并拧紧，所有夹子处于打开状态。

4）先取出动脉管路透析器患儿连接端（起始端）连接肝素盐水，动脉管路透析器连接端（末端）连接透析器（图10-15-21）。

5）将静脉管路透析器连接端（起始端）连接透析器，静脉管路透析器患儿连接端（末端）形成闭式循环系统（图10-15-22）。

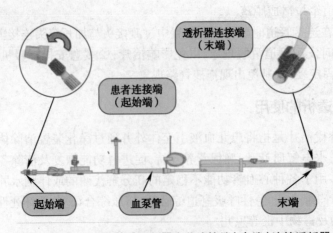

图 10-15-21　动脉管路透析器患儿连接端（末端）连接透析器

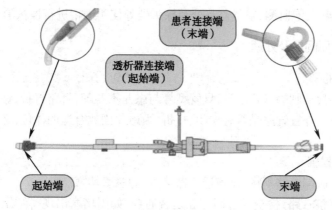

图 10-15-22　静脉管路透析器患儿连接端（末端）形成闭式循环系统

6）按照血流方向顺序安装，所有安装步骤一次完成，所有监测安装到位（动、静脉压力监测、静脉壶下段管路放入安全阀内）。

7）依次安装好废液及置换液管路。

（5）预冲体外循环系统

1）动脉管路起始端连接袋装生理盐水。

2）启动血泵排尽管路空气。

3）排尽透析器膜内气体后，安装透析液旁路，按液体安装，与血流方向相反。

4）将透析器翻转 180°，静脉向下。

5）在预冲过程中，所有管路上的给液口（动脉管路泵前的侧管、肝素给液口）随液体充满一个管路就夹闭一个，并盖好保护帽（不含动静脉壶开口）。

（6）连接体外循环

1）预冲完毕，根据医嘱设置治疗参数。

2）上机前，按照顺序检查管路和治疗参数。

3）戴手套，将动脉端连接中心静脉导管侧孔（如需血制品预冲，血制品过滤后与其连接），固定动脉管路。

4）打开血泵，遵医嘱启动血流速度并根据医嘱使用抗凝剂。

5）将静脉管路末端连接中心静脉导管主孔，建立体外循环，固定静脉管路。

6）机器提示"准备完毕"，遵医嘱调整血泵速度，打开超滤，进入治疗状态。

（7）回收

1）如用血制品预冲且患儿血红蛋白及红细胞比容在正常水平时无需回血；如患儿血红蛋白及红细胞比容较低、血压偏低、容量不足时，应遵医嘱回血。

2）打开动脉管路预冲侧管，用自然重力回输动脉管路血液。

3）夹闭血泵前动脉管路，将存留在循环管路的血液先回输（回血速度调至最低量）。

4）回输完毕后，关闭血液泵，夹闭动、静脉管路及中心静脉导管的主、侧孔封管。

5）拆卸管路，医疗垃圾分类处置，将透析废液经专门的废液管道排放入污水管道。

6）整理用物，洗手，记录，整理床单位，将患儿置舒适体位。

7）对血液透析仪器外表使用含氯消毒剂或季铵盐类长效消毒擦巾进行擦拭消毒，各静脉夹及光学传感器、气泡监测、空气监测处及探头处等使用酒精进行擦拭消毒。

（三）操作常见问题及处理

1. 采血压高报警

（1）原因：导管动脉端管路不畅，导管型号与患儿不匹配，管路打折、贴壁、夹闭等情况。

（2）处理：检查外置管路是否有夹闭、打折，为患儿摆放合适的体位，必要时拆开缝线调整管路。

2. 静脉压高报警

（1）原因：回血端管路不畅、血液透析器堵塞、静脉壶堵塞。

（2）处理：调整管路，检查导管回血腔是否通畅，如因堵塞出现持续压力升高应停止治疗，更换管路及透析器。

3. 跨膜压高报警

（1）原因：导管型号偏小，血泵速过高，血液透析器堵塞。

（2）处理：逐渐下调血泵速，检查是否突然增高，如逐渐增高，其他压力同时增高且上机时间超过 24 小时，应考虑血液透析器堵塞，应停止治疗，更换管路及透析器，分析抗凝剂使用情况，总结经验。如突然增高，且其他压力未增高应积极寻找原因，给予解除。

4. 滤过压高报警

（1）原因：超滤量设置太高，血液透析器堵塞。

（2）处理：检查设置的流量参数，如超滤量太高给予调整，其他压力同时增高且上机时间超过 24 小时，应考虑血液透析器堵塞，应停止治疗，更换管路及透析器。

（四）注意事项

1. 装管及回血操作过程中注意严格无菌操作。

2. 保持加热袋与加热板充分接触，置换液持续接近患儿的体温；根据患儿体温设置加热器的温度，整个过程注意给患儿保暖。

3. 加强监测，积极处理各种仪器报警声，防止空气进入滤器内，使用时滤器如有空气残留，会引起凝血滤器堵塞。

4. 操作过程中严格监测患儿生命体征变化，监测患儿生化离子项目的改变，积极预防及识别低体温、低血压等病情变化的发生。

5. 使用后的滤器根据产业废物管理法及医疗废物处理指南等进行处理。

✐ 复习题

1. 简述婴儿辐射保暖台手控模式与肤温模式的区别。

答案：（1）手控模式：手控模式下，加热输出比例是固定的，不受肤温传感器所测得的肤温温度控制，该模式预期用于对患儿作短期处理、急救或低体温的复温，使用该模式时应根据患儿情况，正确选择和适时调整加热输出的比例。

（2）肤温模式：肤温模式是一种使患儿皮肤温度自动维持在设定温度值的运行模式。

2. 肤温传感器探头使用时应注意什么?

答案:(1)必须确保肤温传感器的探头与患儿皮肤可靠接触,为使探头与患儿皮肤可靠地接触,应辅助使用医用胶带予以固定。

(2)在固定肤温传感器探头之前,应首先使用医用酒精擦或温水擦净探头的金属表面以及安置点的皮肤,去除可能存在的污垢或油渍。

(3)与患儿皮肤接触的部分应为探头的金属表面部分。

(4)如患儿是仰卧位,应将探头放置于患儿腹部剑突和肚脐之间。

3. 婴儿培育箱的清洁消毒注意事项有哪些?

答案:使用中的婴儿培育箱,水槽中的水需每天更换一次;培育箱应每天擦拭一次,每7天更换一次。终末消毒处理后悬挂消毒标志,防尘罩遮盖,仪器室存放。对于消毒后未使用的培育箱应每7天进行臭氧消毒一次。

4. 婴儿培育箱出现"偏差"报警的原因是什么?

答案:箱温传感器测得的温度与设置温度相差大于3℃时,偏差报警启动,偏差报警指示灯闪烁显示,设备发出连续的报警声。

5. 简述注射泵的概念。

答案:注射泵是一种新型泵力仪器,可供微量静脉给药,具有操作简单、定时、精确、流速稳定、易于调节、小巧便携的优点,在危重患儿抢救及新生儿中已普遍应用。注射泵的使用不仅提高了工作效率,还解决了患儿因客观因素导致输液速度改变的难题。

6. 简述注射泵使用的常见问题及处理。

答案:(1)药物外渗。处理:①做好患儿及家长的健康宣教;②使用微量注射泵前,先向家长说明注射泵的作用、使用方法、目的及注意事项,禁止自行调节;③输液过程中,指导家长正确观察输液部位,教会其照顾静脉输液患儿的方法,尽量保持患儿安静,避免因患儿哭吵、躁动导致针头脱出或连接处脱落;④留置针穿刺部位避免潮湿。

(2)静脉回血处理不当。处理:①注射泵放置高于穿刺部位。②当发现静脉回血时,勿直接挤压输液管道。③对给药速度要求不严的药物,回血量极少时可直接按快进键;若回血量较大时,可用10ml注射器抽取生理盐水接在针头上将回血推入。④对输注血管活性药物发生静脉回血时不能直接将回血推回,应及时更换延伸管并排净管内空气。

(3)使用方法不正确。处理:①每名护士均应熟悉注射泵的性能,正确掌握使用方法和各键的设置,了解注意事项,对注射泵常见的问题及并发症有高度的认识并掌握其处理措施。②加强工作责任心,使用注射泵时应确认注射泵运转正常后方可离开。③更换药物或调整药物浓度时,应按医嘱及时、准确无误地调节速率。④熟悉所用药物的性质、剂量、用途。对于一些高危药物如酚妥拉明等,要求双人床头核对无误后方可输入。

(4)维护与保养不当。处理:①科室定时请相关技术人员对注射泵进行保养及检测,确保机器的运作正常;②对注射泵进行操作时,勿用湿手接触电源插头,存放时避免阳光直射或在强光直射下使用;③发现故障及时送医学工程科维修。

(5)药液残留导致药量不准。处理:针对输液完毕延伸管内药液残留的问题,常规采用生理盐水冲管,遵医嘱予10ml生理盐水按药液输注速度冲管后拔针,避免药液浪费及药量不准。

7. 简述输液泵的概念。

答案:输液泵是一种能够准确控制输液滴数和输液流速的精密仪器,保证药物能够速度均匀、药量准确且安全地进入患儿体内,减少了输液速度过快带来的并发症,用于婴幼儿药液输注及危重患儿的抢救治疗。

8. 简述输液泵使用的常见问题及处理。

答案:(1)药物外渗。处理:①做好患儿及家长的健康宣教;②使用输液泵前,先向家长说明输液泵的作用、使用方法、目的及注意事项,禁止自行调节;③输液过程中,指导家长正确观察输液部位,教会其照顾静脉输液患儿的方法,尽量保持患儿安静,避免因患儿哭吵、躁动导致针头脱出或连接处脱落;④留置针穿刺部位避免潮湿。

(2)静脉回血处理不当。处理:①输液泵放置高于穿刺部位。②当发现静脉回血时,勿直接挤压输液管道。③对给药速度要求不严的药物,回血量极少时可直接按快进键;若回血量较大时,可用10ml注射器抽取生理盐水接在针头上将回血推入。④对输注血管活性药物发生静脉回血时不能直接将回血推回,应及时更换延伸管并排净管内空气。

(3)使用与管理不规范。处理:①新入职的护士由年资高的护士一对一带教,使其了解输液泵相关知识,并能熟练、准确及安全使用。②对输液泵的使用人员采取不定期地培训与考核,包括输液泵的工作原理、操作规程、使用过程中出现的故障、报警排除方法及维护保养方法等。③参考设备使用说明,制作设备使用手册或者简明操作规程,悬挂于相应输液泵上,方便临床使用时查阅或参照。④科室应建立“医疗设备使用管理登记本”,由专人负责登记使用、维修信息等。

(4)维护与保养不当。处理:①设定专人负责设备的维修与保养,定期送医学工程科对输液泵的各项技术参数进行维修校准,更换易损易耗件,做好维护保养记录。②防止任何固体微粒进入输液泵体。③输液泵的工作压力不要超过规定的最高压力,否则会使高压密封环变形,产生漏液。④输液泵的保存:使用时传感器插头要插紧,否则可导致不能正常工作,不用时要放到输液泵顶部的座上将其锁定,避免移动存放时碰坏;对输液泵进行操作时,勿用湿手接触电源插头,存放时避免阳光直射或在强光直射下使用。

9. 连接心电导联的注意事项有哪些?

答案:(1)正确连接监护导联,正电极位于左锁骨下第2肋间(黑);负电极位于右锁骨下第2肋间(白);接地电极可放于左锁骨下第5肋间(红),常见于左胸大肌下。

(2)电极线不要从腋下引出,以免患儿翻身时拉脱电极扯断导线,影响病情观察。

(3)通常选用2导联作为显示波型。

(4)测血压时将袖带绑至肘窝上1~2横指处,按下开始键(表示即刻测量1次)。

(5)放置氧饱和度探头:①血压与氧饱和度探头不要放在同一肢体上,以免影响监护的效果;②每2~4小时更换一次探头位置,防止灼伤及压疮;③进行心电监护时,注意避免干扰所致的伪差,一有报警立即处理,以免延误病情。

10. 简述心电监测中的常见问题的处理。

答案:(1)若是导联线断,予更换导联线或联系器械修理组维修。

(2)若导联线没断则为电极片脱落,予更换电极片,用75%的乙醇进行粘贴部位表面清洁,长时间监护的患儿应每天或隔天更换电极片,同时更换粘贴部位,防止长时间刺激同一部位引起局部皮肤损害。如为患儿本身因素造成的,尽量让患儿保持平静,减少活动。

11. 使用无创呼吸机时,如何预防鼻部损伤?

答案:(1)根据患儿鼻腔大小选择型号适宜的鼻塞、鼻罩。

（2）佩戴鼻塞、鼻罩之前，鼻部使用保护贴进行皮肤保护。

（3）两边固定鼻塞、鼻罩的固定绳力度均衡，避免勒得过紧，导致鼻部压力过大。

（4）无创呼吸机使用期间应定期检查鼻部皮肤，鼻塞、鼻罩交替使用，以减少鼻部局部皮肤受压时间长。

12. 呼吸机出现压力过低报警时，应考虑哪些原因？

答案：（1）检查湿化瓶是否旋紧、破损，给予旋紧或更换。

（2）检查患儿呼吸管路系统是否连接紧密或破损，给予重新连接或更换。

（3）检查患儿气管插管有无脱出。

13. 简述新生儿蓝光治疗的目的。

答案：（1）新生儿高胆红素血症及溶血病的辅助治疗方法。

（2）通过光照疗法，促进胆红素的排泄。

14. 简述蓝光灯使用的注意事项。

答案：（1）蓝光治疗开始后，操作人员应及时退出光线能辐射到的区域，以免长时间受到光辐射。若中途需要对患儿进行护理或检查时，不应直视辐射光源。

（2）使用婴儿纸尿裤保护患儿会阴时遮盖范围不宜过大，应充分暴露光照部位。

（3）蓝光灯照射中及时巡视，注意眼罩的位置，防止脱落后光线进入眼睛引起损伤。

（4）患儿的配合能力差，光疗时容易移动体位，在光疗过程中应注意观察患儿在暖箱中的位置，及时纠正不良体位。

（5）在蓝光治疗期间，胆红素的光致异构体可引起毒性作用。患儿会出现腹泻、皮疹、贫血等症状，护理人员应加强监护。

（6）蓝光治疗的时间应遵医嘱执行。

（7）为了避免蓝光灯有机玻璃防护罩出现银丝裂纹，不能使用酒精等有机溶液进行清洁，也不能使用紫外线直接辐射。清洗过程中需避免将液体通过设备的散热孔流入设备的内部。

15. T-组合复苏器的优点是什么？

答案：（1）提供可控的PIP，恒定精确的PEEP，减少肺气漏的发生。

（2）恒定的PEEP在呼气时保持肺开放，避免肺萎陷，建立功能残气量。

（3）T-组合复苏器操作简单，患儿不易疲劳，适宜危重新生儿转运途中复苏配合。

16. 简述T-组合复苏器使用的注意事项。

答案：（1）气源复苏时建议使用空氧混合气体，空氧混合气源中氧浓度要可控，可以用氧浓度分析仪检测，或根据空氧混合表预先设定氧气与空气流量。

（2）在复苏前要确保仪器表盘的指针在"0"位置。

（3）T-组合复苏器使用前必须设定好PIP和PEEP，并且要检查压力是否准确。

（4）复苏前要先打开患儿气道并清理气道分泌物。

（5）在使用面罩复苏时，面罩的尺寸和位置对维持良好密封至关重要。可按照婴儿面部的大小选择合适的面罩，面罩必须罩住下颌、口鼻，但不包括眼睛。面罩过大，压力会损伤眼睛；面罩过小，不足以罩住口，造成漏气或堵住鼻子。

（6）拇指堵住和松开PEEP的频率为40~60次/min，呼吸比为1:2，送气时应在呼气末，不能过快或过慢，以免影响复苏效果。

（7）T-组合复苏器复苏患儿的体重最大为10kg。

17. 一氧化氮治疗仪主要的工作原理是什么?

答案:一氧化氮治疗仪具有配气和检测两大功能,一般与呼吸机联合使用,在呼吸机辅助通气的基础上,将NO气体经减压阀减压后以低流量加入呼吸机输出环路内,达到降低肺动脉高压的目的。

18. 一氧化氮治疗仪减压阀的开和关代表什么,最大输出压力为多少?

答案:减压阀旋松为关,但不可旋到最后,容易损坏减压阀,顺时针为开,逆时针为关,减压阀的输出压力不应超过0.4MPa。

19. 简述行血液透析治疗时仪器常见问题有哪些以及如何排除?

答案:(1)采血压高报警:①原因:导管动脉端管路不畅,导管型号与患儿不匹配,管路打折、贴壁、夹闭等情况。②处理:检查外置管路是否有夹闭、打折,为患儿摆放合适的体位,必要时拆开缝线调整管路。

（2）静脉压高报警:①原因:回血端管路不畅、血液透析器堵塞、静脉壶堵塞。②处理:调整管路,检查导管回血腔是否通畅,如因堵塞出现持续压力升高应停止治疗,更换管路及透析器。

（3）跨膜压高报警:①原因:导管型号偏小、血泵速过高、血液透析器堵塞。②处理:逐渐下调血泵速,检查是否突然增高,如逐渐增高,其他压力同时增高且上机时间超过24小时,应考虑血液透析器堵塞,应停止治疗,更换管路及透析器,分析抗凝剂使用情况,总结经验。如突然增高,且其他压力未增高应积极寻找原因,给予解除。

（4）滤过压高报警:①原因:超滤量设置太高、血液透析器堵塞。②处理:检查设置的流量参数,如超滤量太高给予调整,其他压力同时增高且上机时间超过24小时,应考虑血液透析器堵塞,应停止治疗,更换管路及透析器。

20. 行血液透析仪如何进行消毒维护?

答案:对血液透析仪器外表使用含氯消毒剂或季铵盐类长效消毒擦巾进行擦拭消毒,各静脉夹及光学传感器、气泡监测、空气监测处及探头处等使用酒精类进行擦拭消毒。

（张 敏 雷 娜 王自珍）

参考文献

1. 邵肖梅,叶鸿瑁,丘小汕.实用新生儿学.第5版.北京:人民卫生出版社,2019.

2. 王卫平,孙锟,常力文.儿科学.第9版.北京:人民卫生出版社,2018.

3. 张玉侠.实用新生儿护理学.北京:人民卫生出版社,2017.

4. 杜立中.新生儿医学的发展与挑战.中华新生儿科杂志,2017,32(1):3-6.

5. 中国医院协会.三级综合医院评审标准实施指南.北京:人民卫生出版社,2011.

6. 丁严明,张大双.临床专科护理技术操作规范.北京:人民卫生出版社,2015.

7. 刘翱搏,李杨.全身亚低温疗法在新生儿缺氧缺血性脑病治疗中的应用及其护理.解放军护理杂志,2017,34(6):36-41.

8. 刘敏杰,张兰凤,叶赟,等.结构-过程-结果模式在护理质量评价中的应用进展.中华护理杂志,2013,48(4):371-374.

9. Gabriel CS, Melo MR, Rocha FL, et al. Use of performance indicators in the nursing service of a public hospital. Rev. Latino-Am. Enfermagem, 2011, 19(5):1247-1254.

10. 李仲智,申昆玲,史学,等.儿科临床操作手册.北京:人民卫生出版社,2010.

11. 李六亿,刘玉村.医院感染管理学.北京:人民卫生出版社,2010.

12. 中华医学会围产医学分会,中华护理学会妇产科专业委员会,中国疾病预防控制中心妇幼保健中心.新生儿早期基本保健技术的临床实施建议.中国综合临床,2017,34(1):5-8.

13. 中国新生儿复苏项目专家组.中国新生儿复苏指南(2016年北京修订).中华围产医学杂志,2016,19(7):481-486.

14. 中国新生儿复苏项目专家组.国际新生儿复苏教程更新及中国实施意见.围产医学杂志,2018,21(2):73-80.

15. World Health Organization. Actionplan for helthy newborn infants in the Western Pacific Region(2014-2020). Geneva:World Health Organization, 2014.

16. 杨杰,陈超.新生儿保健学.北京:人民卫生出版社,2017.

17. 中国医师协会新生儿科医师分会.新生儿转运工作指南(2017版).中华实用儿科临床杂志,2017,10(32):1543-1546.

18. 国家卫生和计划生育委员会办公厅.早产儿保健工作规范.中华围产医学杂志.2017,6(20):401-406.

19. 中华医学会肠外肠内营养学分会儿科学组,中华医学会儿科分会新生儿学组,中华医学会小儿外科分会新生儿外科学组.中国新生儿营养支持临床应用指南.中华小儿外科杂志,2013,34(10):782-787.

20. 崔焱,仰曙芬.儿科护理学.第6版,人民卫生出版社,2017.

21. 罗凤基.预防接种手册.疫苗篇.北京:人民卫生出版社,2013.

22. 彭刚艺,刘雪琴.临床护理技术操作规范.第2版.广州:广东科技出版社,2013.

23. 卫生部新生儿疾病重点实验室,复旦大学附属儿科医院.亚低温治疗新生儿缺氧缺血性脑病方案（2011）.中国循证儿科杂志,2011,6（5）:337-339.

24. Leonard JV, Morris AA. Diagnosis and early management of inborn errors of metabolism presenting around the time o fbirth. Acta Paediatr, 2006, 95（1）: 6-14.

25. 顾学范.新生儿疾病筛查.上海:上海科学技术文献出版社,2003.

26. 赵正言.国际新生儿疾病筛查进展.中国儿童保健杂志,2012,20（3）:193-195.

27. 叶军.新生儿遗传代谢病筛查发展及诊治规范.中国计划生育和妇产科,2016,8（1）:6-13.

28. 童笑梅,封志纯,刘敬.关于《医疗机构新生儿安全管理制度》执行细则的建议.中华实用儿科杂志,2015,30（2）:97-98.

29. 张文静.心电监护仪的使用和保养.临床合理用药,2012,（04）:120.

30. 任香娣,孙献梅,彭艳.新生儿重症监护室护理安全管理评价指标体系的构建.中华现代护理杂志,2015,21（22）:2622-2626.

31. 陈海花,董建英,席延荣,等.儿科护士规范操作指南.北京:中国医药科技出版社,2016.

32. 刘晓燕.临床脑电图培训教程.北京:人民卫生出版社,2011.

33. 张风华,廖灿辉,王绘新.新生儿睡眠/觉醒状况与认知发育的相关性研究.中华妇幼临床医学杂志,2015,11（2）:59-63.

34. 单若冰,郭莉.新生儿重症监护室环境对早产儿的不良影响和干预对策.中华围产医学杂志,2005,8（1）:63-65.

35. 陈锦秀,罗薇.新生儿重症监护病房环境管理的研究进展.护理学杂志,2006,21（1）:78-80.

36. 秦秀丽,张璇,叶天惠.发育支持护理在新生儿重症监护室中的应用现状.中华现代护理杂志,2014,20（9）:1109-1112.

37. 厉建英,谢微微,陈晓春.发展性照顾在新生儿重症监护室早产儿护理中的应用.中国实用护理杂志,2012,28（28）:60-61.

38. 李神美,韦琴.早产儿不同体位护理研究进展.护士进修杂志,2010,25（18）:1664-1667.

39. 丁晓华,王松,李胜玲.非营养性吸吮在早产儿护理中的研究进展.护士进修杂志,2010,25（7）:636-638.

40. Warre R, O' Brien K, Lee SK. 父母参与NICU患儿护理的优势与挑战.中国新生儿科杂志,2015,30（6）:479-480.

41. 向希盈,李颖,李卓颖,等.中国新生儿重症监护病房中实施家长参与早产儿住院期间综合管理与常规护理平行对照研究.中国循证儿科杂志,2016,11（3）:177-181.

42. 马丽丽,梁燕,陈劼.新生儿抚触护理研究进展.护理学报,2015,22（20）:20-25.

43. 胡丽娅,郑桂爱,林小芳,等.双链季铵盐在婴儿暖箱消毒中的效果观察.护士进修杂志,2014,29,（19）:1810-1811.

44. 王小永,魏艳.新生儿疼痛的评价和管理.中国疼痛医学杂志,2012,18（08）:502-504.

45. 连佳,王玉玲.新生儿疼痛测量评估的研究进展.护理学杂志,2015,（9）:17-19,40.

46. 李雪梅.浅论儿科门诊发热患儿的护理.内蒙古中医药杂志,2009,9:116-117.

47. 林梅芳.谈分诊护士与患儿家属的交流技巧.现代护理杂志,2001,7(11):77-78.

48. 杨春颖.对儿科门诊高热惊厥患儿的紧急处理.医学创新研究杂志,2008,7(20):68-69.

49. 裴群.呼吸机治疗新生儿呼吸衰竭的观察和护理.护士进修杂志,1999,14(5):49.

50. 封志纯,孔祥永,李秋平.中国新生儿转运指南.中国实用临床儿科杂志,2013,28(2):153-155.

51. 陈志文,刘美松,蔡超秀.STABLE项目在危重新生儿转运中应用的效果分析.齐齐哈尔医学院学报,2015,36(2):170-172.

52. 边方平,冯永莉,陈焕英,等.一次性医用消毒湿巾对新生儿暖箱消毒效果观察.中国消毒学杂志,2014,31(9):916-920.

53. 李茂军,吴青,阳倩,等.Apgar评分的再评价——美MJL科学会和妇产科学会"Apgar评分"最新声明简介.中华实用儿科临床杂志,2016,31(14):1063-1065.

54. 陈红.中国医学生临床技能操作指南.第2版.北京:人民卫生出版社,2014.

55. 万华靖,石芳.肺发育与相关疾病机制研究进展.中华实用儿科临床杂志,2016,(16):1201-1204.

56. 成守珍.ICU临床护理指引.北京:人民军医出版社,2013.

57. 姜晓静,孙秀柱,杜卫华,等.肺泡表面活性物质内稳态相关基因的异常与肺部疾病.中华医学遗传学杂志,2016,(4):564-568.

58. 胡永群,王冉.新生儿肺泡表面活性物质不同给药方法的效果观察.中华护理杂志,2012,(5):462-463.

59. David G, et al.欧洲新生儿呼吸窘迫综合征防治共识指南:2016版.中华儿科杂志,2017,(3):169-176.

60. 李玉峰,王燕,蔡春连,等.俯卧位通气在新生儿呼吸窘迫综合征中应用效果的Meta分析.中华护理杂志,2017,52(04):436-442.

61. 茹喜芳,冯琪.新生儿呼吸窘迫综合征的管理——欧洲共识指南2013版.中国新生儿科杂志,2013,28(05):356-358.

62. 余鸿进,陈超.新生儿湿肺研究进展.中华实用儿科临床杂志,2014,29(9):713-715.

63. 张琳琪,曾伟,陈海花.儿科护理技能实训.北京:科学出版社,2014.

64. 宋志红.心电监护仪使用中的常见问题及对策.中华现代护理杂志,2011,17(19):2313-2314.

65. 卢林阳,胡少文.鼻塞式持续正压通气早产儿鼻损伤的预防.中华护理杂志,2011,46(12):1232.

66. Choi W, Jeong H, Choi SJ, et al. Risk factors different iatingmild/moderate from severe meconiuma spiration syndrome inmeconium-staine dneonates. Obstetrics&Gynecology Science,2015,58(1):24-31.

67. Kinsella JP. Meconium Aspiration Syndrome. Saratov Journal of Medical Scientific Research,2003,6(2):106-109.

68. 陈夜,彭好,袁涛.早期高频振荡通气联合肺表面活性物质治疗新生儿MAS的临床疗效.重庆医学,2018(4):521-523.

69. 林新祝,赖基栋,兰朝阳,等.猪肺表面活性物质气管内灌洗治疗重症新生儿胎粪吸入综合征的临床研究.中国当代儿科杂志,2014,16(07):709-713.

70. 陈向阳,鲁晓娟.新生儿细菌感染性肺炎的常见菌及耐药性分析.现代预防医学,2016,43(9):1718-1720.

71. 黄梅,韦丹,何炎志,等.高流量鼻导管湿化氧疗在新生儿肺炎并呼吸衰竭中的应用.中国新生儿科杂志,2014,29(04):247-250.

72. 张家骧,魏克伦,薛辛东.新生儿急救学.北京:人民卫生出版社,2006.

73. 林新祝,赖基栋,吕梅,等.高频振荡通气联合肺表面活性物质治疗新生儿肺出血的疗效观察.中国当代儿科杂志,2015,17(4):345-349.

74. 陈丹,王萌,王欣,等.超低出生体重儿大量肺出血高危因素与临床特征分析.中国当代儿科杂志,2017,19(1):54-58.

75. Kaninghat Prasanth,叶晓秀,叶纯甫.支气管肺发育不良研究进展.中华实用儿科临床杂志,2016,31(14):1041-1046.

76. 钱颖,陈尊,王有成,等.早产儿支气管肺发育不良的高危因素分析.中国妇幼保健,2018,33(3):572-575.

77. 赵宏,钟春霞,宋霞梅,等.以家庭为中心的护理在NICU支气管肺发育不良早产儿中的应用研究.中华护理杂志,2018,53(3):285-289.

78. 丁国芳.极低出生体重儿尽早达到足量肠内营养喂养策略.中国实用儿科杂志,2016,2(31):85-88.

79. 柯华,李占魁.2016欧洲呼吸窘迫综合征管理指南介绍.中华新生儿杂志,2017,1(32):76-78.

80. 善通,陈张根,贾兵.小儿胸心外科学.上海:复旦大学出版社,2008.

81. 曾园山.组织学与胚胎学.北京:科学出版社,2010.

82. 中国医师协会儿科医师分会先天性心脏病专家委员会,中华医学会儿科学分会心血管学组《中华儿科杂志》编辑委员会.儿童常见先天性心脏病介入治疗专家共识.中华儿科杂志,2015,(1):17-24.

83. 田淑新,张远枝.新生儿先天性心脏病筛查与管理模式的研究.中国妇幼保健,2014,(7):998-1000.

84. 郑丽红,徐丽,梁晓丽.新生儿快速心律失常的综合护理干预,护士进修杂志,2018,33(5):461-462.

85. 吴本清,苏锦珍.新生儿休克的早期识别与治疗.中华使用儿科临床杂志,2017,32(2):88-90.

86. 丁淑贞,倪雪莲.儿科临床护理.北京:中国协和医科大学出版社,2016.

87. 张铁凝,刘春峰.2016国际脓毒症和脓毒性休克管理指南解读.中国小儿解救医学,2017,24(3):186-194.

88. 刘云卿.新生儿颅内出血的临床观察与护理.中外妇儿健康,2011,19(07):315-316.

89. 张芙蓉.新生儿颅内出血的临床观察及护理.中国医药指南,2009,07(07):138-139.

90. 时富枝,赵磊,卢瑞存,等.探讨水胶体敷料在新生儿无创持续气道正压通气中的应用.护理研究,2011,25(8):2034,2038.

91. 肖峰.早期护理干预对新生儿咽下综合征的影响分析.母婴世界,2017,(9):184.

92. 王丽华.咽下综合征早期护理干预对新生儿窒息的影响.医药与保健,2014,22(5):126-127.

93. 向晶,马志芳.血液透析专科护理操作指南.北京:人民卫生出版社,2014.

94. 李杨,彭文涛,张欣.实用早产儿护理学.北京:人民卫生出版社,2015.

95. 李磊,王自珍,孔祥永,等.鼻塞鼻罩交替使用预防极低出生体重儿经鼻持续正压通气致鼻损伤的效果.中华新生儿科杂志,2017,32(2):131-133.

96. 吴本清,李志光,林真珠,等.新生儿危重诊疗及护理.北京:人民卫生出版社,2016.

97. 郑珊,陈永卫,冯洁雄,等.实用新生儿外科学.北京:人民卫生出版社,2013.

98. 金汉珍,黄德珉,官希吉.实用新生儿学.北京:人民卫生出版社,2003.

99. 姜红.早产儿贫血现状及防治研究进展.临床儿科杂志,2011,29(12):1185–1186.

100. Naz U. Comparison of obstetric outcome in terms of the risk of low birth weight, preterm deliver, cesarean section rateandanemia in primigravida dole scent sandolder primigravida. J Coll Physicians Surg Pak, 2014, 24(2): 131–134.

101. 霍乐颖,黄辉文.早产儿贫血程度的相关因素分析.中国儿童保健杂志,2014,22(11):1213–1214.

102. 封志纯,钟梅,实用早产及早产儿学.北京:军事医学科学出版社,2010.

103. 沈晓明,王卫平,常立文,等.儿科学.北京:人民卫生出版社,2007.

104. 锁军芳,张晓,韩秀花,等.产科新生儿预防接种室医院感染控制与对策.工企医刊,2013,26(3):284.

105. 周惠玲.持续质量改进在新生儿预防接种管理中的应用.全科护理,2012,10(32):2996–2997.

106. 施晓燕.新生儿预防接种管理及探讨.江苏卫生保健,2012,14(3):10–11.

107. 赵银凤.新生儿预防接种卡介苗的护理.全科护理,2012,10(10):905.

108. 成守珍.ICU临床护理指引.北京:人民军医出版社,2013.

109. 王薇.新生儿科临床护理评价指导.北京:人民军医出版社,2013.

110. 中国新生儿复苏项目专家组.中国新生儿复苏指南(2016年北京修订).中华实用儿科临床杂志,2017,32(14):1058–1062.

111. 中国新生儿复苏项目专家组.国际新生儿复苏教程更新及中国实施意见.围产医学杂志,2018,21(2):73–80.

112. Gregson S, Blacker J. Kangaroo care in pretermor low birth weight babies inapostnatalward. British Journal of Midwifery, 2011, 19(9): 566–575.

113. 丁迎新.体外膜肺氧合技术的临床应用及护理进展.护理研究,2010,(27):2445–2447.

114. 王建荣.输液治疗护理实践指南与实施细则.北京:人民军医出版社,2009.

115. 洪小杨.体外膜肺氧和在中国儿童重症医学领域的开展现状.临床儿科杂志,2015,(01):1–4.

116. 丁炎明,张大双.临床基础护理技术操作规范.北京:人民卫生出版社,2015.

117. 沙莉,余章斌.T–组合复苏器在产房中对及早产儿复苏的应用效果初步评价.中华新生儿科杂志,2017,32(3):165–168.

118. 李小寒,尚少梅.基础护理学.第6版.北京:人民卫生出版社,2017.

119. 崔振泽.儿童输液治疗护理指导手册.沈阳:辽宁科学技术出版社,2017.

120. 孙龙凤,谭伟.加强机械通气管理对呼吸机报警的影响.护理研究,2013,27(12B):4032–4034.

121. 楼建华,沈南平.儿科护理操作指南.北京:人民卫生出版社,2012.

122. 陈俊,赵劢懂,葛许华,等.危重病患儿中心静脉置管65例.实用儿科临床杂志,2012,18:1421–1423.

123. 廖秋英,何金爱,严加洁,等.CVC导管维护现状调查与启示.护士进修杂志,2015,(3):263–264.

124. 吴旭红.新生儿PICC并发症原因分析及护理干预的研究进展.中国护理管理,2017,(17):167–171.

125. 吴惠平,罗伟香.护理技术操作并发症预防及处理.北京:人民卫生出版社,2014.

126. 宋秀敏,吴玉梅,杨艳丽,等.五种新生儿动脉采血法穿刺方法的比较.中国医药指南,2013,14:

791–792.

127. 黄汝明,黄春景,黄秋菊.婴儿股静脉采血体表定位法穿刺的效果观察.湖南中医药大学学报,2016(1):516–517.

128. 中华人民共和国卫生部.临床护理实践指南(2011版).北京:人民军医出版社,2011.

129. 倪鑫.北京儿童医院诊疗常规.儿科临床操作手册.北京:人民卫生出版社,2016.

130. 靳林红,宋俊霞,许亚朝.新生儿外周静脉与股静脉采血比较.中国实用护理杂志,2008(24):132–133.

131. 焦丽玲.新生儿巨结肠的灌肠护理.当代护士,2009(9):76–77.

132. 陈泽红,卢秀娴,李雪雁.新生儿回流洗肠的风险因素分析及对策.护理实践与研究,2009,6(14):99–100.

133. 王慧丽,王素梅.T–组合复苏器在新生儿窒息现场复苏中的应用.中国小儿急救医学,2011,18(1):72–73.

134. 马红丽,刘瑞玲,孙雪梅.新生儿溶血病换血疗法几种血液配型方案的疗效评价.中国输血杂志,2014,27(9):954–956.

135. 王媛,陈琼.110例新生儿外周动静脉同步换血术的护理.华西医学,2016(11):1890–1892.

136. 陈伟贤.高胆红素血症新生儿外周动静脉换血术的护理.中华现代护理杂志,2014,49(6):684–686.

29